U0660767

多重耐药微生物及防治对策

DUOCHONG NAIYAOWEISHENGWU JI FANGZHI DUICE

主 编 吕吉云 曲 芬

人民军医出版社

PEOPLE'S MILITARY MEDICAL PRESS

北 京

图书在版编目(CIP)数据

多重耐药微生物及防治对策/吕吉云,曲 芬主编. 一北京:人民军医出版社,2011.5
ISBN 978-7-5091-4720-7

Ⅰ.①多…　Ⅱ.①吕…②曲…　Ⅲ.①抗药性－微生物－防治　Ⅳ.①R37

中国版本图书馆 CIP 数据核字(2011)第 064271 号

策划编辑:黄春霞　　文字编辑:郁　静　杨善芝　　责任审读:伦踪启
出　版　人:石　虹
出版发行:人民军医出版社　　　　　　　经销:新华书店
通信地址:北京市 100036 信箱 188 分箱　　邮编:100036
质量反馈电话:(010)51927290;(010)51927283
邮购电话:(010)51927252
策划编辑电话:(010)51927300－8710
网址:www.pmmp.com.cn

印刷:北京天宇星印刷厂　　装订:恒兴印装有限公司
开本:787mm×1092mm　1/16
印张:36.75　字数:567 千字
版、印次:2011 年 5 月第 1 版第 1 次印刷
印数:0001～2500
定价:79.00 元

版权所有　侵权必究
购买本社图书,凡有缺、倒、脱页者,本社负责调换

编著委员会

主　　编　　吕吉云　曲　芬

副主编　　李　进　毛远丽

主　　审　　汤一苇　姜素椿

编委会　（以姓氏笔画为序）

王仲元　王传礼　毛远丽　卢洪洲

曲　芬　吕吉云　庄英杰　汤一苇

牟劲松　李　进　李庆虹　杨继勇

张兴权　范　江　施建飞　姜天俊

姜素椿　聂卫民　徐东平　郭桐生

董时军　雷　红　陆学东　鲍春梅

魏振满

编　　者　（以编写章节为序）

姜素椿　曲　芬　毛远丽　李俊红

鲍春梅　董时军　牟劲松　聂卫民

谢聪颖　李文刚　杨继勇　郭桐生

雷　红　杨彩娥　陆学东　汤一苇

庄英杰　李　进　马洪滨　俞云松

姜天俊　王仲元　魏振满　施建飞

王传礼　李　波　沈银忠　卢洪洲

徐东平　陈　军　张兴权　范　江

洪　炜　刘丽萍　刘道践　卢福昱

刘水文　朱　坤　高旭年

学术秘书　　张海陵　洪　炜　董时军

内容提要

多重耐药微生物的不断出现和播散，已成为全球关注的主要健康问题，且成为重要的医疗经济和精神负担。我国是多重耐药微生物的重灾区，加强多重耐药微生物的监测和防治策略研究，是摆在卫生管理部门和医务工作者面前的一项紧迫任务。本书系统介绍了多重耐药微生物产生的原因、最新的流行趋势，以及国内外多重耐药微生物诊治的典型病例和经验，全面阐述了耐药机制、标准的检测和监测方法及检测技术，提出了预防和治疗策略。本书注重理论与实践相结合，体现多重耐药微生物的最新监测、防治进展，具有较强的科学性、前瞻性和实用性。希望本书能够真正为医务工作者认识多重耐药微生物，并系统监测和规范防治起到指导作用。

序

多重耐药微生物的持续增加，严重威胁人类的健康，世界卫生组织呼吁全球采取行动防止新的耐药微生物的出现和现有耐药微生物的蔓延。发展中国家耐药状况不容乐观，控制多重耐药微生物产生和传播的实践经验尚不成熟，需要不断科学归纳和总结。NDM-1 超级细菌在全球多个国家的出现和蔓延再次敲响警钟，必须采取积极的防治手段遏制耐药细菌的产生和防止更多的超级细菌出现。WHO 提出的应对策略具有普及性，要从多方面加强控制耐药微生物的增加，包括抗生素的选择压力、普及教育和处方药的干预措施等。

《多重耐药微生物及防治对策》一书，系统介绍了多重耐药细菌、真菌、病毒、寄生虫等病原的现状、产生背景、流行趋势、实验室诊断、预防方法和管理、治疗对策等，站位前沿，内容系统，科学性、实用性、先进性较强，可为医务人员整体系统了解多重耐药微生物提供帮助，也可为临床监测、预防和治疗提供指导。

防控多重耐药微生物需要各级人员的共同努力，涉及医疗机构的各个环节，需要进一步加强对多重耐药微生物重要性的普及教育，加强对多重耐药微生物和泛耐药微生物的筛查和监测，加大管理力度，延缓"后抗生素时代"的到来。

本人愿意向读者推荐该书，以供各类医务人员学习借鉴。

张玲霞

2011 年 1 月

前 言

抗生素的问世,给无数微生物感染患者带来了福音。随着抗生素在临床的广泛应用以及新型抗生素的不断开发应用,相应耐药菌不断涌现。多重耐药微生物的持续增加,对人类健康的威胁日益严重,给人们带来可怕的健康威胁和巨大的经济负担,已成为当今世界性重大课题。诺贝尔奖获得者贝尔格莱德预言:由于人类滥用抗生素导致的无药可用的多重耐药菌,将是 21 世纪对人类的最大威胁。NDM-1 超级细菌在多个国家的出现和蔓延再次敲响了防控警报,世界卫生组织呼吁全球采取紧急行动来防止新的耐药菌株的不断出现和现有耐药菌的不断蔓延。

多重耐药菌已成为严重威胁我国人民健康的重大卫生问题,引起了我国政府的高度关注和重视。加强多重耐药菌防治策略和措施研究,是当前每一位医务工作者义不容辞的责任和神圣使命。本书从多重耐药微生物产生背景、流行趋势、典型病例、耐药机制、检测技术、预防治疗等方面,对多重耐药细菌、真菌、病毒及寄生虫等微生物进行了系统的介绍和阐述,前瞻性、系统性、针对性较强,对于进一步加强多重耐药微生物防治具有重要的参考意义,以供卫生管理工作者和医药人员参考。

我们衷心希望本书能对广大医务工作者在多重耐药微生物的认识、监测和防治工作中有所帮助。由于多重耐药微生物变化非常迅速,鉴于时间仓促,书中的错误和疏漏恳请广大读者不吝指正!

解放军第 302 医院院长　吕吉云

2011 年 1 月

目　录

第一篇　细　菌

3

第二篇 真 菌

第四篇　寄　生　虫

第一篇　细　菌

第1章　多重耐药菌概述

第一节　多重耐药菌的定义

多重耐药菌(multi-drug resistant bacteria，MDR)系指同时对多种常用抗微生物药物产生耐药性的病原菌。不同菌种定义不完全一致，MDR 通常定义为一种微生物对 3 类(比如氨基糖苷类、红霉素、β-内酰胺类)或 3 类以上抗生素同时耐药；而有的 MDR 虽然定义只是对一种抗生素耐药(如耐甲氧西林金黄色葡萄球菌、耐万古霉素肠球菌)，但这些病原体往往也对大多数抗菌药物耐药；多重耐药结核杆菌定义为同时耐异烟肼和利福平的结核分枝杆菌。泛耐药菌(pan-drug resistance，PDR)是指对几乎所有种类抗生素，包括对氨基糖苷类、青霉素类、头孢菌素类、碳青霉烯类、四环素类、氟喹诺酮类及磺胺类等均耐药；也有定义为对 5 类及 5 类以上抗生素耐药；另有定义为对除了多黏菌素外的所有抗生素均耐药的。超级细菌(superbugs)的原始定义为可逃避 CD4 细胞免疫杀伤作用的细菌，而现在的含义与PDR 近似，是指对其有效治疗药物几乎全部耐药的细菌；碳青霉稀类耐药的铜绿假单胞菌、碳青霉烯类耐药的鲍曼不动杆菌、碳青霉烯类耐药的肠杆菌科细菌、甲氧西林耐药金黄色葡萄球菌(methicillin-resistant s. aureus，MRSA)、万古霉素耐药金黄色葡萄球菌(vancomycin resistant s. aureus，VRSA)、万古霉素耐药肠球菌(vancomycin resistant enterococci，VRE)等均可视为超级细菌。

第二节　多重耐药菌的危害性

一、社会危害

虽然很难量化耐药菌对公众健康的总体影响,但由耐药菌引起的感染使治疗无效,增加了感染的发病率和死亡率,仅在美国每年由于 PDR 造成的感染而死亡的人数超过 4 万;另在一项关于儿童肿瘤病人的研究中,由产 ESBLs 细菌所致的感染引起或直接导致了 15% 的病人死亡;在一次医院内 MDR 暴发流行中,在可提供治疗及预后资料记录的病人中的病死率达 53%,可见 MDR 对全世界卫生保健的影响重大。耐药性在威胁整体健康状况的同时,也干扰稳定因素,美国弗吉尼亚州的贝德福德一名 17 岁高中生因感染 MDR 而死亡,导致 21 所学校停课;患者合并感染耐药艾滋病毒和多重耐药菌感染如耐药肺结核、沙门菌病、其他性传播感染等,可能导致受感染者疾病进展迅速,并具有耐药菌广泛传播的持续潜在作用。因此,MDR 也被视为全球未来主要的安全威胁和一些地区的不稳定性因素,需要投入更多的医疗资源加以控制。

二、费用增加

MDR 增加了长期患病和住院患者抗感染治疗的复杂性。由于抗菌药物耐药使治疗无效而增加患者的痛苦、丧失劳动能力甚至是死亡。尽管相关精确的成本数据缺乏,人们越来越关注以下共识点。

1. 在很多常见病原体耐药性流行地区,廉价抗菌药随处可得,应用相当广泛,以至于这些药物筛选出的耐药菌增加迅速,导致临床治疗效果越来越差。临床选择抗生素的困难也越来越大,在低价药品上的无用花费,或使用更有效但昂贵的药物来治疗,显著增加了医疗开支。

2. 耐药菌在医院环境中引起的医院获得性感染很难控制和彻底清除,无效治疗导致医院医疗费用增加、病程延长、频繁反复住院和住院时间的延长;也使其他人感染的危险性增加,继续增加医疗费用。有统计说明因对耐药菌治疗所需费用为敏感菌的 100 倍,从而使抗感染的治疗费用急剧增加,如美国为对付耐药菌所使用抗感染药物的费用每年增加 100 亿美元,也在为开发新抗菌药物而耗费 400 亿美元,其中仅因 MRSA 所致感染每年要多耗费 1.22 亿美元,院内感染每年要多耗费 45 亿美元。

三、可能的生物武器

一旦多重耐药菌或泛耐药菌的耐药基因与强毒力或强传染性的病原如鼠疫耶尔森菌、霍乱弧菌、炭疽芽胞杆菌整合,可造成无法控制的灾难,有可能成为生物恐怖分子的战斗武器。

对抗生素耐药细菌的持续增加成为控制传染病的严重桎梏,直接影响病程、死亡率、医疗费用和疾病传播,成为影响公众健康和生活质量的严重负担。多重耐药菌株的出现和世界范围内的播散,已成为全球关注的主要问题,而且变得越来越严峻。MDR 开始主要为抗生素应用广泛的医院感染,而目前发展为频繁发生在社区的感染,包括呼吸道感染、胃肠道感染、性传播疾病,引起较高的发病率和死亡率,MDR 必将成为 21 世纪的一个重大的公共卫生问题。认识多重耐药菌的存在状况、耐药宿主、危险因素和原因分析,进一步估计问题的严重性及可能的解决方案有重要的意义。

第三节　多重耐药菌快速增加的原因

多重耐药菌的产生和传播有多种危险因素,尤其是发展中国家,包括耐药的人为因素不合理应用抗菌药物、农牧业及工业抗菌药物的滥用、劣质抗菌药物进入市场、耐药微生物的传播、卫生保健机构感染控制措施乏力、个人和公共卫生的弱化及监测、检测能力的不足等。

一、不合理使用和滥用广谱抗生素

这是微生物耐药率不断上升的主要原因。即使是经济高度发达且管理趋于规范的美国,抗生素用于人类抗感染与农牧业用药各占 50%,其中人类用于院内抗感染仅占 20%,而社区却占了 80%,滥用率达 20%～50%;在农牧业中治疗性应用仅占 20%,而预防和促生长应用却占了 80%,滥用率达 40%～80%。发展中国家抗生素的滥用现象更为严重,WHO 对我国滥用抗菌药的评估是:中国 97% 的病毒性支气管感染患者使用了抗菌药;在初级医疗保健体系中 30%～60% 患者使用了抗菌药。中国是抗生素使用大国,也是抗生素生产大国,为抗生素的滥用提供了便利条件。抗生素主要为仿制产品而缺乏创新药物,年产原料大约 21 万吨,出口 3 万吨,18 万吨用于国内医疗与农牧业,人均年消费量 138g 左右,是美国的 10 倍以上;可供临床使用的品种达 188 种,是美国的 3 倍;市场销售抗生素商品 6 000 种以上;据 2006－2007 年度中国卫生部全国细菌耐药监测结果显示,全国医院抗菌药物年使用率高达 74%,其中外科患者几乎 100% 使用抗生素,同时应用两种以上抗生素达 46.9%。而 WHO 推荐的抗生素医院内使用率为 30%,欧美发达国家的使用率仅为 22%~25%。

医学领域外的抗生素滥用也是一个不可忽视的影响,是获得性耐药的重要因素,包括农业、畜牧业及工业的广泛应用,如我国每年近 7 万吨抗生素流入养殖业,食用动、植物成为一个庞大的耐药基因储藏库,最终传递给消费者,对消费者耐药性获得及传播起了重要作用,并对人类健康产生严重威胁。此外,抗生素的原药及其代谢产物的残留,如市场抽检显示各种动物性食品中抗菌药物检出率多在 20%~30%,饲料、饮水中也有抗生素。令人惊奇的是,工业生产中同样存在抗生素的滥用,如中东地区,石油开采过程中使用广谱抗生素以防止钻井润滑油泥细菌生长,导致大量多重耐药不动杆菌产生,进而出现在伊拉克美军士兵中的感染和流行。所有这些,使我们周围的环境,无处不存在于抗生素及耐药基因的包围中,成为健康的安全隐患。

发展中国家经济增长和卫生保健状况改善的同时,随着抗菌药物的大量使用,随之而来也改变了疾病的模式,如 HIV/AIDS 患者机会性感染;抗菌药物针对非目标细菌可选择出交叉耐药性,如氯喹耐药,最终限制了甲氧苄啶(甲氧苄胺嘧啶 TMP)/磺胺甲噁唑(新诺明 SMZ)联合应用治疗细菌感染;AIDS 患者应用复方磺胺甲噁唑预防卡氏肺囊虫肺炎,进一步增加了耐药细菌的选择性压力,并传播给其他的宿主。针对出现的耐药,医生使用相对昂贵及二线抗生素如三代头孢类的处方也增加,很多为不合理的处方。

多重耐药肠杆菌科细菌的产生与第三代头孢菌素、第四代头孢菌素及氟喹诺酮类药物的使用直接相关。如有研究显示,在初始阳性血培养中出现多重耐药肠杆菌属的相关因素是第三代头孢菌素治疗史(69%∶20%,$P<0.001$);另有观察在治疗过程中多重耐药肠杆菌的产生,第三代头孢菌素治疗者 31 例中有 6 例(19.0%)、氨基糖苷类治疗者 89 例中有 1 例(1.1%)($P=0.001$)和其他 β-内酰胺类治疗者 50 例中无 1 例($P=0.002$)出现耐药。这些情况都表明,许多耐药菌株的产生是大量使用广谱抗生素头孢菌素的结果。

细菌对某一种抗生素的耐药可能并不是这种抗生素的直接选择结果,而可能是由使用其他抗生素所致。例如,在铜绿假单胞菌中,氟喹诺酮类的使用选择出了对美罗培南的耐药;而在不动杆菌中,头孢菌素选择出了对碳青霉烯类的耐药;在肺炎克雷伯菌中,β-内酰胺类或头孢菌素类的应用选择出了碳青霉烯酶。

二、细菌耐药蔓延迅速

MDR 可通过质粒传播造成耐药基因在不同细菌间的转移;也可通过医务人员的手的接触造成 MDR 在病人之间的医院内传播;还可通过宿主病人的转移造成 MDR 迅速地从一个病房传播到另一个病房,一个医院到另一个医院,然后到社区和养老院等。在某些情况下,尤其在资源贫乏的地区,没有合适的洗手设施,也没有良好的感染控制意识,造成耐药菌的广泛传播,结核杆菌北京株的流行就是例证。很多 MDR 的医院内暴发流行存在流行克隆株的垂直传播。

研究证实,墨西哥幼儿耐喹诺酮大肠埃希菌通过粪便传播的相关危险因素,结果显示患儿无近期喹诺酮治疗史,但是近期曾接受过其他抗菌药物治疗史($P=0.022$)或者是家人有抗生素治疗史($P=0.067$),尤其是近期家人住院史($P=0.007$)与传播密切相关。美国的研究也同样表明,耐药肺炎链球菌在密切接触人群中传播,如家庭或者日托中心是比抗菌药物应用史更重要的相关因素。研究资料表明,抗生素选择性压力可以逐渐抵消肺炎链球菌预防控制措施的潜在的积极作用。

毫无疑问,耐药菌构成了全球性的防治挑战,没有任何一个国家和地区,有能力将抗药性有效遏制在它的边界之内,或者防止病原体通过旅行和贸易进入本国及本地,MDR 不仅跨越国界,而且跨越行业传播。全球化所带来的国际交流日趋频繁,国际航空旅行以及医疗旅游业的兴起,人员交往,包括患者的国家转诊日益普遍,MDR 跨地区、跨国界传播已有频繁发生,可以迅速传播到世界的任何一个角落,使 MDR 传染源迅速蔓延,一例多重耐药结核感染患者,可在数周内传播到全世界多个大城市。我国超广谱 β-内酰胺酶的优势流行型为 CTX-M,而这一酶型最初仅见于印度,现流行于亚洲、南美以及部分欧洲国家,虽然无法确定各自的起源,但耐药菌跨地区传播作用更不可小视。

三、对耐药菌监测不力

MDR 造成的感染是世界性的公共卫生问题,需要开展国际性合作进行监测。目前各国对耐药菌流行的认识存在一定差异,WHO 呼吁全球采取抗耐药菌的控制措施,加强在各个国家、地区乃至全球性进行系统的细菌耐药性监测。需要及时了解耐药动态、准确获得细菌耐药资料,从而做好耐药趋势的追踪和控制,对更好地预防和治疗 MDR 引起的感染性疾病具有十分重要的意义。一些国家与地区已经采取积极措施监测耐药菌流行,如美国 1996 年就成立了国家抗微生物药耐药监测系统(national antimicrobial resistant monitor system,NARMS);欧洲有欧洲耐药性监测网(european antimicrobial resistance surveillance network,EARSS);我国对于细菌耐药的监测已逐渐受到重视,也成立了细菌耐药监测网(ministry of health national antimicrobial resistant investigation net,MOHNARIN),但覆盖面不广,实验室的监测标准欠统一。而且,在相对经济落后的地区及大部分基层医院虽然重视程度在提高,但细菌分离水平较低,耐药监测更有困难,也没有建立起自己的耐药监测系统,需要政府部门的干预和支持。我国耐药监测水平同国际水平还有很大差距,缺乏整体系统性。另有其他一些国家与地区未建立基本的耐药监测网络,控制耐药菌的措施尚未实施。这也是全球各地耐药菌流行存在差异的原因之一。

四、多重耐药菌感染控制困难

多重耐药菌(MDR)使临床感染的治疗日益困难,已经成为制约临床医学发展的瓶颈。由于 MDR 感染发病率迅速上升,各种新型抗菌药物不断失效,感染的持续时间长和反复多次的感染,如果再通过医务人员的手接触造成 MDR 在病人之间的医院内传播会不断增加多重耐药菌感染者;感染治疗措施乏力也会造成耐药菌迅速在医院内或社区迅速传播并增加感染人群。这些影响因素提示,急切需要从多方面控制日益严重的抗菌耐药问题。正如专家所预期的,WHO 抗菌耐药的控制策略在各个国家执行的力度参差不齐,到目前为止还没有哪一个国家真正执行了所有的干预建议。

抗生素研制的滞后:为了有效地预防和控制耐药细菌的出现和传播,想要通过不断地生产出新的抗生素来抑制细菌的耐药性是不现实的,多年来经历证明,抗生素新品种从研制到生产要投入大量人力物力,而且需要很长的时间周期,远远不及细菌对一种新投入使用抗菌药物产生耐药的时间。另一方面,抗生素应用的短疗程、耐药造成的短寿命,抗生素生产的高投入,对制药行业的吸引力远远小于其他种类的药物,进一步阻碍了新抗生素的开发,从而影响临床治疗选择。

五、易感人群的增加

由于基础及临床医学的快速进步,人群平均寿命延长使老年比例增加;HIV 感染者的快速增长、糖皮质激素及免疫抑制药的应用；一些大型手术、器官移植、肿瘤化疗等成功拯救大量危重症患者的生命，但与之伴随的是免疫力低下人群的增加，成为医院内感染，特别是耐药菌感染的易感人群。这也加速了 MDR 的扩展性危害。

六、耐药共生菌的作用

共生菌作为细菌耐药性的自然宿主的重要作用早已确定，有学者进一步前瞻性研究确定每种共生菌群的作用，如细菌耐药率和风险因素及其互相影响。在 6 个月的期间内，观察住院的病人入院时三大共生定植菌群，包括粪便中大肠埃希菌菌群、鼻腔中凝固酶阴性葡萄球菌（CNS）菌群和咽部的 α 溶血性链球菌菌群对氟喹诺酮耐药的情况。结果，555 例患者中，8.0％大肠埃希菌对喹诺酮类耐药，30.3％CNS 耐环丙沙星，27.2％链球菌耐左氧氟沙星，56％的患者至少携带一种耐药共生菌群。携带氟喹诺酮类耐药菌株的危险因素也不同，粪便大肠埃希菌与多重耐药细菌定植有关，而鼻腔的 CNS 与年龄、健康保健设施及先前的氟喹诺酮类抗生素治疗有关，咽部链球菌无风险因素被确定。尽管与氟喹诺酮类药物具有抗药性的细菌定植率很高，每一个共生菌群有独立表现和危险因素，根据不同共生菌群存在部位的具体情况，环境的选择压力的后果不同。

七、个人及公共卫生的作用

MDR 往往易产生在环境卫生条件差、个人卫生习惯不良的情况下，如人口密度大的国家及亚热带环境均与耐药基因的传播直接相关。

第四节　多重耐药菌被特别关注的原因

一、多重耐药菌成为感染主流

全球有关细菌耐药的研究与调查发现，MDR 的比例不断上升，MDR 甚至 PRD 已经成为临床难治性感染的主体。

全球细菌耐药情况呈进一步恶化趋势，MDR 的种类在增加，除了 MRSA 和 VRE，还有产 ESBLs 的大肠埃希菌和肺炎克雷伯菌、多重耐药的鲍曼不动杆菌和铜绿假单胞菌、多重耐药的嗜麦芽寡氧单胞菌、对最广谱的抗菌药物碳青霉烯类耐药的产碳青霉烯酶细菌包括产 NDM-1 的细菌。仅 MRSA 感染,美国的比例超过了 50%,每年死于 MRSA 感染的人数估算约为 19 000 人,超过艾滋病的 15 798 人,万古霉素成为有效治疗潜在的威胁生命的 MRSA 感染的最后选择,但已有耐药株的产生,使我们的治疗选择余地越来越小。有专家称其为"恶细菌(bad bugs),无药可用(no drugs)"。

我国细菌耐药状况更加严峻,调查发现,基本上不存在非耐药细菌,也基本上不存在对细菌完全敏感的药物。我国医院内感染的致病菌有 40% 为耐药菌。耐药菌的增长率达 26%,居世界首位,MDR 成为医院感染的主流。医院感染中占重要位置的细菌均为多重耐药率较高的细菌,包括大肠埃希菌、铜绿假单胞菌、肺炎克雷伯菌、鲍曼不动杆菌、金黄色葡萄球菌、肠球菌,而且呈继续上升趋势。院内 MRSA 感染的比例为 40.3%~78.3%,临床分离葡萄球菌中 50% 以上耐甲氧西林,而大肠埃希菌对氟喹诺酮类耐药率接近 80%,产 ESBLs 细菌比例为 30%~80%。对碳青霉烯类耐药铜绿假单胞菌近 2 年上升到 30%,泛耐药不动杆菌比例也高达 20%。

二、临床治疗的担忧

多重耐药菌的不断上升,使原来抗菌效力很强的抗生素逐渐失效,而新型抗菌药物研发不足,造成对 MDR 的束手无策。近年来,由于传染病在发达国家的很好控制,制药行业工作重点都转移到开发保健药品上,新型抗菌药物研究与开发长时间处于低谷,而新抗菌药物的发掘潜力出现下降的趋势。新的药物价格昂贵,而且研发周期较长,新抗生素和替代产品例如疫苗的开发也受诸多方面的影响而发展缓慢,这种状况很可能导致某些多重耐药菌在未来 10 年内无有效治疗选择。

三、世界卫生组织呼吁全球共同应对多重耐药菌

世界卫生组织(World Health Organization,WHO)全球策略实施的效果至关重要,大部分干预措施应该责任到会员国成员。有一些措施需要政府干预,包括提供耐药信息、监视和成本效益分析以及跨部门协调等,国际跨学科合作更是至关重要。首先是风险管理,意义在于保护目前的行业措施,也为子孙后代的抗感染治疗提供空间:①提高对耐药严重性的认识;②促进信息共享,及时了解相互的耐药状

况；③提供战略和技术指导，干预和遏制耐药性的发展；④协助会员国执行这些干预措施；⑤激励耐药方面的研究，不断提高对耐药性认识的程度，鼓励新抗生素的研究和开发。MDR 已经是一个社会问题、经济问题和健康问题。

四、细菌与抗生素之间的斗争无止境

细菌与抗生素之间就如同一场"猫捉老鼠的比赛"，即为了克服耐药性抗生素结构连续被修饰，生产出新类型抗生素，但接着细菌反复适应，通过靶位修饰，产生β-内酰胺酶，渗透性降低和溢出等机制而发生耐药，使得 MDR 发生的机会越来越多。

细菌的耐药性一般是不可逆的，尽管有研究建议耐药克隆可以被敏感株替代，但耐药一般恢复缓慢或不可逆转，特别是 MDR 更难。这表明早期干预可以阻止或减慢耐药性的发展。然而，这意味着在耐药菌株流行后采取行动，对 MDR 已无济于事。

第五节　多重耐药菌产生的背景

一、自然界广泛存在的耐药基因

抗生素与耐药性如同"矛和盾"的关系，那么导致这些耐药性的抗性基因到底从而何来呢？如同抗生素来源于自然界的放线菌和真菌一样，目前绝大多数的耐药菌体内的"耐药基因"也是来源自然环境中。在自然界中存在着广泛的耐药基因。如产生抗生素的真菌、放线菌，其抗生素合成基因簇中本身就含有"耐药基因"，而且，在这些抗生素产生菌周围环境中所生活的微生物，为了生存也会进化出"耐药基因"。动物活动、人类迁移、物理因素都能促使这些抗药基因的传播。地球上微生物的种类大于其他所有的物种数目之和，而人类自身携带的细菌数目，又远超过其所有的细胞，微生物产生抗生素的最初目的是为了抵御环境中的天敌或竞争者，而它自己是对抗生素的毒性"免疫"的。这是因为，编码抗生素的基因簇本身往往就含有"耐药基因"。

最近的研究表明，很多不产抗生素的微生物体内也存在"耐药基因"，这些耐药基因在细胞内主要起到代谢调控、信号传递的作用。

自然界中的"耐药基因"是可以通过质粒、插入子、整合子等媒介,在不同种、属的微生物间传递。尤其是"整合子",它作为耐药基因的载体,甚至可以捕获多种耐药基因。当"耐药基因"在微生物间发生了"基因水平转移"。这些基因在新的宿主体内,功能也发生了变化。由最初的以代谢调控为主,变为了抵抗抗生素,使原来对抗生素敏感的病菌,对抗生素产生了免疫力。

在非临床环境中广泛存在着耐药基因,这是造成如今耐药菌泛滥的内因。而临床上的抗生素滥用,以及环境中的抗生素污染,则是造成耐药菌泛滥的外因。

二、抗生素筛选并进化多重耐药菌

在自然界中存在大量天然耐药基因的状态下,人类对抗生素的滥用包括医疗、畜牧等行业中抗生素的广泛使用以及生态环境中毒性物质的存在,如同"筛选压力",选择并进化这些整合有"耐药基因"的病菌,加剧耐药菌的严重性。

实际上,自从 20 世纪第二次世界大战期间,随着抗生素开始应用于临床治疗,以及新型抗生素不断问世,其相应的耐药菌也就不断出现。但是耐药性的产生速度远超过了新药诞生的速度。一种新药从找菌种或合成到研制提取、药理毒理试验,再经Ⅰ、Ⅱ、Ⅲ期临床试验进入临床处方,一般需要 10 年多时间,花费 10 亿余人民币,但是微生物产生出抗药作用即耐药性出现最快者为 1～2 年(表 1-1)。所以说耐药基因的由来,是微生物与人类斗争的必然结果。

表 1-1　抗生素应用于临床时间及出现耐药时间

药物名称	应用于临床时间	出现耐药菌时间
青霉素	1943 年	1945 年
链霉素	1947 年	1947 年
四环素	1952 年	1956 年
甲氧西林	1959 年	1961 年
庆大霉素	1967 年	1970 年
头孢噻吩	1964 年	1966 年
头孢噻肟	1981 年	1983 年
利奈唑胺	2001 年	2002 年

随着抗菌药处方频率上升,各种细菌对多种抗菌药耐药率随之增加,由敏感到中敏(即抑制)至完全耐药,严重者达到对多种抗菌药耐药,即 MDR 的形成。如金

黄色葡萄球菌出现耐甲氧西林,尔后研究出万古霉素等多肽类抗菌药治疗,但几年后又出现了耐万古霉素金黄色葡萄球菌(VRS)株。同样耐药凝固酶阴性葡萄球菌、铜绿假单胞菌、不动杆菌及结核杆菌等多重耐药株,甚至耐药病毒如乙肝病毒、流感病毒耐药株以及耐药疟原虫等,均是抗感染药物筛选的结果。2000 年出现铜绿假单胞菌对氨苄西林、阿莫西林、头孢呋辛(西力欣)等 8 种抗生素的耐药性达100%;肺炎克雷伯菌对头孢呋辛、头孢他啶(复达欣)等 16 种高档抗生素的耐药性高达 52%~100%;2010 年研究者又发现,携有 NDM-1 基因的超级抗药性细菌,均体现了临床抗生素应用的广泛复杂性。由此可见,临床分离病原菌对常用抗菌药物产生的耐药现象在国内外已极其普遍,由细菌引起的感染性疾病在临床治疗上面临着巨大的困难,目前 MDR 正呈逐年增加之势,由 MDR 引起的感染普遍存在,且耐药水平越来越高,防治日益严峻,致使感染性疾病的发病率仍然高居不下,成为当前细菌耐药性的最大特点。

在 20 世纪 80 年代,人们就认识到耐药的严重性,并提出了后抗生素时代的概念,预计 50 年后人类又将回复到对细菌等微生物无药可治而导致感染病肆虐的年代。人类与微生物反反复复的进化斗争过程,构成人类健康课题的祸福变迁,对人类应对提出了巨大挑战。

第六节　防治多重耐药菌的紧迫性

多种渠道防治 MDR 是全社会的问题。而不仅仅是医院和医生的问题,虽然耐药菌首先产生于医院。超级细菌一般最初仅在医院内流行,感染住院且机体抵抗力较差的患者,这表明此类细菌虽然耐药性极强,可致病能力并无特别。但是,通过人群交往、旅行等多种方式,受感染的人又会把这样的耐药菌传播到社会各个角落和各种人群,于是耐药菌会扩散到社会。另一方面,耐药菌的产生方式和地点并不一定全在医院,在农业和畜牧业生产中,养殖者为了让鱼、猪、牛、羊等不患病和快速生长,也在对它们大量和长期使用抗生素,使用的抗生素种类增多和剂量不断增加,同样成为耐药细菌的巨大储存库,这些耐药菌会通过排泄物进入泥土、水等环境中,然后再经过水和食物回到人类身上,使人难以逃脱 MDR 的侵扰,并且在感染后因细菌耐药又难以治疗。

控制耐药细菌是全社会的责任,政府加强防治 MDR 的力度,制定有效的法律法规;患者和家属要认识 MDR 的严重性,树立合理用药意识;药师、医生和兽医必须遵守相关的用药规定;检验人员加强监测和检测能力;感染控制人员行使有效措施防止 MDR 的传播;农业和畜牧业生产需制定使用抗生素的原则和规定,不得对动物滥用和过度使用抗生素;医药公司加强新的有效抗生素的开发和研制等。目前,自用抗生素的患者是一个较大的群体,都在使用新的强力抗生素,细菌对新的抗生素也在不断产生耐药性。于是,新的抗生素也就很快成为无效的旧抗生素,患者又希望再用新的抗生素。这就形成了一种恶性循环,新药用得越多,细菌产生耐药性的周期越快,耐药性越强。因此,阻止细菌的耐药性需要全社会的共同努力,是一个系统工程。

要想有效地预防和控制耐药细菌的出现和传播,最重要的方法是对细菌进行耐药性监测,不断监测流行的菌株和他们的耐药方式。通过该数据资料可协助制定抗生素在人和动物中的用药和供应政策。而规范抗生素敏感性试验,是监测耐药出现和发展的必要手段。通过监测耐药,不断地监测耐药菌和 MDR 的出现及发展趋势,可为临床医师提供及时、准确的细菌耐药资料,对指导临床合理选药,提高疗效,控制 MDR 菌流行有很大的实用价值。同时,给卫生健康系统带来巨大的经济效益和社会效益。只要查明原因,齐抓共管,科学应对,后抗生素时代的到来是可以延缓甚至避免的。

(姜素椿　曲　芬)

参 考 文 献

[1] de Lastours V,Chau F,Tubach F,et al. Independent behavior of commensal flora for carriage of fluoroquinolone-resistant bacteria in patients at admission. Antimicrob Agents Chemother,2010; 54(12):5193-5200

[2] Martínez JL. Antibiotics and antibiotic resistance genes in natural environments. Science,2008; 321(5887):365-367

[3] Allen HK,Donato J,Wang HH,et al. Call of the wild:antibiotic resistance genes in natural environments. Nat Rev Microbiol,2010;8(4):251-259

[4] 王辉,陈民钧,孙宏莉,等.革兰阴性杆菌耐药状况研究—2008 中国美罗培南敏感性监测 CMSS 报告.中国实用内科杂志,2010;30(1):44-48

[5] 杨启文,徐英春,谢秀丽,等.全国 10 所医院院内与社区感染常见病原菌耐药性分析.中华医院

感染学杂志,2009;19(9):1133-1138

[6] Tam VH,Rogers CA,Chang KT,et al. Impact of multidrug-resistant Pseudomonas aeruginosa bacteremia on patient outcomes. Antimicrob Agents Chemother,2010;54(9):3717-3722

[7] Goossens H,MYSTIC Study Group (Europe). MYSTIC program:summary of European data from 1997 to 2000. Diagn Microbiol Infect Dis,2001;41(4):183-189

[8] 陆坚,唐英春.细菌对 G-内酰胺类抗生素耐药的热点问题.国外医学内科学分册,2003;30(9):369-372

[9] 边锋芝,苑广盈.大肠埃希菌、肺炎克雷伯菌超广谱 β-内酰胺酶的检测和耐药性监测分析[J].国际检验医学杂志,2008;29(6):484-486

[10] Khan E,Ejaz M,Zafar A,et al. Increased isolation of ESBL producing Klebsiella pneumoniae with emergence of carbapenem resistant isolates in Pakistan:report from a tertiary care hospital. J Pak Med Assoc,2010;60(3):186-190

[11] Yu WL,Jones RN,Hollis RJ,et al. Molecular epidemiology of extended-spectrum beta-lactamase-producing, fluoroquinolone-resistant isolates of Klebsiella pneumoniae in Taiwan. J Clin Microbiol,2002;40(12):4666-4669

[12] 苑广盈,边锋芝,朱健美,等.整合子介导产生超广谱 β-内酰胺酶志贺菌的多重耐药性研究.中国病原生物学杂志,2008;3(4):258-262

[13] Poirel L,Héritier C,Podglajen I,et al. Emergence in Klebsiella pneumoniae of a chromosome-encoded SHV beta-lactamase that compromises the efficacy of imipenem. Antimicrob Agents Chemother,2003;47(2):755-758

[14] 汪复,朱德妹,胡付品,等. 2008 年中国 CHINET 细菌耐药性监测.中国感染与化疗杂志,2009;9(5):321-329

[15] Barry PM,Klausner JD. The use of cephalosporins for gonorrhea:the impending problem of resistance. Expert Opin Pharmacother,2009;10(4):555-577

[16] White AN,Kinlin LM,Johnson C,et al. Environmental determinants of campylobacteriosis risk in Philadelphia from 1994 to 2007. Ecohealth,2009;6(2):200-208

[17] Sandberg M,Nygård K,Meldal H,et al. Incidence trend and risk factors for campylobacter infections in humans in Norway. BMC Public Health,2006;6:179

第2章　全球关注的多重耐药菌

在过去的几十年,很多致病菌已发展到对多种抗生素耐药甚至泛耐药菌,多重耐药菌(MDR)的出现限制了治疗选择,而抗菌药物滥用的条件加速了 MDR 的产生。耐药性是造成许多疾病的病原体不同的特点,需要找到感染的危险因素和治疗方案,对一些严重的多重耐药病原制定针对性的控制和治疗战略。全球关注与健康密切相关的多重耐药病原菌有以下类别:革兰阴性菌包括多重耐药的鲍曼不动杆菌、多重耐药的铜绿假单胞菌、多重耐药的肠杆菌科细菌,如产 ESBLs 或 AmpC 酶的大肠埃希菌、肺炎克雷伯菌和产 KPC 酶的肺炎克雷伯菌、产 NDM-1 的肠杆菌科细菌、多重耐药的嗜麦芽寡养单胞菌、多重耐药的腹泻病原菌包括沙门菌、志贺菌、霍乱弧菌及空肠弯曲菌、多重耐药的艰难梭菌、多重耐药的淋病奈瑟菌;革兰阳性菌包括耐甲氧西林金黄色葡萄球菌(MRSA)、万古霉素不敏感的金黄色葡萄球菌、耐万古霉素的屎肠球菌和粪肠球菌(VRE),多重耐药的肺炎链球菌和结核杆菌。

第一节　多重耐药的革兰阴性病原菌

一、多重耐药的鲍曼不动杆菌

1. 多重耐药性　多重耐药鲍曼不动杆菌(multidrug resistant acinetobacter baumannii,MDR-AB)是最严重的 MDR 菌,常常对多种抗生素包括头孢菌素类、碳青霉烯类、β-内酰胺酶抑制药复方制剂、氟喹诺酮类和氨基糖苷类等耐药,甚至对黏菌素、替加环素也耐药。在中国台湾的医院被称之为"无药可治"的超强细菌,死亡率高达 60%;有将其比作恐怖生物武器,使临床医生对其束手无策。我国 MRD-AB 增长迅速,如 CMSS 数据显示,2008 年鲍曼不动杆菌对碳青霉烯类的耐药性显著增加,与 2006 年度相比,鲍曼不动杆菌对亚胺培南和美罗培南的耐药性从 19.14%~

20.19％上升至36.7％～40.6％。产碳青霉烯酶的不动杆菌感染及暴发在我国以D类酶的OXA为主,而且发生率最高。

2. **特性**　不动杆菌广泛分布于外界环境中,易在潮湿环境中生存,黏附力极强,是人体的常见寄生菌,是一种相对毒性较弱的病原菌,通常不致病。医院中蒸馏水容器、瓶装水、静脉营养液、湿化器吸引管、冲洗液人工通气装置等易受到该菌污染。分子流行病学研究证实,不动杆菌在医院内存在克隆传播,但主要通过医院环境接触还是经人与人之间直接传播目前尚无定论。感染不动杆菌的常见感染有肺部感染、伤口及皮肤感染、菌血症、脑脊髓膜炎、中耳炎、泌尿系感染等。老年人、早产儿和新生儿、手术创伤、严重烧伤、使用人工呼吸器和接受腹膜透析等人群易感性增强。还具有以下特性。

(1)生存能力强:不需特殊营养条件培养,温度适应范围广(鲍曼不动杆菌在42℃条件下也可生长)。

(2)抵抗能力强:可以存活于干燥机体表面25d。

(3)定植发生率高:住院患者中占75％可发生定植。

3. **感染的危险因素**　近年来,随着广谱抗菌药物、糖皮质激素、免疫抑制药等的应用以及介入性医疗操作的广泛开展,使此菌已成为医院感染和机会感染的主要病原菌。

细菌的耐药性高:常会发生多重耐药或泛耐药。MDR不动杆菌感染与延长住院与ICU停留时间显著相关,其定植者易发展为多重耐药的菌血症,ICU患者菌血症APACHEⅡ评分较高,分析表明在ICU住院期间感染和呼吸衰竭、机械通气、中央静脉导管插入、其他微生物引起的多重耐药AB定植,以前抗菌治疗是多重耐药的AB菌血症发生的主要危险因素。

另有多项临床对照试验结果,使用第三代头孢菌素或联用氨曲南或碳青霉烯类或氟喹诺酮类是导致多重耐药不动杆菌属感染的危险因素。

二、多重耐药的铜绿假单胞菌

1. **耐药性**　多重耐药铜绿假单胞菌(multidrug-resistant pseudomonas aeruginosa,MDR-PA)一般认为对下列5类抗菌药中(具有抗铜绿假单胞菌活性者)的1类以上药物耐药者为多重耐药株,包括头孢菌素类、碳青霉烯类、β-内酰胺酶抑制药复方制剂、氟喹诺酮类和氨基糖苷类。泛耐药铜绿假单胞菌是指对目前推荐用于上述细菌铜绿假单胞菌经验治疗的药物全部耐药者,包括头孢吡肟、头孢他啶、亚胺培南、美罗培南、哌拉西林/三唑巴坦、环丙沙星、左氧氟沙星。

MDR-PA 分离率及耐药性的增高,铜绿假单胞菌对多种抗菌药物的敏感性在下降:NPRS 监测结果显示,1994—2003 年铜绿假单胞菌对亚胺培南和头孢他啶的敏感性分别由 96% 和 92% 降至 75% 和 79%。尤其是对碳青霉烯类抗菌药物美罗培南和亚胺培南的敏感率分别为 71.7% 和 66.9%～67.2%。此外,许多医院出现泛耐药菌株,值得引起临床关注。2007 年 CHINET 报道 3 988 株铜绿假单胞菌中,泛耐药菌株 129 株,占 3.2%。对于铜绿假单胞菌活性最高的药物为阿米卡星(77.14%)、美罗培南(76%)、哌拉西林/三唑巴坦(70.15%)和亚胺培南(70.15%),其次为头孢吡肟(69.19%)、环丙沙星(69.19%)、头孢他啶(65.18%) 和头孢哌酮/舒巴坦(58.12%)。本年度 MDR 的铜绿假单胞菌达到 16.11%。产碳青霉烯酶的菌株感染及暴发的调查在我国以铜绿假单胞菌最多,主要产 B 类金属酶。MDR-PA 感染与死亡率直接相关,给临床治疗增加的困难越来越大,明确其状况及危险因素,应采取行动,努力遏制 MDR-PA 的产生及传播。

2. 特性 铜绿假单胞菌适宜在潮湿环境中生长,如水、土壤、植物、水果、花、蔬菜等。在人体定植少,可能存在于消化道及鼻、腋下、会阴等部位。医院医疗用液体如消毒液、冲洗液、透析液、蒸馏水容器、瓶装水、静脉营养液、湿化器吸引管、冲洗液人工通气装置等可能受到该菌污染,呼吸器等医疗器械或淋浴头等亦可有该菌污染。

3. 危险因素 铜绿假单胞菌是最主要的医院致病菌之一,尤其是在重症监护病房(ICU)、呼吸病房、血液病房及烧伤病房,是 MDR-PA 感染的危险区域。由于该类细菌偏好潮湿环境,故供氧器、灌洗剂、自来水和透析液等均容易被铜绿假单胞菌污染;支气管镜、指甲也可匿藏而导致铜绿假单胞菌所致医院感染的暴发。总之,院内环境、转科患者尤其是曾接受广谱抗生素治疗的患者,是铜绿假单胞菌的重要宿主。多项研究结果显示,应用碳青霉烯类、氟喹诺酮类药物和 β-内酰胺类药物(如阿莫西林-克拉维酸、第三代头孢菌素)是导致 MDR-PA 医院感染的危险因素。此外,氟喹诺酮类药物与碳青霉烯类药物存在交叉耐药机制,即氟喹诺酮类药物导致外排泵过度表达和膜孔蛋白丢失,外排泵机制不仅使铜绿假单胞菌对氟喹诺酮类耐药,同时还引起对哌拉西林/三唑巴坦(耐药率达 85%)和头孢他啶(耐药率达 76%)的交叉耐药。当临床出现 MDR-PA 时,应该考虑的是氟喹诺酮类药物而不仅是碳青霉烯类药物所致的耐药。

研究表明，入住 ICU 及机械通气、2 周前使用过碳青霉烯类药物、抗菌药物数量和 APACHE Ⅱ 评分≥16 是 MDR-PA 感染的独立危险因素，其他因素包括高龄、患有 COPD/支气管扩张等基础病、住院时间长以及合并 2 种以上细菌混合感染等。

三、产生超广谱 β-内酰胺酶的大肠埃希菌和肺炎克雷伯菌

超广谱 β-内酰胺酶（extended-spectrum β-lactamase，ESBLs）是一类能水解青霉素类、头孢菌素类、单环酰胺类的 β-内酰胺酶，为丝氨酸蛋白酶。此酶由革兰阴性杆菌产生，主要包括大肠埃希菌、肺炎克雷伯菌、产酸克雷伯菌和奇异变形杆菌等。常用抗生素对产 ESBLs 细菌治疗不佳，使得病死率升高，此类酶介导的耐药性发展最为迅速，几乎当一种新的 β-内酰胺酶抗生素应用于临床不久，即有新的能水解该抗生素的 β-内酰胺酶产生。从 1983 年德国学者首先发现对广谱头孢菌素耐药的肺炎克雷伯菌后，许多国家随之相继报道了产 ESBLs 细菌的出现，迄今已逾 200 种，根据编码基因同源性的不同，ESBLs 可分为 TEM 型、SHV 型、CTX-M 型、OXA 型和其他型 5 类。在国外 ESBLs 基因型主要以 TEN、SHV 型为主，而国内以 CTX-M 型为主。目前产 ESBL 细菌在临床标本中的分离率已较普遍且有增加的趋势，由此引起的医院暴发流行也屡有报道。一般 ESBLs 由在临床感染中占首位的肠杆菌科细菌产生，其中以大肠埃希菌为主，其次是肺炎克雷伯菌、产气肠杆菌、黏质沙雷菌等。ESBLs 的产生使治疗更为困难，使得抗菌药物的选择范围更窄。

由于不同地区或医院使用的抗菌药物不同，产 ESBLs 耐药菌的状况不同。在美国肠杆菌科细菌 ESBLs 的检出率为 0～25%，欧洲各国的检出率有所不同，北欧地区大肠埃希菌、肺炎克雷伯菌 ESBLs 的检出率从 1%～5%；东欧地区达 39%～47%；而我国 2008 年 CHINET 监测结果显示，大肠埃希菌、肺炎克雷伯菌和奇异变形杆菌产 ESBLs 分别为 56.2%、43.6% 和 16.9%，并且 ESBLs 细菌检出率有逐年上升趋势；对于产 ESBLs 菌株，头孢噻肟和头孢曲松的敏感性均较低，而头孢他啶的敏感性在测试的 β-内酰胺类药物中相对较高，达到 56.8%。

产 ESBLs 细菌的多重耐药基因常位于质粒上，不仅可以垂直传播，而且可以水平传播，从一个细菌传给另一个细菌，甚至在菌种间传播。因此，产 ESBLs 细菌的耐药性常常与携带多种耐药基因的质粒有关，该质粒常携带氨基糖苷类、喹诺酮类、磺胺类等抗菌药物的耐药基因而呈多重耐药。有资料显示，ESBLs 阳性的大肠

埃希菌、肺炎克雷伯菌对环丙沙星的耐药率比 ESBLs 阴性菌明显增高;产 ESBLs 细菌中往往含有整合子,整合子通常携带有多种耐药基因,如 I 类整合子常含有季铵盐化合物及溴乙锭的耐药基因(qacEΔl)、磺胺耐药基因(sul I)等。整合子在整合酶的作用下往往可以整合多种耐药基因盒到自身 DNA 上。

四、产 AmpC 酶的肠杆菌属

AmpC 酶是 AmpC β-内酰胺酶的简称,是由肠杆菌科细菌和(或)铜绿假单胞菌的染色体或质粒介导产生的一类 β-内酰胺酶,可作用于头孢菌素,且不被克拉维酸所抑制,故 AmpC 酶又称作头孢菌素酶。按其产生的方式分为诱导高产酶、持续高产酶和持续低产酶 3 类,其中持续高产酶常由质粒介导并迅速传播,有重要的临床意义。AmpC 酶通常存在于肠杆菌科细菌中的肠杆菌属、弗劳地枸橼酸菌、黏质沙雷菌、摩根菌属、普罗威登斯菌及铜绿假单胞菌等,第三代头孢菌素和其他广谱 β-内酰胺类抗生素的应用可促使 AmpC 酶细菌的控制基因突变,使之成为过量产酶的持续"去抑制"突变株,导致对头孢菌素类、氨曲南及 β-内酰胺酶抑制剂等耐药。产 AmpC 酶细菌的泛耐药比例更高,由它们导致的感染医治更为棘手,预后更差。AmpC 酶可作用于大多数青霉素、第一、二、三代头孢菌素和单环类抗菌药物,使其治疗失败,也不被 β-内酰胺酶抑制药所抑制,由高产 AmpC 酶耐药菌引起的感染死亡率很高。当临床出现上述细菌感染,开始几天三代头孢治疗敏感,尔后发生耐药时,我们应怀疑为高产 AmpC 酶的细菌感染,可选用碳青霉烯类抗菌药物和四代头孢菌素治疗。

五、产碳青霉烯酶的细菌

目前,碳青霉烯类耐药肠杆菌(carbapenem-resistant enterobacteriaceae,CRE)成为临床防控的严峻挑战。碳青霉烯酶是指所有明显水解亚胺培南或美罗培南等碳青霉烯类的一类 β-内酰胺酶,分别属于 Ambler 分子分类中的 A 类、B 类、D 类酶。其中 A 类酶为丝氨酸酶,见于一些肠杆菌科细菌,包括 KPC,IMI,GES,NMC,SME,PER 等;B 类为金属酶,由染色体、质粒或转座子介导,产金属酶的细菌包括铜绿假单胞菌、鲍曼不动杆菌和肠杆菌科细菌,目前的基因型包括 IMP28 种、VIM26 种、IND7 种及 SPM-1,GIM-1,SIM-1,AIM-1,KHM-1,NDM-1 和 DIM-1 各 1 种;D 类酶为丝氨酸酶仅见于不动杆菌。比较关注多的是 KPC(klebsiella pneumoniae carbapenemase)和 NDM-1(new delhi-metallo-1)基因。

1. KPC 是美国最常见的 CRE,几乎耐所有的抗生素,有较高的发病率和死亡率,特别是重症患者和侵袭性操作的患者。KPC 编码基因位于质粒上,能够水解包括碳青霉烯类抗生素在内的所有 β-内酰胺类抗生素、氨基糖苷类、氟喹诺酮类等药物,也可对多黏菌素耐药,但对头孢他啶和头孢西丁作用相对较弱,酶抑制剂如克拉维酸等有部分抑制作用。到目前已报道 KPC-1~KPC-11 共 11 个种。1998 年美国首次发现产 KPC-2 碳青霉烯酶的肺炎克雷伯菌,2001 年美国 CDC 首次报道肺炎克雷伯菌产生的 KPC-1,很快波及全球,危及院内的重病人。此后,多个国家和地区报道,耐药谱越来越广,最低抑菌浓度(minimum inhibition concentration,MIC)值越来越高。中国也有多个省市检出 KPC,对碳青霉烯类的耐药不断增高,肺炎克雷伯菌 2009 年对亚胺培南和美罗培南的耐药率分别为 1.8% 和 1.7%,而 2010 年就分别达到 7.9% 和 8.5%,警示碳青霉烯类耐药快速增长的严峻性。除了肺炎克雷伯菌,产 KPC 的其他细菌包括大肠埃希菌、产酸克雷伯菌、产气肠杆菌、阴沟肠杆菌、沙门菌、黏质沙雷菌、枸橼酸杆菌、变形杆菌等;2006 年,哥伦比亚首次报道了在铜绿假单胞菌中发现 KPC-2,又有报道在铜绿假单胞菌中发现 KPC-5,说明 KPC 酶不仅在肠杆菌科细菌中产生,也可以在铜绿假单胞菌中产生。KPC 在不同地区存在不同克隆株的垂直传播,但更重要的是不同菌种间的质粒水平传播。

由于 KPC 酶可存在于多种肠杆菌科细菌中,可导致细菌对所有 β-内酰胺类药物包括碳青霉烯类、加之其快速的传播作用,后果不堪设想。

KPC 酶产生的危险因素:病情严重、以前用过氟喹诺酮类药物和广谱头孢菌素;血液标本的 KPC 阳性率较低。

2. NDM-1 超级细菌。NDM-1"超级细菌"是指许多种拥有新德里金属 β-内酰胺酶-1(new delhi-metallo-1,NDM-1)"基因的细菌的统称。携带 NDM-1 的耐药基因的细菌产生的特殊 β-内酰胺酶,它的活性部位上的金属离子可以灭活碳青霉烯抗生素的活性部位,又因为首先在印度新德里产生而得名。超级细菌本不是特指某一种细菌,是泛指那些对多种抗生素有耐药性的多重耐药菌或泛耐药菌(pan drug resistance,PDR)。目前,已检测到产 NDM-1 基因的主要细菌包括肺炎克雷伯菌、大肠埃希菌、阴沟肠杆菌、枸橼酸杆菌、变形杆菌属、产酸克雷伯菌、摩氏摩根菌和普罗威登斯菌属。产 NDM-1 细菌感染患者临床表现与敏感菌感染没有差别,主要感染类型包括泌尿道感染、伤口感染、医院获得性肺炎、呼吸机相关肺炎、血流感染、导管相关感染等。产 NDM-1 细菌感染的易感人群包括：疾病危重、入住重症监护室、长期使用抗菌药物、插管、机械通气等。NDM-1 的危害性在于：他与细菌结合后可自由复制、移动和传播，在细菌之间水平传播传递，人员之间的接触传播，可引起院内传播；同时携带这个基因的质粒往往整合了很多耐药基因，使细菌对多种抗生素产生了耐药性；有效治疗的抗生素有限，增加重症患者及免疫力低下感染人群的病死率。感染患者普通抗菌治疗无效，特别是碳青霉烯类治疗无效，需要警惕产 NDM-1 细菌感染可能，及时采集临床样本进行细菌检测。

六、多重耐药的嗜麦芽寡养单胞菌

近年来，嗜麦芽寡养单胞菌(stenotrophomonas maltophilia，SMA)作为条件致病菌，在临床标本中分离率逐渐增高，临床的检出率仅次于铜绿假单胞菌和不动杆菌而居第 3 位，已成为一个重要的医院感染病原菌，可引起心内膜炎、败血症、大叶性肺炎、吸入性肺炎、尿道感染、结膜炎、伤口感染及中枢神经系统等。

SMA 的适应能力很强，包括各种环境如水源、土壤、植物和多种食物中均有此菌；也与临时或永久性植入生物膜有关，即中央静脉插管，导尿管和人造生物心脏瓣膜；在医院与潮湿的环境如含有氯己定的消毒液、呼吸治疗设备和空气喷雾器均可分离到，分布广泛。

SMA 对多种抗生素天然耐药，由于其外膜对抗菌药的渗透性降低、多重耐药外排泵系统的作用、产生氨基糖苷类修饰酶、头孢菌素酶或金属-β-内酰胺酶而导致其对包括碳青霉烯类、β-内酰胺类、喹诺酮类、氨基糖苷类在内的多种抗生素表现出较高的耐药性，甚至对几乎临床使用的全部抗菌药物都耐药，临床治疗该菌所致感染非常困难。此外，目前抗菌药物敏感性试验执行标准中，嗜麦芽寡养单胞菌只有3 种抗菌药物纸片扩散法判断标准，其他抗生素标准化的药敏试验及其解释缺乏，阻碍了更多的抗生素治疗的选择，还由于 SMA 的突变率高，使得体外药敏试验和临床治疗效果并不完全一致，进一步增加了临床治疗的选择难度。

SMA 感染及败血症多发生于老年人及机体免疫功能低下者。感染的危险因素包括长期住院患者、糖尿病患者、免疫缺陷及免疫功能低下的老年患者、低蛋白血症、接受激素治疗者、长期大量使用广谱抗生素者、施行各种侵入性检查和治疗的患者等。

七、多重耐药的艰难梭菌

艰难梭菌(*Clostridium difficile*,CD)是引起腹泻和假膜性肠炎的一种厌氧革兰阳性芽胞杆菌。近 10 年来,在美国、加拿大和欧洲,艰难梭菌感染(*Clostridium difficile infection*,CDI)和感染造成的死亡率显著升高。广谱抗生素的使用,使患者产生艰难梭菌腹泻和结肠炎的概率大大增加,而且改变了其既往的流行病学特征,出现了新特点包括亲密接触传播、高耐药率、高复发率、抗生素暴露史不明显、低危险因素人群发病等。2004 年多重耐药、高致病性的难辨梭状菌在北美和西欧流行,仅在加拿大魁北克一地的暴发就造成 7 000 名重症患者和 1 300 人的死亡,被誉为超级细菌。

CDI 的主要危险因素是广谱抗生素的大量使用,关系密切的抗生素包括克林霉素、氨苄西林、头孢菌素和氟喹诺酮类药、氨基糖苷类、氯霉素、四环素、利福平等,也有发生于使用甲氨蝶呤、紫杉醇化疗的患者。发病与药物剂量或给药途径关系不大,腹泻常发生于抗菌治疗的过程中或停药后 1～2 周,最迟可发生在治疗疗程的第 10 周。长期应用广谱抗菌药物后,敏感菌受到抑制,正常肠道菌群屏障遭到破坏,包括艰难梭菌在内的非敏感菌乘机大量繁殖,导致抗生素相关性腹泻,不同抗菌药物 CDI 发生率各异,如氨苄西林为 4%～10%,阿莫西林/克拉维酸为 11%～26%,头孢克肟为 13%～21%,氟喹诺酮、红霉素、克拉霉素、阿奇霉素、四环素等药腹泻发生率为 2%～6%。;其他危险因素包括高龄和体质虚弱者、长期住院患者中鼻饲和应用免疫抑制药、抑酸药及质子泵抑制药的胃病患者。最新研究显示,复发的危险因素包括高龄、疾病严重程度为严重或暴发性、艰难梭菌抗感染治疗中断后再次应用抗生素、以及抗毒素 A 的 IgG 抗体的低水平。

艰难梭菌主要产生肠毒素(毒素 A)和细胞毒素(毒素 B),耐药性较强。2 个毒素分别由 tcd A 和 tcd B 基因编码。此外,尚存在负向调节基因 tcd C,正向调节基因 tcd D 以及膜孔蛋白基因 tcd E,以上基因共同构成致病性决定区(pathogenicity locus,PaLoc)。tcd C 基因的多态性或部分碱基缺失可引起毒素 A 及 B 产生增加。此外,在某些变异菌株中还检测到另一种二元毒素(binary toxin),由位于致病性决定区外 2 个不同位置的染色体基因 cdt A 和 cdt B 编码,cdt A 基因可阻断肌动蛋白片段合成而诱导细胞凋亡,cdt B 基因则介导毒素与细胞结合并进入体细胞。

随着抗生素的广泛应用,与一些抗生素相关的腹泻屡有发生,主要表现为在使用抗生素过程中发生的、无其他原因解释的腹泻,称为艰难梭菌相关性腹泻(clos-tridium difficile associated diarrhea,CDAD),CDAD 在所有抗生素相关性腹泻(an-tibiotic associated diarrhea,AAD)中占 10%～20%的比例,是严重结肠炎的主要原因。

八、多重耐药的肠道病原菌

感染性腹泻是全球性的公共卫生问题,在发展中国家腹泻是儿童发病和死亡的最主要原因,成年人主要是旅游或非流行区的迁移者。贫穷、拥挤、食物及水源被污染、自然灾害如台风、洪水、地震等后的环境恶劣是感染的主要原因。每年死于腹泻的患者达数百万,即使在经济高度发达的美国,每年腹泻患者也高达 45 万人,给国家造成严重的经济负担。我国腹泻发病率较高,痢疾一直列为法定传染病的第 3 位,尽管社会环境及经济状况不断改善,但腹泻的暴发流行时有发生,抗生素可以缩短细菌性肠炎的病程,但出现了对抗生素的耐药,包括对广谱抗生素三代头孢菌素的耐药菌已产生,即多重耐药的肠道病原菌(multidrug-resistant enteric pathogens)在不断增长,应引起特别关注。

1. 多重耐药伤寒沙门菌(multidrug-resistant salmonella typhoid) 全球每年伤寒患者近 1 600 万,死亡超过 5.8 万人。保守估计发展中国家每年发病 150～1 000例/10 万人。近年来,出现了耐氨苄西林、氯霉素、复方磺胺甲噁唑的多重耐药伤寒沙门菌,并有全球播散趋势,对公众健康产生了重要影响。过去的 10 年间,南亚出现了与疾病严重程度相关的多重耐药伤寒沙门菌的流行,也相应增加了本地区的发病率和死亡率,病死率接近抗生素应用前,达到 10%,而相对健全的医疗机构病死率仅 1.5%。非洲多重耐药伤寒沙门菌感染缺乏系统的研究,部分报道显示耐药菌是常见的,也有证据表明伤寒沙门菌对一线治疗药物如氯霉素耐药而对二线、三线药物敏感,同时指出环境中的抗生素压力对耐药性的产生发挥重要的作用。

2. 多重耐药非伤寒沙门菌(multidrug-resistant non-typhoid salmonella) 临床上,多重耐药的非伤寒沙门菌较伤寒沙门菌更多见,而且 3%～10%的感染可以发展为威胁生命的败血症,发生于小儿和 HIV 感染者后果更加严重。来自印度尼西亚的报道,肠炎沙门菌对氟喹诺酮类药外的大多数抗生素耐药,同样肯尼亚的多重耐药的非伤寒沙门菌的比例达到 50%以上,包括耐三代头孢菌素、酶抑制药、庆大霉素、阿米卡星和哌拉西林/他唑巴坦，小儿侵袭性感染和鼠伤寒的多重耐药比例更高。多重耐药鼠伤寒沙门菌住院的比例明显高于敏感菌患者，自然增加了医疗费用；猪霍乱沙门菌也有同样的状况。多重耐药的非伤寒沙门菌在中国台湾也较严重，798 株临床分离的非伤寒沙门菌对抗生素的耐药率分别为氨苄西林 48.5%，氯霉素 55.3%，链霉素 59%，磺胺 68%，四环素 67.8%，耐 5 种抗生素的达 41%，鼠伤寒最常见，耐药最严重；对氟喹诺酮类耐药率 27.9%，猪霍乱沙门菌对氟喹诺酮类耐药率达 35.5%，施瓦曾格隆德沙门菌 16.7%，同时对其他多种抗生素呈多重耐药。我国北京地区沙门菌对抗生素的耐药率分别为复方磺胺甲噁唑 35.5%，氨苄西林 33.3%，哌拉西林 30.0%，氯霉素 17.0%。

3. 多重耐药志贺菌属(multidrug-resistant *Shigella*)　全球多重耐药志贺菌的比例在上升，包括对一些新抗生素的耐药，10 年的时间内，对磺胺类的耐药率从 0 上升到 80%，萘啶酸的耐药率从 0 升至 20%，环丙沙星有同样的状况，随之出现耐三代头孢菌素的志贺菌。志贺菌属的 4 个群中，福氏志贺菌是发展中国家痢疾的主要流行株，主要的多重耐药模式为氟喹诺酮类、氨苄西林和磺胺类，发生于儿童有较高的死亡率。近年来宋内志贺菌呈明显的增高趋势，耐药特点是除了高耐氨苄西林和磺胺类，对三代头孢菌素耐药明显。痢疾志贺菌 I 型为强毒力血清型，是非洲内战的暴发流行株，近几年在亚洲有增加的趋势。耐氨苄西林、四环素、氯霉素和复方磺胺甲噁唑的多重耐药志贺菌在非洲广泛流行，甚至对氟喹诺酮类药物及三代头孢菌素也产生了耐药。印度、越南、肯尼亚、尼泊尔、苏丹和巴西等均有多重耐药志贺菌出现，其中包括对此类细菌具有高度活性的三代头孢菌素。澳大利亚昆士兰暴发与食用嫩穗玉米有关的多重耐药的宋内志贺菌感染，所有菌株耐阿莫西林/克拉维酸、氨苄西林、四环素、磺胺类、链霉素；在托幼机构和敬老院的暴发也时有发生。令人关注的是对新喹诺酮类药物中等敏感菌株的出现与耐喹诺酮类药物的沙门菌的产生相平行。亚洲多个国家耐氨苄西林、四环素、氯霉素和复方磺胺甲噁唑的多重耐药志贺菌痢疾志贺菌 I 型的出现和传播及萘啶酸耐药性的迅速增长，意味着这些廉价的、广泛应用的抗生素已不能再作为经验选药，代之选用环丙沙星、头孢曲松等抗生素，但须注意，均已有耐药产生且有增高趋势。中国耐药状况更不容乐观，北京地区耐药监测显示，福氏志贺菌多重耐药的抗生素包括复方磺胺甲噁唑、氨苄西林、氯霉素、哌拉西林、环丙沙星；宋内志贺菌对三代头孢菌素不敏感比率快速升高，由 2002 年的 3.22% 升至 2007 年的 40.43%，并有产 ESBLs 志贺菌的检出,意味着志贺菌有更广泛的耐药谱并有传播的危险。

4. 多重耐药的霍乱弧菌(multidrug-resistant *Vibrio cholerae*) 尽管在亚洲、非洲、南美洲曾经大规模传播流行并成为毁灭性灾难的霍乱控制状况已明显改善,但每年仍有 500 万至 700 万人口感染霍乱,10 万人死于霍乱。伴随着战争、移民、地震、洪水等灾后的霍乱疫情令人担忧,仅 2010 年海地震后的霍乱发病近 20 万人,死亡超过了千人。抗生素治疗可以缩短病程和阻断传播,但耐药性影响了治疗效果和患者的管理,潜在的医疗费用会明显升高。O139 群霍乱弧菌的耐药性较 01 群增加明显。美国的输入性霍乱,对至少一种药物的耐药率从 1992 的 3% 迅速升至 1994 年的 93%,对四环素和其他药物耐药均存在。这种作用是潜在的,因为微生物面临的选择压力,存在耐药基因的水平传播。印度、越南、撒哈拉以南非洲报道复方磺胺甲噁唑和其他抗微生物药物包括四环素、氟喹诺酮类药物耐药的霍乱弧菌。最近暴发的多重耐药霍乱造成的人员死亡人数,比战争冲突本身更严重。喹诺酮类耐药引起的霍乱弧菌 SOS DNA 酶破坏,可以引起质粒耐药的水平传播。

5. 多重耐药的空肠弯曲菌(multidrug-resistant *Campylobacter jejuni*) 人类弯曲菌感染主要与食用家禽有关,尤其是零售家禽中含有空肠弯曲菌。空肠弯曲菌菌体细长,呈弧形、螺旋形或逗点形,革兰阴性,在微氧环境 42℃ 生长良好。空肠弯曲菌肠炎的发病率在发达国家超过细菌性痢疾,在发展中国家有逐年增加趋势,如南非、孟加拉等在幼儿腹泻中检出率高达 40%,呈散发或流行,多次由污染的食物、奶品和水源引起的空肠弯曲菌肠炎大型暴发。弯曲菌感染常引起腹泻,也可出现肠外表现,通常给抗菌药物治疗能迅速控制腹泻,中止排菌,可选用大环内酯类、氟喹诺酮类和氨基糖苷类等药物治疗。研究表明,大环内酯类药物耐药空肠弯曲菌通常也对氟喹诺酮类和其他抗微生物药物耐药,直接影响预后,因此多重耐药空肠弯曲菌治疗受到限制,引起广泛关注。我国分离自奶牛中的空肠弯曲菌的耐药率较高,分别为头孢哌酮 100%,环丙沙星 97.14%,复方磺胺甲噁唑 97.14%,左氧氟沙星 94.29%,萘啶酸 94.29%,头孢拉定 94.29%,诺氟沙星 91.43%,头孢克洛 88.57%,警示了其耐药的严重性。

空肠弯曲菌感染的危险因素包括饮用未经处理的水、生奶、食用生肉、接触猫和狗等动物、较差的卫生状况、温暖潮湿的气候条件、地理环境等因素。

6. 多重耐药其他腹泻病原菌 产毒大肠埃希菌广泛流行,特别是氟喹诺酮类药物的耐药率近年来明显升高,亚洲的耐药率从 45% 升至 72%;非洲从 17% 升至

38%；美洲的多重耐药率达 58%，常见的耐药抗生素包括四环素、氨苄西林、复方磺胺甲噁唑(TMP-SMZ)、氯霉素和氟喹诺酮类。作为儿童、旅游者和 AIDS 患者最重要的腹泻病原菌之一，肠集聚型大肠埃希菌是较常见的多重耐药菌。我国临床常见的 MDR 大肠埃希菌为致病性大肠埃希菌和侵袭性大肠埃希菌，对复方磺胺甲噁唑、氨苄西林、哌拉西林、头孢曲松和氟喹诺酮类的耐药率达 20%～70%。气单胞菌 MDR 的比例更高，对常见的抗生素的耐药率均在 24% 以上，包括广谱青霉素、磺胺类、氟喹诺酮类和三代头孢菌素。

九、多重耐药的淋病奈瑟菌

淋病奈瑟菌，不仅导致急性感染及其并发症的发生率很高，也在人类免疫缺陷病毒(HIV)的感染和传播中发挥了重要作用。淋球菌对多种抗生素如磺胺类、青霉素、四环素类和喹诺酮类抗菌药物的多重耐药，即多重耐药淋病奈瑟菌(multidrug resistant *Neisseria gonorrhoeae*)，使治疗选择不断减少。头孢菌素耐药的出现和多重耐药淋球菌株的传播，更令人担忧。临床常规实验室需要警惕这种耐药菌株，迫切需要开发安全的替代抗生素，提高治愈率。

近年来，虽然淋病在发展中国家的发病率有所下降，但淋病奈瑟菌感染在发展中国家仍是性传播疾病最常见的原因，在美国位居最常见传染病中的第 2 位，报道 1 年发病 34 万例；估计实际病例数量大约是报道感染人数的 2 倍。自从 1976 年产青霉素酶的淋病奈瑟菌产生，使淋病的治疗变得复杂，耐药水平不断升高和多变，在对青霉素耐药的基础上，再对四环素、磺胺药、大观霉素耐药，最近又对氟喹诺酮类药物耐药，随之出现多重耐药淋球菌迅速传播的倾向。在 1996 年和 2001 年间，香港地区的产青霉素酶的淋病奈瑟菌产生率从 57.2% 升至 81.8%，至今，青霉素耐药的淋球菌在亚洲最高达到 90%，撒哈拉以南非洲和加勒比海超过 35%。由于淋球菌的治疗失败可导致盆腔炎、妇女不孕和增加 HIV 的传播的严重性，临床上常用更强、更贵的一线药物代替青霉素、四环素和大观霉素成为必然，阿奇霉素的耐药率的迅速增加，引进了头孢曲松、喹诺酮类药物，有报道这几类药物均耐药的多重耐药株。耐喹诺酮类药物的淋病奈瑟菌在亚洲相当普遍，在香港地区 6 年间从 18% 增加到 73%；在非洲、拉丁美洲、加勒比海和中东也同样存在；2004－2006 年费城(1.2%～26.6%)和迈阿密(2.1%～15.3%)的比率剧增；QRNG 在男同性恋中的比率同样持续增加，由 2001 年的 1.6% 增至 2006 年上半年的 38%。澳大利亚淋病奈瑟菌对喹诺酮类药物的耐药率从 1999 年的 3.9% 上升到 2000 年的 59.4%。印度尼西亚的多重耐药淋球菌 42% 为 MDR,包括耐青霉素、四环素和喹诺酮类。

大部分淋病女性患者是未经治疗的无症状者,没有早期和主动接受治疗者将发生盆腔炎相关性不孕症、慢性骨盆痛和(或)宫外孕。男性淋病患者未经治疗,发生少见的并发症包括附睾炎和罕见不育症。即使无症状,与淋病有关的男性泌尿生殖道炎症将增加 HIV 的易感性;未治疗的淋病可出现少见严重的后遗症,如感染性关节炎、脑膜炎或心内膜炎。

头孢菌素耐药的出现和多重耐药淋球菌的传播令人担忧。临床常规实验室需要警惕这种菌株,迫切需要开发安全的替代抗生素,提高治愈率。

第二节　多重耐药的革兰阳性病原菌

一、多重耐药的金黄色葡萄球菌

金黄色葡萄球菌广泛分布于自然界,在空气、土壤和水中广泛存在,在人体皮肤毛囊、皮脂腺管、鼻腔和肠道中也常有本菌存在。医院的医师和护士中鼻腔带菌达到 80%～100%,而且常为耐药菌株,是医院感染的重要因素。来自美国的研究报道,多重耐药的金黄色葡萄球菌,成为抗药性最强、最凶恶的病原的原因在于他能通过释放一种致命的酚可溶性蛋白(PSMs),摧毁人体免疫系统;同时,金黄色葡萄球菌的那种金黄色素,实际是类胡萝卜素,除了较强的侵袭性,也具有抗氧化功能,抵御外来的杀伤包括免疫杀伤和消毒剂。

1. MRSA　MRSA(methicillin-resistant *Staphylococcus aureus*)定义为携带 mecA 基因或表达青霉素结合蛋白 2a(penicillin-binding protein 2a,PBP2a)和(或)对苯唑西林耐药(MIC≥4μg/ml)的金黄色葡萄球菌。通常呈 MDR,对克林霉素、氨基糖苷类、复方磺胺甲噁唑、利福平和氟喹诺酮类均耐药。MRSA 是引起医院感染的重要 MDR。近年来,MRSA 的病例数及传染性更加严重,已成为全球的公共卫生威胁。青霉素抗感染的成功治疗,导致了耐药株迅速出现,继续随着广谱抗生素的不断开发,伴随着出现了耐广谱 β-内酰胺药物的菌株即 MRSA,到了 2003 年,美国的 MRSA 超过了 50%,使糖肽类成为唯一选择,MRSA 继续通过突变和细菌的厚细胞壁发展对万古霉素或糖肽类的低水平耐药,导致治疗失败。CA-MRSA 常引起严重的感染包括类似蜘蛛叮咬以及严重的坏死性筋膜炎和肺炎,并产毒性杀白细胞毒素(panton-valentinetine leukocidin,PVL)和杀伤肽(cytolytic peptides),虽然较 AQ-MRSA 敏感性好,但 MDR 存在,并有增加趋势。MRSA 的定植增加感染发病率和医疗费用,且增加死亡率。

MRSA 感染的危险因素:MRSA 可寄居于人的鼻前庭、会阴、皮肤,一旦皮肤屏障被破坏或损伤,就可能引起 MRSA 感染。MRSA 常发生于医院内患者或接受医疗器械治疗的患者,尤其老年人、体弱、免疫功能低下(如艾滋病)、有开放性创伤(如压疮)或使用导管(如导尿管或静脉导管)的住院患者。另外,先前抗生素包括头孢菌素、大环内酯类和氟喹诺酮类应用的选择压力、入住 ICU 病房、外科手术、长期住院与 MRSA 携带者接触及 MRSA 携带者均为 MRSA 感染的危险因素。

目前 MRSA 在许多国家在持续增长,几乎对所有 β-内酰胺类抗生素耐药,甚至累及到红霉素、环丙沙星和庆大霉素。在美国,每年因"MRSA 超级细菌"导致的死亡人数近 2 万例,超过了死于艾滋病的 16 000 人。同时,感染"超级细菌"的人数也越来越多,2003 年,这一数字达到了 64%。

2. VISA 和 VRSA　MRSA 的增加,使糖肽类成为唯一选择,万古霉素的应用使 MRSA 继续通过突变和细菌的厚细胞壁发展对万古霉素或糖肽类的低水平耐药,出现 VISA(vancomycin intermediate *S. aureus*),导致临床治疗失败。再由于获得源于肠球菌的 Van A 基因而获得对万古霉素的高水平耐药,即 VRSA(vancomycin resistant *S. aureus*)。SAU 对万古霉素的耐药性确定必须进行 MIC 试验,MIC 值为 4~8μg/ml 为 VISA;如 MIC 值>16μg/ml 为 VRSA,可以通过万古霉素琼脂筛选试验,即含有 6μg/ml 的万古霉素 BHI 来筛选。自 1996 年日本首次发现 VISA,预示着万古霉素治疗葡萄球菌感染的临床疗效下降,备受全球关注,继之,美国、韩国、泰国、法国、英国、希腊、意大利、南非和巴西先后报道在其国内发现 VISA。2002—2005 年美国又相继报道 4 例万古霉素高度耐药的金黄色葡萄球菌(VRSA),使金黄色葡萄球菌感染的治疗难度再度加大。目前全球已有 12 例 VRSA 的报道,需要密切监测 VRSA 的出现及发展趋势。

VRSA 产生的重要危险因素首先是万古霉素耐药肠球菌(vancomycin resistant *enterococci*,VRE)和 MRSA;有研究显示,VRE 和 MRSA 混合定植或混合感染占 20%,其危险因素包括菌种是粪肠球菌而不是屎肠球菌;3 个月内有利奈唑胺和克林霉素抗生素的应用史;危险部位是皮肤和伤口感染;而另一项研究显示,年龄、入住 ICU 病房、男性和入院前应用抗生素是危险因素。

二、多重耐药的肠球菌

肠球菌系革兰阳性球菌,是寄生于人类胃肠道及女性生殖道的正常菌群,也存在于几乎所有的动物肠道内,很容易在自然环境中如蔬菜、水中分离到,此菌对环境的适应能力非常强,在 6.5% 的氯化钠环境中,10～45℃ 的条件下均可生长,存活数周。肠球菌的这一特点使得其可在医院环境中存活、生长并引起院内感染。

肠球菌对多种抗生素天然耐药,包括头孢菌素、半合成耐青霉素酶的青霉素(如苯唑西林)、克林霉素及氨基糖苷类抗生素。近年来,多重耐药肠球菌增长迅速:自 1940 年产生了耐青霉素菌株,对氨基糖苷类的高水平耐药在不断增加,使原联合方案失效。1979 年出现了耐高浓度庆大霉素的肠球菌,1980 年出现了肠球菌引起院内暴发流行的报道;同时出现了因产 β-内酰胺酶而对青霉素耐药的肠球菌在局部地区的暴发流行;1986 年首次在英国伦敦分离出 VRE,此后 1987 年在美国、1990 年在法国、西班牙、德国和南斯拉夫陆续都有分离报道,近年美国 VRE 感染急剧增加。最严重的是屎肠球菌的增加,因为美国分离自 ICU 的屎肠球菌超过 90% 为 VRE,几乎 100% 对氨苄西林耐药,甚至对新抗生素的耐药。我国 2006—2007 年的 Mohnarin 报道耐万古霉素的粪肠球菌、屎肠球菌耐药率分别为 1.3% 和 3.4%,对替考拉宁耐药率分别为 1.2% 和 3.2%。更可怕的是临床上肠球菌同时出现耐万古霉素和高耐氨基糖苷类的菌株,其中屎肠球菌更易出现多重耐药,特别是对万古霉素的耐药,其引起的感染比例在不断上升,VRE 还可将糖肽类耐药性转移到毒性更强的 VRSA。

肠球菌对万古霉素耐药主要有 5 种表型 VanA,VanB,VanC,VanD 和 VanE,分别由不同的耐药基因簇编码,除 VanC 为天然耐药外,其余均为获得性耐药。VanA 对万古霉素和替考拉宁呈高水平耐药;VanB 对万古霉素呈不同程度耐药,对替考拉宁敏感;VanC 对两种抗生素呈低水平耐药,临床上 VRE 屎肠球菌多于粪肠球菌,以 VanA 型为主。

VRE 成为院内感染的常见病原体,增加趋势明显,延长住院时间、增加医疗费用、发病率和死亡率。

三、多重耐药的肺炎链球菌

肺炎链球菌是引起儿童社区获得性感染的主要病原菌之一,也是脑膜炎、菌血症、中耳炎和鼻窦炎的主要病原菌。依肺炎链球菌荚膜多糖组成的特异性共分为90 个血清型,在北美地区依次是 14,6B,19F,18C,23F,4 和 9V;在西欧地区是 14,19F,6B,18C,1,9V 和 23 F;亚洲地区的常见血清型是 19F,23F,6B,14,9。近年来,肺炎链球菌对 β-内酰胺类、大环内酯类抗生素耐药率在世界各地不断增加,对磺胺类、四环素类、氯霉素耐药率也普遍较高,甚至有耐氟喹诺酮类菌株出现。多重耐药肺炎链球菌(multi-drug resistant *Streptococcus pneumoniae*,MDR-SP)已逐渐成为全球性问题,见表 2-1。

表 2-1　1998－2000 年多重耐药肺炎链球菌的耐药状况

Region/country	n	Percentage multidrug resistant defined as			
		any three drug classes excluding penicillin	any three drug classes including penicillin	any four drug classes	any five drug classes or more
Africa	540	14.3	24.8	13.5	3.3
Kenya	277	3.6	16.6	2.2	0.0
S Africa	263	25.5	33.5	25.5	6.8
East Europe	1109	10.1	11.7	6.0	1.0
West Europe	3328	14.7	18.4	11.9	4.1
Far east	730	53.2	63.2	40.6	23.0
Middle east	314	11.2	18.2	10.5	4.1
Latin America	429	13.3	20.1	12.1	1.9
Brazil	181	2.8	5.0	1.1	0.0
Mexico	248	21.0	31.1	20.2	3.2
USA	2432	16.2	25.8	15.5	7.0
All isolates	8882	17.5	23.7	14.6	5.9

药物种类如下:β-内酰胺类(青霉素 MIC≥0.12mg/L),大环内酯类(红霉素 MIC≥0.5mg/L),四环素类(多西环素 MIC≥0.5mg/L),氯霉素类(氯霉素 MIC≥8mg/L),含甲氧苄氨嘧啶成分的叶酸通路抑制药(复方磺胺甲噁唑 MIC≥1mg/L 和喹诺酮类(氧氟沙星 MIC≥8mg/L)

Table: Prevalence of S pneumoniae resistant to three or more drug classes, Alexander Project 1998－2000

急性呼吸道细菌感染每年在发展中国家导致 300 万儿童死亡,70％由肺炎链球菌造成,成年人 HIV 感染是肺炎链球菌的危险因素。发展中国家 6 个月以下的小儿 50％携带肺炎链球菌,成为以后发病的危险因素。南非临床已有耐青霉素的肺炎链球菌引起的脑膜炎报道,可以被高浓度的青霉素抑制。对青霉素、大环内酯类、复方磺胺甲噁唑的多重耐药肺炎链球菌增加明显,对四环素或氯霉素的耐药一直动荡不定。在亚洲,许多地区的耐药趋势表明,过去 10 年内对抗生素的耐药性增加迅速,过度的非处方药物的使用,成为全球范围耐药率最高。

全球范围耐药肺炎链球菌是由多重耐药的克隆传播,占到 90 个血清型的 10%。源自西班牙的 23F-1 克隆,耐青霉素、氯霉素、四环素和红霉素,此克隆已播散到美国的南部和中部、南非和东亚。其他的多重耐药的肺炎链球菌传播克隆也在血清型 3,6A,6B,9N,9V,14,19A 和 19F 中检测到,并成为发达国家及发展中国家的优势分离株,一些流行克隆会持续传播。随着国际旅游的增加、这些多重耐药菌很快会传播到耐药较少的地区。另一关注点是氟喹诺酮类药物多重耐药株的流行。

多重耐药肺炎链球菌的耐药性主要通过 3 条途径传播。

(1)水平传播:耐药基因经转化、转导或接合转座子接合转移给敏感菌。

(2)克隆传播:通过旅游、接触等途径造成流行。世界范围内肺炎链球菌耐药性的传播被认为与一些高耐药克隆株(如血清型 6B,19F,23F)的播散有关。

(3)可能通过基因突变:呈单独个别发生,发生率小、传播范围小。

PCV 疫苗的接种可以有效降低耐药性肺炎链球菌感染的概率。通过儿童接种疫苗,降低了疫苗相关病菌的载菌量,可能影响病菌向成年人的播散,降低成年人受侵袭性疾病侵害的风险。

四、多重耐药的结核分枝杆菌

全球每年有 20 亿人感染结核杆菌,超过 800 万新病例,其引起的死亡人数居细菌性传染病之首。大约 3.2% 的新结核病菌是多重耐药的,2000 年全球新结核患者有 27 万为多重耐药结核菌(multi-drug resistant mycobacterium tuberculosis, MDR-TB)。推算下来,全球有 7 000 万潜在多重耐药结核菌感染者和超过 100 万新增病例。

全球结核杆菌耐药监测网始于 1994 年,涵盖 77 个国家,监测数据(图 2-1),多重耐药流行率在 3% 以上的至少 17 个,在 9% 以上的 5 个包括,前苏联和中国,在南美、中美、南亚、中东、非洲和欧洲均有分布。有研究显示,亚洲中部国家以前未治疗患者的结核杆菌分离株 30%～50% 对至少一种一线抗结核杆菌药物耐药,10%～30% 为多重耐药。

全球 1/3 的人口有结核杆菌感染史,结核病的耐药性非同寻常,治疗个体化方案和他(她)的治疗依从者与耐药性产生密切相关。治疗结核病的经验表明,即使两药联用也可能选择出耐药突变菌株。这种耐药的出现常常是由于对治疗方案的依从性不好,抗菌药物浓度反复下降到 MIC 之下,病原菌(突变菌和野生菌)得以生长,从而出现更多的自发耐药突变菌。当再次进行抗菌药物治疗时,耐药突变菌株被选择性扩增。但是,即使依从性好,也存在几种药物联用而治疗失败的情况,其原因是:两种药物的药代动力图不完全重叠而使 MSW 开放;两种药物的浓度在不同的时间内大于各自的 MIC;由于药物浓度的波动而使 MSW 开放;一种药物浓度暂时性低于其 MIC,而另一种药物仍在其 MIC 之上;药物的 MIC 提高或组织/血浆药物浓度波动而使 MSW 开放;由于一种耐药突变而导致病原菌多药耐药,如外排系统的突变可导致对多种不同类型的抗菌药物同时耐药。如果抗结核治疗采取标准的联合方案,有助于防止临床用药的耐药性产生,仅是单一药物的自发突变产生的耐药性。

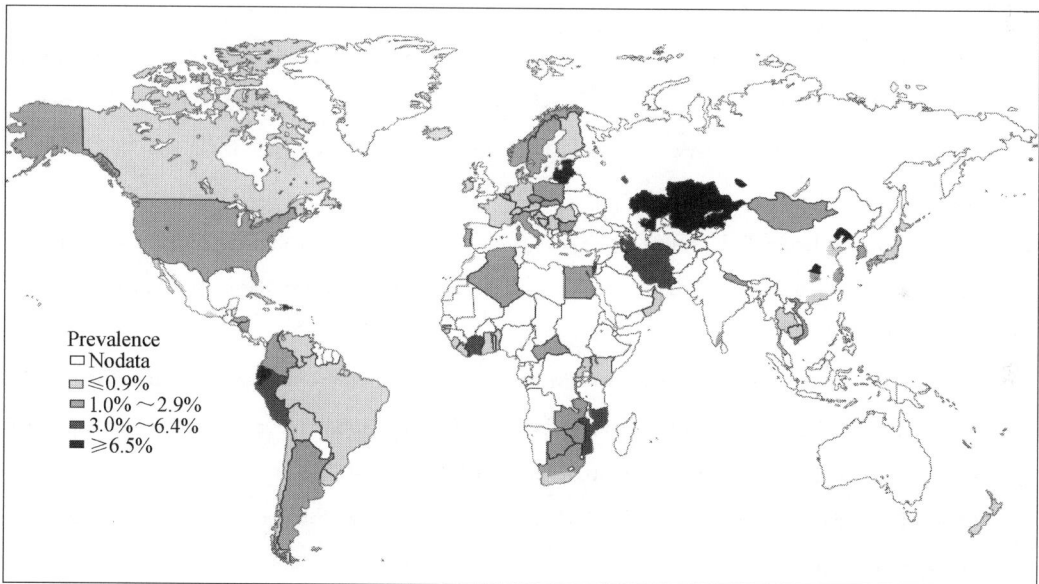

图 2-1　1994—2000 年全球多重耐药结核的分布

（毛远丽　李俊红　曲　芬）

参 考 文 献

[1] White AN, Kinlin LM, Johnson C,et al. Environmental determinants of campylobacteriosis risk in Philadelphia from 1994 to 2007. Ecohealth,2009;6(2):200-208

[2] Sandberg M, Nygård K, Meldal H,et al. Incidence trend and risk factors for campylobacter infections in humans in Norway. BMC Public Health,2006;6:179

[3] Kumarasamy KK, Toleman MA, Walsh TR,et al. Emergence of a new antibiotic resistance mechanism in India, Pakistan, and the UK: a molecular, biological, and epidemiological study. Lancet Infect Dis,2010;10(9):597-602

[4] Centers for Disease Control and Prevention (CDC). Detection of Enterobacteriaceae isolates carrying metallo-beta-lactamase-United States, 2010. MMWR Morb Mortal Wkly Rep,2010;59 (24):750

[5] Yong D, Toleman MA, Giske CG,et al. Characterization of a new metallo-beta-lactamase gene, bla(NDM-1), and a novel erythromycin esterase gene carried on a unique genetic structure in Klebsiella pneumoniae sequence type 14 from India. Antimicrob Agents Chemother,2009;53 (12):5046-5054

[6] Gasink LB, Edelstein PH, Lautenbach E,et al. Risk factors and clinical impact of Klebsiella pneumoniae carbapenemase-producing K. pneumoniae. Infect Control Hosp Epidemiol,2009;30 (12):1180-1195

[7] Flannagan SE, Chow JW, Donabedian SM,et al. Plasmid content of a vancomycin-resistant Enterococcus faecalis isolate from a patient also colonized by Staphylococcus aureus with a VanA phenotype. Antimicrob Agents Chemother,2003;47(12):3954-3959

[8] Reyes K, Malik R, Moore C,et al. Evaluation of risk factors for coinfection or cocolonization with vancomycin-resistant enterococcus and methicillin-resistant Staphylococcus aureus. J Clin Microbiol,2010;48(2):628-630

[9] Furuno JP, Perencevich EN, Johnson JA,et al. Methicillin-resistant Staphylococcus aureus and vancomycin-resistant Enterococci co-colonization. Emerg Infect Dis,2005;11(10):1539-1544

[10] Horodniceanu T, Bouguelaret L, El-Solh N,et al. High-level, plasmid-borne resistance to gentamicin in Streptococcus faecalis subsp. zymogenes. Antimicrob Agents Chemother,1979;16 (5):686-689

[11] Zervos MJ, Kauffman CA, Therasse PM,et al. Nosocomial infection by gentamicin-resistant Streptococcus faecalis. An epidemiologic study. Ann Intern Med,1987;106(5):687-691

[12] Murray BE, Singh KV, Markowitz SM,et al. Evidence for clonal spread of a single strain of be-ta-lactamase-producing Enterococcus (Streptococcus) faecalis to six hospitals in five states. J Infect Dis,1991;163(4):780-785

[13] Uttley AH, Collins CH, Naidoo J,et al. Vancomycin-resistant enterococci. Lancet,1988;1 (8575-6):57-58

[14] Leclercq R, Derlot E, Duval J,et al. Plasmid-mediated resistance to vancomycin and teicoplanin in Enterococcus faecium. N Engl J Med,1988;319(3):157-161

[15] Song X, Srinivasan A, Plaut D,et al. Effect of nosocomial vancomycin-resistant enterococcal bacteremia on mortality, length of stay, and costs. Infect Control Hosp Epidemiol,2003;24(4): 251-256

[16] DiazGranados CA, Zimmer SM, Klein M,et al. Comparison of mortality associated with vanco-mycin-resistant and vancomycin-susceptible enterococcal bloodstream infections: a meta-analysis. Clin Infect Dis,2005;41(3):327-333

[17] Salgado CD, Farr BM. Outcomes associated with vancomycin-resistant enterococci: a meta-anal-ysis. Infect Control Hosp Epidemiol,2003;24(9):690-698

[18] Richards MJ, Edwards JR, Culver DH,et al. Nosocomial infections in combined medical-surgi-cal intensive care units in the United States. Infect Control Hosp Epidemiol,2000;21(8):510-515

[19] Kosek M, Bern C, Guerrant RL. The global burden of diarrhoeal disease, as estimated from studies published between 1992 and 2000. Bull World Health Organ,2003;81(3):197-204

[20] Lauderdale TL, Aarestrup FM, Chen PC,et al. Multidrug resistance among different serotypes of clinical Salmonella isolates in Taiwan. Diagn Microbiol Infect Dis,2006;55(2):149-155

[21] Gordon MA, Banda HT, Gondwe M,et al. Non-typhoidal salmonella bacteraemia among HIV-infected Malawian adults: high mortality and frequent recrudescence. AIDS,2002;16(12):1633-1641

[22] Sabir N, Zafar A. Cephalosporin resistant Shigella flexneri from a clinical isolate--a rare finding. J Pak Med Assoc,2005;55(12):560-561

[23] 曲　芬,毛远丽,崔恩博,等.北京地区 1994-2005 年腹泻病原菌的分布及其耐药趋势.中华内科杂志,2008;47(4):304-307

[24] 鲍春梅,陈素明,郭桐生,等.对三代头孢菌素不敏感宋内志贺菌的流行趋势和克隆传播.中国抗生素杂志,2009;34(10):617-620

[25] National Nosocomial Infections Surveillance System. National Nosocomial Infections Surveillance (NNIS) System Report, data summary from January 1992 through June 2004, issued October

2004. Am J Infect Control,2004;32(8):470-485

[26] Sandberg M, Nygård K, Meldal H, et al. Incidence trend and risk factors for campylobacter infections in humans in Norway. BMC Public Health,2006,6:179

[27] Sarkar K, Ghosh S, Niyogi SK,et al. Shigella dysenteriae type 1 with reduced susceptibility to fluoroquinolones. Lancet,2003;361(9359):785

[28] Sur D, Niyogi SK, Sur S,et al. Multidrug-resistant Shigella dysenteriae type 1: forerunners of a new epidemic strain in eastern India. Emerg Infect Dis,2003;9(3):404-405

[29] Dutta D, Bhattacharya MK, Dutta S,et al. Emergence of multidrug-resistant Shigella dysenteriae type 1 causing sporadic outbreak in and around Kolkata, India. J Health Popul Nutr,2003;21(1):79-80

[30] Bhattacharya SK, Sarkar K, Balakrish Nair G,et al. Multidrug-resistant Shigella dysenteriae type 1 in south Asia. Lancet Infect Dis,2003;3(12):755

第3章 多重耐药菌的流行及趋势

医院感染多重耐药菌(multi-drug resistant bacteria,MDRB)已成为世界范围内的健康威胁,它们是导致死亡率增加和医疗费用增长的主要因素。与临床有关的多重耐药菌包括耐甲氧西林的金黄色葡萄球菌(methicillin-resistant *Staphylococcus aureus*,MRSA)、产超广谱 β-内酰胺酶(Extend spectrum β-lactamses,ESBLs)和Ampc 酶的肠杆菌、产碳青霉烯酶的革兰阴性杆菌及耐万古霉素的肠球菌(vancomycin-resistant enterococci,VRE)、高水平氨基糖苷类耐药的肠球菌(HLAR)和耐青霉素的肺炎链球菌(penicillin-resistant *Streptococcus pneumoniae*,PRSP)以及多重耐药的不动杆菌和铜绿假单胞菌和嗜麦芽寡养单胞菌等。感染重点集中在重症监护病房(intensive care unit,ICU)、血液科、呼吸科、烧伤科、肿瘤科和新生儿科等科室;免疫力减退并患有严重的基础性疾病的老年人或曾大量使用过抗生素的病人多发;另外各种侵入性操作如静脉输液管、留置导管、导尿管、支气管插管等也会增加感染多重耐药菌的概率;重点区域如 ICU 如果不及时彻底对病房内的空气、各种仪器设备等物表消毒处理,易引起 MDR 暴发流行。MDR 的传播造成其全球播散并呈逐年增多的趋势。

第一节 多重耐药革兰阳性菌的流行

一、耐甲氧西林金黄色葡萄球菌的流行

金黄色葡萄球菌是世界范围内最普遍的医院感染病原菌,会引起皮肤感染或威胁生命的全身性疾病。MRSA 从发现至今感染几乎遍及全球,许多难治性感染与 MRSA 感染有关,约 1/4 的健康人群都是无症状的携带者,成为内源性感染的潜在危险。自 1961 年英国的 Jevons 首次发现了 MRSA,在过去的几十年里,MRSA 的感染范围已扩散到世界各地,流行率在不断增长。1968 年,美国波士顿报道了医

院暴发的 MRSA 感染,相继在美国大部分城区、大学医院特别是 ICU 病房大量增加,住院病人的分离率从 1975 年的 2.4% 增长到 1991 年的 29%。美国国家医院感染监测系统(national nosocomial infection surveillance,NNIS)的报告,1999 年美国 ICU 病房 MRSA 的流行率为 50%,2003 年上升到 59.5%,有的地区 ICU 病房的流行率高达 64%。2000 年,美国住院患者每年诊断为 MRSA 感染的达到 125 969 人。Garzoni C 等报道住院期间定植 MRSA 的肝移植病人感染率较高,为 31%~87%,但肝移植病人携带 MRSA 的病死率并没有明显升高,相反,如果病人曾发生过 MRSA 感染,病死率就会大大增加,一般来说,新定植 MRSA 的发病率要高于那些慢性带菌者。另有研究 2005 年美国 9 个社区发生侵袭性 MRSA 感染性疾病的发病率及分布,对侵袭性 MRSA 感染造成的负担进行估算,结果显示 58.4% 为社区感染发病,侵袭性 MRSA 感染的标准发生率是 31.8/10 万,65 岁以上人群标准化发病率最高(127.7/10 万),黑种人标准化发病率 66.5/10 万,男性标准化发病率 37.5/10 万,1 598 例在院内死亡,标准化死亡率 6.3/10 万。不难看出,侵袭性 MRSA 的感染是一个重大的公共健康问题,不再局限于医院。

过去曾认为 MRSA 只与医院感染有关,而近些年美国发现了携带杀白细胞素毒力基因(panton-valentine leukocidin toxin,PVL)的社区获得性 MRSA(community-acquired MRSA,CA-MRSA)的严重感染,使问题变得更复杂。1981 年美国首次报道密歇根州一名使用注射药物的病人感染 CA-MRSA。还有一些 CA-MRSA 的感染主要分布在儿童、贫穷人群、阿拉斯加、明尼苏达和华盛顿的印第安人、监狱服刑人员和都市中无家可归的人。1997 年美国出现了 4 名儿童 CA-MRSA 的死亡病例。20 世纪 90 年代,CA-MRSA 感染就曾发生在澳大利亚和新西兰的原驻人口中,最近也有一些运动员、艾滋病病人、军人、严重肺炎和新生儿感染的报道。在美国职业足球队发生过 MRSA 脓肿的克隆暴发,所有的菌株携带 PVL 基因和 SCC-mecⅣ基因盒,对 β-内酰胺类和大环内酯类药物耐药。1996—2002 年,美国旧金山地区 MRSA 检出数量不断增加,主要由 CA-MRSA 感染的大幅增加引起,长期护理机构和日托中心无疑成为细菌的最佳储存场所。2003 年,美国休斯敦新生儿监护病房 17 例感染金黄色葡萄球菌菌血症的儿童,8 例(47%)为 MRSA,其中 6 例携带典型的 CA-MRSA 的 SCCmec 基因盒,携带这种基因盒的菌株对所有的 β-内酰胺酶类和红霉素耐药,7 例发生了感染性休克,虽然流行的最初使用了万古霉素,但仍有 3 例儿童死亡,3 例发生并发症需要长期的药物治疗。到 2004—2005 年,90%

的 MRSA 起始都是社区感染,发生率 316/10 万。但 CA-MRSA 的感染和定植却很难确定,有报道鼻面部 CA-MRSA 的定植率达 7%,已被认知的 MRSA 感染和定植的高危因素包括最近的住院史,长期居住护理机构、内置导管、外科伤口、慢性肝炎、肺炎或血管性疾病、恶性肿瘤、最近曾使用抗生素,静脉用药、ICU 病房和接触高风险因素的 MRSA 的感染病人。在美国的急诊科大约 15% 医院起始的侵袭性 MRSA 都是 CA-MRSA。此后,又发生过多次 CA-MRSA 的暴发流行,使对 CA-MRSA 的监测活动受到很大的关注,而 MRSA 引起的血流性相关感染还是被局限在医院中。监狱、体育馆等地方成为 CA-MRSA 感染的新根据地,病菌迅速在英、美两国蔓延,并有向世界性流行发展的趋势。目前,MRSA 正在美国国内蔓延,每年预计有超过 19 000 人严重感染这一病菌,它的高发病率和病死率被列为世界三大最难解决感染性疾病第 1 位,这种"超级病菌"在美国每年致死的人数可能会超过艾滋病。

1995—2008 年,加拿大 48 所医院收集的 7 942 例 MRSA,CA-MRSA 占 16.6%,医院获得性 MRSA(hospital-acquired MRSA,HA-MRSA)占 83.4%,与 HA-MRSA 抗生素敏感性相比较,CA-MRSA 对克林霉素、红霉素、四环素、复方磺胺甲噁唑、环丙沙星、庆大霉素、利福平和夫西地酸更敏感,而对莫匹罗星的耐药性更高。HA-MRSA 和 CA-MRSA 的多重耐药率分别为 38% 和 6%。

尽管欧洲地区 CA-MRSA 的检出率低于美国,但它的检出数量在增加,而且已经有很多 CA-MRSA 从社区向医院传播扩散的报道。在 20 世纪 60—70 年代,欧洲的 MRSA 只局限于医院内的大规模暴发,流行株为 ST250,到 70 年代和 80 年代,ST250 被 5 个流行克隆株取代。全球最流行的 CA-MRSA 克隆株为 ST80,它在瑞士、德国、希腊、北欧等国家都曾检出。1997—1998 年,英国分离的 MRSA 中,75% 属于 EMRSA-15 和 EMRSA-16 群,这两个群也曾在法国流行过。来自欧洲抗生素耐药监测(european antimicrobial resistance surveillance system,EARSS)的数据显示,1999 年 1 月至 2002 年 12 月,欧洲 26 个国家 495 家医院收集了 50 759 株院内感染的金黄色葡萄球菌,MRSA 在北欧一些国家如丹麦、瑞典、芬兰、冰岛等报道的流行率还不到 1%,挪威、荷兰和瑞士的检出率也不高。而南欧和西欧如法国、希腊、意大利的比例则达到 40%,比利时、德国、爱尔兰和英国的 MRSA 的检出率也在不断增高(图 3-1)。

在拉丁美洲,2003 年第一例 CA-MRSA 感染报道于巴西,分离于皮肤和软组织

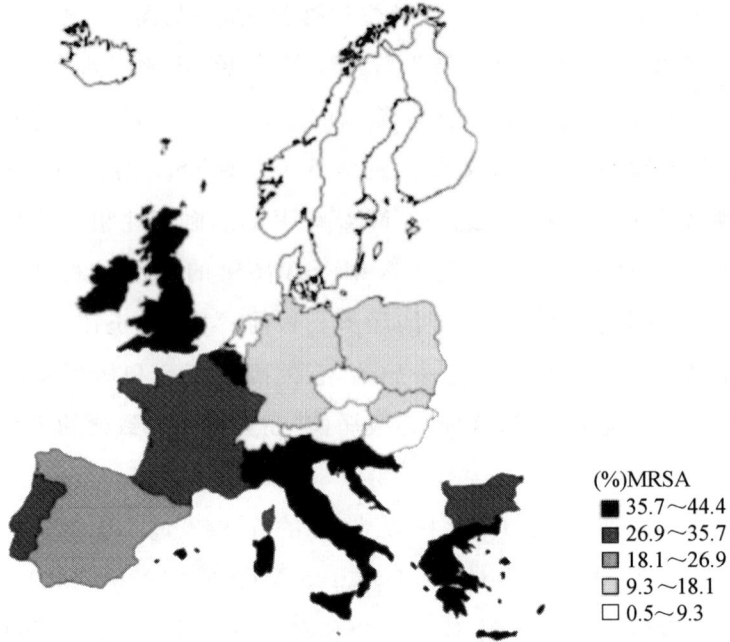

图 3-1　1999—2002 欧洲各地区 MRSA 流行分布

摘自：Appelbaum PC. MRSA-the tip of the iceberg. Clin Microbiol

Infect，2006；12(Suppl 2)；3-10.

感染及脓毒性关节炎的患者，菌株携带 SCCmecⅣ型和 PVL，肠毒素和 β-溶血素基因。拉丁美洲健康组织 PAHO(pan American health organization)的数据显示，医院感染多重耐药的 MRSA 增长趋势明显，2004 年院内 MRSA 的流行率分别为阿根廷 42%(5 851 例)；玻利维亚 36%(1 167 例)；智利 80%(246 例)；哥伦比亚 47%(4 214 例)；哥斯达黎加 58%(674 例)；古巴 6%(80 例)；厄瓜多尔 25%(1 363 例)；危地马拉 64%(1 483 例)；洪都拉斯 12%(393 例)；墨西哥 52%(497 例)；尼加拉瓜 20%(296 例)；巴拉圭 44%(980 例)；秘鲁 80%(1 407 例)；乌拉圭 59%(1 431 例)；委内瑞拉 25%(2 114 例)。另外，来自 SENTRY 的数据，拉丁美洲医疗中心 MRSA 的感染率从 1997 年的 33.8% 增长到 2006 年的 40.2%。另有报道，巴西金黄色葡萄球菌是最流行的院内感染菌，1997—1999 年新生儿科的血流相关性感染，MRSA 占 93.3%。2002 年 1 月，监狱服刑人员 MRSA 感染的大规模暴发，随后 1 000 多人发生感染,12 例死亡。

1995—2008 年,非洲国家喀麦隆、肯尼亚、尼日利亚 MRSA 的分离率分别为 21.3%,27.7%,29.6%。最近来自刚果的一项有关鼻腔携带 MRSA 的研究表明, MRSA 在住院病人、医院工作人员和门诊病人的的流行率分别为 63.1%,66.7% 和 23.3%。

一些亚洲地区(中国台湾地区、韩国)的 MRSA 的检出率在大幅增长,1986— 2001 年,台湾地区 MRSA 的检出率从 26% 增长到 77%。1999—2001 年,韩国三级 甲等医院中 MRSA 的流行率为 64%;在日本,MRSA 的流行已经从大学医院扩散 到社区医院,第一例携带 PVL 基因的 CA-MRSA 报道于 2003 年。2007 年 7 月至 2009 年 6 月,印度中心三级甲等医院收集的 280 例金黄色葡萄球菌中,MRSA 占 51.8%,35.2% 的 MRSA 为克林霉素诱导耐药,以脓液和伤口拭子占 61.4%,血液 占 15.9%;其中住院病人占 84.8%,ICU 占 13.8%;外科病房占 25.5%,整形外科 占 23.4%。MRSA 在印度南部住院病人的流行率为 31.3%。中国香港的 Pak-Le-ung Ho 等收集了 1997—2008 年 MRSA 菌血症的 247 例病例,分为三段时期,发现 了 MRSA 对万古霉素的 MIC 值在敏感范围的漂移,这意味着万古霉素在治疗 MR-SA 菌血症时,可能会失败,类似的研究在其他国家也有发现。

在我国大部分地区,不同时期、不同病房,MRSA 检出率不同。上海的数据显 示 MRSA 的检出率从 20 世纪 90 年代开始明显增加,上海市 1977—1979 年 MRSA 阳性率只有 5%,1985—1986 年上升为 24%,1992 年以后达到 50%～70%,至 2001 年 MRSA 占金黄色葡萄球菌的 63%,MRSCN(耐甲氧西林凝固酶阴性葡萄球菌) 占 CNS 的 77%,并一直居高不下。1995—2006 年 MRSA 检出率 65.3%,ICU 及普 外科、烧伤科、高干科是 MRSA 检出率最高的 4 个科室,达到了 70%～90%;儿童 中检出率较低,在 20% 左右。而北京地区 1988—1992 年 MRSA 为 20.6%,1995 年 北京 5 家教学医院 MRSA 分离率达 47%,近年来报道最高达 59.2%。湖南湘雅医 院 1990—1996 年 MRSA 检出率高达 79.4%。从卫生部全国细菌耐药监测网(min-istry of health national antimicrobial resistance investigation net,MOHNARIN) 2008 年收集的 89 家医院的监测数据来看,全年 MRSA 的流行率在 60%～70%,华 东地区的检出率最高,为 73.6%,此地区与 2006—2007 年 MOHNARIN 数据的监 测结果相比,有较快的上升(73.6% 比 63.4%),其中上海、江苏、江西地区 MRSA 的检出率已超过 80%,所以必须要采取有效措施,降低和控制 MRSA 的发生率;

2008 年 MRSCN 的流行率在 30％～80％，西南地区最高，为 89.5％。除东北地区外，MRSCN 的流行率均高于 MRSA(图 3-2)。

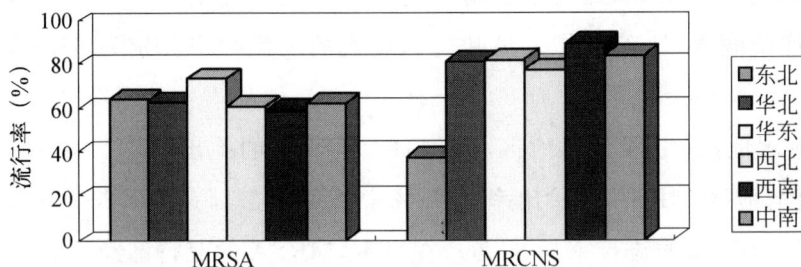

图 3-2　2008 年 MOHNARIN 监测中国六地区 MRSA 和 MRSCN 的流行分布

从 2008 年 CHINET 的监测数据来看，MRSA 的平均检出率为 55.9％(14.8％～77.5％)，其中 2 所儿童医院的检出率较低，分别为 14.8％和 20.4％，MRCNS 的平均检出率为 75.9％(60.4％～92.4％)，儿童医院与其他综合性医院的检出率相仿。

HA-MRSA 与 CA-MRSA 的感染有不同的特点，主要区别见表 3-1。

表 3-1　HA-MRSA 与 CA-MRSA 的主要区别

	HA-MRSA	CA-MRSA
第一例报道时间	1970 年	1990 年
感染年龄	有基础病的老年人	年幼者、运动员
携带金黄色葡萄球菌染色体基因盒情况	SCCmec Ⅰ型、Ⅱ型、Ⅲ型	SCCmec Ⅳ型、Ⅴ型
是否携带杀白细胞毒力基因(PVL)	否	是
耐药情况	除β-内酰胺类药物之外的喹诺酮类、氨基糖苷类、大环内酯类的多重耐药	只对β-内酰胺类药物耐药
传播方式	侵入性操作	共用毛巾和器械
感染对象	住院病人	无任何医疗史
感染部位	皮肤、软组织、呼吸道、泌尿系	皮肤、软组织

二、万古霉素不敏感的金黄色葡萄球菌的流行

(一)异质性万古霉素耐药的金黄色葡萄球菌(hVISA)

hVISA 是指金黄色葡萄球菌母代细菌对万古霉素的敏感性在敏感范围以内(MIC 多为1～2μg/ml),而子代却含有少量能够在≥4μg/ml 的万古霉素培养基中生长的耐药亚群。

hVISA 于 1997 年首先在日本被发现,标本来自一位患有 MRSA 肺炎的 64 岁老年人,经过 12d 万古霉素的治疗发现无效,他的痰标本分离出 MU3(MIC 值=3μg/ml),经系列浓度的万古霉素平板筛选出的亚克隆株(MIC=8μg/ml),PFGE分析后显示,它与在日本发现的首例 VISA MU50 带型相同,推测 hVISA 可能是VISA 的前体,在暴露于万古霉素的情况下会发展成 VISA。随后日本 7 所大学医院通过 mini-PAP 的方法筛查发现 hVISA 在 MRSA 中占 9%～20%。

hVISA 和 VISA 的感染和定植通常都是与之前有过 MRSA 的感染和定植有关,主要的危险因素就是使用万古霉素,大多数病人都有严重的基础病,包括恶性肿瘤、糖尿病、肾衰竭或大手术后,另外心内膜炎、假体组织感染或未引流的深部脓肿也会使 hVISA 和 VISA 的感染概率增加。

hVISA 在很多国家都有过报道,包括美国、日本、澳大利亚、法国、苏格兰、巴西、南韩、中国香港、南非、泰国、以色列等。Rybak M 也报道了美国密歇根州底特律 20 年间 hVISA 的增高趋势,1986－1993 年 hVISA 的检出率 2.27%,1993－2003 年 hVISA 的检出率增长到 8%。土耳其的 Sancak B 收集了 1998－2001 年大学医院住院病人分离的 256 例 MRSA,筛选出 46 例 hVISA,分离率为 18%,此期间hVISA 的分离率从 1998 年的 1.6%上升到 2001 年的 36%。2001 年澳大利亚第一次分离出 hVISA,并证明澳大利亚和新西兰 hVISA 的检出率在逐年增高,在血培养分离的 MRSA 中,hVISA 的分离率在 9.4%～50%。同样,法国 63 家医院收集的资料,hVISA 在 MRSA 中的分离率仅占 0.7%,与比利时相近,但随后法国其他的研究中,2 300 株金黄色葡萄球菌中发现 11%的菌株为 hVISA,经 PFGE 分型为一个克隆株,225 株 hVISA 中有 7 例 MSSA,这样的克隆暴发在 ICU 病房也曾发生过。法国肝移植病人 hVISA 菌株分离率占 MRSA 的 23%。以色列报道以宏量 E试验(macrodilution E-test,MET)检测 264 例 MRSA 中 VISA,检出率为 6%,其中7 例病人感染持续的菌血症,8 例病人死于相关的 hVISA 败血症。以常规方法测定

万古霉素对这 16 株菌的 MIC 为 $1\sim4\mu g/ml$,如不用 MET 测定,75%(12/16)hVISA 菌株将被漏检。Yasmin Maor 等以色列学者研究了发生 hVISA 和 MRSA 菌血症感染病人的区别,发现两者在年龄、住院天数和病死率上没有显著性差异;而 hVISA 在菌血症持续时间上更长、心内膜炎和骨髓炎并发症的发病率更高,更容易发生利福平的耐药。这些流行数据的差异主要是因为 hVISA 在各国家实验室的定义和检测方法不同所造成的。Catherine Liu 等总结了 1997—2001 年世界上有关 hVISA 的 14 篇报道:6 052 例 MRSA 中分离出 hVISA 株 131 株,分离率占 2.16%,这些数据分别来自于日本($1.3\%\sim20\%$)、韩国、中国香港(2.7%)、泰国(1.9%)、法国(0.6%)、西班牙、希腊、德国(8.2%)、意大利(1.1%)、英国。hVISA 的分离率从 $0\sim74\%$ 不等。Heather J. Adam 等收集了加拿大 1995—2006 年万古霉素的 MIC 值分别为 $2.0\mu g/ml$ 和 $1.0\mu g/ml$ 的 475 例金黄色葡萄球菌,经 E-test 试验筛选出 57 例高度可疑 hVISA 的菌株,用菌群分析策略-曲线下面积法(population analysis profiling-area under the curve method,PAP-AUC)鉴定出 25 例 hVISA,检出率为 1.3%;同时还发现 hVISA 在参加卫生保健相关护理和加拿大中心地区医院的病人 hVISA 易感性更高,而在社区获得性感染中并未发现 hVISA。而日本也有类似报道,发现在医院 hVISA 的流行率要比社区高(9.3% 比 1.3%)。Jae-Hoon Song 等报道总结了 1997—2000 年分离自 12 个亚洲国家的 1 357 株 MRSA,以含万古霉素琼脂筛选联合菌群分析法检测 hVISA,其发生率为 4.3%,各国家 hVISA 的分离率如下:日本 8.2%,印度 6.3%,南韩 6.1%,菲律宾 3.6%,越南 2.4%,新加坡 2.3%,泰国 2.1%,日本 hVISA 的检出率较其他亚洲国家高,但未在中国、印度尼西亚、斯里兰卡、沙特阿拉伯、中国台湾发现 hVISA 的菌株。新加坡报道 2001 年监测的 1 010 株 MRSA 中 hVISA 的检出率只占 0.2%,hVISA 由于 agr 操控基因的突变产生。在法国和比利时,大多流行 agr Ⅰ 群,而日本和美国流行 agr Ⅱ 群。

中国大陆已有 hVISA 的报道,湖南、浙江、广东、安徽等地检出率分别为 0.75%,1.79%,2.61% 和 6.7%,尚未发现 VISA 和 VRSA。王辉等对 2007 年分离自我国 14 个城市的 315 株非重复 MRSA 用宏量 E-test 法和菌群分析法检测 hVISA,结果发现我国 MRSA 中 hVISA 的发生率较高,为 9.5%。

尽管检出的 hVISA 中 MRSA 占据绝对优势,但不少国家也有在 MSSA 中检出 hVISA 的例子。MRSA 在抗生素选择的压力下,特别是在万古霉素的选择压力下更容易发生 hVISA。一位因结膜炎在门诊就医的 35 岁女性患者培养物中分离出 MSSA,经鉴定为 hVISA,这名患者 3 个月前并没有用过糖肽类药物,也没有其他感染 hVISA 的高风险因素,这说明万古霉素的异质性耐药在随机检查的低频率人群中是天然的特性,另一种合理的解释就是 MRSA 丢失 mecA 基因变成了现在的 MSSA。

近些年,意大利、美国、匈牙利等国家还陆续有 hVISA 的检出,应引起临床的重视。hVISA 在各国的检出率不等,因为在许多国家没有相应常规的监测,标本量非常少,而且研究一般都是回顾性分析,筛选和鉴别 hVISA 的方法各有不同,所以对 hVISA 的流行率很难确定,但许多国家的流行率为 5%～15%。所以,规范 hVISA 检测的标准化方法而且使这些方法能在普通实验室推行,对于 hVISA 的流行调查和临床相关因素的影响分析非常重要。

(二)万古霉素中介的金黄色葡萄球菌(VISA)

VISA 的发生率不高,大部分 VISA 的出现主要由于抗生素选择压力下增厚的细胞壁,青霉素结合蛋白水平的降低造成,而不是从其他菌株获得耐药基因。VISA 在 MRSA 中的出现,使菌血症、心内膜炎、骨髓炎相关疾病的发病率和死亡率增加。VISA MU50 1997 年首次分离于日本一例 4 个月大婴儿心脏外科手术的伤口脓性分泌物,万古霉素的 MIC 值为 $8\mu g/ml$。此后 1996 年,VISA 在欧洲、美国、亚洲被检出,到 2002 年,美国已检出 7 例 VISA,美国早期分离的 VISA 对替考拉宁也耐药,所以也被称为 GISA,意味着金黄色葡萄球菌拥有更广泛的耐药谱。

美国 1997－2000 年报道的 6 例 VISA 的临床表现见表 3-2。

表 3-2 美国 1997—2000 年报道的 6 例 VISA 的临床表现

发生地	日期 (年月)	年龄 (岁)	来源	诊断和基础疾病	万古霉素接触的周数	治疗用药	结局	敏感药物
密西根州	1997.7	59	腹膜	腹膜炎、腹膜透析、糖尿病、转移癌	18	复方磺胺甲噁唑、利福平	感染清除,死亡	复方磺胺甲噁唑、氯霉素、利福平、四环素

(续 表)

发生地	日期（年月）	年龄（岁）	来源	诊断和基础疾病	万古霉素接触的周数	治疗用药	结局	敏感药物
新泽西州	1997.8	66	血液	菌血症、糖尿病、急性肾衰竭、腹膜透析、复发的 MRSA 菌血症	18	庆大霉素、利福平	感染清除，死亡	复方磺胺甲噁唑、庆大霉素、氯霉素、四环素
纽约	1998.4	79	血液	菌血症、慢性肾衰竭、血液透析、复发的导管相关性 MRSA 菌血症	6	万古霉素、妥布霉素	入院 12h 后死亡	复方磺胺甲噁唑、庆大霉素、氯霉素、四环素、克林霉素
伊利诺伊	1999.4	63	血液	二尖瓣心内膜炎、长期血液透析、复发的导管相关性 MRSA 菌血症	3.5	万古霉素、妥布霉素、利福平	拒绝手术，10d 后死亡	复方磺胺甲噁唑、庆大霉素、四环素
明尼苏达	2000.4	56	血液	骨髓炎、长期血液透析、血管疾病、复发的导管相关性 MRSA 菌血症	18	万古霉素、萘夫西林、庆大霉素	感染清除，死亡	无资料
内华达	2000.6	27	脓肿	多重微生物感染的肝内脓肿、胆管支架、胆囊切除术	10	利奈唑胺、复方磺胺甲噁唑、多西环素	外科引流，感染清除	复方磺胺甲噁唑、庆大霉素、四环素

摘自 Fridkin SK. Vancomycin-intermediate and-resistant Staphylococcus aureus：What the infectious disease specialist needs to know. Clin Infect Dis,2001;32(1):108-115.

现在世界上报道的 VISA 已超过 21 例,遍布于英国、德国、法国、美国、加拿大、亚洲、巴西和印度。韩国第一例 VISA 1997 年分离于 45 岁乙状结肠癌的病人。在韩国院内感染中 MRSA 的高流行率,万古霉素的频繁使用,促成了 VISA 的产生。法国第一例 VISA 在 1995 年检出,标本分离于患有白血病的 2 岁女孩,它感染了中心静脉导管相关的菌血症后,经过外科引流和喹奴普丁/达福普丁治疗成功。1999 年 12 月至 2000 年 10 月,法国医院的 ICU 病房中发生过 VISA 大规模的暴发流行,发现了 11 例引起严重感染的病人和 10 例定植的病人,大部分病人的死亡与 VISA 感染有着直接或间接的联系。在南非也检出了 2 例 VISA,1 例来自于血栓性血小板减少性紫癜和骨盆炎症的病人,发生了急性肾衰竭后进行血液透析引起了 MRSA 的败血症,通过 E-test 的方法检测万古霉素和替考拉宁的 MIC 分别为 $6\mu g/ml$ 和 $16\mu g/ml$,另 1 例来自于摩托车事故发生骨折的病人,万古霉素和替考拉宁的 MIC 分别为 $8\mu g/ml$ 和 $16\mu g/ml$。土耳其在 1998-2002 年的研究,18% 的 MRSA(主要来自于血和脓性分泌物)是 VISA 的表型,2004 年,埃及学者报道了首例分离于骨髓移植病房的 VISA,在一位患有霍奇金病的 38 岁女性病人的血培养中分离出 VISA,病人最后死亡。2007 年美国报道了对达托霉素不敏感的 VISA,在这些菌株的细胞壁发现了胞壁酸乙酰化的减少,许多菌株包含 mprF 基因中的一个点突变。现在虽然还没有一个适当的流行病学研究,VISA 的风险因素还不能被确定,但我们可以很清楚地看到大部分感染 VISA 的病人都接受过透析,大部分病人都曾有过中心静脉导管和假体材料相关的 MRSA 菌血症感染,而且他们大多在 3 个月前使用过万古霉素。

(三)万古霉素耐药的金黄色葡萄球菌(VRSA)

在对抗 MRSA 的斗争中,万古霉素被当作一线用药,同时它也用于治疗难辨梭菌引起的假膜性肠炎和凝固酶阴性葡萄球菌感染。1858 年,万古霉素正式用于临床,1997 年日本报道了世界首例万古霉素敏感性下降的金黄色葡萄球菌,随后,VRSA 和 VISA 报道的例数也在增多。这给治疗带来了很大困难。1992 年 Nobel 等将携带耐药基因 vanA 的质粒从 VRE 成功地接合到 MRSA,人工构建了"VRSA",人们开始担心 VRSA 的暴发流行。2002 年,第 1 例 VRSA 在美国密歇根州一位 40 岁女性肾透析病人的导管尖中发现,这株菌同时携带 VanA 和 mecA 基因,MIC 值与携带 VanA 的肠球菌一致,经 PCR 证实 VanA 存在于 60kb 的质粒上,它的基因序列与导管尖培养物分离的耐万古霉素的粪肠球菌相同,菌株对万古霉素的 MIC 值高达 1 024mg/L,复方磺胺甲噁唑、米诺环素、利奈唑胺和喹奴普丁/达福普丁敏感,其产生原因为 VanA 基因从肠球菌水平转移到葡萄球菌所致,为调查该 VRSA 的来源,自 547 名接触者取得 371 份标本。共分离出 110 株金黄色葡萄球菌,其中 28 株为 MRSA,但未检出 VRSA,自患者一密友分离出 MRSA,经 DNA 的脉冲场凝胶电泳图形分析,与该患者分离的 VRSA 一致,可能是患者的 MRSA 感染来源之一。6 个月后,第 2 例 VRSA 分离于美国宾夕法尼亚一位肥胖的老年患者。第 3 例 MRSA 在 2004 年分离于美国纽约一位长期接受医疗护理病人的尿路中。2002－2006 年,美国总共分离到 7 例 VRSA,其中 5 例来自于密歇根州、1 例来自于宾夕法尼亚,还有 1 例来自于纽约,它们都是携带 Van 基因的菌株,万古霉素 MIC 的中位值达 $512\mu g/ml$,这些病例的共同点因为都感染过 MRSA 或肠球菌的感染和定植,大多都接受过万古霉素的治疗,这些耐药菌株之间并没有发现人与人之间的传播。其中 4 例女性,5 例为白种人,年龄的中位数为 58 岁(年龄 40～78 岁),所幸的是这类菌株目前尚不多。2005 年 6 月在印度的加尔各答分离出 1 株 VRSA-STM2,它分离于门诊病人的脓性分泌物,对所有的 β-内酰胺类药物及氯霉素、链霉素、大环内酯类、克林霉素、复方磺胺甲噁唑和利福平都耐药,但菌株对庆大霉素和环丙沙星敏感,同时携带 Van 和 mecA 基因,万古霉素的 MIC 值 $\geqslant 64\mu g/ml$,万古霉素的耐药性是在体外获得的,由质粒介导并可以转移到其他敏感的菌株。PCR 测序得知它的 VanHAX 基因与肠球菌属的转座子 Tn1546like Van 基因部分同源。2006 年 Tiwari HK 报道了印度 2002 年 8 月至 2005 年 7 月收集的 783 例金黄色葡萄球菌中,发现 2 株 VRSA,MIC 值分别为 $32\mu g/ml$ 和 $64\mu g/ml$,这两株菌同时携带 mecA 基因,但都不携带 VanA 和 VanB。2007 年,伊朗德黑兰 Imam Khomeini 医院分离的 149 株 MRSA 中有 2 例 VRSA,1 例来自于 42 岁女性病人的软组织伤口,MIC $64\mu g/ml$,VanA 和 VanB 基因阴性,另 1 例在一名 67 岁的糖尿病男性患者死后的心脏外科手术伤口分离出 VRSA,MIC $512\mu g/ml$,此病人曾进行过冠状动脉分流移植术,术后又入院接受了 6d 庆大霉素和头孢唑林的治疗,然后改为万古霉素治疗 4d 后,第 10 天死亡。到目前为止,VRSA 共在全世界分离到 12 株,7 株来自美国,另外 5 株分别来自印度(3 株)、德黑兰(2 株)。

为什么在美国密歇根州集中了 5 例 VRSA,Sievert 等对这一现象进行了解释,他把此称作"完美的风暴",这 5 例病人结合了所有感染 VRSA 的高危因素,包括有基础病的高风险人群,通过质粒传播的携带 Van 基因的肠球菌感染人群,用万古霉素来治疗先前的 MRSA 感染；之所以没有大规模的流行得归功于 CA-MRSA 的流行株 USA300，因为目前还没有发现它成为 Van 基因传播的受体菌，否则 VRSA 在美国将会引起流行。

三、万古霉素不敏感肠球菌的流行

耐万古霉素肠球菌（VRE）是指对万古霉素等糖肽类抗生素耐药的肠球菌。VRE 感染主要为院内获得感染，VRE 的院内感染有其危险因素，如长时间的住院、头孢菌素类和其他广谱抗生素的应用；严重的基础病、外科手术、低白蛋白水平、血液透析、肿瘤科或 ICU 等 VRE 感染的发生率高。VRE 可在医院内及医院间传播引起暴发流行。肠球菌可在护士及其他医务人员的手分离出，所以医务人员可能为院内感染的主要传播者。（一般在健康人群、污水或农场动物中发现，很少引起严重的感染暴发，VRE 主要分离自动物和社区人群中，而非住院患者，考虑可能与糖肽类抗生素在养殖业的应用有关，特别是一种类似万古霉素的药物——阿伏帕星在畜牧业的使用，使 VRE 在健康人群和动物身上定植流行率增高。）

肠球菌对万古霉素耐药可分为两类，一类是固有耐药，见于鹑鸡肠球菌、铅黄肠球菌和黄色肠球菌，由 VanC 基因簇引起万古霉素低水平耐药；另一类是获得性耐药，常见于屎肠球菌和粪肠球菌，VanA、VanB 最常见。2002 年一项调查表明，美国泌尿系感染患者中 75.0％的 VRE 都是 VanA 型。

1988 年伦敦 Dulwich 医院首次分离到 VRE 菌株，之后美国又分离到 VRE。此后 VRE 在世界各地流行，在欧洲、亚洲、南美都有 VRE 的发现，法国、西班牙、德国也确认了有 VRE 定植和感染的患者。2006 年 EARSS 监测结果显示，在冰岛、挪威、罗马尼亚、保加利亚、丹麦和匈牙利没有发现 VRE，而在希腊分离的屎肠球菌中 VRE 流行率高达 42％。但欧洲的感染率一般低于 3％。

美国 CDC 的院内感染监测系统表明，VRE 已经成为第二位的院内感染菌，VRE 的血分离株从 1990 年的不到 1％增加至 1996 年的 39％，VRE 菌血症的发生率从 1990 年的 3.2/10 万增加至 1996 年的 131/10 万；也有报道 VRE 占美国血培养分离的肠球菌的 14％，而且 VRE 的暴发流行多为屎肠球菌。在美国，许多医院 VRE 定植引起的感染正逐渐增多。在透析病人中，VRE 的定植率为 10％。在北美 25 家医院 ICU 的调查研究发现 VRE 的流行率为 28％，令人担忧的是在美国一家大学医院 ICU 的调查中，9.5％的病人有 VRE 和 MRSA 的复合定植和复合感染。

1995—2002 年,肠球菌在美国医院内引起的血流感染占 9%,VRE 在粪肠球菌和屎肠球菌中的流行率分别为 2% 和 6%。在 61 位接受造血干细胞移植的儿童中,手术前有 25% 的人定植 VRE,后来 33% 的人发生了 VRE 的菌血症。在 2002—2004 年美国 NNIS 监测的 VRE 在 ICU 的流行情况中发现屎肠球菌中 VRE 的流行率高达 70%～80%(图 3-3)。

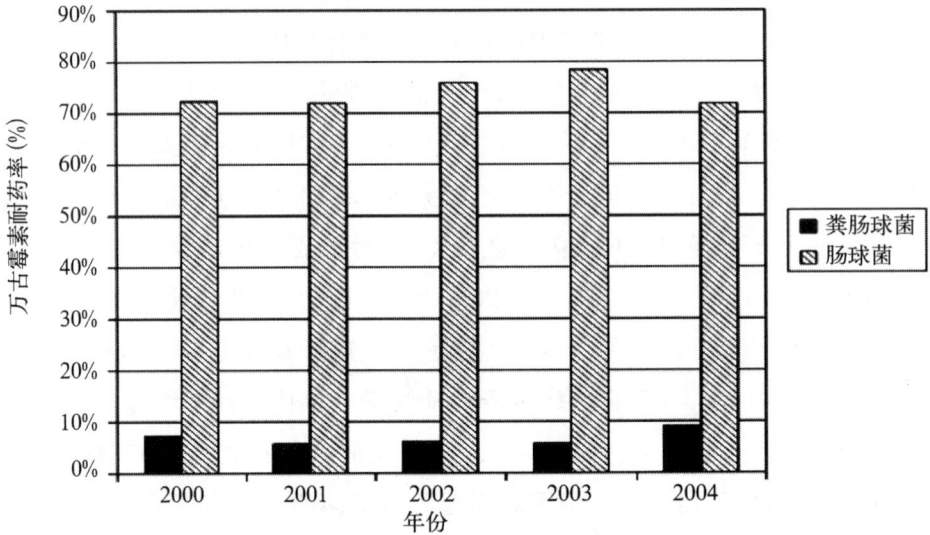

图 3-3　2000—2004 年美国国家医院感染监测系统监测 VRE 在美国 ICU 的流行率分布

　　我国 VRE 的分离率低于 5%。国内近年对肠球菌的耐药也进行了研究,王清涛等对 1994—1997 年北京 5 家教学医院分离的 1 614 株肠球菌的耐药监测发现,VRE 占肠球菌感染标本总数的 3.4%。张扣兴等发现,3 年间分离的 145 株肠球菌对万古霉素的耐药率最低 1.9%。2004 年北京协和医院分离的 395 株粪肠球菌中的 VRE 发生率为 2%,221 株屎肠球菌中的 VRE 占 4.1%。目前国内尚未见耐万古霉素的肠球菌引起感染暴发流行的报道。1997—2000 年上海、武汉、北京和广州肠球菌对万古霉素耐药率分别为 3.5%,3.1%,3.8% 和 0。国内 2008 年 MOHNA-RIN 监测的数据显示,VRE 在屎肠球菌中流行率为 1.1%～6.4%,以华北和西南地区检出率较高,VRE 在粪肠球菌的检出率为 0.5%～2.6%(图 3-4)。

　　肠球菌一般定植于胃肠道和皮肤,它的存活能力很强,它的存活期可以为 7 周至 3 年,临床上发现对万古霉素高水平耐药的肠球菌已发展为多重耐药。耐药基因

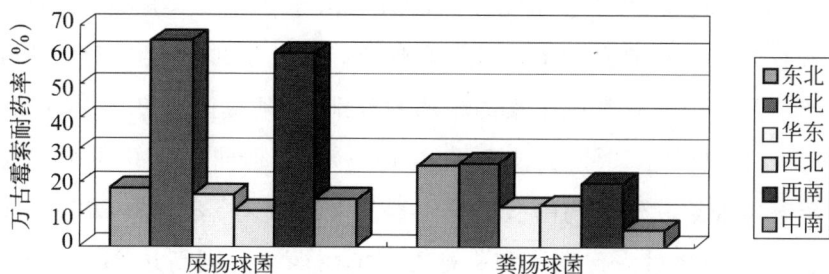

图 3-4　2008 年 MOHNARIN 监测中国六地区 VRE 流行分布

可被转移到毒性更大的菌属，如葡萄球菌、链球菌、梭菌属等。VRE 已成为引起医院感染的重要威胁，该菌的传播、流行给金黄色葡萄球菌引起医院感染的控制与预防也带来了极大困难。

四、多重耐药肺炎链球菌的流行

1967 年首次在澳大利亚患有低 γ-球蛋白血症的支气管扩张患者痰中分离出了耐青霉素肺炎链球菌，但引起人们注意的是 1977 年在南非首次发生青霉素耐药肺炎链球菌（PRSP）引起的肺炎暴发流行。以后 PRSP 在世界各地都不断被分离出，并使其成为耐药阳性球菌感染中引人注目的焦点之一。肺炎链球菌的血清型与青霉素的耐药性存在着一定关系。日本报道了耐药菌与血清型的关系，在 433 株耐青霉素肺炎链球菌中耐药株 19 型占 40.6％，23 型占 39.5％，6 型占 14.1％，14 型占 1.2％，此外 4 型和 7 型均占 0.2％，1 型和 8 型均占 0.5％，18 型占 0.7％，14 型占 1.2％，不能分型的占 2.5％。

耐青霉素肺炎链球菌不仅仅是耐青霉素，而且对很多种抗生素都耐药，所致肺炎治疗困难。PRSP 分离率近年来已在世界范围明显上升，特别是某些欧洲国家，美国一些地区，东南亚的某些国家地区 PRSP 已高达 40％～50％。亚历山大计划 1998－2000 年全球范围内研究显示，肺炎链球菌中 PRSP 的发生率为 18.2％。1974－1987 年美国疾病控制中心调查结果显示，PRSP 发生率＜1％，而 1994－1996 年的调查 PRSP 发生率已升至 10％，目前已超过 30％，其中 50％对阿莫西林耐药。PRSP 发生率增长迅速已成为全球趋势，SENTRY 全球细菌耐药性监测数据表明，1997－1999 年分离菌中 PRSP 比例在亚太地区最高为 17.8％，美国 14％，拉丁美洲 11.7％,欧洲 10.4％,加拿大 6.8％。由于存在交叉耐药,肺炎链球菌对其他 β-内酰胺类抗生素的耐药率也呈上升趋势。1998－2000 年,Alexander 监测显示肺炎链球菌对 β-内酰胺类抗生素的耐药率分别为:阿莫西林 2.1％,阿莫西林/克拉维酸 2.1％,头孢克洛 26.5％,头孢呋辛 19.7％,头孢曲松 0.6％,肺炎链球菌对青霉素耐药率增加给其他 β-内酰胺类抗生素的应用带来了挑战。2005－2006 年的最新研究表明,PRSP 对头孢克洛和头孢丙烯的耐药率分别高达 97.1％和 94.2％,对头孢曲松的耐药也达到 23.6％。随着非 β-内酰胺类抗生素大环内酯类在呼吸道抗感染治疗中的广泛应用,大环内酯类的耐药率也逐渐升高。如台湾省用大环内酯类作为治疗呼吸道感染的一线药物导致 PRSP 对大环内酯类的耐药率高达98％。2005 年土耳其的一项研究表明,PRSP 在肺炎链球菌中占 40％。其中接近1/5 的菌株都是高水平耐药。

亚洲病原学耐药监测网(ANSORP)2000－2001 年的数据表明,29.4％的肺炎链球菌为 PRSP,其中越南耐药率高达 71.4％,韩国 54.8％,中国香港地区 43.2％、台湾地区 38.6％,中国大陆 23.4％。1997－2000 年,我国文献报道的肺炎链球菌耐药率(R＋I)还仅在 8.8％～22.5％,但在最近的调查中,肺炎链球菌对青霉素的耐药率(R＋I)已高达 42.7％,显示出快速上升的势头。自 2001－2006 年 3 次社区获得性肺炎的耐药监测中 PRSP 由 8％上升至 18.1％,还有最新调查显示,肺炎链球菌对红霉素的耐药率超过了 70％。目前,肺炎链球菌已对多种抗菌药物产生广泛耐药,包括 β-内酰胺类、大环内酯类、喹诺酮类、磺胺类和四环素类。肺炎链球菌对抗生素的耐药率在逐年增长,其中尤以青霉素和红霉素最受人们关注。北京协和医院于 1997 年 5 月至 8 月在 79 株肺炎链球菌中使用 E-test 法测得 11 株耐青霉素(14％),其中 1 株属于高耐菌(1.3％)即 PRSP。2005 年我国 5 家医院监测显示青霉素中介(PISP)和青霉素耐药株的发生率分别为 25.0％、21.2％,PRSP 和 PISP的发生率最高的是杭州(55.6％、11.1％),其次是上海(16.7％、27.8％),再次为北京(5.6％、27.8％)、武汉(5％、20％),红霉素、克林霉素、四环素、复方磺胺甲噁唑敏感性低于 26.2％。1997－2000 年,我国报道 PNSP 发生率为 8.8％～22.5％。而2005－2006 年我国 9 家教学医院分离的 417 株肺炎链球菌的耐药性显示 PRSP 达到 24.5％,其中儿童患者的 PNSP 发生率高达 69.4％。肺炎链球菌是社区获得性肺炎的主要致病原之一,其耐药性备受关注,许多国家和地区都对此进行了监测。从我国目前抗菌药物使用情况看,耐药问题是摆在医生面前一大严峻问题。幼儿及老年人有较高的肺炎链球菌分离率，一旦防御门户受破坏易致感染，对老年人、婴幼儿及有基础疾病者如支气管扩张、慢性阻塞性肺疾病、血液病、使用免疫抑制药或免疫功能不全、长期使用抗生素的患者易感染耐药株，院内比院外感染耐药株发生率高。

第二节　多重耐药革兰阴性菌的流行

一、产超广谱 β-内酰胺酶菌株的流行

（一）ESBLs 菌株的流行趋势

1983 年，第一例产 ESBLs 菌株分离于德国一位 ICU 病人，它对头孢噻肟和头孢他啶都耐药，后来又通过质粒传播将耐药基因传递给大肠埃希菌。1985 年，法国首次报道了产 TEM-3 型肺炎克雷伯菌引起的医院内感染暴发流行，并迅速传播到其他医院。从此，产 ESBLs 细菌的流行在世界各地被引起广泛关注。ESBLs 主要存在于临床分离的革兰阴性杆菌中，主要是肠杆菌科细菌，其中以大肠埃希菌和肺炎克雷伯菌最为常见，其他常见的细菌有产酸克雷伯菌、产气肠杆菌、变形杆菌、沙门菌、阴沟肠杆菌、黏质沙雷菌、铜绿假单胞菌、不动杆菌等。产 ESBLs 菌不仅对第三代头孢菌素和氨曲南耐药，而且对氨基糖苷类、喹诺酮类、磺胺类抗菌药物有交叉耐药。由质粒编码的 ESBLs 可以通过转化、转导、转座、接合转移和整合等方式将耐药性在不同细菌中传递，在同种属甚至不同种属间传递，造成严重的医院感染的暴发流行。国外已有多起由产 ESBLs 菌株引起疾病暴发流行的报道。由于 ESBLs 流行情况的复杂性，给感染的防治工作带来了很大困难，已经成为临床上的一大难题。

ESBLs 的发生率常以医院中 ICU、神经内科、老干部病房及呼吸科和肿瘤科为高，小儿 ESBLs 菌感染也处于较高水平。孙海深等人调查在各科室感染 ESBLs 的阳性率，从高到低依次为 ICU 病房 75.0%、移植病房 53.8%、外科病房 42.9%、呼吸科病房 30.0%、门诊 20.0%。追究其原因，与这些病房患者病情较重、免疫力低下、合并基础疾病、侵袭性操作以及免疫抑制药的应用等因素有关。尤其重症监护病房是 ESBLs 菌的主要来源。ICU 和非 ICU 病室中的耐头孢他啶的肺炎克雷伯菌的检出率，美国分别为 10% 和 5%、欧洲分别为 42% 和 20%，而荷兰、日本等国检

出率均<1%。在西班牙一家医院(1 000 张病床)ICU 病房中,产 ESBLs 肺炎克雷伯菌占医院内感染流行株的 74%。流行包括细菌的定植和引起感染,其中感染占 63%。原发性菌血症是最常见的感染(43%),消化道携带为 0~40%。与产 ESBLs 菌株感染相关的危险因素有:动脉插管、中心静脉插管、急诊腹部手术、胃十二指肠置管、住 ICU 时间、住院时间、低出生体重婴儿、曾用过抗生素、家庭病床的患者、疾病病情、严重泌尿道置管以及机械辅助呼吸等。院外感染菌 ESBLs 阳性率低于院内感染菌,且院内感染菌株由于抗生素的选择性压力,其产酶率有逐年升高的趋势。

来自大范围的研究,大肠埃希菌 ESBLs 的流行率从高到低依次为亚洲与南美洲高于欧洲和美国。美国肠杆菌中产 ESBLs 的流行率仅占 4.9%;肺炎克雷伯菌产 ESBLs 的流行率在拉丁美洲最多(45.0%)、欧洲(23%)、美国(8.0%)、加拿大(5.0%)(图 3-5)。

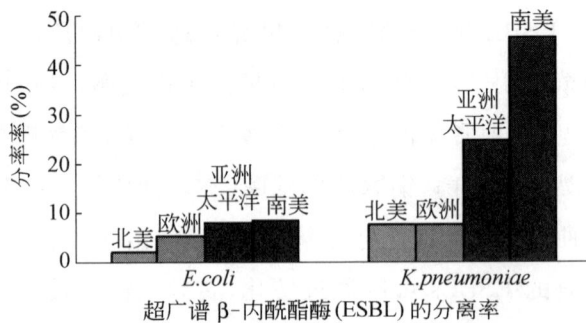

图 3-5 2004－2006 年替加环素评估与监测试验对不同地理区域 ESBLs 的分布研究

[Coque TM,Baquero F,Canton R. Increasing prevalence of ESBL-producing Enterobacteriaceae in Europe. Euro Surveill. 2008 Nov 20,13(47). pii:19044]

最近从 EARSS 的监测数据显示,侵袭性的 ESBLs 大肠埃希菌引起的菌血症增多,保加利亚占 28%,塞浦路斯和罗马尼亚占 16%,葡萄牙占 12%。其他的监测数据显示同样的增加趋势,大肠埃希菌产 ESBLs 率从 1997 年的 2.1%上升到 2004年的 10.8%,产 ESBLs 的肺炎克雷伯菌从 9.0%上升到 13.6%。2000 年欧洲来自 MYSTIC 的调查,ESBLs 流行率最高的国家是俄罗斯和波兰,分别为 50%和 40%。伦敦地区耐头孢菌素的大肠埃希菌从 2001 年的 1.8%增长到 2004 年的 7.5%。

2002 年分离自多个国家多家医疗机构的 6 388 株菌进行分析发现,产 ESBL 菌株的比例分别为:新加坡 35.6%,中国大陆 30.7%,南非 28.1%,菲律宾 21.9%,日本和澳大利亚不到 10.0%,韩国 4.8%,中国台湾 8.5% 和中国香港 12%。2008 年我国的监测数据显示 ESBLs 的产生率高于经济状况较好的国家和地区,多为 20%～40%(图 3-6),低于印度,2002 年 4 月至 10 月收集了印度 2 840 株大肠埃希菌、肺炎克霉伯菌和肠杆菌,ESBLs 的流行率分别为 41%、36% 和 50%。

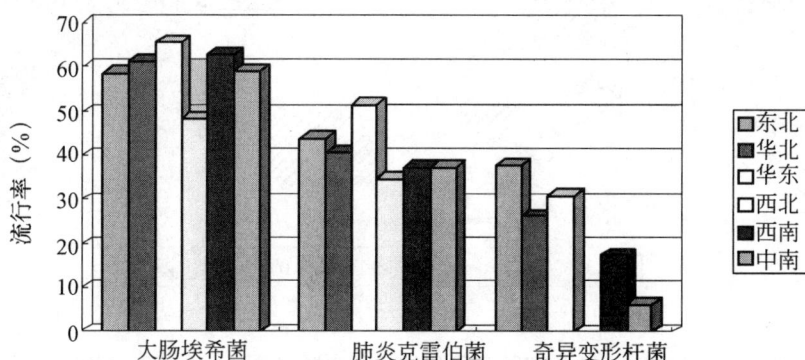

图 3-6　2008 年 MOHNARIN 监测中国六地区 ESBLs 的流行分布

2001－2004 年 EARSS 监测欧洲地区大肠埃希菌菌血症产 ESBLs 情况见图 3-7。

(二)ESBLs 基因型的流行趋势

迄今为止,发现常见的 ESBLs 基因型 CTX 已超过 65 种,SHV 和 TEM 分别已超过 100 种和 160 种,其他少见的 ESBLs 还有 PER、VEB、TLA、SFO、GES/IBC 和 BES 等。在欧洲先前以 TEM 型和 SHV 型占优势的形式正在改变,CTX 酶逐渐增多,特别是在波兰、西班牙、法国和英国;Toho-1、2 仅限于日本;OXA 型 ESBLs 主要分布在土耳其和法国;韩国以 SHV-12、SHV-2a 和 TEM-52 为主。我国台湾地区,大肠埃希菌和肺炎克雷伯菌中最常见的流行型别分别为 SHV-5、SHV-12、CTX-M-3 和 CTX-M-14;阴沟肠杆菌中 SHV-12 占主导;黏质沙雷菌中 CTX-M-3 占主导。我国熊自忠等在 1999 年对上海复旦大学华山医院的 81 株肺炎克雷伯菌和 58 株大肠埃希菌进行分型发现,大肠埃希菌中 TEM 型最多见,占 58.6%,其次为 TEM＋CTX-M-l 型占 19.0%,肺炎克雷伯菌中 TEM＋SHV＋CTX-M-1 型最多见,为 40.7%,TEM＋SHV 型其次,占 25.4%。

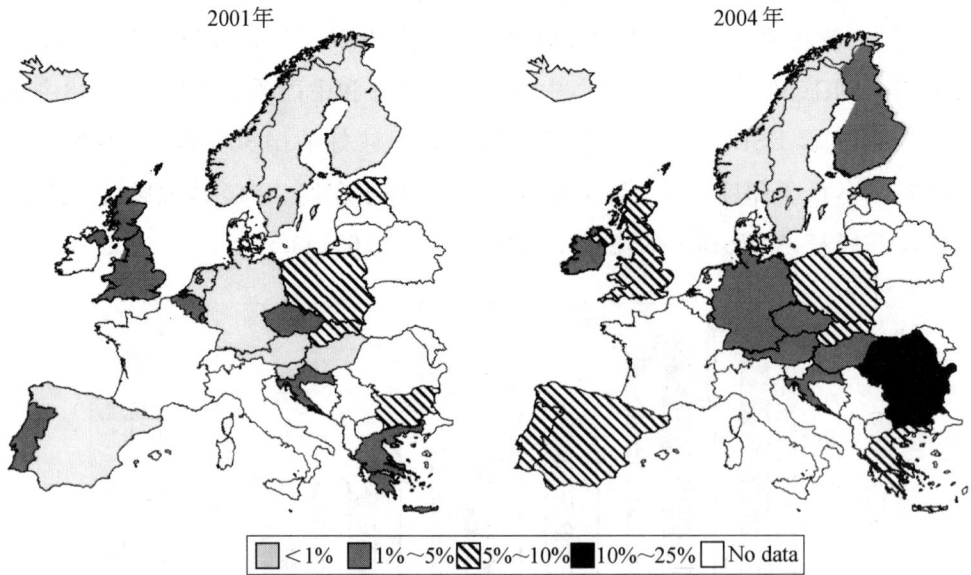

图 3-7　2001—2004 年 EARSS 监测欧洲地区大肠埃希菌菌血症产 ESBLs 情况

(Livermore DM, Canton R, Gniadkowski M et al. CTX-M: changing the face of ESBLs in Europe. J Antimicrob Chemother. 2007 Feb,59(2):165-74.)

　　1. CTX　CTX-M 型酶分布广泛,世界各地均有报道,但以美洲、欧洲和亚洲为著。在欧洲,1989 年德国最早报道分离于大肠埃希菌的 CTX-M 酶,此后,CTX-M型酶就取代 TEM、SHV 成为主要 ESBLs 的趋势。欧洲在 20 世纪 80 年代,产 ESBLs 的菌株主要来源于医院流行暴发感染的肺炎克雷伯菌,主要在 ICU 病房,型别以 SHV 和 TEM 为主。但近些年,产 CTX-M 的大肠埃希菌不断增多,它们大多来源于社区获得性感染的病人,而且大部分病人为尿路感染,非 ICU 病房产 ESBLs的比率也在不断增高,不像 TEM 型和 SHV 型 ESBLs,它更倾向于质粒和其他可移动基因的传播,而不是克隆传播。在加拿大,2000—2002 年,来自 20 个城镇的 168名病人曾发生过 CTX-M-14 的暴发流行。2004 年 8 至 10 月英国收集了 16 个实验室的数据,发现产 ESBLs 的大肠埃希菌和肺炎克雷伯菌中,流行亚型为 CTX-M-15。1996—1997 年,在波兰的 Praski 医院,CTX-M-3 占大多数,意大利流行 CTX-M-1;在西班牙,产 ESBLs 的主导的亚型为 CTX-M-14、CTX-M-9 和 CTX-M-10。在非暴发的情况下,住院病人粪便分离的产 ESBLs 的大肠埃希菌占 11.8%,42%

的产酶菌株携带 CTX。产 CTX 的大肠埃希菌在家禽和其他动物中都有发现,提示动物有可能作为传播的一个重要宿主。CTX-M-9 群在法国、英国、葡萄牙都有检出,但在其他欧洲国家并不多见。CTX-M-1 群中的 CTX-M-15 在欧洲流行。在英国,一些携带 CTX-M-15 的大肠埃希菌的流行克隆株同时携带 AmpC 酶,给抗生素的选择治疗带来了很多困难。而东欧主要以 CTX-M-3 为主;CTX-M-2 群在欧洲分布不均,不同地区流行不同的亚种。CTX-M-8 群的菌株只在英国检出过。在意大利,产 ESBLs 的大肠埃希菌和肺炎克雷伯菌流行率分别为 54.8% 和 12.3%,主导的亚型为 CTX-M-1 和 CTX-M-15。希腊 CTX 型 ESBLs 的流行率也很高。在阿根廷,CTX-M-2 是最常见的 ESBLs。相隔甚远的国家地区会出现相同的酶,如波兰和中国台湾两个不同大陆板块的地区均发现了 CTX-M-3 型,提示这些酶可自主进化(图 3-8)。

在亚洲,1993 年首次从临床分离的大肠埃希菌获得 CTX-M 型酶(Toho-1)。日本 CTX-M-2 群最常见,其次为 9 群和 1 群,CTX-M-2 和 TX-M-3 型在肠杆菌科细菌中最常见,至少在日本发生了 3 次产 CTX-M 大肠埃希菌的暴发流行。在日本产 CTX-M 型 ESBLs 的菌株以大肠埃希菌和肺炎克雷伯菌最常见,但也存在于其他肠杆菌科细菌中,此酶目前已经成为亚洲某些国家如中国、日本、韩国的主要 ESBLs 类型;2003-2005 年在印度对头孢泊肟耐药的大肠埃希菌和肺炎克雷伯菌中,73.1% 的菌株携带 CTX-M,全部为 CTX-M-15,后来其他的资料也证明 CTX-M-15 在印度占主导地位。在我国台湾,CTX-M-3/14 占优势。我国大陆为 CTX-M 型酶的高发区,产 CTX-M 的大肠埃希菌和肺炎克雷伯菌属中,CTX-M-14 占优势,其次为 CTX-M-3 和 CTX-M-24。北京、上海、杭州、广州、吉林等地都有 CTX-M 型酶的报道。CTX-M 型酶在我国占主导地位,可能与我国临床治疗肠杆菌科细菌感染时应用头孢噻肟比头孢他啶多且量大有关。中国和印度分别拥有 14 亿和 11 亿人口,这无疑将成为 CTX-M 基因最大储存场所。随着国际间旅游和贸易的加强,耐药基因也会随之传播,将会给临床严重感染的经验性治疗提出新的挑战。

2. SHV 1983 年从克雷伯菌中分离的 SHV-2 是第一个被报道的 ESBLs,早期的 SHV 型 ESBLs 衍生酶,主要存在于肺炎克雷伯菌中。SHV 型 ESBLs 分布广泛,美国、法国、德国、瑞士、韩国、希腊、意大利、阿尔及利亚等多个国家均有报道。美国东部主要以 SHV-7 和 SHV-12 居多。欧洲主要以 SHV-4、SHV-5 型为主。在希腊,产 ESBLs 肺炎克雷伯菌主要为 SHV-5 型;法国主要为 SHV-4 型。20 世纪

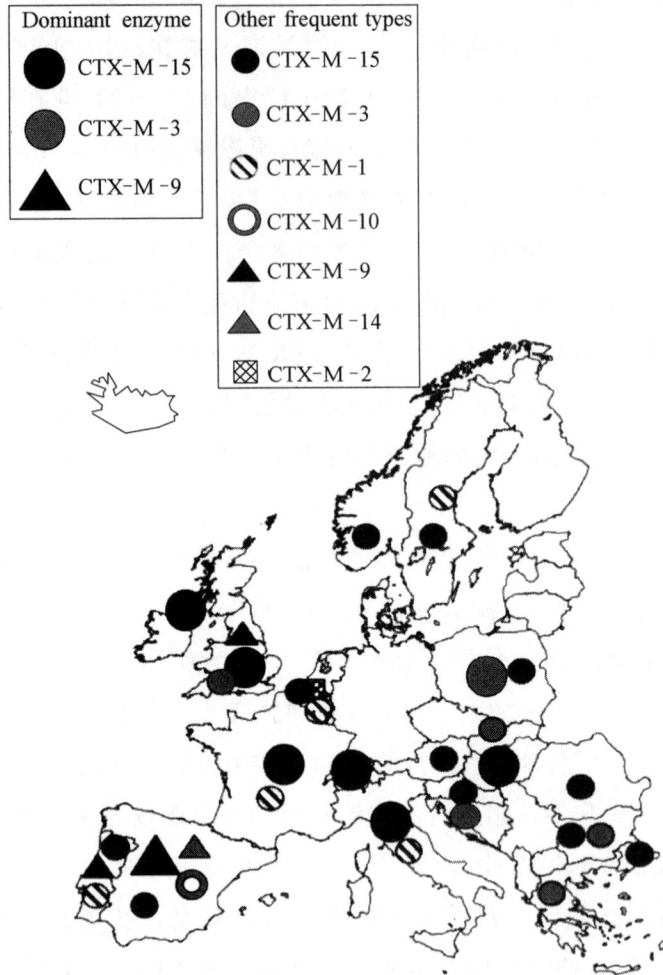

图 3-8 欧洲 CTX 酶的流行分布

〔Livermore DM，Canton R，Gniadkowski M et al. CTX-M：changing the face of ESBLs in Europe. J Antimicrob Chemother. 2007 Feb，59(2)：165-74.〕

90 年代法国曾发生过携带 SHV-4 的肺炎克雷伯菌的克隆流行。SHV-2 和 SHV-5 呈世界性流行。Paterson 等在一项多中心研究中对美国、南美地区、土耳其、澳大利亚、比利时等 7 个国家的肺炎克雷伯菌菌血症的调查中发现产 ESBLs 的肺炎克雷伯菌主要为 SHV 型，达到 67.1%。在中国台湾，产 ESBLs 的肺炎克雷伯菌以 SHV 为主。在马来西亚，SHV-5 占 ESBLs 的主导地位。2001－2002 年，在印度医院的烧伤病房内曾发生过携带 SHV-5 的山夫顿堡沙门菌的暴发流行。在日本分离的产 ESBLs 的埃希菌中，SHV-12 占优势。SHV-12 是亚洲地区流行最多的。1998－2002 年在中国 6 个省市都有 SHV-12 流行的报道，SHV-2、SHV-5 和 SHV-9 在中国也有报道；在台湾地区，SHV-5/12 最多。SHV-12 携带喹诺酮类耐药基因 qnr 在台湾地区和法国和印度已有报道，它通常与其他的 ESBLs 基因如：TEM、GES 和 CTX-M 同时存在于一株菌上，原因还有待于进一步分析。

3. TEM　TEM 型 ESBLs 最初是从瑞士一位名叫 Temoniera 的患者血培养分离到的一株大肠埃希菌中发现的，因此简称 TEM，TEM 型 ESBLs 是由广谱酶 TEM-1 和 TEM-2 的编码基因发生突变造成 1～4 个氨基酸改变而形成的一系列酶蛋白。TEM-1 于 1965 年在希腊雅典的 1 例患者标本培养分离的大肠埃希菌中发现，对氨苄西林的水解活性比羧苄西林、苯唑西林和头孢菌素的水解活性强，可被克拉维酸抑制，而对超广谱头孢菌素无水解作用。迄今为止已超过 160 种酶衍生物。1982 年在英格兰首次发现产 ESBLs 菌株，当时引起了利物浦一家新生儿医院内感染的暴发流行，感染是由对庆大霉素耐药而对头孢他啶敏感的产 TEM-1 型 β-内酰胺酶的产酸克雷伯菌引起，在治疗过程中的细菌对头孢他啶出现耐药，后来发现这株产酸克雷伯菌产生了一种新的 β-内酰胺酶 TEM-12。1985 年，法国率先报道了第 1 例 TEM 型 ESBLs 菌株，20 世纪 90 年代曾发生过携带 TEM-24 的产气肠杆菌的克隆流行，类似这样的产气肠杆菌的流行，意大利、西班牙、比利时和葡萄牙都有过报道，欧洲流行主要为 TEM-3、TEM-24。2000 年，西班牙收集了 40 家医院的数据，肺炎克雷伯菌中最流行的为 TEM-3 和 TEM-4。美国主要是 TEM-10、TEM-12、TEM-26，而加拿大 TEM 型 ESBLs 的检出率却不高。近年来，TEM-47 在波兰和 TEM-52 在韩国曾发生过暴发流行。在韩国，TEM-52 常同时携带 SHV-2a 和 SHV-12，在 1994－1999 年血培养分离的 36 株菌中，TEM-52 占为优势菌，另外 4 株分别为 TEM-15 和 TEM-88，携带 TEM-3 和 TEM-4 的肺炎克雷伯菌在 ICU 流行广泛。在中国台湾地区，分离的 TEM 型 ESBLs 不多，仅 TEM-10 有报道。

4. GES　GES-1 型 ESBLs 最早于 1998 年发现于法国，来自于圭亚那卡宴医院住院的 1 个月女婴直肠拭子分离的肺炎克雷伯菌 ORI-1，该菌含有 1 个约 140 kb 非转移性质粒，赋予细菌对超广谱头孢菌素的耐药性，但这种耐药性可被克拉维酸、他唑巴坦或亚胺培南抵抗。GES 型 β-内酰胺酶已出现在欧洲、拉丁美洲、非洲和亚洲，但多局限于这些洲的个别国家，如希腊、法国、葡萄牙、巴西、南非、日本和韩国。

就其产生菌种而言,目前多集中于肺炎克雷伯菌、大肠埃希菌、阴沟肠杆菌和铜绿假单胞菌,这些细菌也是医院感染最常见的病原菌。从 GES 型别的分布来看,GES-1 型主要流行于法国、南非、巴西和葡萄牙;GES-3 型和 GES-4 型流行于日本;GES-5 型发现于韩国;GES-7 型、GES-8 型几乎均分布于希腊,而 GES-9 型仅见于法国。

5. PER　PER-1 型 ESBLs 是在铜绿假单胞菌中首次发现的,后来在沙门菌和不动杆菌属中也有发现。PER-1 在土耳其有较高流行率,产 PER-1 型 β-内酰胺酶的不动杆菌的分离率高达 46%,而铜绿假单胞菌的分离率则为 11%。PER-2 型与 PER-1 型有 86% 的同源性,在伤寒沙门菌、大肠埃希菌、奇异变形杆菌、霍乱弧菌中均有发现。目前,只有南美洲发现 PER-2 型的文献报道。其他国家如比利时、法国和日本分离出了产 PER-1 型的铜绿假单胞菌,韩国报道了产 PER-1 型不动杆菌呈大范围分布。

6. VEB　VEB-1 型 ESBLs 首次于法国医院的越南患儿分离到的大肠埃希菌中检测出,它与 PER-1 型和 PER-2 型有 38% 的同源性,耐头孢他啶、头孢噻肟以及氨曲南。基因编码的 VEB-1 型可以通过质粒介导,这些质粒可以耐非 β-内酰胺类抗菌药物。在泰国,从大肠埃希菌、肺炎克雷伯菌、阴沟肠杆菌和铜绿假单胞菌中也发现了 VEB-1 型酶,最近保加利亚首都出现了产 VEB-1 型酶的铜绿假单胞菌大流行,中国上海、科威特、越南等也有发现其他型 VEB 型酶的文献报道。

二、产 AmpC 酶的肠杆菌的流行

AmpC 酶主要由肠杆菌属、枸橼酸杆菌属、黏质沙雷菌属、摩根菌属等革兰阴性杆菌的染色质或质粒编码产生,主要作用于头孢菌素类抗菌药物、且不被克拉维酸抑制的"丝氨酸"头孢菌素酶,属 Bush 分类的 1 群,Ambler 分类法 C 类。AmpC 酶优先选择的底物为头孢菌素类,与 ESBLs 不同的是对头霉素类抗菌药物(如头孢西丁)高水平耐药,但并不被克拉维酸所抑制。AmpC 酶按介导方式可分为染色质介导型和质粒介导型,近年来发现,产 AmpC 酶的基因已开始由染色体向质粒转移,质粒介导的 AmpC 基因主要存在于肺炎克雷伯菌、产酸克雷伯菌、大肠埃希菌、奇异变形杆菌、伤寒沙门菌和产气肠杆菌中,大多为非诱导型表达,可持续产生大量 AmpC 酶。质粒介导的 AmpC 酶底物谱、抑制谱与诱导酶相同,往往同时携带氨基糖苷类、氯霉素、四环素等药物的耐药基因,易造成多重耐药。这类 AmpC 酶往

往都属于持续高产型,是临床微生物实验室检测的重点。

质粒介导的 AmpC 酶,除沙门菌和少数肺炎克雷伯菌外,大部分产酶菌株分离于住院患者,感染常见于 ICU、经历手术、有基础疾病如白血病或癌症、或免疫力低下如肝或肾移植后的患者。菌株多分离于尿液、血液、创口、痰液或粪便标本,有些菌株分离于伴有其他致病菌的混合感染。大多数患者经过头孢西丁、头孢替坦、头孢美唑、拉氧头孢或亚胺培南等 β-内酰胺类抗生素治疗。

法国近 5 年的对耐三代头孢的大肠埃希菌的检测并没有发现质粒介导的 AmpC 酶流行率(0.09%)增高的趋势,MYSTIC(meropenem yearly susceptibility test information collection)对欧洲和美国 1997—2004 年的监测也没有发现 AmpC 酶的增长趋势。2003—2007 年,阿尔及利亚肠杆菌中质粒介导的 AmpC 酶的流行率为 2.18%。西班牙 1999—2007 年,AmpC 酶在肠杆菌中的流行率从 0.06% 上升到 1.3%。瑞士的流行率也只有 0.16%。日本的 Yamasaki K 等报道,质粒介导的 AmpC 酶在大肠埃希菌、肺炎克雷伯菌、产酸克雷伯菌、奇异变形杆菌的流行率分别为 0.12%、0.13%、0.17% 和 0.08%。韩国的 Yoo JS 等发现质粒介导的 AmpC 酶在大肠埃希菌、肺炎克雷伯菌的流行率分别为 3.1% 和 39.3%。2008 年在印度收集了分离于尿路感染的多重耐药的革兰阴性杆菌 328 株,AmpC 酶占 31.75%。

1967 年,AmpC 酶最初是由 Hennessey 在一种阴沟肠杆菌中发现的可诱导的 β-内酰胺酶,即目前所知染色体介导的 AmpC 酶。1973 年在耐氨苄西林的大肠埃希菌中首先发现的一种染色体介导的 β-内酰胺酶。1976 年开始,陆续有由质粒介导的与 AmpC 酶特性相似的 β-内酰胺酶存在的报道,同时还报道了质粒型酶的某些特性,但缺乏被认可的证据而不能被肯定。直到 1988 年,美国 Papanicolaou 等首次从患者样本分离的 11 株肺炎克雷伯菌对头孢西丁、头孢替坦等的耐药性可通过质粒接合试验转移给大肠埃希菌并不被克拉维酸所抑制,其基因序列与阴沟肠杆菌的 AmpC 基因有 90% 的同源性,首次从分子生物学水平上证实了质粒介导 AmpC 酶的存在,被命名为 MIR-1。1989 年 Bauernfeind 等在韩国又分离到 1 株肺炎克雷伯菌,它产生的酶被命名为 CMY-1,等电点(PI)8.0,经证实亦为质粒介导的 AmpC 酶。此后,质粒介导的 AmpC 酶在世界各地以每年 1～2 种的速度增加。截至 2002 年,已发现质粒介导的 AmpC β-内酰胺酶达 30 余种,有文献详细描述的占 24 种。30 多种质粒介导的 AmpC 酶,根据其来源区分为 7 个不同的群,分别为 ACC、CMY、DHA、FOX、MOX、CIT、LAT 型。质粒介导的 AmpC 酶多由肺炎克雷伯菌产生,其次为大肠埃希菌,在一些天然缺乏 AmpC 基因的菌种也发现此酶。质粒介导的 AmpC 酶现已遍布全球,MIR-1、CMY-22 和 ACT-1 分布在美国、德国和希腊。全美 25 个州质粒介导的与 AmpC 酶有关的研究发现,8.5% 的头孢他啶耐药肺炎克雷伯菌产生质粒介导的 AmpC 酶,最常见的是 ACT-1 型,其次是 FOX-5 型。法国以 CMY-3/4 为主,希腊以 LAT-1、LAT-2、LAT-3、LAT-4 和 MOX-2 为主。巴基斯坦以 BIL-1 为主。日本以 MOX-1 为主,另外还有其他报道证明 CMY-2 在大肠埃希菌中占优势;而 DHA-1 在肺炎克雷伯菌中占优势,韩国也有类似报道。在韩国以 CMY-1 和 DHA-1 为主,对天然缺乏染色体 AmpC 酶的克雷伯菌、沙门菌和奇异变形杆菌研究发现,2.9% 的肺炎克雷伯菌、2.5% 的产酸克雷伯菌、0.8% 的沙门菌产生质粒介导的 AmpC 酶,以 DHA-1 型为主。另一项调查也表明,DHA-1 为韩国的流行型。2005—2006 年泰国发现质粒介导的 AmpC 酶在大肠埃希菌和肺炎克雷伯菌中的流行率分别为 2.5% 和 0.8%,CMY-2 占主导地位(88%)。CMY-2 是目前为止发现的流行率最高且地域分布最广的质粒 AmpC 酶型,已遍及亚洲、欧洲、非洲和美洲,同型酶可出现在不同国家,也可发现于不同菌种,甚至可造成更远距离的传播,在阿尔及利亚、法国、德国、西班牙、希腊、印度、巴基斯坦、中国台湾、土耳其、英国和美国都曾有报道。同种 AmpC 酶也在不同菌种中被发现,如 ACE-1 存在于肺炎克雷伯菌、奇异变形杆菌和沙门菌属中,DHA-1 存在于肺炎克雷伯菌、大肠埃希菌和肠炎沙门菌中,质粒介导的 AmpC 酶还将继续跨菌种跨区域传播。最近,在亚、欧、美洲发现了一些新型质粒 AmpC 酶,主要包括阴沟肠杆菌中的 DHA-1 型,鲍曼不动杆菌中的 ADC 型,大肠埃希菌中的 CMY-12 和 CMY-20 型,弗氏枸橼酸杆菌中的 CMY-37,肺炎克雷伯菌中的 CMY-4 和 CMY-8 型等。值得提出的是,法国新近发现携带 CMY-2 型质粒 AmpC 酶的沙门菌,该基因存在于多重耐药的沙门菌中。

在国内对质粒 AmpC 酶基因型的研究报道已逐渐增多,陈轶兰等首次发现北京协和医院 1 株临床分离大肠埃希菌产 ACT-1 型质粒 AmpC 酶。上海王勇等于 2003 年首次从肺炎克雷伯菌检出 DHA-1 型 AmpC 酶,上海蒋燕群等于 2007 年在大肠埃希菌中检出 CYM-2 型 AmpC 酶等。合肥在 2010 年首次报道了 MOX-4 在多耐的豚鼠气单胞菌中检出。来自中国儿童医院的报道,2005—2006 年,质粒介导的 AmpC 酶从 2.6% 上升到 9.3%,在大肠埃希菌和肺炎克雷伯菌中的流行率分别为 2.0%、10.1%,DHA-1 型占 93.2%。而上海报道的关于质粒介导的 AmpC 酶的研究,大肠埃希菌、肺炎克雷伯菌、产酸克雷伯菌中的流行率分别为 1.91％、4.29％ 和 3.03％,携带 DHA-1 的肺炎克雷伯菌最难治疗。到目前为止国内报道质粒 AmpC 酶主要为 DHA-1 型和 ACT-1 型。可见 AmpC 酶的流行率虽然不高,但它有时会合并 ESBLs 产生,导致青霉素类、头孢类和青霉素类等药物治疗失效,使临床的抗感染治疗雪上加霜。而且,它的检测方法各异,缺乏大样本的流行病学调查研究,我们更应该密切关注并监测这类酶的产生和临床造成的危害。

三、产碳青霉烯酶的革兰阴性杆菌的流行

1. KPC　被研究报道较多的碳青霉烯酶包括 Ambler A 类丝氨酸酶中的 KPC,B 类金属酶中的 IMP、VIM 和 NDM-1。1998 年美国首次发现产 KPC-2 型碳青霉烯酶肺炎克雷伯菌,此后发现该酶可存在于许多肠杆菌科细菌和铜绿假单胞菌中,导致细菌对所有 β 内酰胺类包括碳青霉烯类、氨基糖苷类、氟诺诺酮类等抗菌药物耐药,有时还可能耐多黏菌素类抗生素。2001 年 Yigit 等首次报道在美国卡罗利亚州一家医院检测到携带 KPC-1 的肺炎克雷伯菌,此菌表现出对亚胺培南及美罗培南的中高度的耐药,很快波及全球,主要危及院内的重症病人。它大多集中于肠杆菌科菌,偶有铜绿假单胞菌,由 KPC-1 发展至 KPC-7,耐药谱越来越广,MIC 值越来越高。KPC 酶仅几年时间,已在美国,特别在美国东北部各州蔓延,在局部造成暴发和流行,对治疗和控制感染造成了很大的困难。而且在肠杆菌的多个菌属中都有报道,包括肺炎克雷伯菌、阴沟肠杆菌、大肠埃希菌、产酸克雷伯菌、沙门菌等,主要为质粒介导。到 2004 年纽约州发现质粒介导的携带 KPC-3 的肺炎克雷伯菌,那时美国以外的其他地区碳青霉烯酶的检出率还很低。但 2005 年以后,产 KPC 酶的肺炎克雷伯菌在法国、南美、哥伦比亚、以色列、希腊、挪威、瑞典、意大利和中国等均有报道。2004 年我国浙江省首次在临床分离到了产 KPC-2 酶的肺炎克雷伯菌,随后又在黏质沙雷菌和弗劳地枸橼酸杆菌中发现 KPC-2,表明此酶已经从克雷伯菌属向大肠埃希菌和枸橼酸杆菌等其他肠杆菌科细菌传播,但我国其他各省相关 KPC 酶的报道较少。现已报道过产 KPC 的国家横跨美洲、欧洲和亚洲等十几个国家和地区,在美国、波兰、挪威、瑞典、加拿大、波兰及意大利等国家引起过广泛流行。2009 年俞云松报道了中国 6 个城市 8 家医院分离的对碳青霉烯类敏感性下降的 39 株携带 KPC-2 的肠杆菌,这些菌株大部分来源于肺炎克雷伯菌。

2. IMP　1991 年日本学者在铜绿假单胞菌中发现了第一种质粒介导的金属酶

IMP-1。在日本,碳青霉烯类是静脉用抗生素中使用最广泛的药物。因此,与其他地区相比,获得性 IMP 酶最早也最常见于日本。不久又从脆弱拟杆菌中发现了一种可转移金属酶,这 2 个酶的发现意味着金属酶已经从单株散发向随机分布过渡。现在已报道了 40 多种可转移金属酶:包括 IMP-1～23 和 VIM-1～14 等,大多分布在铜绿假单胞菌、不动杆菌和肠杆菌科细菌中。1999 年后,IMP 的地域分布上已经不再局限于日本,已分布至东南亚、欧洲和北美的多个国家。欧洲 IMP 酶是 1999年在意大利首先报道的,从 1 名患者的气管抽吸物中分离出的多重耐药的鲍曼不动杆菌,后经证实这株菌产 IMP-2 酶,与 IMP-1 的同源性为 85.9%。中国香港 E-lizabeth 等报道了产 IMP-4 型金属酶的不动杆菌属。2001 年熊剑辉发现产 IMP-4型金属酶的枸橼酸杆菌属。Chun-xin Wang 等 2004 年第一次报道了国内第 1 例产IMP-1 型的铜绿假单胞菌。

3. VIM　1999 年意大利北部城市维罗纳首次报道 VIM-1 酶。在这家医院,1997－1998 年从 7 例病人中分离到 8 株对亚胺培南、广谱 β-内酰胺类、氨基糖苷类、喹喏酮类耐药的铜绿假单胞菌,这 8 株菌为一个克隆,均产 VIM-1 型金属酶。这 7 例病人中,只有 3 例曾用过碳青霉烯类,提示携带金属酶的铜绿假单胞菌也可以在未用过碳青霉烯类的病人中传播。1996－1998 年,在希腊的一家教学医院的 6例病人中也发生了耐亚胺培南、携带 VIM-1 基因的铜绿假单胞菌的暴发流行。此后,在法国和我国台湾地区又陆续发现了产 VIM-2、VIM-3 的铜绿假单胞菌。2003年,在希腊的 ICU 病房内收集到 17 例产 VIM 的肺炎克雷伯菌,它与包含 aac6,dh-frI 和 aadA 基因盒的 1 类整合子共同位于可转移的质粒上。2004 年,法国学者在一位 62 岁肝移植患者腹水和脓肿标本中发现了同时携带 VIM-1 和 SHV-5 的肺炎克雷伯菌。2005 年,M. Teresa Tortola 等首次报道了西班牙第 1 例产 VIM-1 的大肠埃希菌和肺炎克雷伯菌。VIM 型酶不仅多见于欧洲南部,南美洲及东南亚,VIM-2 型已遍及 20 多个国家或地区,表明获得性金属酶已在全球构成严重威胁。携带 VIM 的铜绿假单胞菌在我国北京、成都、上海等地已有报道。

4. OXA　1993 年,PATON 等报道的第一个具有碳青霉烯酶活性的 β-内酰胺酶,分离于苏格兰爱丁堡病人的多重耐药鲍曼不动杆菌,该酶可水解亚胺培南,克拉维酸,对 EDTA 缺乏抑制作用,命名为 ARI-21。直到 2000 年,DONALD 等对ARI-21 酶的氨基酸进行序列分析,将其命名为 OXA-23。多数 D 类碳青霉烯酶发现于非肠杆菌科细菌,特别是鲍曼不动杆菌;以 OXA-23 最为流行,其次是 OXA-58

和 OXA-40;尽管这类酶大多仅显示弱的碳青霉烯酶活性,但可通过与其他耐药机制(如外膜蛋白缺乏、泵出作用的过度表达、以及 PBP 的改变等)联合,进而导致对碳青霉烯类的高水平耐药。自 1998 年以来,产 OXA-23 不动杆菌引起的医院感染暴发见于世界各地,如巴西、英国、塔希提岛等。韩国某医院产 OXA-23 鲍曼不动杆菌的暴发感染持续了 8 个月,涉及了 36 例病人。2006 年,韩国又报道了一次产 OXA-23 鲍曼不动杆菌的暴发感染。在我国,南昌李蓉等报道了鲍曼不动杆菌流行株 80% 携带 OXA-23 基因。王辉等报道在收集的来自 1999—2005 年我国不同地区 11 家教学医院的 221 株亚胺培南耐药不动杆菌中,97.7% 的菌株含有 OXA-23 样基因,说明 OXA-23 在我国广泛分布。

5. NDM-1 NDM-1 酶最初是在 2009 年被英国卡迪夫大学的蒂莫西·沃尔什确认。他在 1 名瑞典 59 岁男性病人尿路分离的肺炎克雷伯菌和粪便中分离的大肠埃希菌都找到了 NDM-1,而这名患者曾经在印度住院治疗,推断此基因可通过体外质粒水平转移,研究人员正在确定这些患者感染的 NDM-1 病菌的普遍性。随后,K. Kumarasamy 等人收集了来自于印度、巴基斯坦、英国的肠杆菌进行碳青霉烯类耐药基因 NDM-1 的检测,结果显示 NDM-1 大多分布在大肠埃希菌和克雷伯菌属中,除替加环素和黏菌素外,对其他抗生素都高度耐药,检出携带 NDM-1 的菌株 180 株,其中印度南方 44 株,北方 26 株,英国 37 株,巴基斯坦和印度其他地区 73 株。PFGE 分型后显示印度北方为克隆株,而来自印度南方和英国的为散发株。NDM-1 大多存在于质粒上,在英国和印度南方分离的菌株都可以进行质粒转移,而且印度的菌株大多为社区获得性感染,说明 NDM-1 在印度分布广泛,很容易引起暴发。专家还指出部分英国患者最近曾经前往印度或者巴基斯坦旅行接受过治疗,怀疑 NDM-1 耐药基因起源于印度。而有关印度超级细菌的报道已引起印度卫生部门强烈不满,印度卫生部随后发表声明 NDM-1 耐药基因起源于印度"以及"在印度进行手术可能具有风险"的结论是不实的,同时反对使用"新德里"进行耐药基因的命名,并且认为此项研究可能存在利益背景。2010 年 8 月 12 日,中国香港卫生署证实,2009 年 10 月曾在 1 名香港就医的印度裔男子尿液样本中分离出产 NDM-1 酶的大肠埃希菌;幸运的是,他身上携带的细菌对治疗尿道感染的口服抗生素产生了反应,已痊愈。8 月 13 日,1 名比利时男子在布鲁塞尔的医院里,宣告不治,这是世界上因为 NDM-1 而导致死亡的第 1 个病例。他在巴基斯坦的旅行中遭遇车祸,因腿部伤势接受治疗而感染 NDM-1。又回比利时接受短暂黏菌素治疗,无效死亡。现在携带 NDM-1 的细菌已扩散到法国、美国、加拿大、澳大利亚、荷兰、日本、中国香港等国家和地区。其中澳大利亚分离的携带 NDM-1 的大肠埃希菌还同时携带 CTX-M-15 型 ESBLs 和对氨基糖苷类高度耐药的 2 个 16S RNA 甲基化酶 ArmA 和 RmtB。协和医院的杨继文等报道。收集2004－2008 年中国 16 所教学医院对碳青霉烯类药物敏感性下降的 49 株肠杆菌,研究表明,2/3 细菌的耐药是由于膜孔蛋白丢失或联合产 AmpC 酶和 ESBLs 引起,另外还检出 16 株产碳青霉烯酶的菌株包括 KPC-2 型 6 株;IMP-4 型 8 株;IMP-8 型 2 株,其中肺炎克雷伯菌产碳青霉烯类耐药基因检出率最高,IMP-4 型分布在肺炎克雷伯菌、阴沟肠杆菌和枸橼酸杆菌中,未检出 NDM-1。但随后,我国大陆报道检出了 3 例 NDM-1 的菌株。

产 NDM-1 的肠杆菌在印度、巴基斯坦、孟加拉国和英国的分布见图 3-9。

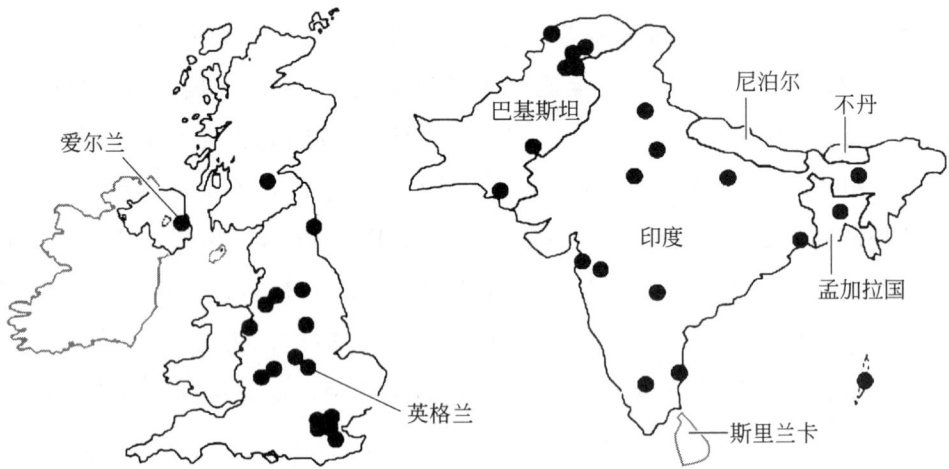

图 3-9　产 NDM-1 的肠杆菌在印度、巴基斯坦、孟加拉国和英国的分布

摘自 Kumarasamy KK，Toleman MA，Walsh TR et al. Emergence of a new antibiotic resistance mechanism in India，Pakistan，and the UK:a molecular，biological，and epidemiological study. Lancet Infect Dis，2010:10(9):597-602.

四、多重耐药铜绿假单胞菌和不动杆菌的流行

铜绿假单胞菌和不动杆菌均是医院内感染常见的病原,最常见的医院内感染是呼吸机相关性肺炎。目前,医院内感染病原耐药问题日益严重,多重耐药铜绿假单胞菌和不动杆菌流行呈上升趋势,几乎对所有 β-内酰胺类抗生素、氨基糖苷类和

喹诺酮类抗微生物药物耐药。全球各大洲均发现了这些多重耐药分离株,临床上可选用的药物越来越少。鲍曼不动杆菌感染主要发生在 ICU 患者,1992 年欧洲 ICU 细菌性感染流行研究(EPIC)显示,鲍曼不动杆菌是仅次于金黄色葡萄球菌和铜绿假单胞菌的第 3 位最常见的 ICU 细菌感染性病原。2007 年在全球 75 个国家同样的研究(EPIC Ⅱ)显示,鲍曼不动杆菌位居第 5 位。此外,尚有报道战区返回的军队伤病员中多重耐药鲍曼不动杆菌感染暴发,野战医院周围环境污染和医疗设备传播起着重要作用。

铜绿假单胞菌分离株对所有(或几乎所有)β-内酰胺类抗生素、氨基糖苷类、喹诺酮类耐药的危险因素尚没有明确,但可能与氟喹诺酮类药物使用有关。多重耐药不动杆菌与具有抗革兰阴性细菌活性的抗生素暴露有关,常见抗微生物药物包括第三代头孢菌素、单环类、碳青霉烯类、氟喹诺酮类。

铜绿假单胞菌倾向潮湿环境,在水、土壤、水果、蔬菜和花等植物中存在;人体定植部位包括胃肠道和潮湿部位如咽喉、鼻腔黏膜、腋窝皮肤和会阴等;游泳池、热水浴缸、隐形眼镜药水、非法注射药物和运动鞋内底均存在铜绿假单胞菌。铜绿假单胞菌引起的社区获得性肺炎少见,且通常对阿奇霉素和头孢曲松耐药。澳大利亚和亚洲曾报道不动杆菌引起的社区获得性肺炎,通常发生在雨季,病人常有酗酒史,有时需在 ICU 治疗,10% 以上酗酒的居民咽喉部位携带不动杆菌。由于铜绿假单胞菌喜欢潮湿环境,医疗用水溶液如消毒剂、肥皂、冲洗液、眼药水、透析液等可被铜绿假单胞菌污染,也可在增氧机、水槽、呼吸治疗仪和淋浴头中找到。铜绿假单胞菌常污染支气管镜导致医院内感染暴发。长指甲或人工指甲可隐藏铜绿假单胞菌,可引起铜绿假单胞菌感染流行。很多新鲜蔬菜和水果表面也有铜绿假单胞菌,因而中性粒细胞减少症患者建议要慎用。很多医疗器械表面都能找到不动杆菌,曾有报道高压冲洗清创治疗引起多重耐药不动杆菌感染暴发。

法国一项研究比较 34 例对哌拉西林、头孢他啶、亚胺培南和环丙沙星耐药的铜绿假单胞菌感染者与 34 例同一 ICU、住院时间相同的非铜绿假单胞菌感染者的抗生素用药史,结果表明多重耐药铜绿假单胞菌感染与环丙沙星长期应用有关;一项多变量分析显示,美国医院铜绿假单胞菌对亚胺培南、氟喹诺酮类、哌拉西林/他唑巴坦的高耐药率与氟喹诺酮类药物应用有关,而与其他抗生素无关;意大利一项研究也显示相同的结果,产圣保罗金属-β-内酰胺酶(saño paulo metallo-b-lactamase,SPM-1)的铜绿假单胞菌感染或定植最大的独立危险因素是喹诺酮类药物,而非产

SPM-1多重耐药铜绿假单胞菌感染单一预期指标是头孢吡肟。因此,氟喹诺酮类药物或β-内酰胺类抗生素(主要是阿莫西林/克拉维酸、第三代头孢菌素或亚胺培南)与多重耐药铜绿假单胞菌医院内感染密切相关。

2001年1月至2008年12月美国一家军队创伤中心多重耐药鲍曼不动杆菌分离株比例自4%上升到55%,而多重耐药铜绿假单胞菌分离株比例自2%上升到8%。2007年3月至2009年5月,伊朗德黑兰医院分离到铜绿假单胞菌750株,多重耐药铜绿假单胞菌共41株(5.46%)。2002—2006年法国大学医院分离到铜绿假单胞菌2 098株,β-内酰胺类药物头孢他啶、亚胺培南、哌拉西林、哌拉西林/三唑巴坦的耐药率分别为16.8%、15.2%、24.8%和18.4%,阿米卡星、妥布霉素和庆大霉素的耐药率分别为19.9%、22.2%和40.6%,环丙沙星的耐药率为28.9%。

鲍曼不动杆菌已成为越来越多医院内感染暴发的病原,耐药率也呈现逐渐上升的趋势。欧洲、北美洲、阿根廷、巴西、中国、中国台湾、中国香港、日本、韩国甚至遥远的南太平洋大西地岛等国家或地区医院均报告多重耐药鲍曼不动杆菌。多重耐药鲍曼不动杆菌常广泛传播,引起整个城市、国家的暴发流行,且有多重耐药鲍曼不动杆菌从高耐药率的西班牙输入到低耐药率的挪威的报道。最近,从伊拉克和阿富汗战争中返回的英国和美国军事和非军事人员多重耐药鲍曼不动杆菌感染引起广泛关注。鲍曼不动杆菌对多种抗微生物药物包括碳青霉烯类、β-内酰胺类及酶抑制药耐药。动物实验显示,由于耐药迅速出现,利福平不能单独用于临床治疗。鲍曼不动杆菌对碳青霉烯类耐药有从散发转为流行的趋势,在欧洲南部国家、拉丁美洲、中国和美国某些地区耐药率较高。2006—2008年美国医院分离的鲍曼不动杆菌247株中多重耐药株为177株(72%),对亚胺培南、阿米卡星和氨苄西林-舒巴坦高度耐药率为58%,而对临床常用抗微生物药物(包括氨基糖苷类、头孢菌素类、碳青霉烯类、广谱青霉素和喹诺酮类等)耐药率达46%。与敏感菌株比较,多重耐药菌病死率明显增高。美国医院创伤患者鲍曼不动杆菌感染31例,非鲍曼不动杆菌感染62例,81%患者为医院获得性肺炎,13%为血源性感染,6%为泌尿道感染,鲍曼不动杆菌多重耐药率为42%(13/31),同一医院环境中可以几种鲍曼不动杆菌克隆株共存。Hsueh对中国台湾医院内感染暴发的鲍曼不动杆菌进行研究,203株鲍曼不动杆菌共存在10种不同克隆株,ICU分离株为主要克隆株;而西班牙Ferna'ndez-Cuenca研究221鲍曼不动杆菌分离株中共79种不同克隆株。Abbo等对鲍曼不动杆菌医院内暴发的研究中,共51种克隆株,其中2种为流行株;同样地对西班牙 ICU 多重耐药鲍曼不动杆菌暴发研究显示,有 4 种脉冲场凝胶电泳(PF-GE)表型,这些克隆株通常呈高度耐药。提示存在 ICU 的耐药菌多个克隆传播。

中国耐药监测显示,铜绿假单胞菌对亚胺培南耐药率从 1994 年的 6% 上升至 2006 年的 30%,对头孢哌酮/舒巴坦耐药从 9% 上升到 15%,对哌拉西林/他唑巴坦从 7% 上升到 19%。2007 年 Mohnarin 的监测结果发现,铜绿假单胞菌对亚胺培南、哌拉西林/他唑巴坦、氨曲南和左氧氟沙星的耐药率为 30%~40%。鲍曼不动杆菌对亚胺培南耐药率为 23%;而对其他抗菌药物,包括三、四代头孢菌素、氨基糖苷类、氟喹诺酮类的耐药率均在 45% 以上。2008 年的监测结果发现,鲍曼不动杆菌对亚胺培南、美罗培南的耐药率已经上升为 60.1% 和 56.6%,多黏菌素 B 的敏感性也只有 85%。

多重耐药或泛耐药铜绿假单胞菌和不动杆菌可能是抗生素选择的结果,尤其是氟喹诺酮类抗生素,并可在人与人之间(可通过医务人员的手)或通过环境污染进行传播,应加强监测多重耐药或泛耐药铜绿假单胞菌和不动杆菌。美国医院内感染监测系统(NNIS)提供有关铜绿假单胞菌对亚胺培南、喹诺酮类、头孢他啶和哌拉西林耐药资料,而无铜绿假单胞菌或不动杆菌多重耐药或泛耐药率相关信息,因此,为更好地了解全球铜绿假单胞菌或不动杆菌抗生素耐药的影响,国际监测系统应该提供多重耐药或泛耐药率数据而不只是提供单个抗生素耐药率。

五、多重耐药嗜麦芽寡养单胞菌的流行

嗜麦芽寡养单胞菌广泛分布于自然界中,可以在水、土壤、植物、食品和医院设施中存活,它的存活能力很强,有时可长达 10~12 个月。嗜麦芽寡养单胞菌由 Hugh 和 Ryschenkow 于 1960 年首次从口腔肿瘤患者咽拭子中发现,称为嗜麦芽假单胞菌,后曾划分至黄单胞菌,1993 年由 Palleroni 等确定该菌为寡养单胞菌属的唯一菌种。大多数嗜麦芽寡养单胞菌的感染都是医院内感染,而且由该菌引起的医院感染率在逐年上升,尤其是在肿瘤病人中由于嗜麦芽寡养单胞菌的带菌量大往往会增加病情的严重性。根据 1997—2001 年 SENTRY 的监测数据显示,嗜麦芽寡养单胞菌成为仅次于铜绿假单胞菌、鲍曼不动杆菌的第 3 位常见非发酵革兰阴性杆菌。嗜麦芽寡养单胞菌通常引起呼吸道、血液和尿路等感染,此菌易形成生物被膜抵抗抗生素和免疫系统的防御。它的危险因素主要包括:住院时间延长、侵入性操作、先前大量使用广谱抗生素(碳青霉烯类、超广谱头孢菌素、氟喹诺酮类

等)、机械通气和严重的黏膜炎。它经常在免疫受损的病人、菌血症、导管相关性感染、肺炎、血液肿瘤病、器官移植、囊性纤维化、艾滋病、ICU 住院等人群中检出。而且已有过医院内暴发流行的报道。依据 16SrRNA 被分为 A、B、C 3 个亚群,临床分离株主要属于前两群。

嗜麦芽寡养单胞菌对碳青霉烯类天然耐药,对大多数 β-内酰胺酶类抗生素耐药率也很高,包括氨苄西林、阿莫西林、哌拉西林、氨曲南、头孢哌酮、头孢他啶和头孢吡肟等,氨基糖苷类在治疗嗜麦芽寡养单胞菌时的敏感率也不高,但酶抑制药克拉维酸可以增加药物的敏感性。而一些新喹诺酮类药物如克林沙星、左氧氟沙星、加替沙星、莫西沙星、西他沙星的敏感性优于早期的喹诺酮类药物。Gesu 等研究了 124 株嗜麦芽寡养单胞菌对左氧氟沙星和环丙沙星的敏感性分别为 85.5% 和 58.9%。Weiss 等对比了 7 种喹诺酮类药物的敏感性,克林沙星的敏感率最高为 95%,随后依次为曲伐沙星、莫西沙星和司帕沙星,敏感率分别为 84.3%、83.1% 和 81.5%。Gales 等报道加替沙星在欧洲和加拿大的耐药率分别为 2% 和 15%。Sader 和 Jones 报道了 SENTRY 中的 2 076 株嗜麦芽寡养单胞菌,复方磺胺甲噁唑的耐药率仅为 4.7%,替卡西林/克拉维酸的耐药率为 54.7%,加替沙星和左氧氟沙星的耐药率分别为 14.1% 和 6.5%。有很多研究报道,米诺环素的敏感率大约在 80%。

嗜麦芽寡养单胞菌的发生率在 7.1~37.7/万,它的死亡率在 21%~69%。Calza 等报道,HIV 患者感染嗜麦芽寡养单胞菌的人群中,菌血症占 78.7%,其次是肺炎为 8.2%,尿路感染占 6.6%。Sun Gabriel 等收集了美国 1996—2001 年感染此菌的囊性纤维化病人,多西环素(强力霉素)的敏感性为 80%。而复方磺胺甲噁唑的敏感性只有 16%,与替卡西林/克拉维酸合用可以使敏感性达到 65%。嗜麦芽寡养单胞菌在菌血症中引起的死亡率达到 26.7%,一些无对照组的研究资料粗略得出嗜麦芽寡养单胞菌引起感染的死亡率为 21%~69%。土耳其报道,在 2000 年 6 月后,嗜麦芽寡养单胞菌的检出率在大学医院有了明显的增高,在感染病人的死亡率高达 45.4%。对嗜麦芽寡养单胞菌敏感性较好的两种药物为复方磺胺甲噁唑和替卡西林/克拉维酸,分别为 97.7% 和 95.4%,12 株菌引起了 3 次小规模的暴发流行,其他的菌株多分离自免疫受损并长期使用抗生素的病人。Marchac 等报道 1991—1999 年患肺囊性纤维化患者的嗜麦芽寡养单胞菌检出率,从 3.3% 上升至 15.0%。国外报道嗜麦芽寡养单胞菌成为新生儿重症监护病房中,导致呼吸道感染的重要致病因子,对第三代头孢菌素的耐药率达到30%~97%。

据全国医院内病原菌耐药监测网(NPRS)报道,该菌2000—2001年的分离数是1998—1999年的2.6倍。梁鹰报道的浙江台州地区嗜麦芽寡养单胞菌的分离率以痰标本中最高(83.6%);科室以脑外科、ICU、血液肿瘤内科、呼吸科居多;该菌对抗生素的耐药性呈普遍上升趋势。刘春江等报道重庆的地区数据显示该菌对左氧氟沙星、复方磺胺甲噁唑、米诺环素都有较高的敏感性,敏感率分别为81.7%、78.0%、89.5%,而对头孢类抗菌药物有较高的耐药率。李隆祥等报道,嗜麦芽寡养单胞菌对抗菌药物耐药率依次为替卡西林/克拉维酸(0.63%)、左氧氟沙星(12.50%)、头孢吡肟(18.13%)、哌拉西林(18.75%)和头孢他啶(21.25%),10种抗菌药物耐药率>60%。

连续监测抗生素的耐药情况,合理使用抗生素和一系列的感染控制措施,使用联合用药或阻断生物被膜的形成、寻找新的泵出机制的靶基因,可以有效控制此菌在医院内的播散。

六、多重耐药艰难梭菌的流行

1935年Hall首次从婴儿粪便中分离到艰难梭菌(clostridium difficile,CD),20世纪50—60年代后期,抗生素的广泛使用导致不明原因腹泻病例逐渐增多,重症患者可从肛门排出膜状物,因此当时称为"假膜性肠炎";因在该类患者粪便中多次分离到金黄色葡萄球菌,曾一度认为假膜性肠炎的病原是金黄色葡萄球菌,直到1977年,才最终确认主要病因是艰难梭菌。15%~25%抗生素相关腹泻病例由艰难梭菌感染(clostridium difficile infection,CDI)所致。高龄、抗生素长期使用或使用2种或2种以上抗生素的患者艰难梭菌定植的危险性增加。

随着广谱抗菌药物的大量应用,全球范围内艰难梭菌相关性腹泻(clostridium difficile associated diarrhea,CDAD)发生率不断增高,尤其是近10年来,CDAD在局部出现了暴发流行,其流行株也发生基因变异,产毒能力增加,耐药增强,病死率升高,以北美洲和欧洲更甚,与高毒力株NAP1/BI/027出现和流行有关,已经出现对氟喹诺酮类药物高度耐药。CDAD主要在卫生保健机构传播,因此也是医院感染性腹泻的主要病因。

美国国家医院感染监测网络的资料显示,1980—2001年CDAD的发病率呈上升趋势,与2000年相比,美国2001年出院诊断为CDAD的患者比例上升了26%;

2000—2001 年 CDAD 发病率是 1990—1999 年的 2 倍。2000—2005 年 CDAD 发病率从 5.5/万增至 11.2/万,病死率从 2000 年的 1.2% 增至 2004 年的 2.2%,且随患病年龄增长而增加。2002 年下半年至 2006 年加拿大魁北克省 CDI 发病率增加,与大量使用氟喹诺酮类药物有关,CDI 30d 直接病死率为 6.9%,间接病死率为 7.5%。美国和加拿大 CDI 感染暴发病原是艰难梭菌高毒力株 NAP1/BI/027,与以前艰难梭菌毒株不同,NAP1/BI/027 对氟喹诺酮类高度耐药。德国情况更为严重,2000—2007 年仅南部一个乡村的病例数由 95 例增加到 796 例,毒素阳性率由 7.0% 上升到 12.8%,而且出现了对红霉素、克林霉素以及环丙沙星的耐药菌株。奥地利监测资料显示,2003 年 777 例升至 2005 年的 1 453 例,2006 年达到了 2 192 例,死亡 150 例。即使在报道较少的亚洲国家,如新加坡、韩国,也呈迅速上升趋势。新加坡 CDAD 发病率从 2001 年的 1.49 人/万上升至 2006 年的 6.64 人/万,送检标本量由 906 份升至 3 508 份,毒素阳性率从 7% 升至 11%。韩国 CDAD 病例数亦在逐年增加,产毒素的艰难梭菌检出率从 2002 年的 7% 上升至 2004 年的 50.3%,速度惊人。

据美国相关报道,该国新毒株不断出现并迅速扩散。全球病例数快速增加的原因与 NAP1/BI/027 的频繁暴发流行有关。目前为止,此毒力株已波及美国至少 48 个州,欧洲至少 16 个国家,成为比利时、卢森堡、北爱尔兰、苏格兰、西班牙的优势基因型,并引起人们高度重视。其他国家也陆续发现该毒株,澳大利亚已分离到 027 基因型。中国艰难梭菌产毒株分离率达 66.7%,也有 027 型高致病株的报道,但临床报道 CDAD 的患病率相对较低。如今高毒力株 NAP1(north American pulsed-field type 1)已在全球数个地区广泛流行,病例研究发现,NAP1 相关性 CDAD 的出现与氟喹诺酮类的广泛使用密切相关;质子泵抑制药(PPI)也可能是危险因素之一。

我国广州有学者对临床分离的 20 株 CD 菌株进行常见抗生素的药物敏感试验,结果显示所分离 CD 对常见抗生素耐药严重,其中对头孢曲松、克林霉素、红霉素、莫西沙星、利福平的耐药率分别为 100%、80%、90%、35%、35%;多重耐药情况普遍,三重及以上耐药株占 80%;但未检测到对万古霉素、甲硝唑、替考拉宁耐药的菌株。

住院期间发生 CDAD 的危险最大,在医疗机构,医务工作人员的手易被艰难梭菌芽胞所污染,导致疾病在病人之间进行传播,但也能引起社区普通人群感染,而且,一些社区 CDAD 患者可能无抗微生物药物应用史。近来在许多工业化国家,艰难梭菌感染发病率上升,尤其是老年人、儿童、围生期妇女等高危人群。研究显示,住院成年人患者CDAD发生率高达20%～30%,远高于非住院病人的3%。挪威一项调查表明,60岁以上人群中,艰难梭菌毒素阳性的比例是10～20岁人群组的20～100倍。美国1999－2001年美国匹兹堡地区医院CD感染严重病例增加了4倍。2003年加拿大魁北克省首先报道,病死率较高,估计患者死亡人数约2 000例。2005年以来,欧洲也报道出现同样情况,尤其是英国,1999－2006年CD感染病死率上升了6倍,与2001年前CD不同,北美洲和欧洲流行的高毒力株耐氟喹诺酮类药物,遗传性高度相关。2003年,027菌株导致加拿大一家医院暴发CDAD,共造成189例患者死亡。2006年欧洲共暴发了37次CDAD流行,438名患者发病,其中71%感染的是NAP1/BI/027菌株。2008－2010年,在澳大利亚、韩国、中国香港和哥斯达黎加等首次报道了艰难梭菌NAP1/BI/027感染。

事实上,几乎所有抗生素均与发生CDAD有关,包括术前预防用抗生素(肠外使用万古霉素除外)。近期研究进一步证明,使用某些氟喹诺酮类抗菌药是CDAD发生的重要危险因素之一。在乔治亚州一项观察中,用8-甲氧基氟喹诺酮加替沙星替代左氧氟沙星在临床使用后引起CDAD暴发流行,再次改回左氧氟沙星后流行得到控制。因此推测,同是喹诺酮类药物,抗菌活性有差别。肠道菌群失调,加上艰难梭菌流行株对氟喹诺酮类耐药,两者共同作用引起了CDAD的暴发流行。宾夕法尼亚州亦有类似报道,以8-甲氧基氟喹诺酮莫西沙星替代左氧氟沙星在临床使用3个月后,出现CDAD流行,病例对照研究显示莫西沙星的危险性更大。

七、多重耐药肠道病原菌的流行

腹泻是全球疾病主要死因之一,也是发展中国家幼儿最常见的病因和死因,全球每年死亡约200万例,其次影响成年旅行者或移民。正确的抗微生物药物治疗能缩短细菌性肠炎病程,减轻症状并减少带菌。目前肠道感染患者抗微生物药物的滥用非常普遍,耐药可导致临床治疗失败。

引起腹泻的细菌种类繁多。发达国家如美国腹泻病原以出血大肠埃希菌、沙门菌、弯曲菌、耶尔森菌和艰难梭菌为主;非洲的肯尼亚腹泻病原以志贺菌最多,5岁以下儿童以弯曲菌和致病性大肠埃希菌为主,与我国的相似。我国的腹泻病原菌除了常见的志贺菌、沙门菌、大肠埃希菌、弧菌外,在机体免疫力减退、滥用抗生素以及菌群失调时,许多条件致病菌如气单胞菌、李斯特菌、艰难梭菌、金黄色葡萄球菌、铜绿假单胞菌、变形杆菌等所致腹泻也时有发生。此外,动物源性致病菌如弯曲菌属、耶尔森菌属等不容忽视。沿海地区由于经常进食海产品则以副溶血弧菌等引起的腹泻最为常见。不同地区、不同年代、不同季节、不同年龄,引起腹泻的肠道病原菌菌属、菌群及血清型有差别,对抗微生物药物敏感性也不同。目前,由于抗微生物药物的广泛应用和不合理性,细菌耐药趋势不断增加。腹泻病原不仅对β-内酰胺类抗生素的耐药呈逐年增多趋势,而且出现了产 ESBLs 的多重耐药菌。

中国北京、广州、杭州等大城市耐药监测显示,腹泻病原菌对临床常用的氨苄西林、复方磺胺甲噁唑的耐药率始终处于较高水平,而对三代头孢菌素、氟喹诺酮类药物和磷霉素的敏感性较好。我国不同年代、不同地区、不同种属的腹泻病原菌对常用抗生素的多重耐药各有特点。北京地区 1994－2005 年腹泻病原菌多重耐药率有小的波动但呈缓慢增长趋势,其中福氏志贺菌和气单胞菌多重耐药较多,而宋内志贺菌和弧菌属多重耐药相对较少(图 3-10)。重庆地区 1997－2006 年儿童细菌性腹泻病原菌以志贺菌占绝对优势,并以福氏 2 型为主,8～11 月份为检出高峰期,且学龄前期检出率最高,而婴儿期大肠埃希菌感染最显著。氨苄西林、呋喃唑酮(痢特灵)、利福平、红霉素对细菌性腹泻病原菌大幅度耐药,氨苄西林的耐药率达 100％;志贺菌、沙门菌、大肠埃希菌对大多数抗生素的耐药率分别为 80％、50％～80％、60％以上,铜绿假单胞杆菌、变形杆菌尤甚。耐药性最高的为红霉素,几乎 100％耐药;其次为妥布霉素和诺氟沙星,耐药率均在 80％以上,头孢曲松耐药性呈逐年增高(图 3-11)。

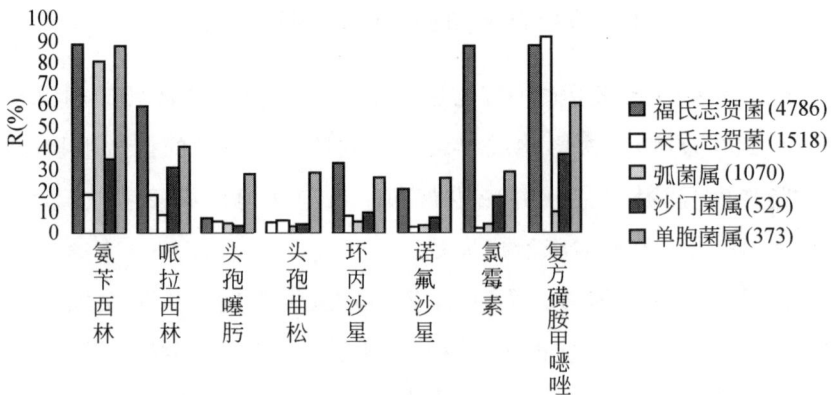

图 3-10　1994－2005 年中国北京地区肠道病原菌对常用抗生素耐药率

(王大刚等)

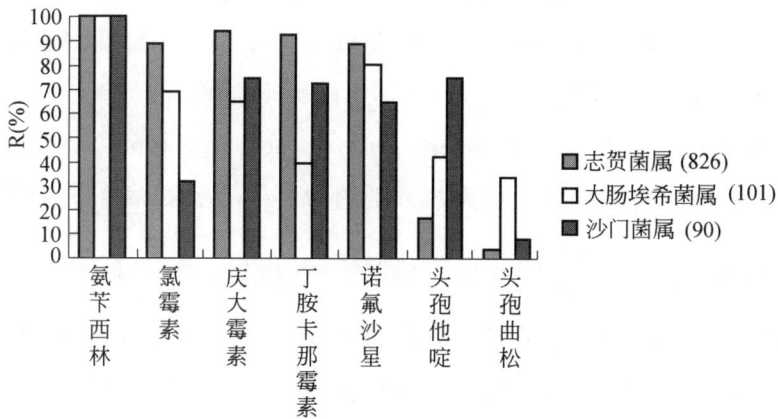

图 3-11　1997－2006 年中国重庆地区儿童腹泻病原菌对常用抗生素耐药率

(一)沙门菌

长期以来,以治疗、预防疾病和促进畜禽生长为目的,导致抗生素过度使用或滥用,在抗生素的选择性压力下,沙门菌(salmonella)抗微生物药物耐药性逐渐增高,而逐渐增多的多重耐药沙门菌株对临床治疗提出了新挑战。

中国河南对 2003－2008 年 278 株食源性沙门菌进行分析,2003 年 68 株沙门菌对头孢噻肟、头孢他啶、阿米卡星、庆大霉素、复方磺胺甲噁唑完全敏感,萘啶酸耐药率最高(32.35%),氨苄西林耐药率为 4.41%,而 2008 年 70 株沙门菌出现多重耐药,对头孢噻肟、头孢他啶、环丙沙星、阿米卡星、庆大霉素、复方磺胺甲噁唑耐药率分别为 17.14%、4.29%、22.86%、4.29%、28.57%、45.71%,氨苄西林耐药率也已达为 51.43%,萘啶酸耐药率最高达 81.43%。6 年间食源性沙门菌对广谱青霉素类、三代头孢类、喹诺酮类、氨基糖苷类、氯霉素和四环素产生不同程度耐药,耐药率逐年升高,耐药性日益严重,耐药谱扩大,并出现多重耐药菌,2006 年开始出现 ESBLs 菌株。中国天津地区 2004 年 12 月至 2008 年 12 月 67 株沙门菌疫情分离株对 20 种抗生素的敏感性试验结果表明,沙门菌的耐药率、耐药谱正在发生变化,非伤寒沙门菌的耐药率迅速增加,均高于伤寒、副伤寒沙门菌,多耐药谱主要为青霉素、氨苄西林、羧苄西林、头孢氨苄。

2006－2009 年波兰医院病人的沙门菌分离株对一种以上药物的耐药率分别为 19.0%、12.5%、50.6% 和 43.8%(2009 年上半年数据),粪便分离株耐药率最高达

96.7％。在所有沙门菌分离株中,肠炎沙门菌多重耐药率最高达 56.7％。对氨苄西林、阿莫西林、氯霉素和萘啶酸的多重耐药较高。环丙沙星耐药率逐年升高(0～26.7％),萘啶酸耐药率最高达 97.3％,氯霉素耐药率降低(54.5％～14.3％)。

1. 多重耐药伤寒沙门菌(salmonella enterica serotype typhi)　1994 年 WHO 估计全球每年伤寒发病人数和死亡人数分别约为 1 600 万和 58 万。发展中国家基于人口的年发病率$\left(\dfrac{150～1000}{10\ 万}\right)$有可能被低估,并出现了耐氨苄西林、氯霉素和复方磺胺甲噁唑的伤寒沙门菌。WHO 估计目前全球伤寒每年新病例数接近 2 200 万,病死率约 5％。10 多年前,多重耐药伤寒沙门菌主要在南亚地区流行,现已成为发展中国家巨大的公共卫生威胁。南亚地区报道多重耐药伤寒沙门菌,病死率约 10％(接近抗生素时代前的病死率 12.8％)。在卫生系统相对完善的国家或地区,多重耐药伤寒沙门菌感染病死率也达 1.5％。近年来亚洲还出现了多重耐药的副伤寒沙门菌。

尽管一些非洲地区伤寒沙门菌耐药比较常见,尚缺乏足够的伤寒沙门菌耐药研究资料。比如,1987－1990 年和 1997－2002 年报道,塞内加尔达喀尔伤寒沙门菌分离株几乎对复方磺胺甲噁唑、氨苄西林、氯霉素和四环素普遍敏感,而对萘啶酸、头孢噻肟耐药,尚无氟喹诺酮类药物耐药报道。证据表明,临床长期应用二线和三线药物治疗伤寒和其他感染,伤寒沙门菌多重耐药率降低或至少对一线药物耐药率降低。巴基斯坦卡拉奇儿童伤寒沙门菌分离株流行趋势见图 3-12,多重耐药率逐渐降低,稳定在 20％水平。相应地,同期内卡拉奇人群水平一线抗生素(尤其是氯霉素)的应用保持稳定水平。因此,环境抗微生物药物压力在耐药微生物克隆优势形成中起着重要作用。但是部分亚洲地区普遍出现的萘啶酸耐药株对环丙沙星的反应较差。

2004－2006 年肯尼亚内罗毕住院病人分离的 100 株伤寒沙门菌株对抗微生物药物(氨苄西林、氯霉素、萘啶酸、环丙沙星、复方磺胺甲噁唑、头孢呋辛、头孢曲松、阿莫西林/克拉维酸、四环素、庆大霉素)多重耐药(MDR)率为 70％,仅 15％分离株对所有检测药物敏感。氨苄西林耐药率自 2004 年的 88％下降至 2005 年的 64％。

2. 多重耐药非伤寒沙门菌　研究表明,3％～10％多重耐药非伤寒沙门菌感染可进展为威胁生命的菌血症,尤其是幼儿和 HIV 感染者。1995－2001 年印度尼西亚研究表明,伤寒沙门菌和非伤寒沙门菌分离株普遍对常用抗微生物药物耐药,肠

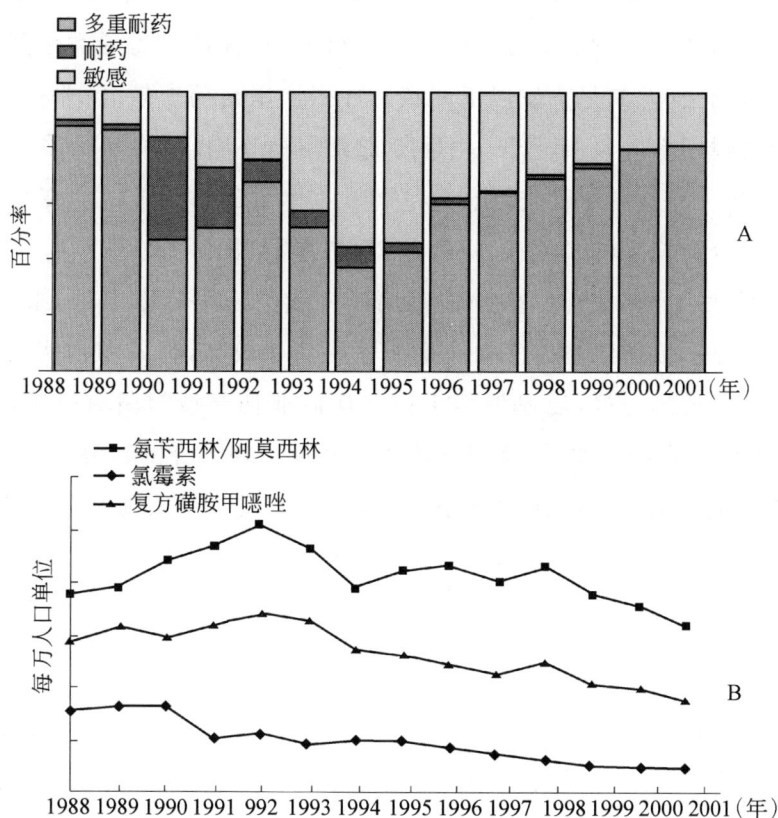

图 3-12　巴基斯坦卡拉奇儿童伤寒沙门菌分离株流行趋势

A. 巴基斯坦 AgaKhan 大学医院(1998－2001 年)伤寒沙门菌抗微生物

药物多重耐药趋势;B. 同期卡拉奇抗微生物药物销售趋势(每万人口单位)

炎沙门菌除氟喹诺酮类药物外,对大多数抗微生物药物耐药。津巴布韦一项小型研究表明肠炎沙门菌耐药率较低,但肯尼亚 Kilifi 儿童 50％以上非伤寒沙门菌分离株属于多重耐药。一项对照研究表明,多重耐药鼠伤寒沙门菌感染者住院率更高,达 60％以上。中国台湾等地区还发现了多重耐药的猪霍乱沙门菌血清型(2004 年)和布灵得卢柏沙门菌(2009 年)。

　　近年,全球非伤寒沙门菌对喹诺酮类药物和头孢曲松耐药有增加的趋势。1990－2006 年巴基斯坦卡拉奇医院 1 967 株非伤寒沙门菌分离株环丙沙星耐药率自 2002 年 23％上升至 2006 年 50.5％,平均 MIC 自 0.6μg/ml 上升到 1.3μg/ml,与苏格兰等国家相一致;非伤寒沙门菌对头孢曲松耐药率也逐年增加,98.7％分离株产 ESBLs,产 ESBLs 株并同时对阿莫西林-克拉维酸、阿米卡星、庆大霉素、哌拉西林/他唑巴坦,耐药率分别为 6％、44％、69％和 30％,无碳青霉烯类耐药株；鼠伤寒沙门菌对头孢曲松(尤其是 1 岁以下儿童)、环丙沙星耐药率较高；非伤寒沙门菌对临床一线药物耐药率并没有上升,相反氯霉素耐药率自 1990 年 26％下降至 2006 年的 7％(P＜0.001)；同样磺胺甲噁唑和氨苄西林耐药率有细微的变化,多重耐药非伤寒沙门菌分离株 2006 年明显降低至 3％以下,见图 3-13。

英国和西班牙等国报道鼠伤寒沙门菌对一线药物耐药率上升,来自英格兰和威尔士的资料显示鼠伤寒沙门菌对头孢曲松耐药率较高,感染率和病死率均较高。和以前肯尼亚报道的一样,巴基斯坦卡拉奇医院非伤寒沙门菌对氨苄西林和磺胺甲噁唑耐药率维持在稳定水平,而对氯霉素耐药率呈现下降的趋势。非伤寒沙门菌耐药率与整体抗微生物药物使用频率有关,表明上述抗生素尤其是氯霉素的使用率在下降。

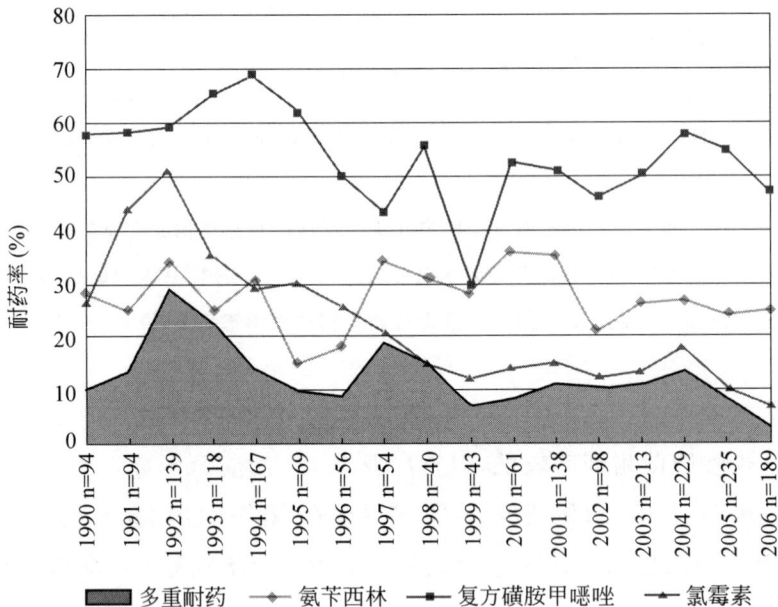

图 3-13 1990－2006 年巴基斯坦阿迦汗大学医院非伤寒沙门菌分离株一线抗微生物药物多重耐药趋势

78

　　多国研究表明,亚洲地区非伤寒沙门菌分离株对环丙沙星的敏感性降低(MIC 0.125~1mg/ml),敏感率中国台湾为48.1%、泰国为46.2%,而猪霍乱沙门菌和魏尔肖沙门菌对环丙沙星敏感率分别为68.8%、75.0%,对头孢曲松的敏感性降低(MIC 8mg/ml)则比较少见(中国台湾为38.0%除外),而鼠伤寒沙门菌对环丙沙星的敏感率为25.0%(图3-14)。

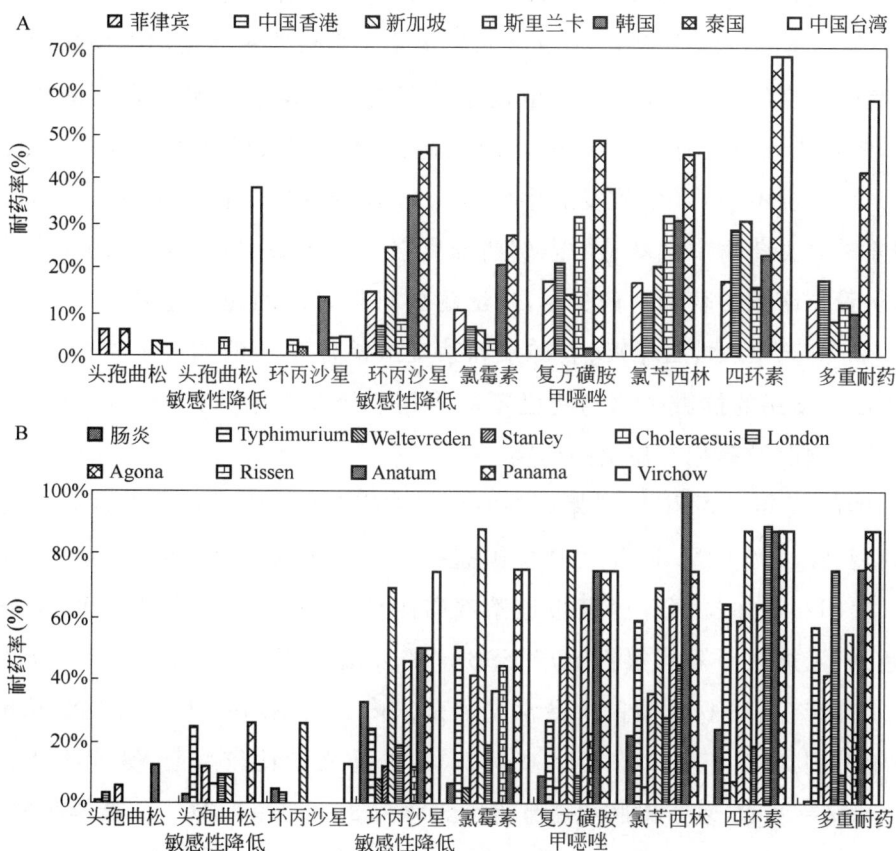

图3-14　头孢曲松、环丙沙星、氯霉素、复方磺胺甲噁唑、氨苄西林和四环素耐药率比较

(二)志贺菌

　　全球估计每年有志贺菌感染病例1.64亿,其中发展中国家约1.63亿。志贺菌是全球腹泻的主要病原,尤其是发展中国家幼儿和老年人的常见腹泻病因,贫穷、食物水源污染及自然灾害等与感染密切相关。随着国家、地区及其环境状况的不同,志贺菌群和血清型也有所不同,如发达国家以 D 群为优势菌,而我国一直以 B 群为主要流行菌群。近年来,包括志贺菌在内的各种腹泻病原菌对抗生素耐药率增加,广谱抗生素第三代头孢菌素出现耐药,且常为多重耐药。

福氏志贺菌是发展中国家散发性细菌性痢疾的主要病原,感染可出现致命性,尤其是幼儿。痢疾志贺菌 I 型是流行性痢疾的病原,毒力最强,与非洲痢疾流行密切相关,尤其是内战后疫情,也是亚洲部分地区重要的腹泻病原。由于尚缺乏耐药趋势监测,经验性治疗受到限制。非洲已广泛流行对氨苄西林、四环素、复方磺胺甲噁唑和氯霉素耐药的志贺菌,但这些药物仍是大多数非洲国家治疗痢疾的一线药物。萘啶酸治疗早已出现耐药,新型氟喹诺酮类药物是治疗耐药志贺菌感染的选择药物,但是非洲尚没有广泛使用。印度、越南、肯尼亚、尼日利亚、苏丹和巴西研究报道耐药状况不一,大多数发展中国家耐药形势相似。值得关注的是同时出现对新型喹诺酮类药物中度敏感的志贺菌分离株与喹诺酮类药物耐药的沙门菌。有些地区尽管喹诺酮类药物耐药少见,广泛耐药只是时间问题。过去 20 多年用复方磺胺甲噁唑、氨苄西林、四环素、氯霉素和萘啶酸治疗耐药的痢疾志贺菌 I 型,这些廉价的、广泛使用的抗微生物药物已不能再用于经验性治疗选择。而只能选择环丙沙星和头孢曲松等相对昂贵的药物。

20 世纪 70 年代因耐药,应用萘啶酸和复方磺胺甲噁唑替代氨苄西林作为首选药物进行治疗。20 世纪 80 年代许多国家报道复方磺胺甲噁唑耐药,最近英格兰、威尔士、美国和孟加拉国等国家报道萘啶酸耐药,氟喹诺酮类药物 MIC 上升。此外,以色列、孟加拉国等国家报道产 ESBLs 的多重耐药志贺菌。1996－2007 年巴基斯坦卡拉奇 1 573 株志贺菌中最常见的是宋内志贺菌(占 54.5%),由 1996 年的 15.4% 上升到 2007 年的 39%($P=0.001$),耐药志贺菌比较普遍,氨苄西林的耐药率为 58%($n=907$),复方磺胺甲噁唑的耐药率为 85%($n=1\ 338$)。氨苄西林、复方磺胺甲噁唑的耐药率呈现波动趋势,而氯霉素、萘啶酸和氧氟沙星的耐药率明显升高。2001 年开始出现头孢曲松耐药,2007 年耐药率上升到 8%。198 株(12.6%)对萘啶酸耐药的分离株中,6 株耐氧氟沙星(3.0%)。总体上,氧氟沙星、头孢曲松、氨苄西林＋萘啶酸＋复方磺胺甲噁唑多重耐药率分别为 1.7%、2.4% 和 2.3%(表 3-3)。

表 3-3　1996－2007 年 12 年巴基斯坦卡拉奇阿迦汗大学医院志贺菌属分离株耐药率(％)

抗生素	1996	1997	1998	1999	2000	2001	2002	2003	2004	2005	2006	2007	Total	P
	n＝26	n＝91	n＝131	n＝54	n＝41	n＝89	n＝274	n＝355	n＝102	n＝194	n＝115	n＝101	n＝1573	
SXT	69.2	78	90.1	83.3	80.5	84.3	83.2	92.1	83.3	87.1	73.9	83.2	85.1	＜0.001
AMP	73.1	63.7	57.3	59.3	58.5	51.7	60.6	64.5	37.3	58.8	51.3	46.5	57.7	0.002
C	0	0	2.3	11.1	29.3	33.7	34.3	47.3	27.5	37.1	37.4	37.6	31.4	＜0.001
NA	0	1.1	6.1	7.4	7.3	2.2	4.7	9.9	19.6	23.0	22.6	41.6	12.6	＜0.001
OFX	0	0	0	0	0	1.1	0.4	1.1	2	1	4.3	10.9	1.7	＜0.001
CRO	0	0	0	0	0	2.2	1.1	0.8	4	8.2	2	8	2.4	＜0.001
PSS	0	0	0	0	0	0	0	0	0	0	0	0	0	—
MDR	0	1	4	7	2	1	3	1	1	3	1	5	2.3	—
XDR	0	0	0	0	0	0	0	0	0	0	0	0	0	—

　　SXT,复方磺胺甲𫫇唑;AMP,氨苄西林;C,氯霉素;NA,萘啶酸;OFX,氧氟沙星;CRO,头孢曲松;PSS,泛敏感志贺菌;MDR,多重耐药志贺菌(对 3 种一线药物耐药);XDR,泛耐药志贺菌[(MDR＋氧氟沙星和(或)头孢曲松耐药]

　　2004－2005 年美国加利福尼亚志贺菌感染主要为福氏志贺菌和宋内志贺菌。43 株志贺菌分离株中,多重耐药率超过 95％,见图 3-15。2004－2005 年福氏志贺菌多重耐药率上升,宋内志贺菌变化不是非常明显。

　　2001 年 7 月至 2004 年 7 月,8 个亚洲国家或地区的 98 株志贺菌属分离株中,对复方磺胺甲𫫇唑、四环素和氨苄西林的耐药率分别为 81％、74％和 53％,多重耐药率为 78％(76/98),福氏志贺菌多重耐药率高于宋内志贺菌(74％对 23％)。环丙沙星、头孢曲松的耐药率呈上升趋势,耐药率分别为 10％和 5％。

　　北京地区 1993－2006 年志贺菌的 4 个群整体对头孢类、磷霉素敏感性好,而对氟喹诺酮类敏感性较好,对广谱青霉素类、氯霉素、复方磺胺甲𫫇唑的敏感性较差。福氏志贺菌对氟喹诺酮类、广谱青霉素类、氯霉素、复方磺胺甲𫫇唑的敏感性低于宋内志贺菌。不同志贺菌血清型对抗生素敏感性有差异,可能与血清型出现的频率及抗生素临床应用的频率有关。以往痢疾志贺菌和宋内志贺菌对抗生素的敏感性最好,但近年来耐药菌株不断被发现,并呈现增多的趋势。2005－2006 年,北京地区的 120 株宋内志贺菌对第三代头孢菌素的耐药率已超过 20％,对氨苄西林及复方磺胺甲𫫇唑的耐药率分别达到 60％和 93％。

(三)霍乱弧菌

　　在亚洲、非洲和南美洲国家或地区至今仍周围性暴发霍乱。监测表明,全球每年霍乱发病人数达 500 万～700 万例,死亡患者约 10 万例。补液治疗是治疗霍乱

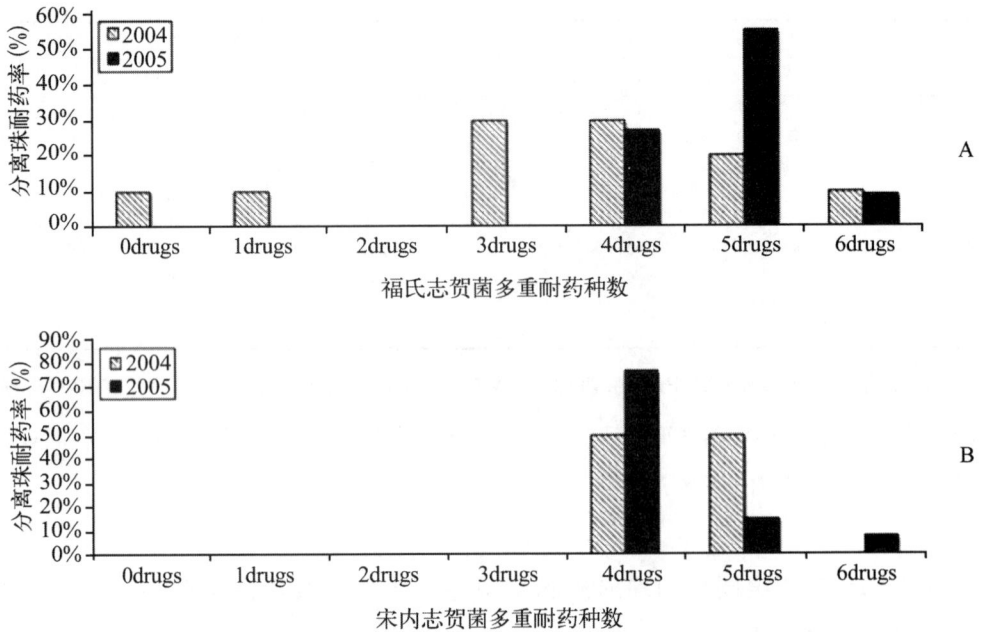

图 3-15　2004－2005 年福氏志贺菌和宋内志贺菌多重耐药率

A. 福氏志贺菌；B. 宋内志贺菌

的重要措施，抗微生物药物可缩短病程，而且重要的是可以阻止霍乱流行的传播链。霍乱流行病学和微生物学监测可为临床治疗提供有用的信息。近年，霍乱流行与战争、自然灾害，和移民有关。与耐药性痢疾一样，耐药霍乱治疗的防控存在很大问题，因为患者病情较急，通常等不到药敏培养结果。由于微生物选择压力相同，霍乱弧菌耐药通常与其他肠道病原和同一部位共生体相似，也可能与水平共享一些耐药基因有关。

抗微生物药物耐药的霍乱弧菌 O1（Vibrio cholerae O1）和 O139（Vibrio cholerae O139）比较常见，美国霍乱主要是来源于发展中国家的输入病例，耐药率自1992 年的 3％上升到 1994 年的 93％。令人关注的是四环素耐药和儿童霍乱患者经验性治疗药物（四环素为儿童治疗禁忌药物）耐药问题。

1995－2001 年印度尼西亚霍乱弧菌对四环素、氨苄西林、氯霉素和复方磺胺甲噁唑耐药比较罕见。霍乱弧菌 O1 对上述任何一种耐药率不超过 10％，其他非 O1和 O139 霍乱弧菌（non-O1, non-O139 V cholerae）耐药稍高，但是较其他肠道病原

（包括副溶血性弧菌和志贺氏菌）耐药率低。印度、越南、撒哈拉以南非洲报道复方磺胺甲噁唑和其他抗微生物药物（包括四环素）耐药的霍乱弧菌，如果耐药或疑似耐药，可应用萘啶酸或新型的氟喹诺酮类药物，需警惕已经出现对氟喹诺酮类药物耐药的霍乱弧菌。

2000－2004年印度256株霍乱弧菌分离株中，2000年对大多数肠道抗微生物药物敏感，此后出现了多重耐药，2002年出现喹诺酮类药物耐药，且耐药率逐年增高。2004－2005年喀麦隆暴发霍乱，2004年1月开始在杜阿拉暴发，随后传遍整个喀麦隆南部，共分离到352株霍乱弧菌O1，所有分离株均为多重耐药株，包括WHO推荐的四环素对所有分离株均具有抗药性，由于复方磺胺甲噁唑无体外抗菌活性，而改用阿莫西林治疗儿童霍乱患者。阿莫西林耐药在2004年开始出现，是2005年下半年主要的耐药类型。

2008年6～9月伊朗德黑兰暴发一起霍乱疫情，共110株霍乱弧菌分离株，70株（63.3%）群O1霍乱弧菌埃尔托生物型稻叶血清型和40株非凝集型血清型（36.4%）。埃尔托型对萘啶酸、阿莫西林耐药率达100%，复方磺胺甲噁唑耐药率为95.7%，呋喃唑酮耐药率为91.3%，而非凝集型对红霉素耐药率最高达77.4%，环丙沙星耐药率最低。

由于霍乱弧菌多重耐药的出现，抗生素治疗选择受到限制。一项研究表明，环境和海产品样本中730株非O1和非O139霍乱弧菌对10种抗生素（氨苄西林、氯霉素、杆菌肽、红霉素、庆大霉素、链霉素、土霉素、万古霉素、青霉素和新霉素）的耐药率分别为88%、46%、8%、64%、13%、85%、18%、21%、84%和18%，多重耐药率为10%～20%。

（四）致泻性大肠埃希菌

致泻性大肠埃希菌（diarrhoeagenic escherichia coli）包括肠毒素性大肠埃希菌（ETEC）、肠致病性大肠埃希菌（EPEC）、产志贺毒素大肠埃希菌（STEC）又名肠出血性大肠埃希菌（EHEC）或（VTEC）、侵袭性大肠埃希菌（EIEC）、弥散黏附性大肠埃希菌（DAEC）和凝集性大肠埃希菌即产VT毒素又具有侵袭性的大肠埃希菌（EAEC或EAggEC）等，但目前尚未达成统一共识。大肠埃希菌（包括致病性大肠埃希菌和侵袭性大肠埃希菌）感染主要见于10岁以下的婴幼儿和儿童，是发展中国家儿童胃肠炎的主要病因，具有较高的抗微生物药物耐药水平。

2000年3月至2001年2月墨西哥医院住院的5岁以下儿童急性（<14d）腹泻

患者 430 例,其中致泻性大肠埃希菌感染者 62 例,占 14％,致泻性大肠埃希菌感染患者对复方磺胺甲噁唑、氨苄西林耐药率分别为 65％和 73％,多重耐药率为 58％。在 170 株致泻性大肠埃希菌分离株中,多重耐药率达 62％(105 株),四环素、氨苄西林、复方磺胺甲噁唑、氯霉素、庆大霉素耐药率分别为 85％、73％、75％、17％、2％,无环丙沙星和头孢噻肟耐药,同一患者主要分离株药物敏感性相似。

全球不同国家或地区 EAEC 抗微生物药物耐药率高低不一。2006 年 7 月至 2007 年 7 月印度南部农村儿童和成年人腹泻患者分离到的 270 株大肠埃希菌中,有 64 株为 EAEC,多重耐药率达 75％,常见于 5 岁以下儿童,EAEC 对喹诺酮类药物耐药逐年上升。

秘鲁利马进行一项 1 034 例婴幼儿腹泻患者的研究表明,2006 年 7 月至 2007 年 5 月儿童胃肠炎患者致泻性大肠埃希菌流行率为 29％(161/557),对照组非腹泻患者流行率为 30％(58/195)。常见致泻性大肠埃希菌耐药率分别为氨苄西林(85％)、复方磺胺甲噁唑(79％)、四环素(65％)和萘啶酸(28％),共有 14 种抗生素耐药类型,多重耐药率为 63％(81/129),最常见的耐药类型为 AMP-SXT-TET,耐药率为 24％(41/168),其次为 AMP-SXT,耐药率为 19％(25/168)。氨苄西林、复方磺胺甲噁唑、四环素和萘啶酸耐药率高低依次为 DAEC、EAEC、EPEC 和 ETEC,DAEC 和 EAEC 多重耐药率高于其他致泻性大肠埃希菌,而 DAEC、EAEC、ETEC 和 EPEC 多重耐药率分别为 100％、70％、47％和 44％($P＝0.0\ 001$)(图 3-16)。

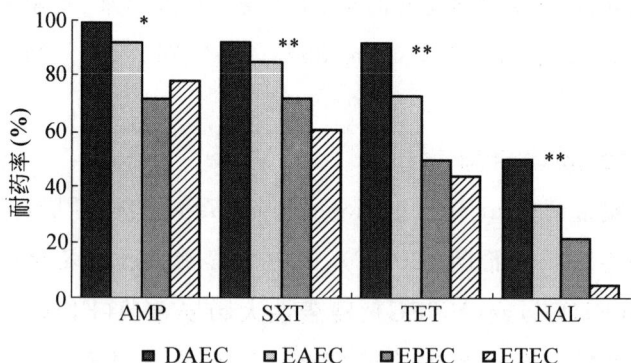

图 3-16　婴儿腹泻患者致泻性大肠埃希菌耐药率比较($*P＜0.05,**P＜0.01$)
DAEC($n＝12$)、EAEC($n＝67$)、EPEC($n＝32$)、ETEC($n＝18$)

近来研究表明,发展中国家儿童腹泻患者常见致泻性大肠埃希菌对氨苄西林和复方磺胺甲噁唑耐药率较高,如越南(86%、88%)、坦桑尼亚(85%、87%)、墨西哥(73%、65%)、阿根廷(75%、64%)、莫桑比克(72%、58%)。而常见肠道细菌感染如志贺菌属和沙门菌属经验性治疗较少使用氨苄西林和复方磺胺甲噁唑,原因有待于进一步研究。研究报道,新出现的肠集聚型大肠埃希菌产生多重耐药,是儿童、旅行者和 AIDS 患者最常见的腹泻病原。尤其是非洲和亚洲,肠道病原多重耐药问题日益严重。当务之急是加强疾病病因诊断和减少儿童滥用抗生素引起的选择性压力,预防和控制多重耐药微生物。

(五)空肠弯曲菌

人类弯曲菌感染主要与食用家禽有关,尤其是零售家禽中含有空肠弯曲菌。弯曲菌病通常是一种自限性疾病,病情轻微,无须抗微生物药物治疗,仅在患者出现肠外表现才进行静脉内抗微生物药物治疗。弯曲菌肠炎患者通常应用大环内酯类和氟喹诺酮类药物作为首选和次选治疗方案,而在很多国家疑似此类细菌性胃肠炎患者经验性治疗选择使用氟喹诺酮类药物。

20 世纪 80 年代后期出现弯曲菌对抗微生物药物耐药。2000 年前后泰国氟喹诺酮类药物耐药率超过 80%;芬兰旅行患者氟喹诺酮类药物耐药率从 1995 年的40%上升至 2000 年的 60%,其中亚洲患者自 45%上升到 72%。1995－2000 年芬兰患者中 376 株空肠弯曲菌对大环内酯类药物耐药率为 2%,其他一些国家报道耐药率也呈缓慢增长。由于大环内酯类药物耐药空肠弯曲菌通常也对氟喹诺酮类和其他抗微生物药物耐药,因此多重耐药空肠弯曲菌治疗选择受到限制,引起广泛关注。另有研究表明,喹诺酮或红霉素耐药的空肠弯曲菌感染者预后较差。

近年欧盟和其他工业化国家在逐步改善食品安全,但是 2006 年报道耐热弯曲菌是欧盟人类肠道疾病的主要病因。临床上弯曲菌对大环内酯类药物和氟喹诺酮类药物耐药率呈上升趋势。全球弯曲菌对氟喹诺酮类药物耐药率各异,泰国和西班牙报道高达 80%和 90%,与肉食动物抗微生物药物应用有关;荷兰和美国弯曲菌对氟喹诺酮类药物耐药率上升与作为兽药的广泛应用有关。而澳大利亚肉食动物限制性使用氟喹诺酮类药物,耐药率较低。1988 年奥地利尚无大环内酯类和喹诺酮类药物耐药,1992 年开始批准家禽业中应用恩诺沙星,此后数年喹诺酮类药物耐药呈现持续增长。1996 年开始奥地利弯曲菌病为法定报告传染病,此后发病率不断上升,目前弯曲菌病流行病学资料比较完善。耐药趋势见图 3-17。2003 年人类弯曲菌分离株对环丙沙星耐药率接近 40％,2007 年则达 54.0％。2004 年家禽结肠弯曲菌对环丙沙星耐药率为 38.4％,2007 年达 57.7％。许多国家空肠弯曲菌和结肠弯曲菌对红霉素耐药率上升。在奥地利,弯曲菌对大环内酯类药物耐药率较低(0.6％),动物弯曲菌分离率较低,因而大环内酯类药物仍是弯曲菌胃肠炎的有效治疗方案;四环素耐药率为 27.8％(欧盟 2006 年平均四环素耐药率为 29.1％);动物和人类弯曲菌对庆大霉素耐药少见,尚无氯霉素和亚胺培南耐药的报道。

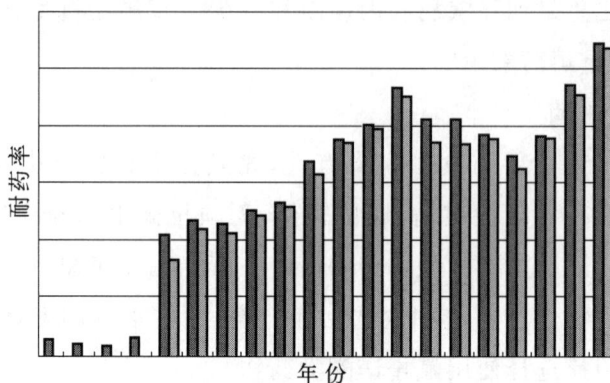

图 3-17　1988－2007 年奥地利施蒂利亚州人类弯曲菌分离
株对喹诺酮类药物的耐药趋势(％,$n=8\ 238$)
■萘啶酸(1998－2007 年)　▨环丙沙星(1992－2007 年)

加拿大安大略省 1 256 只零售鸡中弯曲菌流行率为 59.6％,其中结肠弯曲菌占 9％,空肠弯曲菌占 90％,拉里弯曲菌占 1％。应用阿莫西林-克拉维酸(AMC)、氨苄西林(AMP)、氯霉素(CHL)、环丙沙星(CIP)、克林霉素(CLI)、红霉素(ERY)、庆大霉素(GEN)、萘啶酸(NAL)、四环素(TCY)和复方磺胺甲噁唑(SXT)进行分离株耐药监测显示,多重耐药常见,1 种、2 种、3 种、4 种、5 种药物耐药率分别为 40％、50％、5％、3％和 1％;多数分离株对 AMC、CHL 和 GEN 敏感;对 NAL、CIP、CLI、ERY 和 AMP 的耐药率低于 10％;对 TCY 的耐药率达 56％;无对 CIP、ERY、TCY 的耐药;对 2 种及以上药物耐药率为 3.2％。而法国检测 2002－2006 年 2 255 头牛的肠道病原菌,弯曲菌占 16.5％(其中结肠弯曲菌占 12.8％、空肠弯曲菌占 3.7％),对四环素耐药率较高(结肠弯曲菌 52.8％、空肠弯曲菌 88.1％),而对氨苄西林、红霉素耐药率较低且稳定。结肠弯曲菌、空肠弯曲菌对多种抗生素的耐药率较高。空肠弯曲菌对喹诺酮类药物产生耐药且耐药率呈上升趋势,耐药率自 2002

年的 29.7% 上升至 2006 年的 70.4%。

2003—2005 年芬兰病人 1 808 株弯曲菌分离株中,19 株对红霉素耐药(1.1%),其中 18 株对环丙沙星耐药,红霉素耐药弯曲菌均为多重耐药。对四环素和阿莫西林-克拉维酸的耐药率分别为 73.7% 和 31.6%。19 株多重耐药株中空肠弯曲菌 10 株,结肠弯曲菌 9 株。比较而言弯曲菌对大环内酯类药物耐药率较低,多重耐药弯曲菌感染最佳的治疗选择是大环内酯类和阿莫西林-克拉维酸,另有体外研究结果显示,大环内酯类药物耐药株尚对亚胺培南、美罗培南、替加环素等敏感,须在临床中进一步进行评估。

2004 年 11 月至 2005 年 11 月伊朗德黑兰儿科医院 500 例弯曲菌病患者中弯曲菌分离率为 8%(40 株),其中空肠弯曲菌占 85.8%,结肠弯曲菌占 14.2%。耐药率分别为环丙沙星(61.7%)、头孢他啶(47%)、羧苄西林(35%)、四环素(20.5%)、头孢噻肟(14.7%)、氨苄西林(11.7%)、新霉素、红霉素、氯霉素(2.9%)、庆大霉素霉、链霉素、亚胺培南和多黏菌素(0)。2005 年科威特报道弯曲菌对环丙沙星耐药率为53%;荷兰报道弯曲菌对环丙沙星耐药率自 1994 年的 11% 上升至 1997 年的 29%。北爱尔兰报道 2007 年弯曲菌对环丙沙星耐药率上升到 31.7%,而 1996 年仅为9%,耐药率持续上升;2004—2007 年美国、加拿大和西班牙均在 20 世纪末期报道对弯曲菌环丙沙星耐药率较高。

2004—2005 年希腊雅典 3 个月至 14 岁住院儿童胃肠炎患者中分离到 170 株空肠弯曲菌,对环丙沙星、四环素、克林霉素、氨苄西林、红霉素、复方阿莫西林-克拉维酸、庆大霉素耐药率分别为 30%、55%、13%、4%、6%、4% 和 0。比较而言,红霉素、氨苄西林和复方阿莫西林-克拉维酸耐药率较低,而四环素和环丙沙星耐药率仍较高。因而与全球其他国家或地区耐药率一样,环丙沙星作为一线治疗药物值得商榷。

1998—2004 年日本报道从散发性腹泻患者中分离到 4 183 株弯曲菌,对 6 种药物包括诺氟沙星(NFLX)、氧氟沙星(OFLX)、环丙沙星(CPFX)、萘啶酸(NA)、四环素(TC)和红霉素(EM)的耐药如下:四环素耐药率为 30%～45%,萘啶酸耐药率和(或)氟喹诺酮类药物耐药率为 25%～40%,红霉素耐药率为 1%～3%。总体日本人类弯曲菌多重耐药率约 30%,大多数多重耐药弯曲菌耐喹诺酮类药物(图 3-18)。与人类空肠弯曲菌和结肠弯曲菌分离株对大环内酯类药物耐药率稳定保持在较低水平相比,弯曲菌对喹诺酮类药物耐药率呈现上升的趋势。

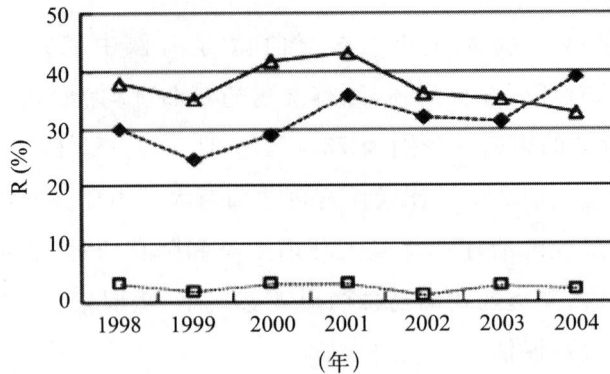

图 3-18　日本人类弯曲菌肠炎散发病例抗微生物药物耐药趋势

　　◆── NFLX/OFLX/CPFX/NA　　□┄ EM　　△─ TC

　　新出现的腹泻病原对抗微生物药物耐药随时间有增加的趋势。研究表明,芬兰国外旅行者分离到的耐药空肠弯曲菌,1998－2003 年较 1995－1997 年对氟喹诺酮类药物的耐药率明显上升。亚洲分离株的耐药率自 45％上升至 72％,非洲的耐药率自 17％上升至 38％。

八、多重耐药淋病奈瑟菌的流行

　　近年来,全球淋病奈瑟菌对抗微生物药物耐药(AMR)流行率居高不下,包括四环素类、大环内酯类(包括阿奇霉素)、氨苯吡啶酮、复方磺胺甲噁唑、大观霉素、喹诺酮类等,最近临床发现淋病奈瑟菌对超广谱头孢菌素类(ESC)敏感性降低,引起广泛关注。

　　1976 年出现产青霉素酶的淋病奈瑟菌;1996－2001 年出现四环素和大观霉素耐药株,中国香港产青霉素酶淋病奈瑟菌流行率自 57.2％上升至 81.8％。目前,在亚洲大部分地区淋病奈瑟菌对青霉素耐药率为 9％～90％,而在撒哈拉以南非洲和加勒比海地区的耐药率超过 35％。在加勒比海和南美洲地区,淋病奈瑟菌对阿奇霉素的耐药率为 16％～72％。卢旺达和贝宁临床研究发现淋病奈瑟菌对头孢曲松、环丙沙星、大观霉素和卡那霉素敏感,但是出现了多重耐药淋病奈瑟菌。在其他国家或地区出现了喹诺酮类耐药淋病奈瑟菌,尤其是亚洲地区最为常见,6 年研究表明,中国香港淋病奈瑟菌对喹诺酮类耐药率为 18％～73％。

2004 年俄罗斯启动国家耐药监测方案 RU-GASP。RU-GASP 报道,2007 和 2008 年,淋病奈瑟菌($n=660,n=900$)对抗生素的耐药:环丙沙星耐药率分别为 49.6% 和 49.1%、阿奇霉素为 2.3% 和 0.4%、大观霉素为 0.9% 和 7.2%、青霉素为 72.4% 和 81.3%、四环素为 67.2% 和 85.5%。头孢曲松为 0 和 0%;仅有 0 和 2.2% 的淋病奈瑟菌分离株产 β-内酰胺酶;2005—2008 年,大观霉素耐药率明显上升,由 0 上升至 7.2%,环丙沙星耐药率最高达 49%。4 年间所有分离株都对头孢曲松敏感,但是 2005—2008 年头孢曲松 MIC 在上升,达到 0.25mg/L($n=14$)。临床治疗中可见多重耐药淋病奈瑟菌,2007—2008 年,淋病奈瑟菌对环丙沙星+大观霉素、环丙沙星+大观霉素+阿奇霉素耐药率($n=660,n=900$)分别由 0%、0% 上升至 6.0% 和 0.4%。俄罗斯传统淋病治疗药物(青霉素、四环素和环丙沙星)耐药率相对较高,所有分离株对头孢曲松敏感,尚无临床治疗失败病例;但是在俄罗斯或其他许多国家,头孢曲松的 MIC 上升。而阿奇霉素耐药则比较广泛,2007—2008 年耐药率为 3.4%~21%。2005 年尚无大观霉素耐药,2007—2008 年耐药率上升为 0.9%~7.2%。

1986 年美国开始启用 GISP 监测淋病奈瑟菌耐药监测。氟喹诺酮类药物耐药淋病奈瑟菌对环丙沙星的 MIC 超过 $1.0\mu g/ml$,而中度耐药 MIC 为 $0.125\sim0.500\mu g/ml$。GISP 监测显示,1990—2001 年美国淋病奈瑟菌对环丙沙星耐药率不足 1%,2002 年上升到 2.2%,2003 年为 4.1%,2004 年为 6.8%,2005 年为 9.4%,2006 年上半年达到 13.3%。1990—2006 年中度耐药率稳定在 0.4%~1.1%。

我国 1992 年成为 WHO 全球淋病奈瑟菌抗微生物耐药监测计划(WHO′s global gonococcal antimicrobial susceptibility programme,GASP)主要成员,并加强全国淋病奈瑟菌耐药监测。我国各地淋病奈瑟菌耐药状况存在差异,但耐药率均较以前升高。2001—2007 年由质粒介导的高度耐药株 PPNG 和 TRNG 已分别达 37.4% 和 42.0%,环丙沙星的耐药率高达 95% 以上,我国不规范使用抗生素导致的淋病奈瑟菌耐药问题比较严重。目前淋病奈瑟菌对大观霉素和头孢菌素的耐药率还比较低,说明此两种药物仍可作为我国淋病治疗的一线药物。济南地区 2005—2007 年,淋病奈瑟菌 27.9% 耐青霉素,20% 耐四环素,环丙沙星耐药率达 98.2%。上海地区 2008 年淋病奈瑟菌有 87.5% 对青霉素耐药,88.7% 对四环素耐药,产青霉素酶的淋病奈瑟菌(PPNG)和高水平耐四环素的淋病奈瑟菌(TRNG)分别占 45% 和 18.8%;对阿奇霉素的耐药率为 94.7%;对氧氟沙星、洛美沙星和环丙沙星的耐药率分别为 97.5%、95.0% 和 95.0%。

GASP 专门负责监测全球淋病奈瑟菌耐药流行情况,包括拉丁美洲地区、加勒比海地区、亚洲部分国家或地区、西太平洋地区。GASP 监测全球淋病奈瑟菌对青霉素、四环素、阿奇霉素、头孢菌素和氟喹诺酮类药物的耐药流行状况,而在撒哈拉以南非洲地区应用受到限制。尽管淋病奈瑟菌耐药率较高,但许多国家即使有国家或地区监测计划,仍缺乏足够的 AMR 流行病学资料。而且有些国家淋病奈瑟菌 AMR 流行病学资料尚不合理,资料搜集和分析存在问题。

(鲍春梅　董时军)

参 考 文 献

[1]　Boyce JM. Methicillin-resistant Staphylococcus aureus in hospitals and long-term care facilities: microbiology, epidemiology, and preventive measures. Infect Control Hosp Epidemiol, 1992; 13 (12):725-737

[2]　Siegel JD, Rhinehart E, Jackson M, et al. Management of multidrug-resistant organisms in health care settings, 2006. Am J Infect Control, 2007; 35(10 Suppl 2): S165-S193

[3]　Garzoni C, AST Infectious Diseases Community of Practice. Multiply resistant gram-positive bacteria methicillin-resistant, vancomycin-intermediate and vancomycin-resistant Staphylococcus aureus (MRSA, VISA, VRSA) in solid organ transplant recipients. Am J Transplant, 2009; Suppl 4: S41-S49

[4]　Saravolatz LD, Markowitz N, Arking L, et al. Methicillin-resistant Staphylococcus aureus. Epidemiologic observations during a community-acquired outbreak. Ann Intern Med, 1982; 96(1):11-16

[5]　Begier EM, Frenette K, Barrett NL, et al. A high-morbidity outbreak of methicillin-resistant Staphylococcus aureus among players on a college football team, facilitated by cosmetic body shaving and turf burns. Clin Infect Dis, 2004; 39(10):1446-1453

[6]　Kazakova SV, Hageman JC, Matava M, et al. A clone of methicillin-resistant Staphylococcus aureus among professional football players. N Engl J Med, 2005; 352(5):468-475

[7]　Hidron AI, Kourbatova EV, Halvosa JS, et al. Risk factors for colonization with methicillin-resistant Staphylococcus aureus (MRSA) in patients admitted to an urban hospital: emergence of community-associated MRSA nasal carriage. Clin Infect Dis, 2005; 41(2):159-166

[8]　Jernigan JA, Pullen AL, Flowers L, et al. Prevalence of and risk factors for colonization with me-

thicillin-resistant Staphylococcus aureus at the time of hospital admission. Infect Control Hosp Epidemiol,2003;24(6):409-414

[9] Centers for Disease Control and Prevention (CDC). Four pediatric deaths from community-acquired methicillin-resistant Staphylococcus aureus-Minnesota and North Dakota, 1997-1999. MMWR Morb Mortal Wkly Rep,1999;48(32):707-710

[10] Appelbaum PC. The emergence of vancomycin-intermediate and vancomycin-resistant Staphylococcus aureus. Clin Microbiol Infect,2006;12 Suppl 1:16-23

[11] Simor AE,Louie L,Watt C,et al. Antimicrobial susceptibilities of health care-associated and community-associated strains of methicillin-resistant Staphylococcus aureus from hospitalized patients in Canada,1995 to 2008. Antimicrob Agents Chemother,2010;54(5):2265-2268

[12] David MZ,Daum RS. Community-associated methicillin-resistant Staphylococcus aureus: epidemiology and clinical consequences of an emerging epidemic. Clin Microbiol Rev,2010;23(3):616-687

[13] Banning M. Transmission and epidemiology of MRSA: current perspectives. Br J Nurs,2005;14(10):548-551,554

[14] Appelbaum PC. MRSA--the tip of the iceberg. Clin Microbiol Infect,2006;12 Suppl 2:3-10

[15] 刘庆美. 迎接来自 MRSA 的挑战. 中国医学信息导报,2007;22:(20):16-17

[16] Ribeiro A,Dias C,Silva-Carvalho MC,et al. First report of infection with community-acquired methicillin-resistant Staphylococcus aureus in South America. J Clin Microbiol, 2005;43(4):1985-1988

[17] Pan American Health Organization. Annual report of theMonitoring/Surveillance Network for Resistance to Antibiotics,2004. Publicaci n Organizaci n Panamericana de la Salud OPS/HDM/CD/A/408/6. http://www. paho. org/English/AD/DPC/CD/amr-2004. htm [accessed 9 July 2008]

[18] Picao R,Sader H,Jones R,et al. Analysis of resistance and vancomycin reverse creep'in Latin American Staphylococcus aureus: ten-year report of the SENTRY Antimicrobial Surveillance Program (1997-2006). Clin Microbiol Infect,2008;14(Suppl 7):S173

[19] Loureiro MM,Graces B,Quadra M,et al. Study of multi-drug resistant microorganisms isolated from blood cultures of hospitalized newborns in Rio de Janeiro city,Brazil. Braz J Microbiol,2002;33(1):73-78

[20] Lisboa T,Faria M,Hoher JA,et al. The prevalence of nosocomial infection in intensive care units in the State of Rio Grande do Sul. Rev Bras Ter Intensiva,2007;19(4):414-420

[21] Ma XX,Galiana A,Pedreira W,et al. Community-acquired methicillin-resistant Staphylococcus

aureus,Uruguay. Emerg Infect Dis,2005;11(6):973-976

[22] Mowszowicz M,PedreiraW,Galiana A,et al. Efficacy of co-trimoxazole-high dosage short course (SXT-HDSC) in community acquired methicillin-resistant Staphylococcus aureus (CA-MRSA) outbreak in Uruguay jails 2003. Int J Infect Dis,2004;8(Suppl 1):185

[23] Seas C,Hernandez K,Ramos R,et al. Oxacillin-resistant and multidrug-resistant Staphylococcus aureus in Lima,Peru. Infect Control Hosp Epidemiol,2006;27(2):198-200

[24] Buitrago G,Cortes JA,Castillo JS,et al. Methicillin-resistant Staphylococcus aureus Community-acquired phenotype spread in hospitals in Bogota,Colombia. Clin Microbiol Infect,2008;14(S7): S411

[25] Provenra. org. Venezuelan program of surveillance of bacterial resistance to antibiotics,1998-2006. http://www. provenra. org [accessed 9 July 2008].

[26] Aylwin M,Serri M,Grac a P,et al. Staphylococcus aureus meticilino resistente asociado a la comunidad en Chile. In: XXIV Chilean Conference of Infectious Diseases; November 2007; Pucón, Chile. Abstract

[27] Noriega LM,González P,Hormazábal JC,et al. Community acquired infections with methicillin resistant strains of Staphylococcus aureus: report of five cases. Rev Med Chil,2008;136(7):885-891

[28] Vlieghe E,Phoba MF,Tamfun JJ,et al. Antibiotic resistance among bacterial pathogens in Central Africa: a review of the published literature between 1955 and 2008. Int J Antimicrob Agents,2009;34(4):295-303

[29] Mallick SK,Basak S. MRSA--too many hurdles to overcome: a study from Central India. Trop Doct,2010;40(2):108-110

[30] Loomba PS,Taneja J,Mishra Bet al. Methicillin and vancomycin resistant S. aureus in hospitalized patients. J Glob Infect Dis,2010;2(3):275-283

[31] Lo WU,Ho PL,Chow KH,et al. Vancomycin MIC creep in MRSA isolates from 1997 to 2008 in a healthcare region in Hong Kong. J Infect,2010;60(2):140-145

[32] 尹朝伦,陈兰. MRSA 检出与大陆地区临床研究现状. 中国实验诊断学,2005;9(3): 369-371

[33] 汪复,朱德妹,胡付品,等. 2008 年中国 CHINET 细菌耐药性监测. 中国感染与化疗杂志,2009;9 (5):321-329

[34] 昊玉娟,周鸿江,朱莲娜. 产超广谱 β-内酰胺酶细菌治疗病学研究. 医学综述,2007;13(21): 1661-1663

[35] 许颖. 产超广谱 β-内酰胺酶革兰阴性菌研究进展. 中国现代医生,2007;45(19):151-153

[36] 刘朝晖,陈劲龙,冉丕鑫. 产超广谱 β-内酰胺酶肺炎克雷伯菌分子治疗病学研究进展. 国外医学

临床生物化学与检验学分册,2005;26(9):606-608

[37] 黎晓强.CTX-M-15 型 ESBLs 的传播机制和基因环境的研究进展.国外医药抗生素分册,2010;3l(3):141-146

[38] 李金钟,刘利平.CTX-M 型 β-内酰胺酶的研究进展.国际检验医学杂志,2007;28(6):543-548

[39] 钟运华,何林,周克元.超广谱 β-内酰胺酶研究进展.国际检验医学杂志,2008;29(3):252-257

[40] 李虹玲,刘文恩.SHV 型超广谱 β 内酰胺酶研究进展,2007;14(1):253-255

[41] 王燕,李苏利等.细菌产超广谱 β 内酰胺酶的研究概况.现代中西医结合杂志,2006;15(23):3312-3314

[42] 沈继录,徐元宏.超广谱 β-内酰胺酶研究进展.国外医学临床生物化学与检验学分册,2004;25(3):234-237

[43] 李金钟,李中华,刘利平,等.GES 型超广谱 β 内酰胺酶研究进展.国际检验医学杂志,2008;29(3):236-238

[44] Hawkey PM. Prevalence and clonality of extended-spectrum beta-lactamases in Asia. Clin Microbiol Infect,2008;14(Suppl 1):159-165

[45] Livermore DM,Canton R,Gniadkowski M,et al. CTX-M:changing the face of ESBLs in Europe. J Antimicrob Chemother,2007;59(2):165-174

[46] Yu WL,Chuang YC,Walther-Rasmussen J. Extended-spectrum beta-lactamases in Taiwan:epidemiology,detection,treatment and infection control. J Microbiol Immunol Infect,2006;39(4):264-277

[47] Cantón R,Novais A,Valverde A,et al. Prevalence and spread of extended-spectrum beta-lactamase-producing Enterobacteriaceae in Europe. Clin Microbiol Infect,2008;14(Suppl 1):144-153

[48] Rossolini GM,D′Andrea MM,Mugnaioli C. The spread of CTX-M-type extended-spectrum beta-lactamases. Clin Microbiol Infect,2008;14(Suppl 1):33-41

[49] Bush K. Extended-spectrum beta-lactamases in North America,1987-2006. Clin Microbiol Infect,2008;14(Suppl 1):134-143

[50] Coque TM,Baquero F,Canton R. Increasing prevalence of ESBL-producing Enterobacteriaceae in Europe. Euro Surveill,2008;13(47). pii: 19044

[51] 涂婉,赵虎.AmpC β-内酰胺酶的分子生物学研究进展.检验医学,2009;24(11):845-848

[52] 石琳,张宇光.AmpC β-内酰胺酶的研究进展.检验医学与临床,2005;2(3):120-123

[53] 吴多荣,张淑芳,韩小胜.产质粒介导 AmpC 酶大肠埃希菌的基因型分布和耐药现状.中国热带医学,2008;8(9):1638-1640

[54] 王锦娜,邵海枫.大肠埃希菌高产 AmpC 酶的研究进展.医学研究生学报,2006;19(2):167-171

[55] 李金钟,栗瑛洁.质粒介导 AmpC β-内酰胺酶的研究进展.国际检验医学杂志,2007;28(7):646-

648

[56] Singtohin S,Chanawong A,Lulitanond A,et al. CMY-2,CMY-8b,and DHA-1 plasmid-mediated AmpC β-lactamases among clinical isolates of Escherichia coli and Klebsiella pneumoniae from a university hospital,Thailand. Diagn Microbiol Infect Dis,2010;68(3):271-277

[57] Patel MH,Trivedi GR,Patel SM,et al. Antibiotic susceptibility pattern in urinary isolates of gram negative bacilli with special reference to AmpC β-lactamase in a tertiary care hospital. Urol Ann,2010;2(1):7-11

[58] Yoo JS,Byeon J,Yang J,et al. High prevalence of extended-spectrum beta-lactamases and plasmid-mediated AmpC beta-lactamases in Enterobacteriaceae isolated from long-term care facilities in Korea. Diagn Microbiol Infect Dis,2010;67(3):261-265

[59] Corvec S,Crémet L,Leprince C,et al. Epidemiology of Escherichia coli clinical isolates producing AmpC plasmidic beta-lactamase during a 5-year period in a French teaching Hospital. Diagn Microbiol Infect Dis,2010;67(3):277-281

[60] Ye Y,Xu XH,Li JB. Emergence of CTX-M-3,TEM-1 and a new plasmid-mediated MOX-4 AmpC in a multiresistant Aeromonas caviae isolate from a patient with pneumonia. J Med Microbiol,2010;59(Pt 7):843-847

[61] Mata C,MiróE,Rivera A,et al. Prevalence of acquired AmpC beta-lactamases in Enterobacteriaceae lacking inducible chromosomal ampC genes at a Spanish hospital from 1999 to 2007. Clin Microbiol Infect,2010;16(5):472-476

[62] Ding H,Yang Y,Lu Q,et al. The prevalence of plasmid-mediated AmpC beta-lactamases among clinical isolates of Escherichia coli and Klebsiella pneumoniae from five children′s hospitals in China. Eur J Clin Microbiol Infect Dis,2008;27(10):915-921

[63] Li Y,Li Q,Du Y,Jiang X,et al. Prevalence of plasmid-mediated AmpC beta-lactamases in a Chinese university hospital from 2003 to 2005: first report of CMY-2-Type AmpC beta-lactamase resistance in China. J Clin Microbiol,2008;46(4):1317-1321

[64] Adler H,Fenner L,Walter P,et al. Plasmid-mediated AmpC beta-lactamases in Enterobacteriaceae lacking inducible chromosomal ampC genes: prevalence at a Swiss university hospital and occurrence of the different molecular types in Switzerland. J Antimicrob Chemother,2008;61(2): 457-458

[65] Goossens H,Grabein B. Prevalence and antimicrobial susceptibility data for extended-spectrum beta-lactamase-and AmpC-producing Enterobacteriaceae from the MYSTIC Program in Europe and the United States (1997-2004). Diagn Microbiol Infect Dis,2005;53(4):257-264

[66] Vanwynsberghe T,Verhamme K,Raymaekers M,et al. Outbreak of Klebsiella pneumoniae strain

harbouring an AmpC (DHA-1) and a blaSHV-11 in a Belgian hospital, August-December 2006. Euro Surveill,2007;12(2):E070201.3

[67] Hiramatsu K,Aritaka N,Hanaki H,et al. Dissemination in Japanese hospitals of strains of Staphylococcus aureus heterogeneously resistant to vancomycin. Lancet,1997;350(9092):1670-1673

[68] Howden BP,Davies JK,Johnson PD,et al. Reduced vancomycin susceptibility in Staphylococcus aureus,including vancomycin-intermediate and heterogeneous vancomycin-intermediate strains: resistance mechanisms,laboratory detection,and clinical implications. Clin Microbiol Rev,2010; 23(1):99-139

[69] Rybak M,Chin JN,Lau K,et al. Increasing prevalence of glycopeptide hetero-resistant S. aureus from the Detroit metropolitan area over a 20-year period (1986-2006). 17th European Congress of Clinical Microbiology and Infectious Diseases (ECCMID) and the 25th International Congress of Chemotherapy (ICC). 2007 [Abstract O32]

[70] Sancak B,Ercis S,Menemenlioglu D,et al. Methicillin-resistant Staphylococcus aureus heterogeneously resistant to vancomycin in a Turkish university hospital. J Antimicrob Chemother,2005; 56(3):519-523

[71] Maor Y,Rahav G,Belausov N,et al. Prevalence and characteristics of heteroresistant vancomycin-intermediate Staphylococcus aureus bacteremia in a tertiary care center. J Clin Microbiol,2007;45 (5):1511-514

[72] Maor Y,Hagin M,Belausov N,et al. Clinical features of heteroresistant vancomycin-intermediate Staphylococcus aureus bacteremia versus those of methicillin-resistant S. aureus bacteremia. J Infect Dis,2009;199(5):619-624

[73] Liu C,Chambers HF. Staphylococcus aureus with heterogeneous resistance to vancomycin: epidemiology,clinical significance,and critical assessment of diagnostic methods. Antimicrob Agents Chemother,2003;47(10):3040-3055

[74] Adam HJ,Louie L,Watt C,et al. Detection and characterization of heterogeneous vancomycin-intermediate Staphylococcus aureus isolates in Canada: results from the Canadian Nosocomial Infection Surveillance Program,1995-2006. Antimicrob Agents Chemother,2010;54(2):945-949

[75] Hiramatsu K. The emergence of Staphylococcus aureus with reduced susceptibility to vancomycin in Japan. Am J Med,1998;104(5A):7S-10S

[76] Song JH,Hiramatsu K,Suh JY,et al. Emergence in Asian countries of Staphylococcus aureus with reduced susceptibility to vancomycin. Antimicrob Agents Chemother,2004;48(12):4926-4928

[77] 周晓英,张书海. 耐万古霉素金黄色葡萄球菌耐药机制及检测方法研究进展. 临床医学与检验,

2008;5(7):422-424

[78] 马筱玲,王敬华,李华,等.异质性万古霉素耐药葡萄球菌分离及生物学特性观察.中华微生物学与免疫学杂志,2004,24(7):583-586

[79] 陈宏斌,王辉,孙闻嘉,等.2007 年中国 14 个城市异质性万古霉素中介耐药的金黄色葡萄球菌分子特征研究.中华检验医学杂志,2009,32(11):1223-1227

[80] Howden BP. Recognition and management of infections caused by vancomycin-intermediate Staphylococcus aureus (VISA) and heterogenous VISA (hVISA). Intern Med J,2005;35(Suppl 2):S136-S140

[81] Cafiso V,Bertuccio T,Spina D,et al. Methicillin resistance and vancomycin heteroresistance in Staphylococcus aureus in cystic fibrosis patients. Eur J Clin Microbiol Infect Dis,2010;29(10):1277-1285

[82] Monaco M,Sanchini A,Grundmann H,Vancomycin-heteroresistant phenotype in invasive methicillin-resistant Staphylococcus aureus isolates belonging to spa type 041. Eur J Clin Microbiol Infect Dis,2010;29(7):771-777

[83] Fusco DN, Alexander EL,Weisenberg SA,et al. Clinical failure of vancomycin in a dialysis patient with methicillin-susceptible vancomycin-heteroresistant S. aureus. Diagn Microbiol Infect Dis,2009;65(2):180-183

[84] Tóth A, Kispál G, Ungvári E, et al. First report of heterogeneously vancomycin-intermediate Staphylococcus aureus (hVISA) causing fatal infection in Hungary. J Chemother,2008;20(5):655-666

[85] Hiramatsu K,Hanaki H,Ino T,et al. Methicillin-resistant Staphylococcus aureus clinical strain with reduced vancomycin susceptibility. J Antimicrob Chemother,1997;40(1):135-136

[86] Kim MN,Pai CH,Woo JH,et al. Vancomycin-intermediate Staphylococcus aureus in Korea. J Clin Microbiol,2000;38(10):3879-3881

[87] Ploy MC,Grélaud C,Martin C,et al. First clinical isolate of vancomycin-intermediate Staphylococcus aureus in a French hospital. Lancet,1998;351(9110):1212

[88] de Lassence A,Hidri N,Timsit JF,et al. Control and outcome of a large outbreak of colonization and infection with glycopeptide-intermediate Staphylococcus aureus in an intensive care unit. Clin Infect Dis,2006;42(2):170-178

[89] Ferraz V,Dusé AG,Kassel M,et al. Vancomycin-resistant Staphylococcus aureus occurs in South Africa. S Afr Med J,2000;90(11):1113

[90] Mabed M,Marouf S. Vancomycin-resistant Staphylococcus aureus in a bone marrow transplantation unit. Ann Hematol,2005;84(2):133-135

[91]　Julian K, Kosowska-Shick K, Whitener C, et al. Characterization of a daptomycin-nonsusceptible vancomycin-intermediate Staphylococcus aureus strain in a patient with endocarditis. Antimicrob Agents Chemother, 2007;51(9):3445-3448

[92]　Tiwari HK, Sen MR. Emergence of vancomycin resistant Staphylococcus aureus (VRSA) from a tertiary care hospital from northern part of India. BMC Infect Dis, 2006;6:156

[93]　Oliveira GA, Dell'Aquila AM, Masiero RL, et al. Isolation in Brazil of nosocomial Staphylococcus aureus with reduced susceptibility to vancomycin. Infect Control Hosp Epidemiol, 2001;22(7): 443-448

[94]　Noble WC, Virani Z, Cree RG. Co-transfer of vancomycin and other resistance genes from Enterococcus faecalis NCTC 12201 to Staphylococcus aureus. FEMS Microbiol Lett, 1992;72(2): 195-198

[95]　Chang S, Sievert DM, Hageman JC, et al. Infection with vancomycin-resistant Staphylococcus aureus containing the vanA resistance gene. N Engl J Med, 2003;348(14):1342-1347

[96]　Sievert DM, Rudrik JT, Patel JB, et al. Vancomycin-resistant Staphylococcus aureus in the United States, 2002-2006. Clin Infect Dis, 2008;46(5):668-674

[97]　Saha B, Singh AK, Ghosh A, et al. Identification and characterization of a vancomycin-resistant Staphylococcus aureus isolated from Kolkata (South Asia). J Med Microbiol, 2008;57(Pt 1):72-79

[98]　Tiwari HK, Sen MR. Emergence of vancomycin resistant Staphylococcus aureus (VRSA) from a tertiary care hospital from northern part of India. BMC Infect Dis, 2006;6:156

[99]　Aligholi M, Emaneini M, Jabalameli F, et al. Emergence of high-level vancomycin-resistant Staphylococcus aureus in the Imam Khomeini Hospital in Tehran. Med Princ Pract, 2008;17(5):432-434

[100]　Tenover FC. Vancomycin-resistant Staphylococcus aureus: a perfect but geographically limited storm. Clin Infect Dis, 2008;46(5):675-677

[101]　Dong F, Xu XW, Song WQ, et al. Characterization of multidrug-resistant and metallo-beta-lactamase-producing Pseudomonas aeruginosa isolates from a paediatric clinic in China. Chin Med J (Engl), 2008;121(17):1611-1616

[102]　Cheng X, Wang P, Wang Y, et al. Identification and distribution of the clinical isolates of imipenem-resistant Pseudomonas aeruginosa carrying metallo-beta-lactamase and/or class 1 integron genes. J Huazhong Univ Sci Technolog Med Sci, 2008;28(3):235-238

[103]　Yu YS, Qu TT, Zhou JY, et al. Integrons containing the VIM-2 metallo-beta-lactamase gene among imipenem-resistant Pseudomonas aeruginosa strains from different Chinese hospitals. J

Clin Microbiol,2006;44(11):4242-4245

[104] Kumarasamy KK,Toleman MA,Walsh TR,et al. Emergence of a new antibiotic resistance mechanism in India,Pakistan,and the UK:a molecular,biological,and epidemiological study. Lancet Infect Dis,2010;10(9):597-602

[105] 李金钟.D类碳青霉烯酶的研究进展.中国微生态学杂志,2009;21(6):567-569

[106] 王辉.陈民钧.碳青霉烯酶:未来困扰我们的难题.中华内科杂志,2003;42(5):354-356

[107] 齐艳,俞云松.KPC型碳青霉烯酶研究进展.现代实用医学,2010;22(5):485-486

[108] 王辉,孙宏莉,廖康,等.北京和广州地区四家医院不动杆菌碳青霉烯酶基因型研究.中华检验 医学杂志,2005;28(6):636-641

[109] Wang JL,Hsueh PR. Therapeutic options for infections due to vancomycin-resistant enterococci. Expert Opin Pharmacother,2009;10(5):785-796

[110] Tenover FC,McDonald LC. Vancomycin-resistant staphylococci and enterococci:epidemiology and control. Curr Opin Infect Dis,2005;18(4):300-305

[111] Tacconelli E,Cataldo MA. Vancomycin-resistant enterococci (VRE):transmission and control. Int J Antimicrob Agents,2008;31(2):99-106

[112] Zirakzadeh A,Patel R. Vancomycin-resistant enterococci:colonization,infection,detection,and treatment. Mayo Clin Proc,2006;81(4):529-536

[113] 陈民钧,徐英春.从实验室角度谈耐万古霉素的金黄色葡萄球菌和耐万古霉素的肠球菌.中华 医学杂志,2006;86(15):1009-1010

[114] 陆菲婕,徐志豪.革兰阳性球菌耐药机制研究进展.国际呼吸杂志,2008;28(13):794-798

[115] 刘秀云,江载芳.耐万古霉素的肠球菌.中华儿科杂志,2002;40(10):634-635

[116] 俞云松.青霉素不敏感肺炎链球菌耐药现状及其给临床治疗带来的挑战.中国医学论坛报, 2007-11-01

[117] 唐英春.耐青霉素肺炎链球菌肺炎治疗病学及其治疗.中华结核和呼吸感染,1998;21(9):517- 519

[118] 朱兆生,姚磊.肺炎链球菌感染及耐药机制研究的新探讨.基层医学论坛,2009;13(3):251-253

[119] Erdem H,Pahsa A. Antibiotic resistance in pathogenic Streptococcus pneumoniae isolates in Turkey. J Chemother,2005;17(1):25-30

[120] Paterson DL. The epidemiological profile of infections with multidrug-resistant Pseudomonas aeruginosa and Acinetobacter species. Clin Infect Dis,2006;43(Suppl 2):S43-S48

[121] Zavascki AP,Carvalhaes CG,Picão RC,et al. Multidrug-resistant Pseudomonas aeruginosa and Acinetobacter baumannii:resistance mechanisms and implications for therapy. Expert Rev Anti Infect Ther,2010;8(1):71-93

[122] Tam VH,Chang KT,Abdelraouf K,et al. Prevalence,resistance mechanisms,and susceptibility of multidrug-resistant bloodstream isolates of Pseudomonas aeruginosa. Antimicrob Agents Chemother,2010;54(3):1160-1164

[123] Lambiase A,Rossano F,Piazza O,et al. Typing of Pseudomonas aeruginosa isolated from patients with VAP in an intensive care unit. New Microbiol,2009;32(3):277-283

[124] Shahcheraghi F,Badmasti F,Feizabadi MM. Molecular characterization of class 1 integrons in MDR Pseudomonas aeruginosa isolated from clinical settings in Iran,Tehran. FEMS Immunol Med Microbiol,2010;58(3):421-425

[125] Keen EF 3rd,Murray CK,Robinson BJ,et al. Changes in the incidences of multidrug-resistant and extensively drug-resistant organisms isolated in a military medical center. Infect Control Hosp Epidemiol,2010;31(7):728-732

[126] Shahcheraghi F,Nikbin VS,Feizabadi MM. Identification and genetic characterization of metal-lo-beta-lactamase-producing strains of Pseudomonas aeruginosa in Tehran,Iran. New Microbiol, 2010;33(3):243-248

[127] Minchella A,Molinari L,Alonso S,et al. [Evolution of antimicrobial resistance against Pseudomonas aeruginosa in a French university hospital between 2002 and 2006]. Pathol Biol (Paris), 2010;58(1):1-6

[128] Dent LL,Marshall DR,Pratap S,et al. Multidrug resistant Acinetobacter baumannii: a descriptive study in a city hospital. BMC Infect Dis,2010;10:196

[129] Keen EF 3rd,Murray CK,Robinson BJ,et al. Changes in the incidences of multidrug-resistant and extensively drug-resistant organisms isolated in a military medical center. Infect Control Hosp Epidemiol,2010;31(7):728-732

[130] Monterrubio-Villar J,Gonz lez-Velasco C,Valdezate-Ramos S,et al. Outbreak of multiresistant Acinetobacter baumannii in a polyvalent intensive care unit: clinical,epidemiological analysis and PFGE-printing evolution. Eur J Clin Microbiol Infect Dis,2009;28(10):1281-1284

[131] Hsueh PR,Chen WH,Luh KT. Relationships between antimicrobial use and antimicrobial resistance in Gram-negative bacteria causing nosocomial infections from 1991-2003 at a university hospital in Taiwan. Int J Antimicrob Agents,2005;26(6):463-472

[132] Perez F,Hujer AM,Hujer KM,et al. Global challenge of multidrug-resistant Acinetobacter baumannii. Antimicrob Agents Chemother,2007;51(10):3471-3484

[133] 陈从新,吴繁,汤一苇. 碳青霉烯酶和肺炎克雷伯杆菌碳青霉烯酶:当前水平. 传染病信息, 2010;23(1):43-47

[134] 鲍春梅,陈素明,郭桐生,等. 对三代头孢菌素不敏感宋内志贺菌的流行趋势和克隆传播. 中国

抗生素杂志,2009,34(10)：617-620

[135] 肖永红.中国细菌耐药的现状与应对策略.中华医学信息导报,2010,25(18):21-22

[136] 李艳,刘长庭,王德龙,等.嗜麦芽寡养单胞菌所致医院感染及危险因素分析.中华医院感染学杂志,2007;17(9):1160-1162

[137] 李隆祥,刘池波,潘春琴,等.嗜麦芽寡养单胞菌抗菌药物耐药性分析.中华医院感染学杂志,2009;19(11):1461-1463

[138] Caylan R,Kaklikkaya N,Aydin K,et al. An epidemiological analysis of Stenotrophomonas maltophilia strains in a university hospital. Jpn J Infect Dis,2004;57(2):37-40

[139] 刘春江,王全喜,龚雅利,等.487株医院感染嗜麦芽寡养单胞菌的耐药分析.中华医院感染学杂志,2010;20(11):1605-1606

[140] 梁鹰,余素飞,傅鹰.台州地区708株嗜麦芽寡养单胞菌耐药性变迁研究.中国微生态学杂志,2008;20(3):258-261

[141] 李永强,聂玉强,杨银梅.临床分离艰难梭菌的耐药性分析.胃肠病学和肝病学杂志,2010,19(10):922-925

[142] Paez JI,Costa SF. Risk factors associated with mortality of infections caused by Stenotrophomonas maltophilia: a systematic review. J Hosp Infect,2008;70(2):101-108

[143] Nicodemo AC,Paez JI. Antimicrobial therapy for Stenotrophomonas maltophilia infections. Eur J Clin Microbiol Infect Dis,2007;26(4):229-237

[144] Deguchi T,Nakane K,Yasuda M,et al. Emergence and spread of drug resistant Neisseria gonorrhoeae. J Urol,2010;184(3):851-858

[145] Farhi D,Dupin N. The rise of fluoroquinolone resistant Neisseria gonorrhoeae. Implications for treatment guidelines. Swiss Med Wkly,2008;138(15-16):223-224

[146] Kubanova A,Frigo N,Kubanov A,et al. The Russian gonococcal antimicrobial susceptibility programme (RU-GASP)--national resistance prevalence in 2007 and 2008,and trends during 2005-2008. Euro Surveill,2010;15(14) . pii: 19533

[147] Barry PM,Klausner JD. The use of cephalosporins for gonorrhea: the impending problem of resistance. Expert Opin Pharmacother,2009;10(4):555-577

[148] 雒玉辉,林昭春.淋病奈瑟菌耐药治疗病学及机制研究进展.四川医学,2009,30(5):753-755

[149] Delaney JA,Dial S,Barkun A,et al. Antimicrobial drugs and community-acquired Clostridium difficile-associated disease,UK. Emerg Infect Dis,2007;13(5):761-763

[150] Drudy D,Goorhuis B,Bakker D,et al. Clindamycin-resistant clone of Clostridium difficile PCR Ribotype 027,Europe. Emerg Infect Dis,2008;14(9):1485-1487

[151] Cohen SH,Gerding DN,Johnson S,et al. Clinical practice guidelines for Clostridium difficile in-

fection in adults：2010 update by the society for healthcare epidemiology of America（SHEA）and the infectious diseases society of America（IDSA）. Infect Control Hosp Epidemiol,2010;31（5）:431-455

[152] Poxton IR. Clostridium difficile. J Med Microbiol,2008;57(Pt 6):683-684

[153] Gerding DN,Johnson S,Peterson LR,et al. Clostridium difficile-associated diarrhea and colitis. Infect Control Hosp Epidemiol,1995;16(8):459-477

[154] Pituch H,Bakker D,Kuijper E,et al. First isolation of Clostridium difficile PCR-ribotype 027/toxinotype III in Poland. Pol J Microbiol,2008;57(3):267-268

[155] O'Connor JR,Galang MA,Sambol SP,et al. Rifampin and rifaximin resistance in clinical isolates of Clostridium difficile. Antimicrob Agents Chemother,2008;52(8):2813-2817

[156] 王大刚,鲍春梅,陈素明,等. 中国近 10 年肠道菌群分布及耐药特点. 中国卫生检验杂志,2010,20(9):2385-2388

[157] 赵兰兰,朱朝敏,张爱华. 1997~2006 年重庆地区儿童细菌性腹泻病原菌分布与药敏结果分析. 中国实用儿科杂志,2008,23(1):45-49

[158] Okeke IN,Laxminarayan R,Bhutta ZA,et al. Antimicrobial resistance in developing countries. Part I: recent trends and current status. Lancet Infect Dis,2005;5(8):481-493

[159] Jabeen K,Zafar A,Irfan S,et al. Increase in isolation of extended spectrum beta lactamase producing multidrug resistant non typhoidal Salmonellae in Pakistan. BMC Infect Dis,2010,22;10:101

[160] Lee HY,Su LH,Tsai MH,et al. High rate of reduced susceptibility to ciprofloxacin and ceftriaxone among nontyphoid Salmonella clinical isolates in Asia. Antimicrob Agents Chemother,2009;53(6):2696-2699

[161] Ochoa TJ,Ruiz J,Molina M,et al. High frequency of antimicrobial drug resistance of diarrheagenic Escherichia coli in infants in Peru. Am J Trop Med Hyg,2009;81(2):296-301

[162] Feierl G,Jelovcan S. Campylobacteriosis in Austria: situation and trends. Wien Klin Wochenschr,2009;121(3-4):103-107

[163] Igimi S,Okada Y,Ishiwa A,et al. Antimicrobial resistance of Campylobacter: prevalence and trends in Japan. Food Addit Contam,2008;25(9):1080-1083

第4章　多重耐药菌的临床案例

2008年《科学》杂志在"细菌的反击"一文中曾这样描述:1943年青霉素大规模使用,1945年院内感染的20%金黄色葡萄球菌对其产生抗性;1947年链霉菌素上市,同年该药耐药菌出现;1952年四环菌素上市,1956年其耐药菌出现;1959年甲氧西林上市,1961年其耐药菌出现;1964年头孢噻吩上市,1966年其耐药菌出现;1967年庆大霉素上市,1970年其耐药菌出现;1981年头孢噻肟上市,1983年其耐药菌出现;1996年,发现万古霉素耐药菌;2001年利奈唑胺上市,2002年其耐药菌出现。当临床上开始广泛使用碳青霉烯抗生素,如亚胺培南、美罗培南等。如今携带NDM-1基因的耐药菌开始流行。

自从抗生素问世以来,抗生素与细菌之间的"斗争"就从未停止过,人类为了对付致病微生物,不断研制出新型抗生素,而细菌等微生物为了生存,会慢慢适应这种药物环境,并不断地产生变异,形成新的更强大的细菌,如此循环往复。

在这场没有硝烟的战争中,在这种永无停歇的斗争中,临床医生无疑站到了最前线,无论是新的耐药机制的发生、耐药菌株的出现,还是耐药率的上升,都增加了防治感染的难度,并给临床医生提出了新的挑战,提出了更高的要求。面对不同部位,不同组织,不同菌种,不同耐药机制的感染,我们如何处理,有什么经验教训,有何注意事项,本章就此列举了一些具体的案例供大家参考。

一、鲍曼不动杆菌多重耐药株致颅内感染1例

1. 病情简介　患者,女性,70岁。因"右侧岩斜区脑膜瘤切除术后8年,肿瘤复发1周"来我院再次手术。2009年10月10日行右乙状窦前开颅肿瘤切除术,手术第7天出现皮下积液,立即行皮下积液穿刺引流术,第13天开始出现发热,体温波动在38.5~39.5℃,伴意识障碍,查体发现颈强直。化验血常规示:白细胞计数$19.06 \times 10^9/L$,腰椎穿刺脑脊液呈淡黄色浑浊液体。脑脊液常规:白细胞计数$640 \times 10^6/L$,多核白细胞0.88。考虑患者出现颅内感染,脑室炎形成。先后给予头孢他啶、万古霉

素、去甲万古霉素、左氧氟沙星、美罗培南及头孢哌酮/舒巴坦钠等治疗均无效。

2. 耐药分析 行 7 次脑脊液培养为鲍曼不动杆菌,药敏试验显示对头孢吡肟、头孢噻肟、头孢他啶、头孢曲松、庆大霉素、复方磺胺甲噁唑、亚胺培南西司他丁钠、替卡西林和克拉维酸等均耐药,仅对多黏菌素敏感。

3. 治疗策略及转归 根据培养及药敏结果,静脉给予多黏菌素 75 mg,2/d,鞘内注射 5 mg,每日 2 次,再夹闭 2～3 h。用药第 4 天,脑脊液常规:白细胞计数 $50 \times 10^6/$L,较前明显下降。5d 后体温恢复正常,脑脊液化验及血常规均恢复正常,脑脊液连续 2 次培养均阴性。感染控制后 3 周因脑积水行左脑室-腹腔分流术,术后继续静脉给予多黏菌素抗感染,患者恢复良好,治愈出院。术后随访 1 年,患者生活基本自理。

4. 讨论 国外文献报道,侵袭性操作、切口感染、窦道开放、机体免疫力减退等是导致鲍曼不动杆菌脑膜炎的重要因素。而近年来由于碳青霉烯类被作为术后脑膜炎治疗的首选经验性药物,使鲍曼不动杆菌耐药性明显增加。可能与鲍曼不动杆菌产生耐药酶、菌膜通透性降低及主动外排增加、基因突变、整合子基因扩散等机制相关。本例患者为老年女性,自身免疫力减退,反复颅脑手术,均是感染耐药鲍曼不动杆菌重要因素。药敏试验提示对多种抗生素耐药,仅对多黏菌素敏感。但单一静脉使用多黏菌素,脑脊液浓度仅为血药浓度的 1/4,肾毒性亦较大。Mota-ouakki 等学者通过联合利福平静脉给药和多黏菌素局部给药,成功治愈 7 例鲍曼不动杆菌脑膜炎,提示了此联合用药的安全有效性。因此,本例采用静脉与鞘内注射,联合给多黏菌素治疗,成功治愈鲍曼不动杆菌脑膜炎。而我们作为临床医师,应根据临床情况及药敏试验结果合理选用抗菌药物,必要时可联合用药,尽量延缓细菌耐药性的产生和减少抗生素的选择性的压力。

二、重度烧伤感染鲍曼不动杆菌多重耐药株 1 例

1. 病情简介 患者,男性,35 岁。因"火焰烧伤总面积 71%,合并轻度吸入性损伤 30min"入院。入院后给予清创创面外涂磺胺嘧啶银糊剂、快速补液等对症处理外,同时还使用头孢呋辛预防感染。入院后第 3 天行四肢削痂及猪脱细胞真皮基质移植术,术后患者烦躁、呼吸急促。血气分析提示 2 型呼吸衰竭,立即行气管切开及呼吸机辅助治疗,并换用头孢哌酮/舒巴坦钠联合阿米卡星预防感染。术后第 3 天患者出现发热,体温最高达 41℃,但血液、尿液及静脉导管细菌培养提示无细菌生长;创面分泌物提示阴沟肠杆菌,头孢哌酮/舒巴坦钠敏感,继续使用此药抗感

染,患者体温有所控制。术后第 5 天患者再次出现高热,体温波动在 39.0～40.0℃,血培养及痰培养均提示鲍曼不动杆菌。根据药敏试验改用亚胺培南继续抗感染,患者术后第 7 天体温恢复正常后,行第 2 次自体皮移植术。2 次术后患者出现中等度发热,再次行痰及创面分泌物、静脉导管、血液细菌培养,多次血培养无细菌生长。但痰及创面分泌物仍培养出鲍曼不动杆菌。

2. 耐药状况　第 1 次手术后血培养鲍曼不动杆菌对头孢哌酮/舒巴坦钠、亚胺培南敏感,痰培养鲍曼不动杆菌对前者为中度敏感,对后者敏感。两者均对头孢他啶、头孢曲松、庆大霉素、复方磺胺甲噁唑、替卡西林和克拉维酸等耐药。第 2 次手术痰及创面分泌物培养出的鲍曼不动杆菌已对头孢哌酮/舒巴坦钠(2∶1)等所有抗生素耐药,PCR 发现该细菌可产碳青霉烯酶 OXA-23。

3. 治疗策略及转归　本例首先根据经验用药选用二代头孢菌素预防感染,后根据细菌培养及药敏试验合理选用敏感抗生素,先后使用过头孢呋辛、头孢哌酮/舒巴坦钠、亚胺培南等抗生素。第 2 次手术痰及创面分泌物培养出鲍曼不动杆菌,考虑到对所有抗生素均耐药,遂停用抗生素。给予臭氧水浸浴治疗 2 周后,患者痊愈出院。

4. 讨论　鲍曼不动杆菌近年来已成为院内感染的重要病原菌,随着院内广谱抗生素滥用增多,导致多重耐药的鲍曼不动杆菌的产生,同时对 β-内酰胺类、喹诺酮类、氨基糖苷类、四环素、氯霉素等多种抗生素耐药,耐药率高达 89%～97%,只有对亚胺培南的敏感性保持＞95%。但 1997 年在纽约暴发流行期间,51% 的鲍曼不动杆菌对亚胺培南也产生耐药性。本例患者由于免疫力低下,全身创面受鲍曼不动杆菌侵袭性感染,在痰、创面分泌物、血液、静脉导管等多处同时检出此菌。药敏试验提示对多种常用抗生素高度耐药,仅对亚胺培南敏感。而 2 次手术后痰及创面分泌物中的鲍曼不动杆菌对亚胺培南亦产生耐药性。PCR 进一步证实该菌产生了能灭活碳青霉烯类抗生素的碳青霉烯酶。总而言之,只有通过主动、被动免疫等多种途径增加机体免疫力,同时严格按照药敏试验合理使用抗生素,才能有效地提高临床疗效,减少耐药菌的产生。

三、多重耐药的鲍曼不动杆菌致坏死性筋膜炎 1 例

1. 病情简介　患者,男性,83 岁,因"进行性呼吸困难由康复病房转入院"。既往曾因冠状动脉疾病行冠状动脉搭桥术,有充血性心力衰竭、心房纤维颤动、酒精性肝硬化病史。入院前 4 周因左上肢蜂窝织炎予万古霉素和哌拉西林/他唑巴坦在

外院治疗 2 周,CT 检查示左上肢蜂窝织炎及软组织水肿,无脓肿形成或骨髓炎证据,血培养均为阴性。入院后,他的左上肢仍然持续水肿并出现红斑。白细胞计数 $15.4 \times 10^9 / L$,出现体温降低和低血压。考虑感染性休克而转入内科重症监护病房。行血液和尿液培养,并开始经验性的给予万古霉素、林可霉素以及哌拉西林/他唑巴坦抗感染治疗。病人病情危重,予气管插管、静脉液体复苏和升压药支持治疗。感染最直接的表现是他左手臂的红斑进展迅速,并延伸到左腋下和左腰部(图4-1)。普通外科会诊,支持坏死性筋膜炎的临床诊断。患者家属选择放弃手术治疗,要求继续内科药物保守治疗。此后,患者病情逐渐恶化,出现乳酸性酸中毒,在充分容量复苏的基础上仍不能维持血压,需要不断增加血管收缩药物。患者家属要求改为舒适护理,此后不久死亡。

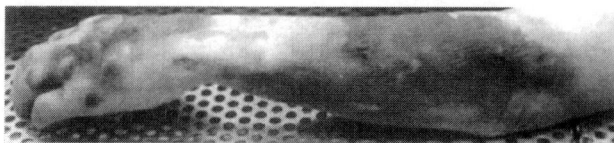

图 4-1　左上肢皮肤损害

2. 耐药分析　随后的血培养并鉴定为鲍曼不动杆菌感染,药敏试验显示对头孢唑啉、头孢曲松、环丙沙星、哌拉西林/他唑巴坦和甲氧苄啶/磺胺甲噁唑耐药。该分离株对氨苄西林/舒巴坦、庆大霉素、亚胺培南和替加环素敏感,头孢吡肟中介。尸检结果证实了坏死性筋膜炎的诊断,两侧上肢和左股内侧存在急性炎症和早期液化坏死。

3. 讨论　坏死性筋膜炎(NF)是以筋膜坏死为特征的筋膜平面软组织感染,病死率高达 76% 左右。这种疾病可发生在不同性别和所有年龄组,但更频繁地发生在免疫功能低下或有其他相关基础疾病患者。病原菌可通过任何皮肤损伤包括外伤、经皮导管或皮肤感染破坏而进入软组织。坏死性筋膜炎的类型依靠细菌病原体鉴定。Ⅰ 型坏死性筋膜炎为多重细菌感染,而 Ⅱ 型主要是 A 群溶血性链球菌伴或不伴葡萄球菌感染。坏死性筋膜炎最常见的病原体包括:A 组 β-溶血性链球菌、B 组链球菌、肠球菌、凝固酶阴性葡萄球菌、金黄色葡萄球菌、铜绿假单胞菌、大肠埃希菌和产气荚膜梭菌。鲍曼不动杆菌作为一种医院获得性病原体,其发病率和耐药性日益增加,作为一种条件致病菌,鲍曼不动杆菌常出现在免疫功能减退、机械通气、危重病人或那些患有慢性疾病的患者中,导致严重的、危及生命的感染。由于其在医院环境中可持续存在,近年,鲍曼不动杆菌也越来越多的出现在军事医院,引起战争创伤病人的皮肤、软组织感染。

本例患者先前的蜂窝织炎、左上肢皮肤的溃破为鲍曼不动杆菌进入人体提供了条件。加之基础疾病包括慢性心脏疾病和酒精性肝硬化若干风险因素促进了NF 的发展。此外,他入院前已经在外院住院 1 个月行康复治疗,增加了相关感染的风险。尽管患者已经给予广谱抗生素治疗,但最后血培养结果显示为多重耐药鲍曼不动杆菌,对该病人的抗生素治疗方案耐药。对于 NF 这种危及生命的严重感染,治疗之初确定适当的、覆盖面广的抗生素极为关键。已经证实,多重耐药鲍曼不动杆菌是一种软组织感染的病原菌,提示临床医师可能需要考虑扩大抗生素覆盖范围,特别是近期已经或正在住院的病人。

四、儿童神经外科手术后多重耐药鲍曼不动杆菌脑膜炎 3 例

1. 病情简介

案例 1:3 岁女性患儿,因脉络丛乳头状瘤进行了脑室导管置入手术。术中给予头孢曲松钠预防感染。7d 后出现发热(体温 39℃),脑脊液检查发现白细胞 400/mm^3,红细胞 10/mm^3,蛋白质 60mg/L,葡萄糖 1.2mg/L,显微镜检查发现革兰阴性杆菌。根据这些结果诊断为脑膜炎,开始给予美罗培南[120mg/(kg・d),8h 1次]静脉滴注。并更换脑室导管。脑脊液培养耐药鲍曼不动杆菌生长报告后,更改抗生素治疗方案,给予静脉滴注氨苄西林/舒巴坦[400mg/(kg・d),6h 1次],阿米卡星[22.5mg/(kg・d),12h 1次]和口服利福平[20mg/(kg・d)]。联合治疗 5d 和10d 时,脑脊液培养多重耐药鲍曼不动杆菌仍然阳性,药敏试验与前几次相同,均对多黏菌素敏感,因此 5d 后加用多黏菌素[50 000U/(kg・d),8h 1次]静脉滴注和鞘内注射[125 000U/(kg・d)]。第 14 天停用美罗培南、阿米卡星、利福平,而氨苄西林/舒巴坦和多黏菌素继续治疗至 45d,没有出现任何严重的不良反应。多黏菌素治疗 5d 后,行无菌脑室分流术(VPS)代替脑室导管。

案例 2:14 岁女性患儿,因髓母细胞瘤行颅内手术,同样在手术过程中用头孢曲松预防感染。术后第 3 天出现发热(体温 39.3℃),脑脊液检查发现白细胞 120/mm^3,红细胞 10/mm^3,蛋白质 114mg/L,葡萄糖 1.4mg/L。据此诊断为脑膜炎,给予静脉滴注美罗培南[120mg/(kg・d),8h 1次]和静脉注射万古霉素[60mg/(kg・d),6h 1次]。治疗第 3 天时后脑脊液培养为多重耐药鲍曼不动杆菌,改万古霉素

为氨苄西林/舒巴坦[400mg/(kg·d),6h 1 次]和口服利福平[20mg/(kg·d)]。更改治疗方案 4d 后,脑脊液培养阴性。继续美罗培南、氨苄西林/舒巴坦和利福平治疗 4 周后,病人痊愈,未出现任何不良反应。

案例 3:14 个月男性患儿,先天性脑积水,放置脑室导管引流术。手术过程中给予头孢曲松钠预防感染。术后第 2 天开始发热(体温 39.2℃),脑脊液检查发现白细胞 340/mm³,红细胞 20/mm³,蛋白质 68 mg/L 和葡萄糖 1.6 mg/L。即开始给予静脉滴注美罗培南[120mg/(kg·d),8h 1 次]和万古霉素[60mg/(kg·d),6h 1 次],更换新的脑室导管。治疗第 3 天时,脑脊液培养结果回报为鲍曼不动杆菌,遂改万古霉素为多黏菌素[50 000U/(kg·d),8h 1 次]。更改方案 4d 后,脑脊液培养阴性。继续美罗培南、多黏菌素治疗 6 周后,病人痊愈,未出现任何不良反应,行无菌脑室分流术(VPS)代替脑室导管。

2. 耐药分析　3 名患儿都来自安卡拉大学医学院儿科神经外科部。3 例患儿都是通过脑脊液(CSF)的分离培养确诊为多重耐药鲍曼不动杆菌脑膜炎,抗生素药敏试验显示对多黏菌素敏感,对氨基糖苷类,碳青霉烯类,环丙沙星,氨苄西林/舒巴坦和哌拉西林/三唑巴坦等抗生素耐药。

3. 讨论　鲍曼不动杆菌感染 20 世纪 70 年代之前是罕见的,但近年报道逐渐增多,占所有医院感染的 1%～3%。鲍曼不动杆菌感染可引起脑膜炎、肺炎、尿路感染、外科伤口感染等。鲍曼不动杆菌脑膜炎通常出现在与开颅手术、脑室管、头部受伤相关的神经外科操作后。既往研究表明,鲍曼不动杆菌脑膜炎在神经外科手术后发生率约为 4.5%,在脑室导管术后病人约为 10.9%。这 3 例患者中 2 例为放置脑室导管,1 例为髓母细胞瘤开颅手术。鲍曼不动杆菌手术后脑膜炎临床表现不明显,主要是发热和意识逐渐丧失。因此,可疑脑膜炎时,脑脊液检查是必须要做的,神经外科不动杆菌脑膜炎一般发生在术后 12d(1～40d)。碳青霉烯类单独或与阿米卡星联合是这些感染的主要治疗方案。但是,在过去几年耐碳青霉烯类菌株增加,因此,氨苄西林/舒巴坦或多黏菌素的使用成为抗鲍曼不动杆菌感染的主要方案。

五、铜绿假单胞菌多重耐药株致肺炎 1 例

1. 病情简介　患者,女性,80 岁。因"间断咳嗽、咳痰 20 余年,加重并反复发热 2 个月"入院。有慢性支气管炎病史 20 余年。患者于 2 个月前出现咳嗽、伴咳脓

痰,量不多,伴发热,体温最高达 39℃,无畏寒、寒战。在当地诊所给予头孢拉定和清开灵 5d,体温降至正常,咳嗽咳痰症状有所缓解。停药后 5d,再次发热,改用头孢曲松钠和左氧氟沙星 7d,体温降至正常。停药后 8d,患者又再次出现发热,以低热为主,下午明显。遂就诊于当地医院,当地医院疑为结核,给予诊断性抗结核治疗无效,但多次痰涂片检查找结核杆菌及 PPD 试验均阴性。CT 检查示:右肺炎性病变明显,左肺不明显,伴少量胸腔积液。痰细菌培养出铜绿假单胞菌,根据药敏试验对阿米卡星和头孢曲松钠敏感,但应用后,发热等症状改善不明显,遂再次转院,转院时患者仍存在低热,体温为 37.9℃。左肺及双肺底可闻及细小哮鸣音及湿性啰音。血常规:白细胞 $11.38 \times 10^9/L$,中性粒细胞计数 $10.32 \times 10^9/L$。复查胸部 CT 提示,双肺多发炎性病变,与入院前 CT 相比,部分阴影吸收,部分阴影加重,胸腔积液消失。遂诊断为:双侧肺炎,微生物学诊断为铜绿假单胞菌。

2. 耐药情况　该患者培养出铜绿假单胞菌药敏试验显示对头孢哌酮、头孢拉定、阿米卡星、左氧氟沙星、哌拉西林等敏感。

3. 治疗策略及转归　本例患者在治疗初期仍是经验性选择使用抗生素,先后使用头孢拉定、头孢曲松钠、左氧氟沙星等,临床症状仅能短暂缓解,无法治愈。药敏试验回报后,换用阿米卡星及头孢曲松联合抗炎,患者仍有低热。遂再次根据药敏试验换用头孢哌酮/舒巴坦钠及左氧氟沙星 2 周后,并给予止咳、化痰等对症处理,患者体温恢复正常。出院后 1 周,患者因再次出现低热而入院。结合发病以来用药情况,认为该患者多联用药无效的原因可能是铜绿假单胞菌因生物被膜形成而产生耐药。在此理论指导下,我们试验性使用哌拉西林钠治疗 2 周,联合阿奇霉素 1 周,患者症状完全缓解。随访 2 周,无复发。

4. 讨论　铜绿假单胞菌是机体免疫功能减退后继发感染的常见致病菌,其耐药性强、耐药谱广,可对多种抗菌药物产生天然或获得性耐药。本例为老年患者,抵抗力低,易感染多重耐药铜绿假单胞菌。在治疗过程中,先经验性使用大剂量、足疗程、多种抗生素,感染控制不理想。后根据药敏试验选择联合用药,仍难以控制感染。遂推测此株铜绿假单胞菌可能产生生物被膜。而生物被膜可提高细菌环境适应能力,不仅可以防止抗生素的杀灭,还能帮助细菌逃避宿主免疫。以致不断换用对此菌敏感的药物,效果仍然欠佳。依据国内研究认为,大环内酯类可破坏生物被膜形成,增强抗生素对铜绿假单胞菌渗透能力。临床验证加用阿奇霉素联合抗感染后患者症状体征缓解,疗效满意。因此,在临床治疗感染过程中,可通过选择有效且低诱导耐药的药物或增加辅助药物,不但有利于提高抗感染疗效,也可通过减少广谱抗生素的滥用而减少耐药菌的产生。

六、某医院一起呼吸机致铜绿假单胞菌院内感染暴发的案例

1. 情况简介　2005 年 7 月 1 日出现第 1 例发热患者,该 8 岁患儿心脏手术后在重症监护室(ICU)观察 3d,病情平稳,撤除呼吸机。从 ICU 转入普通病房的当天,突然发生寒战、高热,最高体温 40.9℃,退热时伴大汗淋漓。紧接着 7 月 4 日、5 日相继出现 6 例类似发热患者。呈现出短时间内相继发病、持续高热的特点。上述 7 例患者年龄 8～12 岁,均为心脏手术后 3～7d,全部使用过同一台鸟牌呼吸机,病例分布在该科的 6 个病房和 1 个 ICU 病房,男、女性别比为 1.93:1。临床特征及实验室检查普遍有骤起寒战、高热、四肢冰凉、血白细胞计数增高,胸部 X 线片(一)。

2. 耐药分析　病原学检查结果证实,2 台呼吸机中只有鸟牌呼吸机培养出铜绿假单胞菌,7 例中,6 例血培养为铜绿假单胞菌,对多种抗生素耐药,对泰能敏感。

3. 治疗及转归　根据血培养结果改用泰能治疗 2～3d 后患者全部康复。

4. 讨论　7 例手术后患者不明原因集体发热事件,经流行病学调查和实验室检测,证实是一起由呼吸机污染引起的铜绿假单胞菌院内感染暴发。近年来,呼吸机作为重要的治疗抢救措施之一,已在临床上广泛应用。在呼吸机使用过程中所发生的呼吸机相关肺炎也越来越引起临床医师的关注。由于心脏病患儿特异性和非特异性免疫功能均有缺陷,屏障功能差,尤其在侵入性导管插入、机械通气过程中,更易发生二重感染和交叉感染。调查表明,由于近期手术患者较多,呼吸机使用频繁,加上天气炎热,消毒工作没有及时跟上,导致了该起院内感染事件的发生。铜绿假单胞菌可以存在于呼吸治疗装置内,如呼吸机、湿化器、吸痰管等。因此,应严格消毒器械,包括呼吸机、雾化器、呼吸机管道等。戴一次性手套吸痰,每次吸痰后更换吸痰管。气道内定时湿化,采用特殊设计的气管导管,吸引声门下、气囊上气管内的分泌物,防止口咽部分泌物直接流入下呼吸道。防止院内感染的发生。

七、多重耐药副伤寒沙门菌致化脓性髋关节炎 1 例

1. 病情简介　患者,女,12 岁。因"发热 4d 伴右髋疼痛活动受限 3d"入院。4d 前出现发热,体温最高达 40.7℃,呈弛张热。3d 前出现右髋关节疼痛,伴活动受限。经抗炎治疗后疗效不佳。入院当天出现抽搐、谵妄、精神症状。入院查体:体温

40.2℃,心率 90/min。面红,表情淡漠,全身皮肤未见红疹,浅表淋巴结未扪及。双肺呼吸音清晰,腹软,无压痛及反跳痛,肝脾未扪及肿大。右髋部稍肿胀,前方压痛,关节屈曲约 120°,旋转障碍,"4"字征阳性。血常规:白细胞计数 $3.59 \times 10^9/L$,中性粒细胞 0.57。骨盆正位 X 线片示双髋关节构成骨质未见异常。双髋关节 MRI:右髋关节少量积液,髋臼及股骨头骨质未见异常。右髋关节穿刺,抽出稀薄脓性液体,穿刺液涂片:白细胞计数(卌)。依据上述患者症状、体征及辅助检查,诊断为右髋关节化脓性关节炎,脓毒血症。立即根据经验予以青霉素加丁胺卡那抗感染,右髋关节切开引流置管冲洗术,同时予以退热,补液等对症治疗。并血培养等检查。但患儿仍发热,体温波动在 38～39.5℃。复查血白细胞计数 $8.96 \times 10^9/L$,中性粒细胞0.87;肝功能示 ALT 85 U/L,AST 156 U/L,CRP 160.6mg/L,ESR 70mm/h。第 3 天血培养结果回报为甲型副伤寒沙门菌。

2. 耐药情况　甲型副伤寒沙门菌药敏试验结果为:对阿米卡星、庆大霉素、环丙沙星、头孢吡肟、亚胺培南、美罗培南耐药,对哌拉西林及头孢他啶、头孢噻肟敏感。

3. 治疗策略及转归　该患儿治疗初期,根据经验性用药予以青霉素联合丁胺卡那抗感染,同时局部行予以稀释络合碘溶液反复冲洗右髋关节,但患者症状无明显缓解。第 3 天血培养及药敏结果回报后,立即根据药敏结果换用敏感抗生素哌拉西林。第 5 天患儿髋关节冲洗液已清亮。继续给予抗感染 2 周后,患儿无发热,右髋疼痛减轻,复查右髋 MRI 提示积液较前明显减少。血常规及肝功能均恢复正常,肥达反应阳性。4 周后改成口服抗生素 2 周,右髋稍感疼痛,活动稍受限,2 个月后再次复查右髋 MRI 积液已基本消失。

4. 讨论　副伤寒由甲、乙、丙副伤寒沙门菌引起,其临床表现与治疗方法与伤寒相似。临床特征为持续发热,表情淡漠,神经系统中毒症状与消化道症状,相对缓脉、玫瑰疹、肝脾大和白细胞减少等。随着一、二代头孢菌素,氨基糖苷类抗生素,一、二、三代喹诺酮类抗菌药物广泛使用,副伤寒沙门菌株表现出极高的耐药性。这可能与细菌产生超广谱 β-内酰胺酶、诱导酶、氨基苷类钝化酶等,DNA 旋转酶发生变异,细胞通透性改变或细胞内转运异常、作用靶位改变等多种机制相关。因此,临床上有些副伤寒菌株对氯霉素、氨苄西林、庆大霉素、复方磺胺甲噁唑、阿米卡星等抗生素药物表现为多重耐药。本例早期应用青霉素加丁胺卡那抗炎退热效果不佳。细菌培养及药敏结果回报后改用敏感抗生素,效果明显。而值得注意的是本例培养出伤寒沙门菌已对亚胺培南、美罗培南等昂贵抗生素耐药。因此,迫切需要增强临床医师合理使用抗生素意识,规范有效使用抗生素。对于易传染病菌,应早检测、早报告、早隔离,防止交叉感染和医院感染,进而有效遏制耐药菌传播。

八、肺炎克雷伯菌多重耐药株致膀胱炎 1 例

1. 病情简介　患者,男性,61 岁。因"间断发热 5 个月余"入院。患者于 5 个月余前因前列腺增生、急性尿潴留,在国外某医院住院治疗,先后导尿 5 次。在第 3 次导尿后,开始出现发热,体温波动在 38.7～39.5℃,给予抗生素及退热等治疗后疗效不佳,仍反复发热,2 个月后回国仍有不规则发热,体温 38.7～39.5℃。入院查体体温 38.2℃,肾区有叩击痛。院内及院外辅助检查:血常规示白细胞 $12.2×10^9$/L。红细胞沉降率(ESR)82 mm/h,C 反应蛋白 109.3 mg/L,前列腺特异性抗原 12.9 ng/ml。尿常规示蛋白++,白细胞 5～8 个/HP,红细胞 3～5 个/HP。B 超示前列腺增生伴钙化,残余尿约 60ml。CT 示双侧肾盂和上段输尿管轻度积水;膀胱三角区膀胱壁增厚;前列腺肥大。诊断:前列腺增生,膀胱炎。中段尿细菌培养结果为产超广谱 β-内酰胺酶(ESBLs)肺炎克雷伯菌,根据药敏试验选择敏感抗生素后一度好转至中段尿培养阴性出院,但出院后 5d 复查时再次发现尿常规异常,中段尿培养出产(ESBLs)肺炎克雷伯菌,再次入院。给予抗感染,前列腺电切术。术后 2 次尿培养阴性好转出院。但再次停药 10d 后复查发现尿培养阳性。遂换用阿米卡星、亚胺培南/西司他丁、美罗培南、头孢哌酮/舒巴坦等抗生素,仍无法彻底治愈。患者后来改服中成药三金片、宁必泰,1 个月后加服中药汤剂,但尿常规仍然异常,中段尿培养也多次分离出此菌,6 个月后连续 3 次培养发现中段尿培养的产 ESBLs 肺炎克雷伯菌变成 ESBLs(-)菌株。根据药敏选择联合抗感染 1 个月后治愈。

2. 耐药分析　产 ESBLs(+)肺炎克雷伯菌药敏试验提示:奈替米星、阿米卡星、亚胺培南/西司他丁、美罗培南、头孢哌酮/舒巴坦均敏感;对头孢唑林、头孢呋辛、头孢噻肟、头孢曲松、头孢他啶、氨苄西林、环丙沙星、左旋氧氟沙星、复方磺胺甲噁唑、呋喃妥因均耐药。ESBLs(-)肺炎克雷伯菌药敏结果:头孢唑林、头孢呋辛、头孢噻肟、头孢曲松、头孢他啶、奈替米星、阿米卡星、亚胺培南/西司他丁、美罗培南、头孢哌酮/舒巴坦均敏感;环丙沙星、左旋氧氟沙星为中介;氨苄西林、复方磺胺甲噁唑、呋喃妥因均耐药。

3. 治疗策略及转归　根据药敏结果,选用奈替米星抗感染 3d 后体温恢复正

常,7d后尿常规正常,中段尿培养阴性,遂出院。但每次出院停药后7~30d,反复发作,尿常规异常及中段尿培养出产ESBLs肺炎克雷伯菌。遂改服中药制剂,直至发现培养出ESBLs阴性细菌,再次根据药敏试验选择阿米卡星及头孢噻肟联合抗感染1个月后,多次复查尿常规及中段尿培养阴性。

4. 讨论 肺炎克雷伯菌是目前临床上感染的常见病原菌,随着第三代头孢菌素的广泛应用,越来越多的肺炎克雷伯菌产生质粒介导的β-内酰胺酶,主要是超广谱酶和AmpC酶,从而造成该菌对多种抗生素耐药。本例患者在治疗过程中,首先采用目前最好的广谱抗生素及加酶抑制药的头孢菌素治疗,但停药仍然复发。后改用中药治疗,6个月后肺炎克雷伯菌由ESBLs(＋)株转为ESBLs(－)菌株。再次根据药敏换用氨基糖苷类及三代头孢菌素治疗1个月后痊愈。ESBLs(＋)株转为ESBLs(－)株是否与停用抗生素有关,还是与中药的作用有关,这个问题,有待进一步探讨。我们看到滥用抗生素给临床抗感染治疗带来了极大的困难,所以我们需要加强对此类细菌的长期监测,为临床用药提供依据。

九、多重耐药大肠埃希菌致败血症1例

1. 病情简介 患者,男性,72岁。因"尿频、尿急、尿痛、发热3d"就诊。初步诊断为泌尿系感染,先后给予诺氟沙星、复方磺胺甲噁唑、庆大霉素、氨苄西林治疗约1周,疗效不佳。患者仍反复出现发热,体温最高达41℃,伴寒战。尿常规提示白细胞(＋),但细菌培养为阴性。血培养有大肠埃希菌。

2. 耐药情况 药敏试验提示大肠埃希菌对庆大霉素、阿米卡星、头孢唑林钠、头孢氨噻肟钠高敏,对四环素、复方磺胺甲噁唑低敏,对氨苄西林、氯霉素耐药。

3. 治疗策略及转归 治疗初期采用经验性用药,先后使用4种抗生素无效。药敏试验回报后,根据结果改用阿米卡星0.6g/d,头孢唑林钠6.0g/d,治疗5d后,患者仍存在发热。遂换用庆大霉素联合头孢噻肟钠抗感染6d,患者仍存在高热,呈弛张热型。再次换用四环素加小诺米星,哌拉西林(氧哌嗪青霉素)加甲硝唑,氯霉素加卡那霉素治疗3周仍无好转。再次血培养仍为大肠埃希菌,并增加药敏试验。根据药敏试验改用呋喃唑酮抗感染。用药后第3天患者体温即恢复正常。2周后连续3次血培养为阴性。治疗5周后停药,随访1个月,患者无复发。

4. 讨论 大肠埃希菌属肠道正常菌群,但进入人体其他部位也可致病,以泌尿系感染最为常见。引起泌尿系感染的菌株具有荚膜,侵袭力强。患者先出现泌

尿系感染症状,后出现败血症症状。入院后结合血培养结果,诊断为泌尿系感染合并大肠埃希菌败血症。根据第一次药敏试验使用常用敏感抗生素,但临床疗效差。后再次培养并增加药敏试验中药物,换用呋喃唑酮疗效显著。因此,在临床实践过程中,除了根据药敏试验结果选择抗生素外,还需根据患者疗效,即时更换更敏感有效的抗生素,延缓细菌耐药性进一步增强。

十、多重耐药性大肠埃希菌致全身多处脓肿 1 例

1. 病情简介　患儿,男性,1.5 岁。因"发热咳嗽"入院治疗。入院后查体双肺呼吸音粗,可闻及少许细湿啰音。X 线检查双肺纹理增强,双肺内带可见点片状密度增高影。入院诊断为急性支气管炎。并给予头孢噻肟、苯唑西林、阿米卡星治疗1 周后肺部湿啰音消失,但患儿仍高热不退,3d 后查体发现右侧腰背部包块。腹部 CT 提示右侧腹膜后脓肿。给予肾周脓肿切开引流术。脓液培养出大肠埃希菌。根据药敏换用头孢曲松加阿米卡星联合抗感染。1 周后查体时发现睾丸鞘膜积脓,行脓肿切开术,再次脓液培养仍为大肠埃希菌。根据药敏试验选用亚胺培南抗感染。第 2 次术后 3d 全腹 CT 提示肝右叶脓肿,1 周后行第 3 次脓肿切开引流术,脓液培养为大肠埃希菌和肠球菌,根据药敏试验继续使用亚胺培南。

2. 耐药情况　第 1 次脓液培养的大肠埃希菌对阿米卡星、头孢曲松敏感。间隔 1 周后第 2 次培养及药敏试验提示大肠埃希菌对阿米卡星、头孢曲松、哌拉西林、头孢他啶、庆大霉素、呋喃妥因、复方磺胺甲噁唑、头孢唑林多重耐药,仅对亚胺培南敏感。

3. 治疗策略及转归　本例患者初始治疗为经验性应用抗生素,后根据药敏试验选择敏感抗生素。先后使用第三代头孢菌素、青霉素类、氨基糖苷类及碳青霉烯类。使用亚胺培南治疗 37d 后治愈出院,随访 2 年患儿无复发。

4. 讨论　大肠埃希菌是社区及医院获得性感染的主要病原菌。随着广谱抗菌药物,尤其是第三、四代头孢菌素的广泛使用,临床分离的大肠埃希菌中,多重耐药菌株逐渐增多。本例患者以急性支气管炎起病,后出现全身多处脓肿,考虑细菌经肺转移入血所致。病程初期已经验性使用第三代头孢菌素等多种抗生素。第 1 次培养及药敏回报后换用对敏感头孢曲松抗感染。2 周后第 2 次培养出的大肠埃希菌已形成多重耐药,仅对亚胺培南敏感。推测此次培养为产 ESBLs(超广谱 β-内酰胺酶)的大肠埃希菌。ESBLs 可通过接合、转化和转导等形式使耐药基因在细菌间

扩散,造成严重的院内及院外感染。同时产 ESBLs 菌对第三代头孢菌素、氨基糖苷类、喹诺酮类和磺胺类耐药或交叉耐药。因而临床上除普通培养及药敏试验外,需加强对不同菌株抗药活性的检测。其检测结果既可为临床提供及时可靠的实验室资料,避免临床盲目经验治疗,也有利于遏制多重耐药菌株的产生与流行。

十一、多重耐药的难辨梭状芽胞杆菌所致假膜性肠炎 1 例

1. 病情简介　患者,男性,28 岁,因"乏力面色苍白、间断发热 3 个月",于 1999 年 10 月入院。外院行血常规及骨髓涂片,诊断为骨髓异常增生综合征(MDS),给予相应治疗(维 A 酸、骨化三醇、TPO、G-CSF),症状及化验无明显好转。入院后血常规提示:白细胞计数 $2.1 \times 10^9/L$,血红蛋白 55g/L,血小板计数 $11 \times 10^9/L$。骨髓涂片:骨髓增生活跃,原早粒细胞占 20.5%,三系统病态造血均可见。诊断为:骨髓异常增生综合征(RAEB 型),在给予 2 周疗程治疗(小剂量阿糖胞苷、三尖杉酯),骨髓增生受到抑制。10 月 28 日患者出现腹痛、呕吐、发热等不适,外科诊断为"急性阑尾炎",无手术指征,给予头孢哌酮/舒巴坦(舒普深)、左氧氟沙星(利复星)及甲硝唑治疗,症状逐渐消失。11 月 5 日停用抗生素,至 11 月 7 日,复出现发热、腹痛、腹泻,为黏液血便,伴里急后重,按"细菌性痢疾"治疗,给予左氧氟沙星、头孢曲松治疗,无好转,多次复查便涂片,细菌少,未见痢疾杆菌,考虑为菌群失调,停用抗生素,给予调节肠道菌群治疗,症状仍无缓解。11 月 18 日,大便涂片可见革兰阳性杆菌,形态似难辨梭状芽胞杆菌,多次复查便涂片结果类似,遂静脉应用万古霉素(稳可信),3d 后症状无明显好转。粪便厌氧菌培养结果回示:难辨梭状芽胞杆菌。

2. 耐药分析　本病例为化疗及大量运用抗生素后,出现机体抵抗力下降及肠道菌群失调,难辨梭状芽胞杆菌所致的溃疡性结肠炎。本例报道特殊之处在于该菌对万古霉素及其他多种敏感抗生素耐药。

3. 治疗策略及转归　万古霉素口服肠道吸收率低,在肠道能达到有效的杀菌浓度,从而达到治疗目的。口服给药:每日 0.5～2g,分 3～4 次服用。同时加用包括球菌、革兰阴性杆菌等的活菌制剂,积极治疗至 12 月 22 日,粪便涂片报告示菌群回复至正常,肠道溃疡恢复。

4. 讨论　难辨梭状芽胞杆菌为肠道条件致病菌,多数对万古霉素、甲硝唑、替硝唑敏感。当机体免疫力减退时,产毒的菌株可引起假膜性肠炎。难辨梭状芽胞杆菌产生的毒素有 A 毒素、B 毒素、蠕动改变因子和不稳定因子,A 毒素引起腺体

分泌黏膜损伤及炎症,B 毒素没有肠毒活性,但可在 A 毒素作用的基础上加重黏膜病变。本例中难辨梭状芽胞杆菌对万古霉素耐药,传统静脉给药途径难以在肠内达到有效药物浓度。通过更改给药途径,口服万古霉素,利用其肠道不易吸收特点,达到有效药物浓度,同时调节肠道菌群,达到治疗目的。在临床治疗过程中根据抗生素不同药动学选择给药途径,能达到事半功倍的效果。

十二、耐甲氧西林金黄色葡萄球菌致烧伤创面感染 1 例

1. 病情简介　患者,男性,42 岁。因"双上肢及胸背部浅二度～深二度烧伤"入院。入院时体温 36.6℃,血常规白细胞计数显示 6.3×10^9/L。入院后立即予以清创,头孢唑肟钠预防感染,湿润烧伤膏处理创面等综合治疗。入院后第 2 天,患者烧伤创面开始出现脓性分泌物,予以细菌培养。入院后第 5 天患者出现高热,体温最高达 39.5℃。查体发现创面脓性分泌物范围扩大,呈淡黄色。细菌培养结果提示为耐甲氧西林金黄色葡萄球菌(MRSA)感染。

2. 耐药情况　药敏试验提示 MRSA 仅对万古霉素及四环素敏感。

3. 治疗策略及转归　根据药敏结果,立即换用万古霉素抗感染,局部换药处理,继续给予补液支持治疗。48d 后患者痊愈出院,未发生院内交叉感染。

4. 讨论　耐甲氧西林金黄色葡萄球菌(MRSA)是引起全球性医院内感染的重要致病菌之一,由于其对许多抗生素有多重耐药性,且病死率高,极易造成医院感染暴发,因此,对 MRSA 的医院感染控制也显得尤为重要。葡萄球菌属细菌引起医院感染多在老年人、住院时间长者,绝大多数有严重基础疾病。感染部位前四位依次是呼吸道、切口、泌尿道和血液。一旦微生物室工作人员检出 MRSA,都应根据药敏试验结果,慎重选择敏感的抗菌药物。同时将患者安置在单独的隔离病房,病房门口设 MRSA 感染的隔离标志,对隔离病室内物体表面、医务人员及清洁工人手、患者隔离前同病室其他患者及物体表面带菌情况进行检测,以便及时分析传染源、传播途径及流行趋势,及时采取控制措施,防止感染蔓延。总之,早期检出带菌者是防止 MRSA 院内扩散的前提,对带菌者实施隔离、环境与物品的消毒是控制 MRSA 院内流行的基本措施,加强 MRSA 基本知识的学习、教育医务人员合理使用抗菌药物可以减少 MRSA 菌株的产生。

十三、多重耐药金黄色葡萄球菌致前列腺炎 1 例

1. 病情简介　患者,男性,23 岁,建筑行业。因"尿频、尿急、尿痛 9 个月"入院,

外院当时诊断为泌尿系统淋病及支原体复合感染。在外院经规则治疗后,淋球菌、支原体培养阴性,但症状无明显缓解。入院时体温38.1℃,查体发现尿道口稍红,无明显分泌物,肛门指检前列腺触痛,肿大饱满。前列腺液常规:PC+,白细胞计数卅,卵磷脂偶见。B超显示前列腺实质回声减低,实质内可见多个不规则暗区。前列腺液培养提示为金黄色葡萄球菌。

2. 耐药情况　细菌培养:普通平板见1～2mm金黄色不透明脂溶性优势菌落,血平板菌落周围有透明溶血环。卵黄高盐甘露醇培养基见淡黄橙色菌落,周围有明显乳白色沉淀。镜检发现革兰染色阳性、葡萄状排列的球菌。血浆凝固酶试验阳性,触酶试验阳性。因此确诊为金黄色葡萄球菌。药敏试验提示该菌对氨苄西林/舒巴坦、阿奇霉素、头孢唑林、头孢他啶、氯霉素、环丙沙星、克林霉素、多西环素、美罗培南、庆大霉素等18种药物耐药,仅对万古霉素敏感。此外,Kirby-Bauer法提示对头孢曲松、头孢哌酮、阿米卡星耐药,对呋喃妥因敏感。

3. 治疗策略及转归　呋喃妥因常规剂量用药10d,中药八正散辨证加减10剂。停药后4d、10d复查2次前列腺常规和细菌培养,均正常。患者痊愈出院。

4. 讨论　加强细菌耐药性监测,是有效预防和控制细菌耐药产生和扩散的主要手段。感染性前列腺的治疗,在实验室条件允许的情况下,细菌培养后结合药敏试验结果针对用药,既可以减少病人疾苦又可以降低耐药菌株产生。临床上针对多耐药金黄色葡萄球菌的病例,可以结合传统中医辨证实施中药治疗,也许能收到比较好的效果。

十四、耐万古霉素屎肠球菌致败血症1例

1. 病情简介　患者,男,20岁,2009年2月13日因重物砸伤双侧下肢入院。入院时创伤性失血性休克,双侧股骨上段粉碎性骨折伴血管神经、肌肉损伤,骶1椎体、右骶髂关节损伤。体温36.2℃,血压15.2/6.92kPa(114/52mmHg),脉搏148/min,SPO$_2$ 100%。实验室检查:血常规白细胞计数7.61×10^9/L。尿常规,尿隐血卅,尿蛋白+。肝功能,ALT/AST 33/64 U/L,LDH 857 U/L。行双股动脉重建术、双侧股骨上段骨折切开复位内固定术,术后转ICU,输血补液扩容,予亚胺培南/西司他丁、替考拉宁、甲硝唑等抗感染治疗1周。2月19日因患者高热、寒战,体温38.4℃,白细胞计数17.8×10^9/L,中性粒细胞0.845,采血培养,自动血培养仪报警阳性后,转种至血平板、巧克力平板、麦康凯平板继续培养为屎肠球菌。

2. 耐药情况　该菌在血平板形成灰白色、不透明、表面光滑,溶血,直径约 1mm 的圆形菌落,涂片染色可见成双、短链排列的革兰阳性球菌。触酶阴性、水解胆汁七叶苷、高盐肉汤生长,经全自动微生物分析仪、革兰阳性菌鉴定卡鉴定为屎肠球菌。药敏试验提示该菌对高浓度庆大霉素、万古霉素、替考拉宁等多种抗生素均耐药,对磷霉素、呋喃妥因、利奈唑胺敏感。

3. 治疗及转归　该患者术后初期选择强效抗生素亚胺培南/西司他丁、替考拉宁预防感染。但 1 周后出现高耐药性屎肠球菌所致败血症。根据药敏试验及患者病情,予磷霉素、利福平联合抗感染治疗,1 周后体温恢复正常,血培养无细菌生长。患者治愈出院。

4. 讨论　肠球菌为革兰阳性球菌,多数菌种为短链状排列。肠球菌是仅次于葡萄球菌的重要院内感染致病菌,可引起泌尿道感染、腹腔感染、盆腔炎和心内膜炎,严重时可导致脓毒症,病死率达 21.0%～27.5%。在分离的肠球菌菌种分布中,粪肠球菌占绝大多数,其次为屎肠球菌。近年来,肠球菌属尤其是屎肠球菌对万古霉素和替考拉宁的耐药率明显上升,且其耐药基因可通过质粒、转座子向其他细菌播散,对人类抗感染治疗提出了严峻的考验。临床应根据万古霉素的临床指征和实验室分离株的耐药情况合理选用,控制肠球菌属耐药株的产生和发展。近年来利奈唑胺、达托霉素等药物的应用,为我们提供了新的治疗选择。

十五、多重耐药性肺炎链球菌致败血症及脑膜炎 1 例

1. 病情简介　患儿,男,4 岁 8 个月。因"发热、频繁呕吐半天"入院。同年 7 月曾行"右前臂脂肪瘤摘除术"。入院时查体:体重 21kg,体温 38.7℃,呼吸 30/min,血压 12.5/8.0kPa(95/60mmHg),神志清,精神淡漠,双侧颈旁可触及散在米粒大小淋巴结,质软,无压痛,活动佳。双侧瞳孔等大、等圆,对光反射存在。颈软,无抵抗。两肺呼吸音粗,未闻及干、湿性啰音。心腹查体阴性。膝腱反射存在,布氏征、克氏征阴性. 双侧巴宾斯基征阴性。给予经验性抗生素头孢他啶抗感染及对症处理后,患儿第 2 天中午突发抽搐,查体颈部有明显抵抗。血常规提示:白细胞计数 29.77×10^9/L,中性粒细胞 0.64。脑脊液检查示:脑脊液压力高于 3.92kPa(40cmH$_2$O),脑脊液常规、生化示:无色,透明,蛋白质(卌),细胞总数 1 600×10^6/L。白细胞 850×10^6/L。单核 0.35;蛋白定量 1.12g/L,糖 1.3 mmol/L,氯化物 106mmol/L。血、脑脊液乙型脑炎病毒 IgM 抗体为阴性。并行血、脑脊液细菌及厌

氧菌培养。脑电图示:双枕区明显轻度异常脑电图。头颅 CT 未见异常。入院后第
3 天脑脊液细菌培养结果提示肺炎链球菌阳性。第 5 天血培养结果也为肺炎链球
菌。明确诊断:败血症合并肺炎链球菌性化脓性脑膜炎。

2. 耐药情况　脑脊液细菌培养及药敏试验提示肺炎链球菌对万古霉素、四环
素、左氧氟沙星、氯霉素敏感,复方磺胺甲噁唑、红霉素、青霉素、阿莫西林/克拉维
酸、头孢呋辛、克林霉素耐药。血培养的肺炎链球菌耐药情况同脑脊液。

3. 治疗策略及转归　入院后首先给予经验性应用抗生素,使用第三代头孢菌
素头孢他啶,但疗效不佳。患儿仍持续性发热。第 3 天脑脊液细菌培养及药敏结果
回报后立即根据药敏换用万古霉素抗感染,并给予甘露醇脱水、丙种球蛋白、保肝
等支持对症治疗。2 d 后体温降至正常。10 d 后复查脑脊液、脑电图均正常。继续
给予万古霉素抗感染治疗 2 周后患儿治愈出院。

4. 讨论　肺炎链球菌为大多数人口咽部的正常菌群,常寄居于正常人鼻咽腔
或上呼吸道,侵犯非寄居部位时可引起脑膜炎、肺炎、败血症、中耳炎等感染性疾
病。研究报道肺炎链球菌菌株可发生独立的基因突变、基因转化及重组,获得耐药
基因,然后耐药菌株进行克隆传播和水平传播,从而导致目前全国肺炎链球菌获得
多重耐药性。本例患儿脑脊液及血培养出的肺炎链球菌对头孢呋辛及阿莫西林/
克拉维酸产生耐药性。而从疗效上观察,此菌对头孢他啶亦有一定耐药性。肺炎
链球菌耐药性产生可能与患儿入院前应用一段时间 β-内酰胺类抗生素治疗有关。
此外,患儿肺炎时多次在医院输液治疗,由于医院内抗生素应用普遍,其物理环境
有利于呼吸道病原菌的传播,因而成为耐药肺炎链球菌的潜在来源。因此,临床医
生必须合理、审慎使用抗生素以减少选择性压力,从而控制肺炎链球菌耐药株的播
散。结合药敏试验结果和药效学及药动学资料,根据当地监测数据来制订合适的
经验用药选择方案有助于控制肺炎链球菌耐药的进一步发展。

十六、多重耐药结核分枝杆菌致糖尿病患者足部溃疡 1 例

1. 病情简介　患者,女性,47 岁,因左足伤口 3 年不愈之主诉就诊于新德里
Lok Nayak 医院。该伤口最初经抗生素治疗后有所好转,但随后并没有进一步改
善。患者居住于社会经济情况较差的印度哈里亚纳邦农村,是个家庭主妇,也常常
在野外工作。患者同时患有糖尿病,自 2004 年以来一直接受药物治疗,家族史中没
有结核病病史。入院后体检发现:患者较肥胖,左足根部可见一个大溃疡,较深,其

上覆盖坏死组织(图 4-2)。既往患者已采取多疗程的抗生素治疗,伤口经过清创并已包扎好。入院后化验检查示:血红蛋白 82g/L,白细胞总数 8.2×10⁹/L,分类中性粒细胞 0.67,淋巴细胞 0.30 和嗜酸性粒细胞 0.03。红细胞沉降率 75mm/h,血糖正常。血需氧培养 48h 无细菌生长。脓及伤口边缘覆盖组织病理学检查示慢性炎症改变,没有肉芽组织或干酪样坏死组织。给予克拉维酸＋阿莫西林 625mg(克拉维酸 500mg,阿莫西林 125mg),2/d,同时给予溃疡面消毒及护理。行胸部 X 线片检查正常,左足 X 线片显示,混合性跖骨溶骨性和成骨性改变。使用抗生素后伤口没有明显改善。

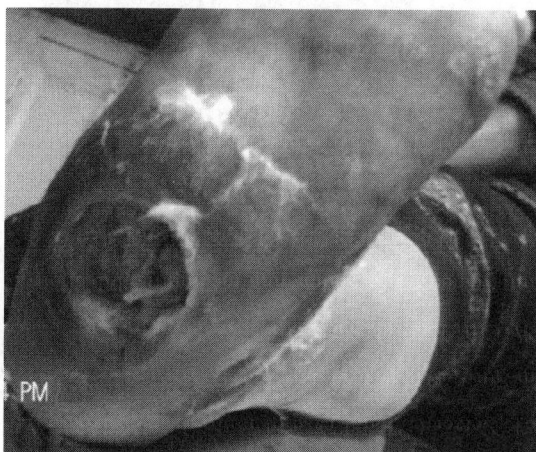

图 4-2　左足根部溃疡(抗结核治疗前)

2. 耐药分析　　取伤口分泌物送 Ziehl-Neelsen 染色发现抗酸杆菌,同时使用 BACTEC 结核 460 培养仪进一步证实为抗酸杆菌。溃疡组织行 PCR 检测,结核分枝杆菌 DNA 阳性。药敏试验显示有结核分枝杆菌生长,对异烟肼、利福平耐药。

3. 治疗策略及转归　　该病人在督导下开始二线强化抗结核治疗,方案包括吡嗪酰胺、乙胺丁醇、卡那霉素、氧氟沙星、乙硫异烟肼和对氨基水杨酸。经上述治疗并随访 4 个月后,伤口临床改善(图 4-3)。其后,她接受了持续期为 18 个月 4 种药物(氧氟沙星、乙胺丁醇、乙硫异烟肼和对氨水杨酸)的巩固治疗后获得痊愈。

4. 讨论　　全球约近 1/3 人口受结核分枝杆菌感染。在过去 10 年,全球多药耐药结核病的患病率明显增加。印度多药耐药结核病的发病率初诊病例中1.1%～5.3%,而在既往曾接受过抗结核治疗患者中 8%～67%(普拉萨德,2005)。骨骼结

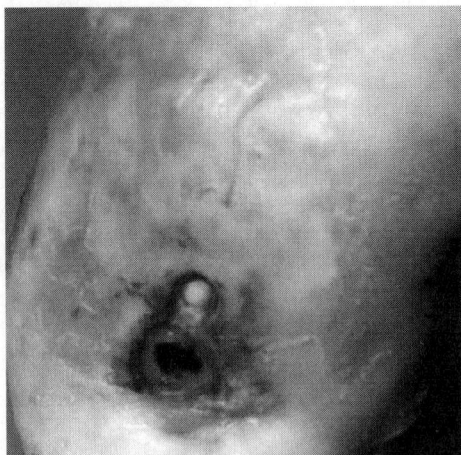

图 4-3　强化治疗后溃疡临床改善

核可以影响体内所有的骨头,最常见的是脊椎、股骨、胫骨和腓骨。据报道,涉及足骨的结核仅占肺外结核的 0.1%～0.3%(戴维森与霍洛维茨,1970;曼泽拉等,1979)。足骨关节结核通常是继发于胸部或其他部位的原发结核。但在本病例中,没有发现原发结核病灶。在不发达国家,人们有赤足散步的习惯,因此,频繁轻微创伤的机会增加,从而导致足部结核的发病率相对较高(图利,1977)。在本案例中,如果发现原发结核病灶,但病人在工作中曾有几次足部轻微创伤小,这可能导致结核杆菌直接感染。糖尿病患者的足部感染需要同时协调局部和系统(代谢)的问题,因为足部感染在这类病人中的发病率很高且较严重,甚至导致截肢。对于一个糖尿病病人,可以列出一系列不同诊断,包括感染性和非感染性原因。足部溃疡是最常见表现,主要是由周围神经病变以及感染和其他免疫紊乱引起(利普斯基等,2006)。因足部结核溃疡导致骨髓炎是罕见的(阮东,2001 年;Dhillon,2002)。由于缺乏实质性的认识,加之临床有类似于马杜拉足分枝菌病、慢性化脓性感染、卡波西肉瘤、骨肿瘤和其他炎症和肿瘤过程,往往延误诊断。临床症状和体征轻微,典型结核性骨髓炎影像学表现少见,一旦出现,往往在病程晚期(Choi,2008)。因此,确诊需要在临床高度怀疑本病,并刮取或抽吸溃疡边缘组织行活检和细菌学分析。骨关节结核通常表现为慢性隐匿的过程,病人通常出现疼痛和肿胀。等到出现窦道和溃疡时往往已经是极晚期。

十七、耐甲氧西林金黄色葡萄球菌的家庭中传播

耐甲氧西林金黄色葡萄球菌(MRSA)的传播流行已引起全球范围的高度重视。MRSA 能引起皮肤、软组织的感染和坏死,也能引起肺炎。一般对此类感染的报道都是发生在医院内的,但最近美国报道有 2 起发生在家庭成员内部的 MRSA 的暴发流行,包括 1 例死于暴发性肺炎。

据流行病学调查显示:其中第一个家族中首先感染的是一位 35 岁的母亲,她在感染之前身体非常健康,只是突然发生咳嗽,发热,肌痛,呼吸短促,持续 5d,送往医院诊断为肺炎。用青霉素治疗病情未得到控制,反而加重,进一步检查确认不是重型流行性感冒,胸部 X 线片的结果显示左肺下叶有阴影。随即给予静脉注射抗生素治疗,在入院的第 2 天早晨死亡。随后的血和腹水培养有细菌生长,鉴定为 MR-SA。在为那位母亲举行葬礼的当天,她的丈夫也出现了同样的症状而住院,但他的流感抗体检测为阳性,痰培养得到了和他妻子同样的 MRSA,静脉注射万古霉素和多西环素好转。接着他的岳父和 14 岁的女儿也因同样的病而住院,静脉注射万古霉素和多西环素,2d 后改口服抗生素而治愈。在那对夫妇住院后,家中和他们有密切接触的 7 个人进行鼻拭子培养,其中有一个孩子培养出来 MRSA。这几个人分离出的金黄色葡萄球菌的药敏结果显示氨苄西林、耐夫西林和头孢唑林都是耐药的;红霉素是中度敏感的;四环素、庆大霉素、克林霉素和万古霉素是敏感的。大约 1 个月后另一个家庭也发生了由 MRSA 引起的家庭成员间的传播感染。只是这对夫妇先前就体弱多病,大量应用抗生素史。在他们的血、尿和痰标本里都培养出 MRSA。药敏结果显示,此菌对苯唑西林、阿奇霉素、头孢曲松、环丙沙星、左氧氟沙星是耐药的;亚胺培南是敏感的。

最近的调查研究发现在美国的田纳西州,在护理中心的孩子中有 36% 的是金黄色葡萄球菌携带者,其中 9% 的是 MRSA。如果发生暴发流行这将非常危险的。MRSA 最初只是在医院内传播感染,但现在社区感染越来越普遍。在人口密集的场所如运动场的运动员,军营的战士还有其他团体成员之间都容易通过皮肤密切接触而感染。MRSA 容易在鼻腔定植,因此对于体弱多病的人群来说是非常可怕的。在医院感染的 MRSA 对抗生素耐药都是比较严重的,要特别引起重视。

对于 MRSA 的报道 10 年前还是比较少的,近几年来这方面的报道和研究逐渐增多,但到底如何筛查和清除健康携带者的细菌还没有切实可行的方案。但如果

确定金黄色葡萄球菌是否为 MRSA 可用多重 PCR 方法来测定该菌是否含有能引起高度耐药的 mec 基因。由于 MRSA 的广泛存在,因此对于社区性 MRSA 的暴发流行的预防、控制和治疗将是我们今后要面临的重要难题。

(牟劲松　聂卫民　谢聪颖　李文刚)

参 考 文 献

[1] 李达,郝淑煜,肖新如,等.多重耐药鲍曼不动杆菌颅内感染一例报告及文献复习.中华神经外科杂志,2010;26(9):808-810

[2] Krol V, Hamid NS, Cunha BA. Neurosurgically related nosocomial Acinetobacter baumannii meningitis: report of two cases and literature review. J Hosp Infect,2009;71(2):176-180

[3] Motaouakkil S, Charra B, Hachimi A, et al. Colistin and rifampicin in the treatment of nosocomial infections from multiresistant Acinetobacter baumannii. J Infect,2006;53(4):274-278

[4] 李苏利,李扬.多种耐药鲍曼不动杆菌耐药现状与临床对策.中华医院感染学杂志,2005,15(12):1438-1440

[5] 陈炯,韩春茂,俞云松,等.特重度烧伤感染多重耐药鲍氏不动杆菌一例.中华烧伤杂志,2007,23(1):70

[6] Sullivan DR, Shields J, Netzer G. Fatal case of multi-drug resistant Acinetobacter baumannii necrotizing fasciitis. Am Surg,2010;76(6):651-653

[7] Ozdemir H, Tapisiz A, Cifti E, et al. Successful treatment of three children with post-neurosurgical multidrug-resistant Acinetobacter baumannii meningitis. Infection,2010;38(3):241-244

[8] 于天杰,刘建刚.老年铜绿假单胞菌性肺炎多重耐药一例纠治体会.临床误诊误治,2009;22(11):50-51

[9] 王全楚,申德林,李保军.郑州市某医院一起呼吸机致铜绿假单胞菌院内感染暴发的调查.中华流行病学杂志,2005;26(11):923

[10] 戴祝,廖瑛,范伟杰.多重耐药副伤寒性化脓性髋关节炎 1 例.疑难病杂志,2009;8(10):634

[11] 李珍大,张小卫,王卫萍,等.产 ESBLs 肺炎克雷伯菌引起前列腺增生患者膀胱炎 1 例.中华男科学杂志,2004;10(12):945

[12] 王琳,林培高.痢特灵治愈多重耐药大肠杆菌败血症 1 例.医学理论与实践,1998;11(3):142

[13] 杨清明,于世军,张延霞,等.多重耐药的难辨梭状芽孢杆菌引起伪膜性肠炎一例报告.感染.炎症.修复,2000;1(2):86

[14] 曾琼英.1 例耐甲氧西林金黄色葡萄球菌医院感染控制体会.中国医药指南,2008;6(20):156

［15］武楠,吴丽桂.外伤患者血培养分离 1 株耐万古霉素屎肠球菌.中华医院感染学杂志,2009；
　　　(19):2634

［16］耐万古霉素肠球菌感染防治专家委员会.耐万古霉素肠球菌感染防治专家共识.中华实验和临
　　　床感染病杂志,2010;4(2):224-231

［17］王晟,杨毅.多重耐药性肺炎链球菌败血症合并脑膜炎 1 例.实用医学杂志,2007;23(16):2568

［18］Baveja CP,Gumma VN,Jain M,et al. Foot ulcer caused by multidrug-resistant Mycobacterium
　　　tuberculosis in a diabetic patient. J Med Microbiol,2010;59(Pt 10):1247-1249

第5章 多重耐药菌的耐药机制

细菌的耐药机制复杂,一般将细菌的耐药机制共分为5类:细菌产生灭活酶或钝化酶、抗生素作用靶位改变、细菌主动药物外排机制、细菌细胞膜渗透性改变和细菌形成生物被膜,本章将分别介绍。

第一节 细菌产生灭活酶或钝化酶

细菌产生灭活酶或钝化酶,通过水解乙酰化、磷酸化等修饰抗生素从而使其失去抗菌作用。临床常见的灭活酶或钝化酶主要有:β-内酰胺酶、氨基糖苷类钝化酶、氯霉素乙酰转移酶和大环内酯类-林克霉素类-链阳菌素类抗菌药物钝化酶等。

一、β-内酰胺酶

(一)概述

细菌产生能够水解β-内酰胺类抗生素的β-内酰胺酶是其对该类药物产生耐药性的主要机制。随着β-内酰胺类抗生素的广泛使用,β-内酰胺酶的种类也在不断增加。至2009年底,已有近900种β-内酰胺酶被发现。根据不同的分类方法可将其分为许多种类。

1. Ambler 分子结构分类　按照β-内酰胺酶的分子结构,可将其分为A、B、C、D 4类。其中,A、B、D类β-内酰胺酶的活性位点带有丝氨酸,又称为丝氨酸活性位点β-内酰胺酶。其中,C类酶也称为AmpC酶,D类酶也称为OXA酶。3种丝氨酸活性位点β-内酰胺酶在分子结构上所具有的同源性表明它们来自相同的祖先。B类β-内酰胺酶发挥活性需要二价金属离子,通常是 Zn^{++},故又称为金属酶。此类β-内酰胺酶有独特的结构,与丝氨酸活性位点β-内酰胺酶差异很大,具有不同的起源。金属酶按照其分子结构的差异可进一步分为B1、B2和B3亚型。其中B1和B2亚型在分子结构上比较接近,B3亚型则比较独特。详见表5-1。

2.Bush 功能分类　Bush 等人在 1989 年和 1995 年根据 β-内酰胺酶的水解底物和酶抑制药的类型,将其分为 1、2、3、4 四种类型。其分类依据是水解特定 β-内酰胺类抗生素的能力以及克拉维酸、舒巴坦和他唑巴坦等酶抑制药对 β-内酰胺酶的抑制作用。主要分为:1 群头孢菌素酶、2 群丝氨酸 β-内酰胺酶、3 群金属酶和 4 群未知酶。具体见表 5-1。

表 5-1　β-内酰胺酶分类

Bush 分类	Ambler 分类	水解底物	抑制剂 CA/TZB	抑制剂 EDTA	特　征	代表性酶
1	C	头孢菌素	否	否	水解头孢菌素能力远超青霉素;水解头孢霉素	大肠埃希菌 AmpC、ACT-1、CMY-2、FOX-1、MIR-1
1e	C	头孢菌素	否	否	对头孢他啶和其他甲氧亚氨基 β-内酰胺类具有更强水解能力	GC1、CMY-37
2a	A	青霉素	是	否	水解青霉素能力超过头孢菌素	PC1
2b	A	青霉素,早期头孢菌素	是	否	对青霉素和头孢菌素具有相近水解能力	TEM-1、TEM-2、SHV-1
2be	A	超广谱头孢菌素,单环 β-内酰胺类	是	否	对甲氧亚氨基 β-内酰胺类(头孢噻肟,头孢他啶,头孢曲松,头孢吡肟和氨曲南)更强水解	TEM-3、SHV-2、CTX-M-15、PER-1、VEB-1
2br	A	青霉素	否	否	对克拉维酸,舒巴坦和他唑巴坦耐受	TEM-30、SHV-10
2ber	A	超广谱头孢菌素,单环 β-内酰胺类	否	否	对甲氧亚氨基 β-内酰胺类更强水解,对克拉维酸,舒巴坦和他唑巴坦耐受	TEM-50
2c	A	羧苄西林	是	否	对羧苄西林水解更强	PSE-1、CARB-3
2ce	A	羧苄西林,头孢吡肟	是	否	对羧苄西林和头孢吡肟、头孢匹罗水解能力更强	RTG-4

（续 表）

Bush 分类	Ambler 分类	水解底物	抑制剂		特 征	代表性酶
			CA/TZB	EDTA		
2d	D	氯唑西林	不确定	否	对氯唑西林和苯唑西林水解更强	OXA-1、OXA-10
2de	D	超广谱头孢菌素	不确定	否	水解氯唑西林、苯唑西林和甲氧亚氨基β-内酰胺类	OXA-11、OXA-15
2df	D	碳青霉烯类	不确定	否	水解氯唑西林、苯唑西林和碳青霉烯类	OXA-23、OXA-48
2e	A	超广谱头孢菌素	是	否	水解头孢菌素,不水解氨曲南,被克拉维酸抑制	CepA
2f	A	碳青霉烯类	不确定	否	对碳青霉烯类、甲氧亚氨基β-内酰胺类和头霉素水解能力强	KPC-2、IMI-1、SME-1
3a	B(B1)	碳青霉烯类	否	是	水解除单环β-内酰胺类以外的广泛β-内酰胺类,包括碳青霉烯类	IMP-1、VIM-1、CcrA、IND-1
	B(B3)					L1、CAU-1、GOB-1、FEZ-1
3b	B(B2)	碳青霉烯类	否	是	优先水解碳青霉烯类	CphA、Sfh-1
NI		未知				

CA/TZB:克拉维酸/他唑巴坦

3. 生物学功能分类 根据各种 β-内酰胺酶的生物学特性,即水解 β-内酰胺类抗生素的能力和范围,为便于对各种 β-内酰胺酶名称的使用以及对各种 β-内酰胺酶进行描述,有学者将 β-内酰胺酶归纳为以下功能类别:广谱 β-内酰胺酶(Broad-Spectrum beta-lactamases)、超广谱 β-内酰胺酶(Extended-Spectrum Beta-Lactamases,ESBLs)、耐酶抑制剂 β-内酰胺酶(Inhibitor-Resistant beta-lactamases)、AmpC 酶和碳青霉烯酶(Carbapenemase)。其中,广谱 β-内酰胺酶定义为对两种底物(如青霉素和头孢菌素)具有相近的水解能力的 β-内酰胺酶,如 TEM-1、TEM-2 和

SHV-1 等；超广谱 β-内酰胺酶定义为对超广谱 β-内酰胺类抗生素（如头孢噻肟、头孢他啶和氨曲南等）的水解能力比对青霉素的水解能力超过 10%；耐酶抑制药 β-内酰胺酶为不被 β-内酰胺酶抑制药所抑制的 β-内酰胺酶；碳青霉烯酶为对碳青霉烯类抗生素具有水解能力的 β-内酰胺酶。

（二）Ambler A 类 β-内酰胺酶

1. TEM 型 β-内酰胺酶　TEM 型 β-内酰胺酶是最早发现且种类最多的 β-内酰胺类酶之一。1965 年，从一名叫 Temoneira 的患者身上分离出一株大肠埃希菌，携带一种可介导菌株对氨苄西林具有很强水解能力的 β-内酰胺酶基因，其命名来自于分离出该菌株的患者名字。早期也称为 RTEM 或 R-TEM，以强调其来源于 R 质粒。其后陆续报道分离出一些 TEM 基因型，如 TEM-2、TEM-13 等。1982 年，自英国分离出一株产酸克雷伯菌。最初该菌携带 TEM-1，在随后使用头孢他啶治疗过程中，从相同地点检出具有超广谱 β-内酰胺酶活性的 TEM 型酶，命名为 TEM-12。1987 年，自法国分离出一株携带质粒介导耐药基因的肺炎克雷伯菌，该基因可介导该菌对头孢噻肟耐药，与 TEM-2 相比仅有 2 个氨基酸突变，命名为 CTX-1，现在被命名为 TEM-3 这是最早被发现的具有超广谱 β-内酰胺酶活性的 TEM 型酶。其后，一些 TEM 型 β-内酰胺酶对酶抑制药表现出较低亲和力，同时对超广谱 β-内酰胺抗生素的活性也有所降低，称为耐抑制药 TEM 酶（Inhibitor-Resistant TEM，IRT）。另一些 TEM 酶在对酶抑制药表现出低亲和力的同时仍保持了对三代头孢菌素的水解能力，称为 TEM 复合突变体（Complex Mutants of TEM，CMT）。目前，至少已有 183 种 TEM 酶（http://www.lahey.org/studies/temtable.asp）被发现，它们都是 TEM-1 或 TEM-2 的衍生物，其中近 90 种明确具有超广谱酶活性。

2. SHV 型 β-内酰胺酶　SHV 型 β-内酰胺酶的名称来源于巯基试剂变量（Sulfhydryl reagent variable），最早报道于 1970 年，为分布最广的 β-内酰胺酶之一，也曾经是在临床菌株中分布最广泛的超广谱 β-内酰胺酶。目前一些研究表明，SHV 最初来源于肺炎克雷伯菌染色体，且作为该菌染色体的组成成分而普遍存在于肺炎克雷伯菌染色体上。1983 年，自德国分离到一株产 SHV 酶的肺炎克雷伯菌，该 β-内酰胺酶对头孢他啶具有很强水解作用，但对头孢噻肟水解能力较差。后续研究表明，与 SHV-1 相比该酶的蛋白序列在第 238 位上由丝氨酸突变为甘氨酸，命名为 SHV-2，这是第一个被发现的超广谱 β-内酰胺酶。目前已发现 134 种 SHV 酶，其中 44 种具有超广谱酶活性。SHV 型超广谱 β-内酰胺酶主要有 2 个分支,分别自 SHV-1 和 SHV-11 进化而来。具有超广谱酶活性的 SHV-2,进一步在 240 位上由谷氨酸突变为赖氨酸,则成为 SHV-5。而 SHV-11 经过与上述相同位置的突变则成为 SHV-2a 和 SHV-12。具有双位点突变的 SHV-5 和 SHV-12 较仅具有单位点突变的 SHV-2 和 SHV-2a 有更广泛的水解谱和更强的水解能力。

3.CTX-M 型 β-内酰胺酶　1986 年,日本 Toho 医学院分离出一株大肠埃希菌携带一种能够水解头孢噻肟的超广谱 β-内酰胺酶,命名为 Toho-1。之后,德国慕尼黑也检出携带与 Toho-1 在结构和功能上高度同源的 β-内酰胺酶,命名为 CTX-M (Cefotaxime,Munich)。如今,无论在地域或菌种分布上,CTX-M 已成为分布最为广泛的超广谱 β-内酰胺酶,在介导细菌对超广谱 β-内酰胺抗生素耐药方面发挥重要的作用。CTX-M 与 TEM 和 SHV 仅有 40% 左右同源性,但部分基因型与克吕沃尔菌属染色体所携带的 β-内酰胺酶却具有超过 90% 的基因同源性。这表明 CTX-M 并非源自传统的 TEM 或 SHV 型 β-内酰胺酶基因型,而是来自完全不同的进化来源。目前,CTX-M 已有 103 个型,大多为质粒介导。根据分子结构的相似性,可分为 5 组:CTX-M 1、2、8、9 和 25/26 组,各组间基因型在氨基酸序列的差异性在 9.3% 与 32% 之间,而组内的差异性在 3.5% 之内。另外 CTX-M-45 与其他基因型在氨基酸序列上的差异性超过 25%,也可分为单独一组。各组基因型分布见表 5-2。

表 5-2　CTX-M 分组和常见基因型

CTX-M 组别	常见 CTX-M 基因型
CTX-M 1 组	CTX-M-1/3/10-12/15/22/23/28-30/32-34/36/37/42/52-54/57/58/60/61
CTX-M 2 组	CTX-M-2/4-7/20/31/35/43/44
CTX-M 25/26 组	CTX-M-25/26/39/41
CTX-M 8 组	CTX-M-8/40/63
CTX-M 9 组	CTX-M-9/13/14/16/17-19/21/24/27/38/46-51/55/65
CTX-M 45 组	CTX-M-45

CTX-M 型 β-内酰胺酶目前已成为在不同地区和不同菌种内分布最广、对 β-内酰胺抗生素敏感性影响最大的耐药机制。其广泛传播与其所处的特殊移动组件有密切关系,包括 ISEcp1、ISCR1 等。其中,ISEcp1 与大多数 CTX-M 型 β-内酰胺酶

基因的移动有关,ISCR1 通常与 CTX-M-2 和 CTX-M-9 有密切关系。另外,编码 CTX-M 的基因通常位于质粒上某些区域,这些区域往往还包含有其他耐药基因, 如氨基糖苷类抗生素和喹诺酮类抗生素耐药基因等。因此,在使用这些抗生素治疗的时候,一种抗生素的选择压力经常可以选择出同时耐受几种抗生素的菌株,即多耐药菌株的出现。许多研究结果表明,前期使用抗生素是引起多耐药菌株暴发感染的独立危险因素,其主要原因就是多种耐药机制共存于菌株内或相同耐药质粒上。

近年来,产 CTX-M-15 型超广谱酶的大肠埃希菌成为全球范围流行热点。使用系统发生分型和多位点序列分型发现,此类菌株大多属于 B2 和 ST131 型,血清分型则多为 O25 型。CTX-M-15 属于 CTX-M-1 组,由 CTX-M-3 在第 240 位氨基酸由天冬氨酸突变为甘氨酸而来。编码 CTX-M-15 基因通常位于大小为 85 至 200kb 的 IncFII 型质粒上。此菌株得以广泛传播的原因可能有:携带 CTX-M-15 基因菌株具有较高耐药性和致病性而在面对选择压力时具有选择优势以及 CTX-M-15 型超广谱酶基因在菌株的水平传播等。而 ST131 克隆在全球范围的传播也可能促进了携带耐药质粒的菌株得以更广泛的传播。

4. KPC 型 β-内酰胺酶　1996 年,美国分离出一株对所有 β-内酰胺类抗生素耐药的肺炎克雷伯菌,从该菌中检测出一种由质粒介导的 β-内酰胺酶,命名为 KPC-1。之后陆续从全美各地分离出携带 KPC-2 的菌株。但后续研究表明,KPC-1 和 KPC-2 在序列上几乎完全相同,故将其称为 KPC-1/2。其后,在全球范围陆续发现新型 KPC 酶,这些基因型与 KPC-1/2 具有 2 个以上的氨基酸突变。目前已有 11 型 KPC 酶被发现。KPC 酶能够水解几乎所有 β-内酰胺抗生素,包括青霉素、头孢菌素、氨曲南等,轻度水解头霉素和头孢他啶。更具有临床意义的是,KPC 酶虽然对亚胺培南、美罗培南和厄他培南的水解能力较青霉素弱,但其水解这些碳青霉烯类抗生素的能力使其超越了超广谱 β-内酰胺酶而成为碳青霉烯酶。单独携带 KPC 酶的菌株能够表现出对碳青霉烯类抗生素的敏感性降低,但不会导致耐药。只有在外膜通透性降低等耐药机制共同参与时才会表现出对碳青霉烯类抗生素的耐药。

目前,在美国除了肺炎克雷伯菌以外,KPC 还从大肠埃希菌、阴沟肠杆菌、奇异变形杆菌、产酸克雷伯菌和沙门菌属检出。在哥伦比亚 KPC 在铜绿假单胞菌中检出。在我国,在肺炎克雷伯菌、大肠埃希菌、弗劳地枸橼酸杆菌和黏质沙雷菌中也曾检出 KPC。

　　介导 KPC 的基因通常位于大小和结构各异的大型质粒上。这些质粒通常还携带有其他 β-内酰胺酶基因以及氨基糖苷类和喹诺酮类耐药基因。这些基因的共存也是在某种抗生素选择压力下出现多耐药菌株的重要原因。而 KPC 在肠杆菌科细菌中的出现，使得携带菌株能够表现出对碳青霉烯类抗生素耐药或敏感性降低，给临床抗感染治疗带来新的挑战。

　　5.其他

　　(1)PER 型 β-内酰胺酶:PER-1 首次是从铜绿假单胞菌中检出，随后，从鼠伤寒沙门菌和不动杆菌中陆续检出此类超广谱 β-内酰胺酶基因。目前已有 7 种 PER 基因型被发现，在鼠伤寒沙门菌、大肠埃希菌、肺炎克雷伯菌和奇异变形杆菌等肠杆菌中以及铜绿假单胞菌和不动杆菌中均有检出的报道。虽然分布并不十分广泛，但其超广谱活性值得关注。

　　(2)VEB 和 GES 型 β-内酰胺酶:VEB 与 PER 型 β-内酰胺酶具有一定的序列同源性(约 38%)，能够介导对头孢噻肟和头孢他啶的高水平耐药，活性能够被克拉维酸抑制。目前 VEB 有 7 个基因型，多位于不同的质粒上;在大肠埃希菌、肺炎克雷伯菌、阴沟肠杆菌和铜绿假单胞菌中均有检出。GES 最初检出自肺炎克雷伯菌，但后续研究发现在假单胞菌属中广泛存在，且通常具有碳青霉烯酶活性。目前有 16型 GES 被发现，其中 GES-1 和 GES-3 等为超广谱 β-内酰胺酶，其余多为碳青霉烯酶。

(三)Ambler B 类 β-内酰胺酶

　　与 A、C、D 类 β-内酰胺酶相比，B 类 β-内酰胺酶具有独特的分子结构，其酶活性的发挥需要金属离子的参与，通常是 Zn^{++},因此也称为金属 β-内酰胺酶(Metallo-β-Lactamase)。编码 B 类 β-内酰胺酶的基因可位于质粒或染色体上。有关此类酶的早期研究大多集中在染色体介导的金属酶上，如蜡样芽胞杆菌的 BCII、嗜麦芽窄食单胞菌的 L1 等。随后在对一些无法培养细菌进行染色体测序的过程中陆续发现了一些新的金属酶基因。根据这些金属酶的结构，又可将它们分为 B1、B2 和 B3 亚组。1991 年，日本分离出一株耐亚胺培南铜绿假单胞菌，在此菌中发现一种位于质粒上能够水解亚胺培南的金属酶，后命名为亚胺培南酶(Imipenemase,IMP-1)。之后，在包括肠杆菌在内的许多种类细菌中陆续发现携带有此类金属酶，其型别也不断增加。1997 年，从意大利维罗纳(Verona)分离出的一株铜绿假单胞菌中检测到一种金属酶,与 IMP-1 相比其氨基酸序列的相似性＜32％,后被命名为 VIM-1 (Verona Imipenemase)。后续研究也证实,VIM 也广泛存在于各种革兰阴性杆菌,包括铜绿假单胞菌、鲍曼不动杆菌和部分肠杆菌。此后,又陆续发现几种可传递金属酶,均为碳青霉烯酶,大多属于 B1 亚组,只有 AIM-1 属于 B3 亚组,分别用发现地和酶特性相结合将这些酶命名,详见表 5-3。

表 5-3　目前已发现的金属酶

名称	报道时间	发现地点	发现菌种	命名规则	位置	移动组件
IMP-1	1991	日本	铜绿假单胞菌	Imipenemase	质粒	整合子
VIM-1	1999	意大利,维罗纳	铜绿假单胞菌	Verona Imipenemase	染色体	整合子
SPM-1	2002	巴西,圣保罗	铜绿假单胞菌	Sao Paulo Metallo-β-lactamase	质粒	整合子
GIM-1	2004	德国,杜塞尔多夫	铜绿假单胞菌	German Imipenemase	质粒	整合子
SIM-1	2005	韩国,首尔	鲍曼不动杆菌	Seoul Imipenemase	染色体	整合子
AIM-1	2007	澳大利亚	铜绿假单胞菌	Australia Imipenemase	质粒	未知
KHM-1	2008	日本	弗劳地枸橼酸杆菌	Kyorin Health Science Metallo-β-lactamase	质粒	非整合子
NDM-1	2009	印度,新德里	肺炎克雷伯菌	New Delhi Metallo-β-lactamase	质粒	整合子
DIM-1	2010	荷兰,阿姆斯特丹	施氏假单胞菌	Dutch Imipenemase	质粒	整合子

1. IMP 型 β-内酰胺酶　1988 年,日本分离出一株亚胺培南耐药的铜绿假单胞菌并从该菌中检测出一种能够水解青霉素、三代头孢菌素和亚胺培南的 β-内酰胺酶,其活性不能够被克拉维酸和舒巴坦抑制,但能够被 EDTA 所抑制。编码该酶的基因位于一种能够在铜绿假单胞菌间传递但不能传递到大肠埃希菌的质粒上,命名为 IMP-1 型金属酶。目前,已有 28 型 IMP 被发现,其中大多为铜绿假单胞菌所携带,也有部分从鲍曼不动杆菌、肺炎克雷伯菌、大肠埃希菌、阴沟肠杆菌、枸橼酸杆菌、变形杆菌、沙雷菌和志贺菌检出。

2. VIM 型 β-内酰胺酶　1997 年,从一名意大利维罗纳的患者分离出一株铜绿假单胞菌,该菌对包括碳青霉烯类在内的所有 β-内酰胺类抗生素均耐药。该菌染色体上携带一种新型金属酶,与当年已发现的其他金属酶仅有 16.4％～38.7％的同源性,将其命名为 VIM-1。后续研究表明,VIM-1 不仅存在于染色体上的整合子中,而且也存在于可接合质粒上。目前,已发现 26 型 VIM 金属酶,分布于铜绿假单胞菌、其他假单胞菌、鲍曼不动杆菌、肺炎克雷伯菌、大肠埃希菌、阴沟肠杆菌、黏质沙雷菌以及弗劳地枸橼酸杆菌等菌种之中,成为分布最为广泛的金属酶之一。

3. 其他　1997 年,耐药监测网 SENTRY 在巴西圣保罗发现一株铜绿假单胞菌携带一种新型金属酶,该酶与 IMP-1 仅有 35.5% 的同源性,命名为 SPM-1。2002年,德国杜塞尔多夫分离出一株铜绿假单胞菌,该菌携带一种大小为 45kb 的质粒,在质粒上检测出一种金属酶与当时已经发现的 IMP、VIM 和 SPM 的同源性都在 45% 以下,命名为 GIM-1。2005 年,韩国首尔的一次耐药菌监测中发现一种位于鲍曼不动杆菌染色体上的金属酶,该酶与 IMP 的同源性在 70% 以下,与其他金属酶同源性相距更大,命名为 GIM-2。这是首次在铜绿假单胞菌以外菌种发现新型金属酶。之后,澳大利亚在铜绿假单胞菌中发现一种新型金属酶,命名为 AIM-1。1997 年,日本杏林大学医院从一名导管相关尿路感染患者分离出一株弗劳地枸橼酸杆菌。该菌对大多数 β-内酰胺类抗生素耐药,对碳青霉烯类抗生素表现为敏感性下降,但对氨曲南敏感,经表型检测金属酶阳性。该菌携带一种大小为 200kb 的质粒,该质粒携带一种新型金属酶基因,与当时已知的金属酶基因型的同源性均在 60% 以下,用该院名称的首字母将其命名为 KHM-1。此发现的意义在于,以往的金属酶都是从铜绿假单胞菌或鲍曼不动杆菌等非发酵细菌首次发现,KHM-1 为首次从肠杆菌科细菌中发现新型金属酶基因。

2010 年 8 月《Lancet Infectious Diseases》一篇文献报道从印度、巴基斯坦和英国分离出携带一种被命名为新德里一号金属酶(New Delhi metallo-β-lactamase 1,NDM-1)的细菌,多在大肠埃希菌和肺炎克雷伯菌等细菌中发现携带该基因。NDM-1 并不是细菌的名称,而是一种耐药基因,携带了这一耐药基因的细菌能够产生一种金属酶,能水解和破坏大多数抗生素,使之失效。目前 NDM-1 只是一个新发现的碳青霉烯耐药基因(金属酶),携带这个基因的细菌也不能算是新病菌,NDM-1 比较令人担忧的是携带这个基因的质粒整合了很多耐药基因,除了 I 类整合子的固有耐药基因外还有介导头霉素耐药的 CMY-4 型 AmpC 酶,介导利福平耐药的 arr-2 和 ereC,介导氨基糖苷类耐药的 aadA1,介导氯霉素耐药的 cmlA7,而且水平传播能力很强,因此这个基因现在散布在多种细菌中。对除替加环素和多黏菌素之外的所有抗生素都产生耐药性。

NDM-1 的发现之所以引起如此大的关注,一是因为新闻媒体的过度关注,甚至常常与在传播规律和临床意义上都完全不同的"非典"(SARS)和甲型 H1N1 流感相提并论,造成普通民众一定的误解;同时也因为 NDM-1 是从临床感染病原中最常见的肺炎克雷伯菌和大肠埃希菌中首次检测到,并已经在很大范围造成播散有一定关系。除印度、巴基斯坦和英国外,法国、葡萄牙、比利时、加拿大、澳大利亚、日本、印尼、还有我国的台湾、香港和大陆都发现 NDM-1 基因。而且发现这些基因的发源地并不是出自一个地方，真正起源尚待进一步分析加以验证，这些基因并不仅仅从肺炎克雷伯菌和大肠埃希菌中检出，在铜绿假单胞菌、不动杆菌、肠球菌中均已检出。而且，所有检出基因和细菌是否引起耐药，引起耐药是否能引起大范围播散应当引起业内人士的足够重视。做好我国的多耐药菌监测和多耐药机制的研究，及时发现已知和未知的能够引起细菌广泛耐药的相关机制，为临床治疗提供切实可靠的实验数据。

（四）Ambler C 类 β-内酰胺酶

1965 年，瑞典科学家在研究大肠埃希菌对青霉素耐药机制时，先后发现并命名了 AmpA、AmpB 和 AmpC 基因。其中，AmpC 为酶结构基因。其他 Amp 基因的命名在之后研究中都有所变化，AmpC 却得以保留并在 1981 年报道了第一个 AmpC 的基因序列。AmpC 酶在临床菌株中的表现十分多元化。有些 AmpC 酶与细菌其他分子在结构上十分相似但功能完全不同；AmpC 酶在功能上与其他种类的 β-内酰胺酶又十分相似；有些细菌会表现出具有 AmpC 酶活性但却无法检测到 AmpC 酶基因。一些临床上常见的细菌染色体上并不携带 AmpC 酶基因，其中包括：肺炎克雷伯菌、产酸克雷伯菌、奇异变形杆菌、普通变形杆菌、沙门菌属、部分枸橼酸杆菌和嗜麦芽窄食单胞菌等。

1. **染色体介导 AmpC 酶**　在许多肠杆菌科细菌中，AmpC 酶基因的表达水平通常很低且受 β-内酰胺类抗生素的诱导。其诱导机制是 β-内酰胺类抗生素破坏细菌细胞壁的合成会导致一系列的分子效应，最终导致 AmpC 酶基因的激活因子 AmpR 的构象发生改变并激活 AmpC 的转录。此机制虽不是很常见，但有时也能够引起 AmpC 酶的高水平表达。另一种也是最为常见的引起 AmpC 酶过度表达的原因是：一种抑制 AmpC 酶表达的酶——AmpD，其基因发生突变而导致 AmpC 酶持续高表达。不同菌种 AmpC 酶的表达是由不同机制加以调控的。在大肠埃希菌和志贺菌中，由于缺乏 AmpR 基因，AmpC 酶的表达并不受诱导而是由启动子和衰减机制来调控的。在铜绿假单胞菌中，AmpC 酶的表达受 AmpD 突变机制和其他一些复杂机制的共同调控。不同的 β-内酰胺类抗生素对 AmpC 酶的表达具有不同的作用。苯唑西林、氨苄西林、阿莫西林和头孢唑林是 AmpC 酶的强诱导药和作用底物；头孢西丁和亚胺培南是强诱导药但不易被 AmpC 酶水解；头孢噻肟、头孢曲松、头孢他啶、头孢吡肟、头孢呋辛、哌拉西林和氨曲南对 AmpC 酶诱导作用很弱也不易被其水解；β-内酰胺酶抑制药特别是克拉维酸对 AmpC 酶抑制能力很弱但却是较强的诱导药，这一点在铜绿假单胞菌中表现尤为突出。

2. 质粒介导 AmpC 酶　质粒介导 AmpC 酶自 1989 年首次报道以来，在大范围均有发现，甚至以往不产 AmpC 酶的菌种也会因为转入了携带 AmpC 酶基因的质粒而成为 AmpC 酶阳性菌株。常见质粒介导 AmpC 酶基因类型有：CMY、FOX、ACC、LAT、CFE、MIR、ACT、MOX 和 DHA，见表 5-4。

目前，已有 59 型 CMY、8 型 FOX、4 型 ACC、1 型 LAT、1 型 CFE、5 型 MIR、8 型 ACT、8 型 MOX 和 7 型 DHA 在临床菌株中被发现（http://www.lahey.org/Studies/other.asp#table1）。这些质粒介导 AmpC 酶基因与染色体介导的 AmpC 酶基因有着密切的关系。在功能上与染色体 AmpC 酶也有相似，可引起携带菌株对许多 β-内酰胺类抗生素耐药。在已知的质粒介导 AmpC 酶中，ACT-1、DHA-1、DHA-2 和 CMY-13 与 AmpR 基因有关联且为诱导型。无论诱导型（如 ACT-1）还是非诱导型（如 MIR-1）质粒介导 AmpC 酶，由于具有较高的基因拷贝数和较强的启动子强度，使得这些质粒介导 AmpC 酶的表达水平远高于一些染色体 AmpC 酶。另外，有些携带质粒介导 AmpC 酶（如 ACT-1）基因的菌株在外膜蛋白缺失的情况下会表现为对碳青霉烯抗生素耐药菌株。因此，质粒介导 AmpC 酶在细菌产生耐药性的过程中发挥重要作用。常见的质粒介导型 AmpC 酶详见表 5-4。

表 5-4　常见质粒介导 AmpC 酶

AmpC 酶	报道时间	发现地点	发现菌种	命名规则
CMY-1	1989	韩国	肺炎克雷伯菌	Cephamycins
CMY-2	1996	希腊	肺炎克雷伯菌	Cephamycins
MIR-1	1990	美国	肺炎克雷伯菌	Miriam Hospital
MOX-1	1993	日本	肺炎克雷伯菌	Moxalactam
LAT-1	1993	希腊	肺炎克雷伯菌	患者名字
FOX-1	1994	阿根廷	肺炎克雷伯菌	Cefoxitin
DHA-1	1997	沙特阿拉伯	肠炎沙门菌	Dhahran, Saudi Arabia
ACT-1	1997	美国	肺炎克雷伯菌	AmpC type
ACC-1	1999	德国	肺炎克雷伯菌	Ambler class C
CFE-1	2004	日本	大肠埃希菌	Citrobacter freundii

（五）Ambler D 类 β-内酰胺酶

D 类 β-内酰胺酶也称苯唑西林酶（Oxacillinases）或 OXA 型 β-内酰胺酶（OX-

As)。最初的命名是因为早期发现的此类型酶对氯唑西林(Cloxacillin)和苯唑西林(Oxacillin)的水解能力强于对青霉素的水解能力。尽管如今发现的 D 类 β-内酰胺酶的特性早已超出了此功能范围,但名称仍沿用至今。此型酶在基因结构和生化功能上都是非常多样化的。在许多革兰阴性杆菌(如鲍曼不动杆菌和铜绿假单胞菌)的基因组中都携带有 D 类 β-内酰胺酶基因,然而,这些基因最初往往都是被当做获得性基因而被发现的。尽管与 Ambler A 和 C 类 β-内酰胺酶都是丝氨酸活性位点的 β-内酰胺酶,D 类 β-内酰胺酶在氨基酸结构上与其他 3 种 Ambler 类型的 β-内酰胺酶存在很大差异。在功能上,D 类 β-内酰胺酶能够水解从窄谱、广谱、超广谱甚至碳青霉烯类 β-内酰胺类抗生素。D 类 β-内酰胺酶的显著特征是其水解功能不被 β-内酰胺酶抑制剂所抑制,但却能够被氯化钠所抑制。一般 100mM 浓度的氯化钠就能够完全抑制大多数 D 类 β-内酰胺酶的活性,此特征为 D 类 β-内酰胺酶所独有,尽管其机制尚未完全明了,但已成为实验鉴定此类型酶的重要表型特征。目前,已发现有 193 型 D 类 β-内酰胺酶,大多位于一类整合子中,也有部分与插入序列或转座子关系密切。

1. D 类窄谱 β-内酰胺酶

(1)OXA-1 亚群:编码 OXA-1 的基因(blaOXA-1)在许多种类的革兰阴性杆菌中都有发现,如在大肠埃希菌、志贺菌和沙门菌中就常常存在。blaOXA-1 多位于质粒上的整合子中。最初发现 OXA-1 时对其序列的分析有误差,后证实 OXA-1 在序列上与 OXA-30 完全一致,为同一型酶。OXA-1 能够轻度水解广谱头孢菌素。新近研究表明,blaOXA-1 与 blaCTX-M-15 在大肠埃希菌中有一定相关性,并能在很大范围传播。OXA-1 及其衍生体(OXA-31、OXA-47、OXA-48 等)对头孢他啶均没有水解能力,但能够轻度水解头孢吡肟和头孢匹罗。因此,对于有显著通透性改变的菌种(如铜绿假单胞菌),OXA-1 和 OXA-31 有时会表现出超广谱 β-内酰胺酶的特性,即能够与通透性改变一起造成宿主菌表现出对多种 β-内酰胺类抗生素的耐药性;而对于通透性改变不显著的菌种(如大肠埃希菌)则不表现出此特性。所有 OXA-1 亚群基因均存在于一类整合子的基因盒中。

(2)OXA-2 亚群:OXA-2 与 OXA-1 在氨基酸序列上仅有 30% 的相似性,并与其衍生体(OXA-3、OXA-4、OXA-21、OXA-32、OXA-34、OXA-36、OXA-53 等)构成一个独立的 D 类 β-内酰胺酶分支。blaOXA-2 常存在于铜绿假单胞菌、鼠伤寒沙门菌、肺炎克雷伯菌、大肠埃希菌、鲍曼不动杆菌以及一些革兰阳性细菌中。通常,

OXA-2 亚群基因也是存在于一类整合子的基因盒中。

(3)OXA-10 亚群:OXA-10 最初被发现的时候被命名为 PSE-2,后改为现在的名称。尽管 OXA-10 能够轻度水解一些头孢菌素,但并不将其归为超广谱 β-内酰胺酶。然而,其突变体却有着较强的超广谱 β-内酰胺酶活性,是主要的 D 类超广谱 β-内酰胺酶。OXA-10 主要存在于铜绿假单胞菌中,在肠杆菌科细菌中检出的报道较少。

(4)其他:与上述 OXA 亚群序列相似性较低的窄谱 D 类 β-内酰胺酶包括 OXA-5、OXA-9、OXA-20 及 LCR-1 等。其中,OXA-5 基因在铜绿假单胞菌中的质粒上发现,与 OXA-10 衍生体的同源性低于 81%;OXA-9 基因首先在肺炎克雷伯菌的质粒上检测出,与其同源性较近的 OXA-12 和 OXA-18,与其相似性也只有 45% 和 54%。其独特之处在于,OXA-9 能够被克拉维酸所抑制,但不被氯化钠所抑制;OXA-20 基因在铜绿假单胞菌检出,同样能够被克拉维酸抑制。与其相似性较高的是 OXA-2,为 75%;LCR-1 基因在铜绿假单胞菌中检出,与其他 OXA 型酶的同源性均低于 40%。

2.D 类超广谱 β-内酰胺酶 具有超广谱酶特性的 D 类 β-内酰胺酶主要来自 OXA-2 和 OXA-10 两个亚群的衍生体。有些窄谱衍生体甚至只发生了 1 个氨基酸突变就成为具有超广谱酶活性的 D 类 β-内酰胺酶。目前为止,这些酶大多自铜绿假单胞菌中检出。

(1)OXA-2 衍生体:主要型别有 OXA-15、OXA-32、OXA-34、OXA-36、OXA-53、OXA-141、OXA-161 等。这些衍生体与 OXA-2 的序列相比只有 1 个氨基酸发生突变(表 5-5)。其中,OXA-15 基因自铜绿假单胞菌中检出,位于一类整合子中,具有较强水解头孢他啶的能力;OXA-32 基因同样自铜绿假单胞菌中检出,位于质粒上的整合子中,水解头孢他啶的能力较头孢噻肟强。

(2)OXA-10 衍生体:OXA-11、OXA-14、OXA-16 和 OXA-17 突变自 OXA-10,且只有 1~2 个氨基酸发生突变。OXA-19、OXA-28、OXA-35、OXA-142、OXA-145 和 OXA-147 突变者来自与 OXA-10 密切同源的 OXA-13。

(3)其他:OXA-2 的衍生体 OXA-53 基因检出自沙门菌中,位于质粒上的整合子中,与 OXA-2 具有 90% 的同源性。能够被克拉维酸所抑制,且能够降低携带菌株对头孢他啶的敏感性;OXA-31 是 OXA-1 亚群中仅有的具有超广谱 β-内酰胺酶活性的 D 类 β-内酰胺酶,在铜绿假单胞菌中与膜通透性下降共同作用导致携带菌株对超广谱β-内酰胺类抗生素的敏感性降低。

OXA-18 和 OXA-45 是与 OXA-2 和 OXA-10 衍生体同源关系较远的超广谱 D 类 β-内酰胺酶。其中,OXA-18 基因于 1995 年自铜绿假单胞菌中检出,与其他 OXA 型酶的同源性<50%,能够介导对超广谱 β-内酰胺抗生素的高水平耐药且能够被克拉维酸抑制,不水解头霉素和碳青霉烯类抗生素,OXA-18 基因很可能位于染色体上;OXA-45 基因于 2003 年自铜绿假单胞菌中检出,该菌同时携带 VIM-7。与 OXA-45 同源性比较相近的是 OXA-18(66%)、OXA-9(43%)、OXA-22(40%)。OXA-45 位于质粒上,但不在整合子中,与其相关的移动组件是 ISCR5。OXA-45 的生物学功能与 OXA-18 相近。

表 5-5　常见 D 类 β-内酰胺酶

OXA 酶	氨基酸突变位置															
	5	20	58	76	110	127	146	149	164	165	167	169	184	241	258	272
OXA-10	I	G	D	N	T	A	N		W	L	G		Y	E	S	E
OXA-11							S				D					
OXA-14											D					
OXA-16						T					D					
OXA-17				S												
OXA-19	T	S	N		S						D		F	G	N	A
OXA-28	T	S	N		S				G				F	G	N	A
OXA-35	T	S	N		S								F	G	N	A
OXA-142				S							D					
OXA-145	T	S	N		S				del	W			F	G	N	A
OXA-147	T	S	N		S				L				F	G	N	A
OXA-2							N	D	W		G	L				
OXA-15								G								
OXA-32												I				
OXA-34									C							
OXA-36								Y								
OXA-141											S					
OXA-161							D									

(来自 http://www.lahey.org/Studies/)

3.D 类碳青霉烯酶　D 类碳青霉烯酶多是从不动杆菌中检出的,它们对碳青霉烯类抗生素的水解作用往往较弱,但对亚胺培南的水解速度较美罗培南要快。大多 D 类碳青霉烯酶通常只水解碳青霉烯类抗生素而对超广谱 β-内酰胺抗生素并无水解能力,这与其他种类的碳青霉烯酶有很大不同。例如,A 类和 B 类碳青霉烯酶在水解碳青霉烯类抗生素的同时也对超广谱 β-内酰胺抗生素(如头孢噻肟、头孢他啶等)有较强的水解能力。

(1)OXA-23 组:第一个被发现具有碳青霉烯酶活性的 D 类 β-内酰胺酶是OXA-23,最初被命名为 ARI-1,检出自苏格兰分离出的一株鲍曼不动杆菌的质粒上。尽管对碳青霉烯抗生素的水解活性很低,但它的出现使 D 类 β-内酰胺酶的功能得以进一步拓展,具有重要的临床意义。OXA-23 与其他 D 类 β-内酰胺酶的同源性较低,与 OXA-5 和 OXA-10 仅有 36％的相似性。之后,又发现了 OXA-27,它与OXA-23 仅有两个氨基酸的差异,但与 OXA-23 不同的是,OXA-27 基因仅从一株临床菌株得到检出,而 OXA-23 基因则在广大的范围内均有检出,不但存在于不动杆菌,在奇异变形杆菌中也有检出。

(2)OXA-40 组:OXA-40 最初由于序列上的错误而被命名为 OXA-24。它最初是从鲍曼不动杆菌染色体上检测到的,但也存在于一些质粒上且其水解功能不被氯化钠所抑制。这一组中还包括 OXA-25、OXA-26 和 OXA-72。它们之间的序列差异很小,OXA-25、OXA-26 和 OXA-72 都只在鲍曼不动杆菌中检出,OXA-40 还在铜绿假单胞菌的质粒中检出。

(3)OXA-48 组:OXA-48 基因于 2004 年自一株来自土耳其的肺炎克雷伯菌中检出,这是首次自肠杆菌科细菌中检出 D 类碳青霉烯酶。OXA-48 是所有 D 类碳青霉烯酶中对亚胺培南水解能力最强的,但仍然不水解超广谱头孢菌素,与其他 D 类 β-内酰胺酶的同源性均小于 46％,与 OXA-23 和 OXA-40 的同源性仅有 36％和32％。OXA-48 基因位于质粒上,除存在于肺炎克雷伯菌中以外,在大肠埃希菌和弗劳地枸橼酸杆菌中也有检出报道。

(4)OXA-51 组:OXA-51 基因被认为是鲍曼不动杆菌染色体上的固有基因。OXA-51 对碳青霉烯类抗生素水解能力较低。但在 blaOXA51 上游若有插入序列ISAba1 或 ISAba9 存在的情况下,OXA-51 有时能够得到高水平的表达,增强水解能力。目前,已有近 45 种 OXA-51 的突变衍生体,生物学功能也都比较相似。

(5)OXA-58 组:OXA-58 基因只在不动杆菌中的质粒上检出过,与 OXA-1、OXA-5 和 OXA-10 的同源性仅有 18％、35％和 33％,虽然对碳青霉烯抗生素的水解能力很弱,在很多地区有携带该质粒菌株在医院暴发感染的报道。OXA-96 和

OXA-97 与 OXA-58 仅有 1 个氨基酸发生突变,基因均存在于鲍曼不动杆菌的质粒上。

(6)OXA-143:OXA-143 于 2009 年检出自一株来自巴西的鲍曼不动杆菌,与 OXA-23、OXA-40 和 OXA-58 的同源性仅有 63%、88% 和 52%。该基因不存在于整合子或转座子等移动组件内,有可能是通过同源重组的方式来传播。D 类碳青霉烯酶分组及成员详见表 5-6。

表 5-6 D 类碳青霉烯酶分组及其成员

OXA 酶分组	OXA 酶成员
OXA-23(ARI-1)	OXA-27,OXA-49,OXA-102,OXA-103,OXA-105
OXA-40	OXA-25,OXA-26,OXA-72
OXA-48	OXA-54,OXA-SAR2
OXA-51	OXA-64 至 OXA-71,OXA-75 至 OXA-78,OXA-83,OXA-84, OXA-86 至 OXA-89,OXA-91,OXA-92,XA-94,OXA-95
OXA-58	OXA-96,OXA-97
OXA-55	OXA-SHE
OXA-62	None
OXA-143	None

(六)超广谱 β-内酰胺酶(extended-spectrum β-lactamases,ESBLs)

1.定义 随着不同种类抗生素的不断开发并投入临床应用,细菌的耐药机制和表型变化也在发生变化。随着头孢菌素投入临床应用,出现了一些能够同时水解青霉素和头孢菌素的 β-内酰胺酶,被称为广谱 β-内酰胺酶(broad spectrum β-lactamases),其定义是能够同时水解两种类型的底物,如青霉素和头孢菌素,且水解速率相同。TEM-1、TEM-2、SHV-1 等均属于此类 β-内酰胺酶。随着抗生素的开发进程,研发出了携带氧亚氨基的头孢菌素,这其中包括三代头孢菌素中的头孢噻肟、头孢他啶和头孢曲松以及四代头孢菌素的头孢吡肟等,也称其为超广谱头孢菌素(extended spectrum cephalosporins)。这些药物投入临床使用不久便出现了能够水解此类抗生素的 β-内酰胺酶,即被命名为超广谱 β-内酰胺酶。最初的英文名称是"extended-broad-spectrum β-lactamases",之后被简化为"extended-spectrum β-lactamases,ESBLs"。第一个发现的质粒介导 ESBLs 是 SHV-2,1983 年检出于德国,与 SHV-1 仅有 1 个氨基酸发生突变,生化功能却发生了很大改变。因此,ESBLs

概念的出现是一些原本存在的 β-内酰胺酶耐药基因在序列上发生突变而导致其产物的作用底物发生改变的结果，而并非严格意义上的结构或功能分类。同样的情况也适用于碳青霉烯酶概念的形成。目前，能够水解氧亚氨基头孢菌素（oxyimino-cephalosporins）或者超广谱头孢菌素或者三代头孢菌素（third generation cephalo-sporins）的 β-内酰胺酶，但不水解头霉素（包括头孢西丁和头孢替坦）和碳青霉烯类抗生素的，都可被认为是 ESBLs。

　　Bush 功能分类中曾经将水解超广谱头孢菌素（包括头孢噻肟、头孢他啶或氨曲南）的能力超过水解青霉素的能力 10% 以上的 β-内酰胺酶归为超广谱 β-内酰胺酶，即 2be 组。但 2be 组仅包括了 Ambler A 类中的 ESBLs，其他组内具有水解超广谱头孢菌素的酶，如 Ambler B、C 和 D 组内的一些酶都未包括在 Bush 分类的 2be 组内。因此，有学者主张将具有此类功能的 β-内酰胺酶作为一个大类进行分类，结合 ESBLs 的概念和各个 β-内酰胺酶各自的名称进行综合表述，有一定合理性。例如：A 类 ESBLs 表述为 ESBLA；质粒介导 AmpC 酶为 ESBLM；A 类碳青霉烯酶为 ES-BLCARB-A；B 类碳青霉烯酶为 ESBLCARBA-B；D 类 ESBLs 为 ESBLM-D 等。

　　2. 种类　　目前，B 类 β-内酰胺酶即金属酶和 C 类 β-内酰胺酶即 AmpC 酶都很少使用 ESBLs 对其进行描述，仅 A 类和 D 类 β-内酰胺酶根据其作用底物的特征而使用 ESBLs 对其进行表述。其中，A 类 β-内酰胺酶中常见的 ESBLs 包括：部分 TEM、部分 SHV、CTX-M、PER、VEB、部分 GES、BES、BEL 等；D 类 β-内酰胺酶中常见的 ESBLs 包括：OXA-10 组中的 OXA-11、OXA-14、OXA-16、OXA-17、OXA-19、OXA-28、OXA-35、OXA-142、OXA-145、OXA-147 及 OXA-2 组的 OXA-15、OXA-32、OXA-34、OXA-36、OXA-141、OXA-161。

（七）碳青霉烯酶（Carbapenemases）

　　1. 定义　　与 ESBLs 相似，碳青霉烯酶的概念也是根据 β-内酰胺酶的作用底物特征而形成的，即能够水解碳青霉烯抗生素的 β-内酰胺酶。最早被发现的碳青霉烯酶来自革兰阳性杆菌，且多为金属酶，即酶活性需要金属离子的参与且其酶活性能够被 EDTA 所抑制。20 世纪 80 年代中、晚期，在一些肠杆菌科细菌中发现了一些碳青霉烯酶不能够被 EDTA 所抑制但能够被克拉维酸抑制，具有 A 类酶的特性。至 20 世纪 90 年代早期，所有发现的碳青霉烯酶都具有严格的种属特异性且均位于染色体上。而随着质粒介导的 IMP-1（B 类）、OXA-23（D 类）和 KPC-1（A 类）碳青霉烯酶分别在铜绿假单胞菌、鲍曼不动杆菌和肺炎克雷伯菌中相继被发现，碳青霉烯酶基因的流行特征发生了巨大改变,不但能在菌株间传递,还常常引起携带菌株的大范围暴发感染。

2.种类　在肠杆菌科细菌中,染色体介导的碳青霉烯酶包括黏质沙雷菌中的SME、阴沟肠杆菌中的 NMC 和 IMI 等。其他常见碳青霉烯酶见表 5-7。

表 5-7　常见碳青霉烯酶

碳青霉烯酶	分类	发现菌种	存在位置
KPC-1 至 11	A	肠杆菌科、铜绿假单胞菌	质粒
SME-1 至 3	A	黏质沙雷菌	染色体
NMC-A	A	阴沟肠杆菌	染色体
IMI-1	A	阴沟肠杆菌	染色体
IMI-2	A	阴沟肠杆菌	质粒
SFC-1	A	居泉沙雷菌	染色体
GES-2	A	铜绿假单胞菌	质粒
GES-4～6	A	肺炎克雷伯菌、大肠埃希菌	质粒
IMP-1～28	B	肠杆菌科、假单胞菌属、不动杆菌属	质粒/染色体
VIM-1～26	B	肠杆菌科、假单胞菌属、不动杆菌属	质粒/染色体
SPM-1	B	铜绿假单胞菌	染色体
GIM-1	B	铜绿假单胞菌	质粒
SIM-1	B	鲍曼不动杆菌	染色体
AIM-1	B	铜绿假单胞菌	未知
HKM-1	B	弗劳地枸橼酸杆菌	质粒
NDM-1	B	肺炎克雷伯菌	质粒
DIM-1	B	施氏假单胞菌	质粒
CMY-10	C	产气肠杆菌	质粒
OXA-23 组	D	不动杆菌属、奇异变形杆菌	质粒/染色体
OXA-40 组	D	不动杆菌属、铜绿假单胞菌	质粒/染色体
OXA 51 组	D	不动杆菌属	染色体
OXA-58 组	D	不动杆菌属	质粒
OXA-48	D	肺炎克雷伯菌	质粒

(1)KPC:KPC 最早是 2001 年在美国北卡罗来纳州从肺炎克雷伯菌中发现的,对所有 β-内酰胺类包括碳青霉烯类耐药,克拉维酸和他唑巴坦只能轻度地抑制它的水解作用。基因组分析发现,KPC 基因(bla_{KPC})包含 882 个核苷酸,通常定位于质粒,在 Tn4401 转座子内。在大约 10 kb Tn3 型转座子中发现了 bla_{KPC} 基因,即Tn4401。Tn4401 具有转座酶(tnpA)和解离酶(tnpR)基因及 2 种不相关的插入序

列 ISKpn6 和 ISKpn7。这个转座子可能就是 bla_{KPC} 基因的起源。在美国、欧洲和以色列等地分离到同一种系的序列型(ST)258KPC-Kp，说明其能在广泛的地域间传播。传播 bla_{KPC} 基因的质粒往往还同时携带氨基糖苷类抵抗决定簇和 ESBLs，如 $bla_{CTX-M-35}$ 等。在一株肺炎克雷伯菌中曾获得 7 种不同的 β-内酰胺酶。另发现 bla_{KPC-3} 基因与质粒介导的喹诺酮类抵抗决定簇 QnrA 和 QnrB 有关联。在铜绿假单胞菌中，发现 bla_{KPC} 基因同时定位于染色体和质粒上。能产 KPC 的细菌很多，如大肠埃希菌、沙门菌、阴沟肠杆菌、奇异变形杆菌、产酸克雷伯菌、肠杆菌科的新型变异体、铜绿假单胞菌、恶臭假单胞菌、弗劳地枸橼酸菌和黏质沙雷菌等。

（2）其他碳青霉烯酶：目前，已发现的其他碳青霉烯酶有 GES-1～9、SME-1～3、IMI-1～2、IMP-1～28、VIM1～26、SPM-1、GIM-1、SIM-1 和 OXA-11、OXA-15、OXA-18、OXA-45 等 102 种 OXA 酶，其中至少 37 种具有碳青霉烯酶活性。在法国、美国和阿根廷等地从肠杆菌科中分离到 NMC-A 和 IMI，它们有 97% 的氨基酸相同，与 SME-1 有 70% 的氨基酸相同。这些碳青霉烯酶在 69～238 位有保守的丝氨酸残基，形成二硫键桥。这些 2f 类碳青霉烯酶的保守区域可能系活性部位，发挥着重要的水解性能。在美国和英国等地都发生过 SME-1～3 的局部暴发流行。最常见的金属 β-内酰胺酶家族有 VIM、IMP、GIM 和 SIM 酶，它们被作为基因盒插入到不同的整合子结构内。当这些整合子与质粒或转座子结合时，细菌间的耐药基因转移就变得非常容易。

二、氨基糖苷类钝化酶

（一）概述

氨基糖苷类抗生素通过与核糖体的 A 位点接合，干扰翻译过程中 rRNA 对同源 tRNA 的精确识别，从而干扰细菌的蛋白质合成过程，造成后续一系列生理生化改变，最终导致细菌死亡。细菌产生钝化酶，使其氨基或羟基被酶修饰后与核糖体结合不紧密而不能发挥抗菌作用，细菌对氨基糖苷类药物产生耐药。

氨基糖苷修饰酶主要包括 3 种类型：氨基糖苷磷酸转移酶（Aminoglycoside phosphotransferase，APH）、氨基糖苷乙酰转移酶（Aminoglycoside acetyltransferase，AAC）和氨基糖苷核苷酸转移酶（Aminoglycoside nucleotidyltransferase，ANT）。这些修饰酶最初的来源都是细菌自身新陈代谢过程中所需要的一些酶。在氨基糖苷类抗生素的选择压力下，编码这些酶的基因发生突变而使其编码产物具备了修饰氨基糖苷类抗生素的能力。同一种修饰酶可以修饰不同的药物,同一种药物也能够被不同修饰酶所修饰。因此,在不同的氨基糖苷类药物间存在一定的交叉耐药。

(二)APH

APH 催化是将 ATP 上的 γ-磷酸基转移到氨基糖苷类抗生素上的特定位置取代其羟基。根据作用位点的不同,共有 7 种同工酶,主要型别有:APH($3'$)-Ⅰ、APH($3'$)-Ⅱ、APH($3'$)-Ⅲ、APH($3'$)-Ⅳ、APH($3'$)-Ⅴ、APH($3'$)-Ⅵ、APH($3'$)-Ⅶ、APH($2''$)-Ia、APH($2''$)-Ib、APH($2''$)-Ic、APH($2''$)-Id、APH($3''$)-Ia、APH($3''$)-Ib、APH($7''$)-Ia 等。值得注意的是,一些型别的 APH 能够修饰阿米卡星并且造成携带菌株表现为对阿米卡星耐药。如在鲍曼不动杆菌、黏质沙雷菌和肺炎克雷伯菌中检出的 APH($3'$)-VI 就能够介导菌株对阿米卡星的高水平耐药。迄今为止,在大肠埃希菌、肺炎克雷伯菌、肠炎沙门菌、霍乱弧菌、铜绿假单胞菌、不动杆菌和空肠弯曲杆菌等革兰阴性菌和肠球菌、链球菌、葡萄球菌、棒状杆菌等革兰阳性菌中都发现了 APH。

(三)AAC

AAC 是以乙酰辅酶 A 作为乙酰基的供体,分别作用于氨基糖苷类抗菌药物 2-脱氧链霉胺环的 1 位和 3 位、6-氨基己糖环的 $2'$ 位和 $6'$ 位,使抗生素与细菌的核糖体结合不紧,细菌产生耐药。根据修饰酶作用位点不同,共有 4 种 AAC 同工酶:AAC(1)、AAC(3)、AAC($2'$)和 AAC($6'$)。这 4 种同工酶的作用底物不同,耐药谱不同,不同同工酶还可分为若干亚型,如 AAC(3)-Ⅳ、AAC($6'$)-I 等。不同的 AAC 型别可钝化不同的氨基糖苷类药物。常见的型别有:AAC($6'$)-Ⅰ、AAC($6'$)-Ⅱ、AAC(3)-Ia、AAC(3)-Ib、AAC(3)-Ⅱa、AAC(3)-Ⅱb、AAC(3)-Ⅱc、AAC(3)-Ⅲa、AAC(3)-Ⅲb、AAC(3)-Ⅲc、AAC(3)-Ⅳ、AAC(3)-Ⅶ、AAC(1)、AAC($2'$)-Ia 等。AAC 广泛存在于革兰阳性菌和革兰阴性菌中。

(四)ANT

ANT 基因可位于小非结合质粒、结合质粒、转座子、整合子等上,作用机制是以 ATP 为第二底物,将 AMP 分别转移到 $2''$、$3''$、$4'$、6、9 位的羟基上而修饰氨基糖苷类抗生素,使抗生素与细菌的核糖体结合不紧,细菌产生耐药。根据修饰酶作用位点不同,共有 5 种 ANT 同工酶:ANT($2''$)、ANT($3''$)、ANT($4'$)、ANT(6)、ANT(9)。不同同工酶在细菌的分布不同,引起的耐药谱不同,常见型别有:ANT($2''$)-I、

ANT($3''$)-I、ANT($4'$)-Ia、ANT($4'$)-IIa 等。该类钝化酶广泛见于肠杆菌科等革兰阴性菌及金黄色葡萄球菌、棒状杆菌、嗜热杆菌和肠球菌等革兰阳性菌中。

（五）复合酶

两种修饰酶连接在一起构成复合酶。常见型别有：AAC($6'$)-APH($2''$)、AAC($6'$)-ANT($2''$)、APH($3''$)-Ib-APH(6)-Id 等。由于复合酶可修饰多个位点，因此能够介导携带菌株对大多数氨基糖苷类药物产生耐药。

三、氯霉素钝化酶

氯霉素钝化酶是酰基转移酶（chloramphenicol acetyltransferase，CAT），在基因库中已经有多种氯霉素酰基转移酶序列，分析表明 CAT 基因同源性低（＜28％），保守序列仅仅 23 个氨基酸残基（占整个氨基酸序列的 11％），细菌所有的酰基转移酶多肽大小在 24～26kDa。编码酰基转移酶基因可位于染色体上，也可存在质粒上，可位于转座子上，也可位于整合子上。1 株耐氯霉素细菌可携带多个酰基转移酶基因，细菌产生乙酰基转移酶，使氯霉素转化成无活性的代谢产物而失去抗菌活性。这类酶广泛存在于葡萄球菌、D 组链球菌、肺炎链球菌等革兰阳性球菌以及肠杆菌属等革兰阴性杆菌和奈瑟菌等革兰阴性球菌中。

四、大环内酯类、林可霉素类、链阳菌素类钝化酶

细菌产生该类酶，使大环内酯类、林可霉素类、链阳菌素类抗生素分子的羟基磷酸化或者核苷酰化，抗生素的活性部位修饰，与相应的靶位结合困难，不能达到杀菌的作用，包括酯酶、磷酸转移酶、乙酰转移酶和核苷酸转移酶等。基因主要位于质粒上，也可位于染色体上。肠杆菌科等革兰阴性杆菌、葡萄球菌属、肠球菌属和某些链球菌等革兰阳性菌中发现产生该类酶。

五、喹诺酮类钝化酶

2006 年 1 月，来自哈佛医学院的学者在《NATURE MEDICINE》杂志上报道了一种能够对氟喹诺酮类药物进行修饰的酶——氨基糖苷乙酰基转移酶环丙沙星耐药突变体[AAC($6'$)-Ib-cr]。该酶是由早已存在多年的一种氨基糖苷修饰酶 AAC($6'$)-Ib 通过 2 个氨基酸序列突变而产生的，其名称中的"-cr"代表对环丙沙星耐药（Ciprofloxacin Resistance）。发现此酶的重大意义在于，首先，AAC($6'$)-Ib-cr 是第

一个由细菌产生的能够对喹诺酮类药物进行修饰的酶。作为合成类抗生素,喹诺酮类药物对于细菌来说是全新的物质,细菌本身并不具备对抗此类药物的机制,因此对此类药物的对抗在此之前都是被动的方式,如药物作用靶位改变或者药物外排等。AAC(6′)-Ib-cr 的出现表明细菌在抗生素选择压力下已经进化出能够主动对抗喹诺酮类药物的机制。其次,AAC(6′)-Ib-cr 是唯一具备能够同时对两类在结构和功能上都完全不同的抗生素进行修饰的酶。这也许意味着微生物开启了对抗现有抗菌物质的全新方向,即修饰酶的多功能化,使细菌的耐药机制更加全面高效。

AAC(6′)-Ib-cr 的发现过程比较曲折。一株来自中国上海的大肠埃希菌携带有 2 个大小为 60kb 左右的质粒,2 个质粒均携带有 *qnrA*。然而,将 2 个分别接合到大肠埃希菌 J53 后发现,携带不同质粒的 2 个接合子对环丙沙星的 MIC 值却不同。一个为 0.25μg/ml,与以往对阳性 *qnrA* 质粒的研究结果吻合;另一个接合子的 MIC 却达到 1μg/ml,超过以往结果的 4 倍。后续研究表明,高 MIC 接合子所携带的质粒在 qnrA 基因拷贝数和表达水平上与低 MIC 接合子所携带的质粒均无差别。对引起高环丙沙星 MIC 质粒测序后发现该质粒带有 *AAC(6′)-Ib*、*bla*~OXA-30~、*catB3*、*arr3*、*qacED1*、*sul1*、*qnrA* 和 *ampR* 等基因,只有 *qnrA* 是介导对喹诺酮药物耐药的基因。后经随机转座子插入文库(random transposon insertion libraries)分析,证实位于整合子内的 *aac(6′)-Ib* 对喹诺酮敏感性下降起到作用。经对该基因测序分析表明,该基因在蛋白 102 位点由色氨酸突变为精氨酸、在 179 位点由天冬氨酸突变为脯氨酸,命名为 *aac(6′)-Ib-cr*。

AAC(6′)-Ib-cr 只对带有哌嗪基团的氟喹诺酮类药物有修饰作用,如诺氟沙星和环丙沙星,对无哌嗪基团的左氧氟沙星和莫西沙星则无乙酰化修饰作用。另外,AAC(6′)-Ib-cr 增加了对氟喹诺酮类药物进行修饰功能的同时并没有影响到它对氨基糖苷类药物的修饰作用,而且对后者的修饰作用要比前者要强一些。

第二节 抗生素作用靶位改变

每种抗生素通过不同作用靶位,干扰细菌细胞壁合成、蛋白质合成、DNA 合成等多种机制,达到杀灭细菌、抑制细菌繁殖等。细菌通过靶位的改变,逃避或大大减弱抗生素的作用,主要包括氨基糖苷类、喹诺酮类、β-内酰胺类、糖肽类、大环内酯类、林可霉素类、链阳菌素类、利福霉素类抗生素的靶位改变。

一、氨基糖苷类抗生素

氨基糖苷类抗生素靶位改变包括靶位发生突变和 16S rRNA 的甲基化。靶位突变所引起的耐药现象仅发生在结核杆菌对链霉素的耐药过程中。而氨基糖苷类药物靶位——即 16S rRNA 的甲基化则成为临床常见菌种对氨基糖苷类药物产生耐药性的重要机制，能够造成细菌对目前使用的所有氨基糖苷类药物的高水平耐药。由于链霉素能够与核糖体蛋白侧链发生相互作用，因此 16S rRNA 的甲基化并不造成菌株对链霉素的耐药。细菌本身会对 rRNA 进行一些甲基化修饰，其主要作用是调节 rRNA 的成熟、稳定 rRNA 的结构或者改变翻译速率等。但对氨基糖苷类药物靶位——即 16S rRNA 上 A 位点的甲基化却起到完全不同的作用，能够使细菌对氨基糖苷类抗生素产生高水平耐药。氨基糖苷类抗生素大多分离自放线菌。产生氨基糖苷类抗生素的菌种常采用对药物靶位采用一定的保护措施来防止药物对自身的毒性作用，甲基化就是保护方法之一。根据作用位点的差异，可将 16S rRNA 甲基化酶分为两大类：一类作用于 16S rRNA N1 位置的 A1408；另一类作用于 N7 位置的 G1405。一些产生庆大霉素外其他氨基糖苷类抗生素的放线菌所产生的甲基化酶（如 KamA 和 KamB 等）能够甲基化 A1408 并导致对卡那霉素、妥布霉素和安普霉素的高水平耐药，但不介导对庆大霉素的耐药；而产庆大霉素的放线菌所产生的甲基化酶（如 GmrA 和 KgmB 等）能够甲基化 G1405 并导致对除链霉素和安普霉素以外的其他氨基糖苷类抗生素的高水平耐药。上述这些由氨基糖苷类抗生素菌种所产生的甲基化酶在临床常见细菌中并不存在，也无临床意义。然而，随着质粒介导 16S rRNA 甲基化酶的出现，临床分离菌株通过对其氨基糖苷类抗生素靶位的甲基化而导致对除链霉素外的几乎所有氨基糖苷类药物产生高水平的耐药。目前已发现的质粒介导 16S rRNA 甲基化酶基因有：*armA*、*rmtA*、*rmtB*、*rmtC*、*rmtD*、*rmtE* 和 *npmA*。其中，只有 *npmA* 是 A1408 甲基化酶，其余都是 G1405 甲基化酶（http://www.nih.go.jp/niid/16s_database/），见表 5-8。这些耐药基因多存在于质粒上的转座子中，并广泛存在于临床常见的革兰阴性杆菌中，但不同基因型在不同菌种中的分布有明显的种特异性。而且各 16S rRNA 甲基化酶的基因序列同源性存在差异，见表 5-9。

表 5-8　已发现的质粒介导甲基化酶

甲基化酶	作用位点	报道时间	发现地点	检出菌种
ArmA	G1405	2003	法国	肺炎克雷伯菌
RmtA	G1405	2003	日本	铜绿假单胞菌
RmtB	G1405	2004	日本	黏质沙雷菌
RmtC	G1405	2006	日本	奇异变形杆菌
RmtD	G1405	2007	巴西	铜绿假单胞菌
NpmA	A1408	2007	日本	大肠埃希菌
RmtE	G1405	2010	美国	大肠埃希菌

表 5-9　各 16S rRNA 甲基化酶的基因间序列相似性(%)

	RmtA	RmtB	RmtC	RmtD	ArmA	NpmA
RmtA		81.7	27.7	41.2	29.2	<10
RmtB			29.5	41.3	28.9	<10
RmtC				26	27.8	<10
RmtD					25.8	<10
ArmA						<10

(一)ArmA

ArmA 最初是在弗劳地枸橼酸杆菌中发现,但后来是在肺炎克雷伯菌中被证实的。2000 年,自巴黎分离出一株对所有氨基糖苷类抗生素均耐药的肺炎克雷伯菌。该菌携带大小为 80kb 的可传递质粒,从该质粒上发现一种编码 16S rRNA 甲基化酶的基因——*ArmA*(Aminoglycoside Resistance Methylase A)。接受该基因的受体菌能够表现出对 4,6 二取代脱氧链霉胺药物——即部分氨基糖苷类抗生素的高水平耐药。*ArmA* 的序列与一些已知的产氨基糖苷类药物放线菌所固有的甲基化酶相比仅有 37%～47% 的相似性,且 *ArmA* 的 G+C 含量仅为 30%,大大低于已知的一些固有甲基化酶基因,推测 *ArmA* 是来自完全不同的起源,而非从那些固有基因突变而来。*ArmA* 能够甲基化 16S rRNA 的 G1405,介导细菌对卡那霉素和庆大霉素的耐药,但不导致对安普霉素的耐药。

ArmA 酶在临床常见菌株中的发现开启了对氨基糖苷类抗生素耐药机制的全新认识。以往,氨基糖苷类抗生素靶位的甲基化只在那些产生氨基糖苷类抗生素

的菌种内被发现,作为对产生此类物质菌株的自身保护。在临床分离到的氨基糖苷类抗生素抗菌治疗目标菌中存在此类耐药机制会给临床抗感染治疗造成巨大危害。其原因是,与 16S rRNA 自身发生突变而造成的细菌耐药不同,甲基化作用会将 16S rRNA 的所有拷贝全部修饰,导致细菌对氨基糖苷类抗生素的高水平耐药,使此类药物彻底丧失抗菌作用。唯一例外的是链霉素,因其能够与核糖体侧链接合而发挥抗菌作用,16S rRNA 的甲基化对其抗菌作用的影响有限。但目前链霉素已很少用于治疗肠杆菌科和非发酵革兰阴性杆菌所引起感染的治疗,因而意义不大。

目前,ArmA 主要在一些肠杆菌科细菌中发现,包括肺炎克雷伯菌、产酸克雷伯菌、大肠埃希菌、弗劳地枸橼酸杆菌、阴沟肠杆菌、产气肠杆菌、黏质沙雷菌、沙门菌属、志贺菌属等。另外,在不动杆菌中目前仅发现有 ArmA 这一种 16S rRNA 甲基化酶的存在。

(二) RmtA

1997 年日本分离到一株对所有氨基糖苷类抗生素均高水平耐药的铜绿假单胞菌,其携带的质粒接合到大肠埃希菌后也使后者表现出同样的耐药表型。后续研究发现该质粒携带一种编码 16S rRNA 甲基化酶的基因——RmtA。RmtA 与放线菌染色体上的甲基化酶基因同源性很低,与 ArmA 的同源性也仅有 29.2%。目前仅在铜绿假单胞菌中得到检出。

(三) RmtB

2002 年日本分离到一株对卡那霉素和庆大霉素高度耐药的黏质沙雷菌,从该菌所携带的一个非接合质粒上检出一种编码 16S rRNA 甲基化酶的基因,其编码产物与 RmtA 有 82% 的序列同源性,命名为 RmtB。目前,RmtB 是在临床分离菌种分布最广、检出率最高的 16S rRNA 甲基化酶基因之一。常存在于黏质沙雷菌、大肠埃希菌、肺炎克雷伯菌、产酸克雷伯菌和弗劳地枸橼酸杆菌等。

(四) RmtC

2003 年日本分离一株对氨基糖苷类抗生素高水平耐药的奇异变形杆菌,该菌携带一个非接合质粒,从该质粒上检出一种编码 16S rRNA 甲基化酶的基因——RmtC。RmtC 与其他获得性 16S rRNA 甲基化酶的基因的同源性低于 30%,与放线菌染色体 16S rRNA 甲基化酶的基因同源性低于 28%。较少在其他菌种内检出。

（五）RmtD

2005 年分离到一株泛耐药铜绿假单胞菌，该菌的一种质粒上携带金属酶基因 SPM-1，同时还携带一种编码 16S rRNA 甲基化酶的基因，与其他此类基因的同源性均在 42% 以下，命名为 RmtD。目前，此基因仅在铜绿假单胞菌中检出。

（六）RmtE

最近，美国一项有关牛群携带大肠埃希菌的研究中分离到一株大肠埃希菌，从该菌检测到一种新型 16S rRNA 甲基化酶的基因——RmtE。RmtE 与现已发现的其他同类基因的同源性均在 33% 以下。

（七）NpmA

2003 年日本分离到一株对氨基糖苷类抗生素广泛耐药的大肠埃希菌，该菌携带一种新型 16S rRNA 甲基化酶的基因，其编码产物与放线菌染色体 16S rRNA 甲基化酶的基因同源性低于 30%，与其他获得性 16S rRNA 甲基化酶的基因同源性在 10% 以下，命名为 NpmA。后续研究证实，NpmA 能够对 16S rRNA 的 A1408 进行甲基化。而 NpmA 也是目前唯一的一个获得性 A1408 甲基化酶。

二、喹诺酮类抗生素

细菌对喹诺酮类抗生素产生耐药的主要机制是由位于染色体上的药物作用靶位基因发生位点突变，使抗生素与作用靶位结合下降所致。喹诺酮类抗生素作用靶位改变有染色体介导和质粒介导两种情况。其中质粒介导的喹诺酮耐药机制是近年来被陆续发现，其主要机制是 qnr 编码的五肽重复蛋白能够保护喹诺酮药物的作用靶位，即 Ⅱ 型拓扑异构酶中的解旋酶（Gyrase）和拓扑异构酶 Ⅳ（Topoisomerase Ⅳ），降低喹诺酮抗生素抗菌作用的影响。尽管 Qnr 只介导携带该基因的细菌对氟喹诺酮敏感性降低，但它是对其他耐药机制的补充，可使细菌进一步产生高水平耐药。同时，由于 qnr 通常位于可传递质粒上，可通过各种途径在细菌种间和菌株间相互传递，使喹诺酮耐药性广泛传播。

（一）染色体介导

药物作用靶位改变主要是由染色体基因编码的 Ⅱ 型拓扑异构酶（DNA 旋转酶和拓扑异构酶 Ⅳ、在其喹诺酮耐药决定区域（quinolone resistance determine region，QRDR）的某些位点发生突变，进而引起药物与靶位结合率下降而导致抗菌作用降低。其中，DNA 旋转酶的两种亚基（GyrA 和 GyrB），特别是 GyrA 发生突变是造成细菌对喹诺酮类抗生素耐药的主要机制。突变可以是单个位点、双位点或者多位点同时存在。GyrA 的突变位点多位于 Ser83 和 Asp87，单个位点突变一般会导致菌株对喹诺酮类抗生素（如萘啶酸）耐药而对氟喹诺酮抗生素（如环丙沙星）敏感性降低，而双位点突变常导致菌株出现较高水平耐药。GyrB 以及拓扑异构酶 Ⅳ 的 2 个亚基（ParC 和 ParE）发生突变在喹诺酮耐药细菌中也存在，但突变发生率较 GyrA 低。在氟喹诺酮耐药菌株中，伴随 GyrA 突变的存在，GyrB、ParC 和 ParE 通常也有突变发生。因此，这些位点发生突变在细菌对氟喹诺酮类抗生素耐药机制中起重要作用。

（二）质粒介导喹诺酮耐药机制

质粒介导喹诺酮类抗生素靶位改变耐药机制自 *qnr* 于 1998 年在肺炎克雷伯菌中被发现，主要介导喹诺酮类靶位保护。

Qnr　Qnr 属五肽重复家族，此家族已发现的种类超过 500 个，广泛分布于原核与真核细胞中，生物学功能大多未知。发现 Qnr 有 5 种型：QnrA、QnrB、QnrS、QnrC、QnrD。目前，有 7 型 *QnrA*、30 型 *QnrB*、4 型 *QnrS*、1 型 *QunC* 和 1 型 *QnrD* 被发现（http://www.lahey.org/qnrStudies/）。临床分离沙门菌中以携带 *QnrS* 为主，其分布远高于其他 *Qnr* 基因。肠杆菌科其他细菌中则以携带 *QnrA* 或 *QnrB* 为主。

Qnr 具有与 DNA 类似的三维结构，使其能够在 DNA 旋转酶和拓扑异构酶 Ⅳ 与 DNA 结合并发生构象改变之前与上述两种酶的亚基相结合。而 Qnr 对 DNA 旋转酶和拓扑异构酶 Ⅳ 的竞争性结合抑制了 DNA 与这些酶的结合，大大减少拓扑异构酶-DNA 复合体的数量，而拓扑异构酶-DNA 复合体就是喹诺酮抗生素作用的分子靶位，从而使喹诺酮类抗生素对细菌 DNA 复制过程的抑制作用降低，导致细菌对喹诺酮抗生素的敏感性降低甚至表现为耐药菌株。按照 CLSI 的判断标准，Qnr 通常介导携带菌株对喹诺酮类药物（如萘啶酸）耐药，而对氟喹诺酮类药物（如诺氟沙星、环丙沙星、左氧氟沙星等）仅仅是敏感性降低。尽管如此，Qnr 所引起的临床菌株对氟喹诺酮抗生素敏感性的变化仍具有重要的临床意义。有资料表明，在动物模型和临床感染病例的治疗中，由喹诺酮抗生素敏感性降低菌株所引起的感染均能导致抗感染治疗时间的延长或治疗失败的增加。因此，进一步了解 *qnr* 基因在临床分离菌株中的分布情况以及这些菌株对常用氟喹诺酮抗生素敏感性的降低情况对指导临床抗感染治疗意义显著。

作为质粒介导的耐药基因,*Qnr* 可在菌种或菌株间广泛传递,引起耐药性的播散。因此,了解与 *Qnr* 基因相关的分子生物学信息,如携带 *Qnr* 基因的质粒类型以及 *Qnr* 基因在质粒上所处的基因环境不仅能够明确 *Qnr* 基因的分子流行病学规律,也能够揭示与 *Qnr* 基因相关的移动基因组件类型及其在菌种或菌株间传递的规律和方式,为后续深入研究工作创造条件。

Qnr 除能够保护喹诺酮药物的作用靶位,引起携带菌株对氟喹诺酮药物敏感性降低外,对其生物学功能的进一步认识目前存在分歧。一种观点认为通过与 DNA 旋转酶和拓扑异构酶Ⅳ结合并保护这些酶不受喹诺酮抗生素抑制作用的影响,Qnr 的存在提高了携带菌株的防突变浓度(mutant prevention concentration,MPC)并扩大了突变选择窗口(mutant selection window,MSW),在常规用药剂量所对应的体内抗生素浓度下大大提高了药物靶位突变菌株被选择出来的概率,使 Qnr 携带菌株成为在使用喹诺酮类抗生素治疗时产生染色体突变的适宜菌株,从而促进了由 QRDR 突变所引起的高水平喹诺酮类耐药菌株的产生。另一观点认为,尽管 Qnr 能够影响携带菌株的药物敏感性,但其表达并不影响氟喹诺酮类药物对 Qnr 携带菌株的抗菌作用。不同基因型的 Qnr(QnrA、QnrB 和 QnrS)均能够与喹诺酮类药物相互竞争性地与 DNA 旋转酶和拓扑异构酶Ⅳ的 QRDR 发生结合,通过对这些区域的保护作用使得携带 Qnr 的菌株在抗生素选择压力下较不携带 Qnr 的菌株更少发生 QRDR 突变,从而降低经此途径产生高水平喹诺酮耐药菌株的概率。因此,Qnr 的生物学功能尚需进一步的研究来加以明确。各型 Qnr 间序列同源性详见表 5-10。

表 5-10 各型 Qnr 间序列同源性(%)

	QnrA1	QnrB1	QnrC	QnrD	QrnS1
QnrA1		41	64	46	59
QnrB1			42	64	39
QnrC				43	59
QnrD					39

(1)*QnrA*:1998 年在美国分离到的一株肺炎克雷伯菌中检出一种质粒,能够介导携带此质粒的菌株对喹诺酮类药物 MIC 升高并且这种特性能够随着质粒在

不同菌株间进行传递。随即将此种质粒介导的喹诺酮耐药基因命名为 *Qnr*,后被命名为*QnrA1*。此机制的发现完全颠覆了之前认为的喹诺酮耐药机制不可传递的认识。打开了对喹诺酮耐药机制进行全新探索的大门。后续研究表明,QnrA1为 218 个氨基酸组成的蛋白,属于五肽重复家族,与具有保护 DNA 旋转酶(Gyrase)功能的蛋白 McbG 具有很高的序列同源性。QnrA1 能保护 DNA 旋转酶不受喹诺酮类药物抑制作用影响,且这种保护作用的发挥并不是通过灭活药物也不通过增加 DNA 旋转酶的活性来实现的。有学者认为,Qnr 对 DNA 旋转酶免受喹诺酮类药物抑制的保护作用已经存在了至少 20 年,在此过程中 *Qnr* 基因已经在全球范围的许多菌种间广泛传播。此外,QnrA1 对拓扑异构酶 IV 的保护作用并不明显。

(2)*QnrS*:2005 年,日本分离到一株对氟喹诺酮药物耐药的福氏志贺菌,该菌携带的可传递质粒可引起受体菌产生对喹诺酮抗生素的低水平耐药。与当时已发现的 QnrA 的蛋白序列同源性仅有 59%,随即将该编码基因命名为 *QnrS*。目前已有 4 个 *qnrS* 亚型被发现。

(3)*QnrB*:2006 年,美国学者从一株产 CTX-M-15 的肺炎克雷伯菌中检出一种新的质粒介导喹诺酮耐药基因 *QnrB*。QnrB 与 QnrA 和 QnrS 的序列同源性仅有 39.5% 和 37.4%。之后又发现了*QnrB2*,目前已有 30 个 *QnrB* 亚型被发现。

(4)*QnrD*:2009 年 2 月,丹麦研究者报道了一种新型质粒介导喹诺酮耐药基因——*QnrD*。该基因是从在 2007 年至 2008 年中国河南省分离到的沙门菌中检出的。*QnrD* 与*QnrA1*、*QnrB1* 和*QnrS1* 的序列同源性分别为 48%、61% 和 41%。克隆表达分析表明,QnrD 能导致受体菌对环丙沙星的 MIC 从 $0.002\mu g/ml$ 升高至 $0.06\mu g/ml$,而 QnrA1 和 QnrS1 则分别能升高至 $0.125\mu g/ml$ 和 $0.25\mu g/ml$,表明 QnrD 在介导携带菌株对氟喹诺酮类药物敏感性降低的作用上比其他型别 Qnr 要弱。

(5)*QnrC*:2009 年 5 月,我国学者报道了从奇异变形杆菌所携带的可接合质粒上检出的新型基因——*QnrC*。该基因能够介导受体菌对环丙沙星的 MIC 升高 32 倍,达到 $0.25\mu g/ml$。QnrC 与 QnrA1、QnrB1、QnrS1 和 QnrD 的序列同源性分别为 64%、42%、59% 和 43%。

三、β-内酰胺类抗生素

β-内酰胺类抗生素作用靶点是青霉素结合蛋白(penicillin binding proteins,

PBPs）。PBPs 参与细菌细胞壁的合成、形态维持和细菌糖肽结构调整等功能。靶位改变主要是由于 PBPs 发生改变，与 β-内酰胺类抗生素（包括青霉素类、头孢菌素类、单环 β-内酰胺类、头孢霉素类和碳青霉烯类等）的亲和力降低，主要有 3 种情况：①PBPs 单个氨基酸改变导致细菌对 β-内酰胺类抗生素低耐药性；②PBPs 多个氨基酸改变或多种 PBPs 发生改变引起细菌对 β-内酰胺类抗生素的高耐药性；③出现新的 PBPs，与 β-内酰胺类抗生素亲和力低，引起对所有 β-内酰胺类抗生素耐药。

甲氧西林耐药性葡萄球菌是典型代表，该类细菌具有位于染色体上的 *mecA* 基因，编码另外一种肽聚糖转肽酶-PBP2a，PBP2a 与多种 β-内酰胺类抗生素亲和力低，在抗生素存在情况下，不能与 PBP2a 结合，细菌细胞壁合成不受影响，细菌达到对 β-内酰胺类抗生素耐药目的。机制主要是由 *mecA* 基因介导产生低亲和力青霉素结合蛋白 2a（PBP2a），可代替正常的青霉素结合蛋白发挥作用，肽聚糖和细胞壁合成得以继续，细菌正常生长、繁殖。*mecA* 基因位于染色体上称为 SCC2mec 的可移动基因片段上，表达受调节基因 *mecR1* 和抑制基因 *mec* I 调控，在通常情况下，m-ecI 编码的抑制因子（mec I 蛋白）结合在 *mecA* 基因的启动子部位，使 *mecA* 基因不能被转录；*mecR1* 在诱导剂（如 β-内酰胺类抗生素）的作用下编码产生诱导因子（mecR1 蛋白），去除 *mec* I 蛋白对 *mecA* 的阻遏作用，转录产生 PBP2a。有时，*mecR1* 和 *mec* I 通过插入序列 IS257（IS431）或 IS1272，导致 *mecA* 基因的结构性表达。葡萄球菌、肺炎链球菌、肠球菌、大肠埃希菌、铜绿假单胞菌、流感嗜血杆菌和拟杆菌等耐药菌中均已发现这种耐药机制。

四、糖肽类抗生素

20 世纪 50 年代后期万古霉素开始用于临床，糖肽类抗生素用于治疗和预防由革兰阳性细菌引起的严重感染，成为革兰阳性细菌感染的最后一道防线。但是在 1986 年首次报道质粒介导的对万古霉素耐药肠球菌，此后世界各地耐万古霉素的菌株报道逐渐增加，有些医院有高达 20% 的报道。细菌肽聚糖的合成由两分子的 D-丙氨酸在链接酶的作用下形成 D-丙酰胺-D-丙氨酸，而糖肽类抗生素（包括万古霉素和替考拉宁）主要与革兰阳性菌的细胞壁肽聚糖前体五肽 C 末端的 D-丙氨酸-D-丙氨酸末端结合，抑制转肽酶和羧肽酶的作用，干扰细菌肽聚糖的转糖基及转肽作用，阻断四肽或五肽侧链形成或交联，达到抑制细菌细胞壁肽聚糖合成，导致细菌的死亡。

　　肠球菌对糖肽类抗生素耐药是代表,对万古霉素耐药是由操纵子编码的酶存在合成低亲和力的前体,其中 C-末端的 D-丙氨酸残基被 D-乳酸或 D-丝氨酸取代,改变了万古霉素的作用位点,消除了与万古霉素结合的具有高亲和力的前体,导致靶位改变的耐药发生(表 5-11)。

表 5-11　肠球菌对万古霉素耐药性分类

表型	VanA	VanB	VanC	VanD	VanE	VanG
耐药水平	高	不定	低	中等	低	低
基因位置	质粒或染色体	质粒或染色体	染色体	染色体	染色体	染色体
来源	获得性	获得性	先天性	获得性	获得性	获得性
表达	诱导型	诱导型	组成型诱导型	组成型	诱导型	诱导型
通过结合转移	是	是	否	否	否	否
修饰靶位	D-丙氨酰-D-乳酸	D-丙氨酰-D-乳酸	D-丙氨酰-D-丝氨酸	D-丙氨酰-D-乳酸	D-丙氨酰-D-丝氨酸	D-丙氨酰-D-丝氨酸
转座子	Tn1564	Tn1547 或 Tn1549				

　　肠球菌的万古霉素耐药分为 VanA、VanB、VanC、VanD、VanE、VanG 六型,其中 VanA、VanB、VanD、VanE、VanG 属于获得性耐药,VanC 是先天性耐药。万古霉素耐药系统由一簇的蛋白质介导,包含 1 个双组份调控系统(传感器:组氨酸激酶:VanS;转录活化物:VanR)和 3 个基因(*vanA* 或 *vanB*、*vanH*、*vanX*)的产物,使万古霉素与靶位的亲和力降低为原来的 1/1000,细菌对糖肽类抗生素不敏感。

（一）VanA

　　*Van*A 是临床最常见的产生于肠球菌的耐糖肽类抗生素的耐药型,它具有诱导高水平耐万古霉素和替考拉宁能力。*Van*A 基因主要存在于屎肠球菌和粪肠球菌中,*Van*A 基因位于接合传递性质粒携带的转座子上,基因表达导致细菌合成末端为 D-丙氨酰-D-乳酸的异常肽聚糖前体,从而使糖肽类抗生素与 D-丙氨酰-D-乳酸的亲和力明显降低。该转座子包含编码 9 个多肽的基因,分为 4 个功能区:转座区、耐药基因表达调控区(*VanR* 和 *VanS*)、D-丙氨酰-D-乳酸二肽合成区(*vanH* 和

VanA）及水解肽聚糖前体功能区（*VanX* 和 *VanY*）；转座区有 2 个可读阅读框，分别编码转座酶和解离酶。*VanA*、*vanX* 和 *VanH* 表达的 3 种酶共同作用，vanH 编码一种脱氢酶，可以把丙酮酸降解为 D-乳酸，vanA 编码蛋白 VanA，VanA 是能够改变底物特异性的连接酶，催化 D-丙氨酸和 D-乳酸形成酯键，产生 D-丙氨酰-D-乳酸酯肽代替肽聚糖合成中的 D-丙氨酰-D-乳酸二肽，此种肽聚糖与糖肽类抗生素的亲和力大大降低。*vanX* 编码蛋白 VanX，该蛋白是一种可以减少肠球菌自身连接而产生的 D-丙氨酰-D-丙氨酸的储存，从而使正常的五肽合成的竞争最小化。调节基因 *vanR* 和 *vanS* 组成一个双组分调节系统，共同在转录水平上调节糖肽耐药基因的表达。VanS 的主要作用是检测万古霉素存在的感受器，当膜传感蛋白 VanS 检测到环境中万古霉素存在，就向应答蛋白 VanR 发出信号，后者再激活 VanH、VanA、VanX 等表达，细菌产生耐药。*vanA* 基因簇主要在屎肠球菌和粪肠球菌中发现，在鸟肠球菌、坚忍肠球菌、棉子糖肠球菌、鸡肠球菌、铅黄肠球菌和金黄色葡萄球菌也有检测报道。

（二）VanB

VanB 耐药表型最大特点是只能由万古霉素诱导对万古霉素的低水平耐药，对替考拉宁敏感。*VanB* 基因多位于细菌染色体上，也可存在于质粒上，可由质粒介导将耐药基因传递给其他肠球菌属或其他细菌。VanB 在构成和功能性上与 VanA 类似，也可生成 D-丙氨酰-D-乳酸二肽替代正常肽聚糖前体五肽中的 D-丙氨酰-D-丙氨酸，从而产生耐药。两者在调控上有很大区别。*VanB* 操纵子含有编码一种脱氢酶、一种连接酶和一种二肽酶的基因，这 3 个蛋白与 *VanA* 操纵子编码的相应蛋白氨基酸同源性达到 $67\%\sim76\%$，而编码双组分调节系统的 $VanR_B$、$VanS_B$ 调控基因与 *VanR*、*VanS* 亲缘性较远，分别只有 34% 和 24% 同源。根据序列不同，*VanB* 基因簇可分为 3 个亚型：VanB1，VanB2 和 VanB3。VanB 亚型与耐万古霉素水平之间没有发现相关性。VanB 表型主要存在于粪肠球菌及屎肠球菌中，万古霉素对 VanB 型肠球菌的 MIC 为 $\geqslant4\mu g/ml$。

（三）VanC

VanC 基因位于细菌的染色体，且不能在菌株之间传递，这是 VanC 与 VanA、VanB 和 VanD 相区别的特征。其耐药表型可持续性表达或被诱导，和对 VanB 相似，对万古霉素低水平耐药，对替考拉宁敏感。VanC 表型的耐药基因簇包括 5 个基因：*VanC*、*VanXYC*、*VanT*、$VanR_C$ 和 $VanS_C$。其中 3 种基因对 VanC 耐药表型是必需的：VanT 基因编码 VanT 膜结合丝氨酸消旋酶，可生成 D-丝氨酸；VanC 基因编码 VanC 合成 D-丙氨酰-D-丝氨酸，能够代替在肽聚糖前体中的 D-丙氨酰-D-丙氨酸；*VanXYC* 基因编码 VanXYC 蛋白，兼有 D,D-二肽酶和 D,D-羧肽酶 2 种活性，可以水解前体，使之结束在 D-丙氨酸处。最后由 D-丝氨酸代替 D-丙氨酸的前体造成空间位阻降低了细菌对万古霉素的亲和力。VanC 基因簇中双组分调节系统 $VanR_C$、$VanS_C$ 在 VanT 的下游，这和 VanA、VanB 和 VanD 基因簇双组分调节系统位置不同。VanC 有 3 个亚型：VanC1、VanC2 和 VanC3，分别存在于鸡肠球菌、铅黄肠球菌及浅黄肠球菌中。

（四）VanD

1991 年，在美国纽约的一家医院第一次分离到 VanD 型耐药基因。VanD 型少见，VanD 操纵子位于染色体，其结构与 VanA 和 VanB 序列同源性达到 67％左右。VanD 是一种获得性的持续表达的耐药基因，而且不能通过接合作用在细菌间传递，这是与 VanA 和 VanB 表型区别的另一特性。其基因编码合成的肽聚糖前体的末端为 D-丙氨酰-D-乳酸替代了 D-丙氨酰-D-丙氨酸，与万古霉素的亲和力降低引起耐药。

（五）VanE

VanE 型耐药表型第一次发现于粪肠球菌 BM-4405，表现为对万古霉素低水平耐药，对替考拉宁敏感。其结构组成和耐药机制都与 VanC 型类似，以 D-丙氨酰-D-丝氨酸二肽前体取代 D-丙氨酰-D-丙氨酸。其氨基酸序列与 VanC 的同源性高达 55％，与 VanA、VanB 和 VanD 的同源性分别为 45％、43％和 44％。

（六）VanG

VanG 位于染色体上，由 7 个基因和 7 个阅读框组成。其结构与其他万古霉素耐药型均不同，VanG 基因簇包含 3 个基因：$VanU_G$、$VanR_G$ 和 $VanS_G$，编码一种调节系统。诱导合成以 D-丙氨酰-D-丝氨酸为末端的肽聚糖前体。VanG 耐药表型对万古霉素低水平耐药但对替考拉宁敏感，VanG 型耐药表型仅在粪肠球菌中发现。

五、大环内酯、林可霉素、链阳菌素类抗生素

大环内酯类、林可霉素类和链阳菌素类抗生素都是通过与细菌核糖体结合，抑制细菌蛋白质合成而发挥抗菌作用。细菌核糖体由大亚基（50s）、小亚基（30s）构成，亚基中 mRNA 及蛋白质的改变，可引起与抗生素亲和力的变化，而产生对上述

几类药物的耐药性。

大环内酯类、林可霉素类、链阳菌素类抗生素结合于核糖体 50S 亚基,三类抗生素具有交互重叠的结合位点,干扰新生的多肽链的延伸。当 23SrRNA 上的特异性腺嘌呤被二甲基化或被其他的核苷代替时,大环内酯类、林可霉素类、链阳菌素类抗生素与细菌核糖体结合减弱或不能结合,细菌可获得大环内酯类、林可霉素类、链阳菌素类抗生素交叉耐药。

最常见的机制是由甲基化酶 Erm 介导的。Erm 是一类高度相关的蛋白质,合成甲基转移酶,以 S-腺苷甲硫氨作为甲基供体修饰新生 23SrRNA 上单个腺苷酸残基,使 23SrRNA 上的一个关键性的腺嘌呤残基甲基化,从而导致大环内酯类、林可霉素类、链阳菌素类抗生素不能与结合部位结合,是大环内酯类、林可霉素类、链阳菌素类抗生素耐药的主要基因。

(一)ErmA 和 ErmC

据文献报道,ErmA 是 70 年代以前金黄色葡萄球菌对大环内酯类抗生素耐药的主要决定基因,但此后 ErmC 则取代 ErmA 成为主要耐药基因。大环内酯类抗生素在核糖体上的作用位点主要是 50S 大亚基上的 23SrRNA,50S 亚基的 23SrRNA 分为 5 个区,构成肽酯转移酶。酶的催化中心主要位于 V 区,Ⅱ 区的 A752 和 V 区的 A2058 都位于多肽通道的出口处,紧邻肽酯转移酶中心。大环内酯类与 23SrRNA 的 Ⅱ 区的亲和力很弱,与 V 区的亲和力较强。红霉素等大环内酯类抗生素是通过与通道出口 V 区的 A2058 靶点结合来抑制多肽的合成,发挥其抗菌活性的。甲基转移酶 Erm 家族催化 A2058 甲基化,通过在 A2058 的 N6 上单甲基和双甲基化来降低大环内酯类与 RNA 的亲和力而产生抗药性。

Erm 基因的表达分为结构型(constitutive,cMLS)和诱导型(inducible,iMLS),结构型能在超过 $100\mu g/ml$ 的红霉素浓度下生长;而诱导型抗性菌株,能在亚抑制单位的抗生素浓度诱导下对高浓度的红霉素形成抗性。诱导型耐药表型对 16 元环大环内酯类抗生素、林可霉素类、链阳菌素 B 常规药敏方法表现敏感,14 元环和 15 元环大环内酯类抗生素表现为耐药,因为前者的诱导作用较弱,但是用强诱导药(红霉素)进行纸片扩散诱导试验即可诱导,诱导型通常的耐药表型是红霉素耐药但克林霉素敏感,在体外对 14 元和 15 元的大环内酯类耐药,但对 16 元的大环内酯类抗生素、林可霉素类、链阳菌素 B 敏感。目前微量稀释法和自动化仪器药敏试验尚不能检出此种诱导耐药机制,克林霉素体外药敏试验可能会造成假的敏感率,临

床上仅靠常规药敏试验报告克林霉素敏感来用于葡萄球菌感染的治疗,势必会造成治疗上的失败,见表 5-12。

表 5-12 内在性耐药和诱导性耐药

耐药类型	细菌	耐药基因
内在性耐药	葡萄球菌、链球菌、肠球菌	ErmA、ErmAM、ErmC 等
诱导性耐药	葡萄球菌、链球菌、肠球菌	Erm

(二)ErmB

主要在肠球菌中发现,是肠球菌对大环内酯类抗生素耐药主要机制,基因位于接合型或非接合型转座子内或由质粒携带,并常与其他耐药基因连锁,特别是四环素耐药基因。接合型转座子宿主广泛,可能是临床上许多不同种属的细菌携带有这种基因的原因。

(三)核糖体蛋白质 L4 突变

核糖体蛋白质 L4 突变能引起红霉素抗性,在大肠埃希菌和肺炎链球菌的耐药性菌株中均发现这一现象。L4 蛋白突变所引起的抗性机制的原因是:结合在 23SrRNA 结构域 I 上的 L4 突变会造成整个 23SrRNA 的整体结构变化,从而影响了红霉素作用的靶位点与红霉素的结合。2005 年有报道在囊性纤维变性患者体内分离的耐大环内酯类金黄色葡萄球菌核糖体蛋白 L4 突变引起了耐药。这可能是由于结合在 23SrRNA 结构域 I 上的 L4 突变造成了 23rRNA 的整体结构变化,从而影响了靶位点与大环内酯类抗生素结合。

(四)其他

核糖体大亚基 23SrRNA 碱基突变也可引起细菌对大环内酯类耐药,主要集中在结构域 11 和结构域 V 2 个位置上;结构域 V 的碱基突变主要在 A2058、A2059 位置上,突变碱基使核糖体 23SrRNA 的三级结构稳定性发生变化而引起细菌对大环内酯类、林可霉素类、链阳菌素类抗生素耐药。

六、利福霉素类抗生素

利福霉素类通过与 RNA 聚合酶结合,抑制细菌转录过程,而达到抗菌效果。耐利福霉素细菌,主要机制是编码 RNA 聚合酶 β 亚基的基因(rpoB)产生突变,导致 RNA 聚合酶 β 亚基突变,导致其不易与利福霉素类药物相结合,而产生耐药。发现对利福霉素类药物产生耐药主要细菌有葡萄球菌、分枝杆菌、肠球菌、链球菌、肠杆菌和假单胞菌等。

第三节　细菌主动药物外排机制

细菌的主动药物外排机制是一种非特异性耐药机制,是通过细菌主动外排泵将扩散入菌体内、胞间隙的药物或其他底物排出膜外,从而加强细菌在药物选择压力下的生存能力。主动外排泵是存在于细菌细胞膜上的一类蛋白质,一般由 3 部分组成:外膜通道蛋白、融合蛋白和胞质膜外排蛋白。细菌所携带的最常见的外排泵一般为多药物外排泵,即能够外排多种药物而非某单一药物的外排泵。这些外排泵在很多细菌中往往是十分保守的成分,通常由染色体上相应的基因编码。细菌所处的外界环境往往作为激活外排泵的信号,而外排泵对这些信号的反应也是多种多样的。有些功能会参与细菌的致病过程,有些会调节细菌对抗生素的敏感性。常见的多药物外排泵有 5 大类:主要易化子超家族(major facilitator superfamily,MFS)、多药和毒物排除(multidrug and toxic efflux,MATE)家族、耐药结节细胞分化(resistance nodulation cell division,RND)家族、小多重耐药(small multi-drug resistance,SMR)和 ATP 结合盒(ATP binding cassette,ABC)家族。除 ABC 家族是利用 ATP 水解获得能量以外,其他外排泵都是利用药物与氢离子或钠离子对向交换的浓度梯度变化来作为外排动力。

不同类型的外排泵在不同药物的外排过程中所起作用也不同。有一些外排泵是特异性地外排某些种类药物且这些外排泵通常是由质粒上的基因编码,可随质粒在不同菌株间传递。但最常见的与临床常用药物外排相关的外排泵是 RND 家族中一些多药物外排泵。除 AcrAB-TolC 外,大多数多药物外排泵在正常情况下表达水平都比较低,外排泵在多耐药菌株中的高水平表达有可能是受到某些外来因素的诱导。有证据表明,细菌在抗生素压力下首先是利用外排机制来降低细菌内部的药物浓度以减少药物对其生存的影响,然后再发挥其他耐药机制来对抗抗生素的抗菌机制以获得耐药性的。RND 家族、MFS 超家族和 ABC 超家族是目前细菌膜外排泵系统的主要研究热点。

一、RND 家族外排泵

　　RND 家族外排泵是最常见的多药物外排泵,能够介导很多种类抗生素的外排。其分子结构通常由 3 部分组成:即 RND、膜融合蛋白(membrane fusion proteins,MFP)和外膜因子(outer membrane factor,OMF),构成 RND-MFP-OMF 复合体而发挥外排作用。其中,RND 位于细胞内膜上,MFP 位于细胞间质,OMF 则为细胞外膜上的一些孔道蛋白。RND 家族外排泵是唯一的能够从细胞质直接通往细胞外的外排体系,其他外排泵都是位于细胞内膜上,只能将药物外排到细胞间质,然后由其他机制排出细胞外。RND 能够摄取细胞质和细胞间质的药物,通过 RND-MFP-OMF 系统,在药物与氢离子对向运输动力的推动下,将药物排到细胞外。

　　研究比较广泛的 RND 家族外排泵包括肠杆菌科细菌的 AcrAB-TolC 和铜绿假单胞菌的 MexAB-OprM、MexCD-OprJ 和 MexEF-OprN 等,见表 5-13。AcrAB-TolC 是肠杆菌科细菌中最常见的外排泵。其表达受许多调控基因的调节,其中包括 MarA、SoxS、Rob 和 SdiA 的上调作用以及 MarR、AcrR 和 AcrS 的抑制调节。而这些调节因子又受到来自细菌内部和外部的各种因素的诱导,如酸碱度、离子强度、药物等。研究表明,即便没有 AcrB 的参与,AcrA 和 TolC 也能在细菌体内形成复合体,而 TolC 在没有 AcrA 和 AcrB 存在的情况下也能够稳定地插入细胞外膜并行使受体功能。通常情况下,AcrAB-TolC 的高水平表达所引起菌株对抗生素敏感性的降低并没有其他耐药机制的作用更强,如 β-内酰胺酶、氨基糖苷修饰酶和喹诺酮靶位突变等。

　　在铜绿假单胞菌中,RND 家族外排泵对于该菌的耐药性同样起到重要作用,包括:MexAB-OprM、MexCD-OprJ、MexEF-OprF、MexXY-OprM 等,见表 5-13。其中 MexAB-OprM 与 AcrAB-TolC 的同源性是这些外排泵中最高的,MexA、MexB 和 OprM 与 AcrA、AcrB 和 TolC 的序列同源性分别为 71%、89% 和 35%。这些外排泵通常并不引起携带菌株的高水平耐药,而是与其他耐药机制,如膜通透性下降、抗生素灭活酶、抗生素作用靶位改变等,共同发挥作用而引起菌株表现出高水平耐药。

表 5-13　常见 RND 家族外排泵

菌　种	外排系统成分			底　物
	MFP	RND	OMP	
大肠埃希菌	AcrA	AcrB	TolC	AC,BL,BS,CM,CV,EB,FA,ML,NO,OS, RF,SDS,TX
	AcrA	AcrD	TolC	AG,DC,FU,NO
	AcrE	AcrF	TolC	AC,BL,BS,CM,CV,EB,FA,ML,NO,OS, RF,SDS,TX
	OqxA	OqxB	?	CM,CP,EB,OQ
阴沟肠杆菌	AcrA	AcrB	TolC	AC, AG, BL, CL, CM, CP, CV, DC, EM, LC,LZ,SDS,SXT,TC
肺炎克雷伯菌	AcrA	AcrB	AcrR	AC,CM,EB,EM,NA,NF,NO,TC,TG
奇异变形杆菌	AcrA	AcrB	TolC	AC,AP,CM,CP,MI,SAM,SDS,TC,TG, TM
黏质沙雷菌	SdeA	SdeB	HasF	CM,EB,FQ,OS,SDS
	SdeX	SdeY	?	AC,BC,EM,NF,RG,TC
铜绿假单胞菌	MexA	MexB	OprM	AC, AO, AG, BL, MC, FQ, NO, OS, SF, TC,TG,TR
	MexC	MexD	OprJ	CM,CP,FQ,TC,TR
	MexE	MexF	OprN	CM,FQ
	MexX(AmrA)	MexY(AmrB)	OprM	AG,ML,TC
	MexJ	MexK	OprM	EM,TC,TR
	MexM	MexN	OprM	CM,TP
	MexP	MexQ	OprmM	MC,FQ
	MexV	MexW	OprM	AC,CM,EB,EM,FQ,TC
鲍曼不动杆菌	AdeA	AdeB	AdeC	AG,CM,EB,FQ,NO,TC,TM
	AdeI	AdeJ	AdeK	AO,BL,CM,EM,FQ,FU,LC,NO,PY, RF,SA,SDS,TC,TM

　　AC. 吖啶黄；AG. 氨基糖苷类；AP. 氨苄西林；BL. β-内酰胺；BS. 胞盐；CB. 羧苄青霉素；CM. 氯霉素；CP. 头孢菌素；CT. 头孢噻肟；CV. 结晶紫；DC. 多西环素；EB. 溴化乙锭；EM. 红霉素；FA. 脂肪酸；FQ. 氟喹诺酮；FU. 夫西地酸；MC. 丝裂霉素；MFP. 膜溶解蛋白；ML. 大环内酯；NA. 萘啶

酸；NO. 新生霉素；OMP. 外膜通道蛋白；OS. 有机溶剂；PR. 精蛋白；PU. 嘌呤霉素；RF. 利福平；SDS. 十二烷基磺酸钠；SF. 磺胺类；TC. 四环素；TM. 甲氧苄氨嘧啶；TR. 三氯生；TX. 聚乙二醇辛基苯基醚；?. 不明确.

二、非 RND 家族外排泵

包括 MFS、SMR、MATE 和 ABC 家族外排泵，它们都位于细胞内膜上，能够将细胞质内的物质排出细胞。

(一)MFS 外排泵

此类外排泵通过氢离子与药物对向流通而形成的离子梯度作为药物外排的动力。在革兰阴性杆菌中，MFS 外排系统能够与 MFP 和 OMP 组成三重外排体系而行使外排功能，如大肠埃希菌的 EmrAB-TolC 和 EmrKY-TolC。这种外排体系也能够将物质通过革兰阴性杆菌的两层膜结构而排到细菌体外。而 MFS 外排泵自身仅仅能够将物质外排到细胞间质。即便如此，MFS 也能够显著提高细菌对抗生素的耐药性，因为外排到细胞间质的药物通常能够被 RND 外排系统进一步排出到细菌外部。常见 MFS 外排泵，见表 5-14。

(二)SMR 外排泵

此类外排泵是一类以大肠埃希菌中 EmrE 为代表的小型四跨膜蛋白的同型二聚体。种类较多，超过 250 种。编码 SMR 的基因可位于染色体或者质粒上，也可存在与整合子中。SMR 外排泵常与 MFP 和 OMP 组成三重外排体系而行使外排功能。常见 SMR 外排泵见表 5-14。

(三)MATE 外排泵

此类外排泵是通过氢离子或钠离子与药物对向流通而形成的离子梯度作为药物外排的动力，将阳离子毒性物质(包括氟喹诺酮类药物)排出细菌外，但其作用底物比 RND 外排泵要窄很多。目前已知的 MATE 外排泵仅 20 多种，但却作为调节新陈代谢过程中阳离子浓度的重要结构而普遍存在于几乎所有细菌之中。常见 MATE 外排泵见表 5-14。

(四)ABC 外排泵

此类外排泵比较特殊，是通过 ATP 水解获得将物质外排的能量，在各物种中均比较保守，能够转运多种物质。ABC 外排泵是位于细胞质膜上，将物质转运到细菌细胞间质后,同样需要 RND 的参与才能将物质排出具有细胞外膜的细菌外。在鲍曼不动杆菌中,AdeABC 外排泵的过度表达会引起菌株对氨基糖苷类药物的耐药和其他一些药物的敏感性降低,包括氟喹诺酮类、四环素类、红霉素和碳青霉烯类等,与其他耐药机制共同发挥作用可引起菌株对多种抗生素产生耐药性。常见 ABC 外排泵见表 5-14。

表 5-14 常见非 RND 外排泵

外排泵分类	菌 种	外排泵	底 物
MFS	大肠埃希菌	QepA	FQ
		EmrAB-TolC	CCCP,EB,TL
		EmrKY-TolC	DC
		MdrA/Cmr/CmlA	CM,EB,IPTG,PU,RD,RF,TC,TPP
	肺炎克雷伯菌	KmrA	AC,DP,EB,HO,MV,TPP
	黏质沙雷菌	SmfY	AC,BC,DP,EB,NF
	鲍曼不动杆菌	SmvA	EM,MV,QAC
	金黄色葡萄球菌	MdeA	BC,DQ,EB,FU,HO,MU,NO,QAC,TPP,VM
		NorA	FQ
		NorB	CT,EB,FQ
		NorC	FQ
	粪肠球菌	EfmA	DP,FQ,TPP
		EmeA	AC,CL,EB,EM,FQ,NO
SMR	大肠埃希菌	EmrE	AC,EB,MV,QAC
		MdtJI	DC,SDS,SP
	黏质沙雷菌	SsmE	AC,EB,NF
	铜绿假单胞菌	EmrE	AC,AG,EB
	鲍曼不动杆菌	Smr	DC,SDS
	金黄色葡萄球菌	SepA	AC,BC,CH
MATE	大肠埃希菌	YdhE	AC,FQ,TPP
	铜绿假单胞菌	PmpM	AC,BC,EB,TPP
	鲍曼不动杆菌	AbeM	AC,AG,DN,DR,FQ,HO,RG
	金黄色葡萄球菌	MepA	CT,EB,FQ,MDB,TG
ABC	大肠埃希菌	YojI	MJ
	黏质沙雷菌	SmdAB	DP,HO,NF,TC
	金黄色葡萄球菌	AbcA	BL
	粪肠球菌	EfrAB	AC,DA,DP,DR,FQ,TC,TPP
	屎肠球菌	MsrC	MC,QP

第四节 细菌细胞膜通透性改变

细菌外膜是由高度疏水的脂质双层和孔道形成蛋白组成的,能够作为屏障为细菌提供保护并且对细菌生长繁殖所需的必要物质与外界进行交换。抗生素若要发挥抗菌作用必须通过细菌外膜而到达作用位点进而发挥抗菌作用,因此细菌外膜的特性及其与抗生素间的理化特性关系对于细菌的抗生素敏感性有重要影响。

目前临床上应用的大多数抗菌药物是亲脂性的,这一特性决定了细菌允许它们穿过细胞膜的磷脂双层,而细菌外膜的不对称双层结构对抗菌药物而言,是一道有效的屏障。具有不对称双层结构有效屏障的细菌为了从外界获取基本的营养成分,必须依靠另外一种机制来达到这一目的。细胞外膜上的某些特殊蛋白,如孔蛋白就是一种非特异性的、跨越细胞膜的水溶性物质扩散通道。一些亲水的小分子抗生素,如β-内酰胺类药物,是通过外膜上的孔蛋白进入细胞。一些特殊细菌如铜绿假单胞菌的细胞外膜上没有大多数革兰阴性菌所具有的典型高渗透性孔蛋白,小分子物质通过它的孔蛋白通道的渗透速度仅为典型孔蛋白通道的1/100。因此,亲水性抗生素只能以极慢的速度透过细菌的细胞外膜进入胞内,与作用位点结合浓度大大减弱,细菌因而表现为对该类抗生素敏感性降低,这种情况通常被认为固有耐药性,即这种耐药并非是由于任何染色体突变或是耐药质粒的获得所致。

分枝杆菌外膜结构与铜绿假单胞菌相似,是一道渗透性很低的有效屏障,对大多数抗菌药物表现出固有耐药性。一些具有高渗透性外膜的对抗菌药物敏感的细菌原来允许某种抗菌药物通过的孔蛋白通道由于细菌发生突变而使该孔蛋白通道关闭或消失,则细菌就会对该抗菌药物产生很高的耐药性。而大环内酯类和其他一些疏水性药物则是通过脂质层扩散到细胞内的。脂质层和膜孔蛋白的一些变化在很大程度上会影响药物进入细菌内部的过程,影响细菌对抗生素的敏感性。

一、脂质层介导的细菌外膜通透性下降

疏水性抗生素,包括氨基糖苷类、大环内酯类和利福平类抗生素通过脂质层扩散入细菌内,四环素和喹诺酮类药物既利用脂质层又利用膜孔蛋白进入细菌内部。位于细菌外膜外部的脂多糖(LPS)能够对疏水性药物通过脂质层进入细菌起到阻挡作用。LPS全长表达的菌株对疏水性抗生素能表现出天然的耐药性。而膜通透

性增强剂,如 Tris/EDTA、多黏菌素 B 等,则能够增强大肠埃希菌和鼠伤寒沙门菌对于一些疏水性抗生素的敏感性。细菌的一些突变也能造成外膜蛋白的兼并缺失并用磷脂将这些缺失弥补,进而增加对疏水性药物的敏感性。

二、膜孔蛋白介导的细菌外膜通透性下降

细胞外膜上一些非特异的具有孔道特征的蛋白称为膜孔蛋白(Porin)。肠杆菌科细菌中的大肠埃希菌有两种主要的膜孔蛋白,OmpF 和 OmpC;沙门菌属则有另一种与 OmpF 和 OmpC 功能相似的孔蛋白 OpmD;肠杆菌属细菌除了带有 OmpF 和 OmpC 外,也有 OpmD;肺炎克雷伯菌则带有与 OmpF 和 OmpC 具有同源性的 OmpK35 和 OmpK36。铜绿假单胞菌中研究较多的是特异孔蛋白——OprD,它与一些基础氨基酸转运有关,同时也在铜绿假单胞菌摄取碳青霉烯类抗生素的过程中发挥重要作用。对于鲍曼不动杆菌中孔蛋白缺失与耐药性之间的关系研究较少,已发现与此相关的孔蛋白数量较肠杆菌科细菌要少许多,且机制也尚未明确。主要见于 3 种情况,见图 5-1(图引自参考文献 54)。

上述菌种中所涉及的孔蛋白缺失往往会导致细菌对 β-内酰胺类、氟喹诺酮类药物的耐药。但孔蛋白缺失与细菌产生耐药性之间的关系很复杂,不应当仅凭单一结果对耐药表型进行全面解释。许多研究结果表明,缺乏其他耐药机制参与的单一孔蛋白缺失并不引起肺炎克雷伯菌耐药性的增加,而两种主要孔蛋白同时缺失有时也是耐药性增加所必需的。OmpK35 和 OmpK36 缺失的肺炎克雷伯菌菌株一般会提高其对头孢菌素的 MIC,但如果 OmpK37 不缺失则不会改变对碳青霉烯类药物的 MIC,这表明这类药物能够通过 OmpK37 进入细菌内部发挥抗菌作用。但也有研究表明,在大肠埃希菌和肺炎克雷伯菌中,菌株单独或共同缺失 OmpF 和 OmpC 或者 OmpK35 和 OmpK36 的同时若产超广谱 β-内酰胺酶或 ApmC 酶,则会表现为对碳青霉烯类药物敏感性下降或者耐药,但亚胺培南敏感性下降的程度往往没有美罗培南高。

(一)膜孔蛋白转换

从接受抗生素治疗的不同患者收集肺炎克雷伯菌表现出外膜的变化,大多数菌株属于 OmpF 膜孔蛋白和 OmpK35,具有大的通道,被属于 OmpC 膜孔蛋白具有小通道的 OmpK36 取代,这种现象提示当使用抗生素治疗时,细菌膜孔蛋白的平衡发生了急剧变化,导致细菌对 β-内酰胺类抗生素敏感性下降。包括头孢吡肟、头孢

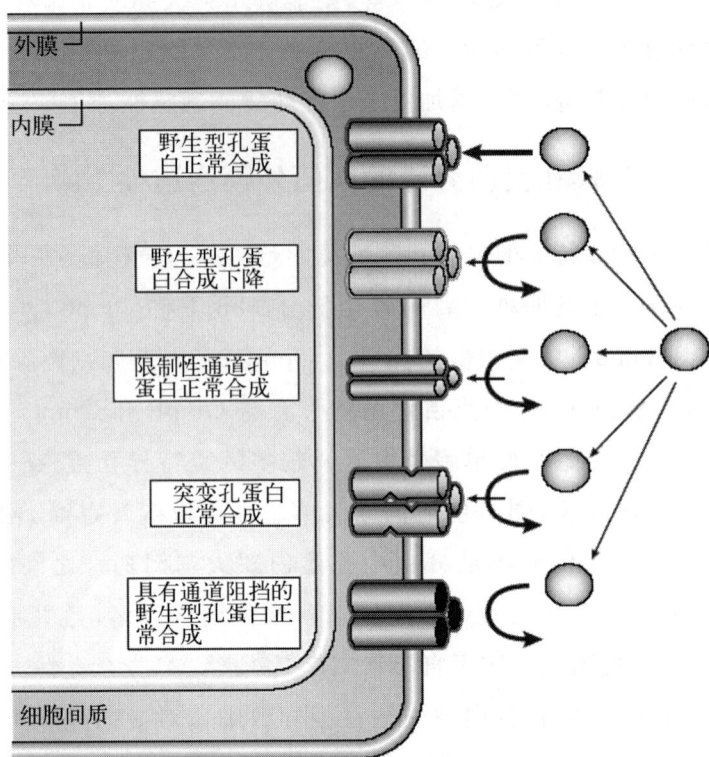

图 5-1　膜孔蛋白导致膜通透性下降（包括突变和转换）

替坦等抗生素，表达 OmpK36 的细菌 MIC 是表达 OmpK35 细菌的 4～8 倍。研究发现抗生素治疗时细菌同时发生膜孔蛋白磷酸化和外排泵 AcrAB 的表达上调。

　　在肺炎克雷伯菌中发现膜孔蛋白的表达和 β-内酰胺类抗生素敏感性之间存在平衡关系，在伤寒沙门菌感染的研究中发现：在抗生素治疗前细菌对头孢类抗生素敏感（包括头孢拉定、头孢唑林和头孢西丁等），仅仅几天的头孢西丁治疗后，头孢类抗生素耐药的菌株就出现了，而这些变化发生在同一克隆株上，一些基因控制系统如：EnvZ-OmpR、MicF 和 MicC 对 OmpC-OmpF 平衡很强的调节作用。在抗生素作用下，细菌的膜蛋白表达发生改变，结果导致泵入的持续减少（OmpC 表达减少），虽然这些变化可能导致细菌摄入营养物质减少，但可以使细菌在高浓度和持续的抗生素存在条件下保持存活。

　　细菌在抗生素存在下，OmpC 缺失不仅是平衡打破，在一些细菌中发现出现一种新的膜孔蛋白亚家族（与 OmpC 和 OmpF 家族结构相关）——OmpN 型膜孔蛋白,在大肠埃希菌中发现 OmpN,肺炎克雷伯菌中发现 OmpK37,在伤寒沙门菌中发现 OmpS2。与表达正常膜孔蛋白的细菌比较,表达这些膜孔蛋白的细菌对 β-内酰胺类抗生素敏感性显著下降。OmpN 膜孔蛋白内有一个环状结构 3,限制通道的大小,能起到选择性滤过作用,营养物质通过不受影响,而分子较大的 β-内酰胺类抗生素不能通过。

(二)膜孔蛋白表达下降

在一项亚胺培南治疗产气肠杆菌感染的研究中发现:在治疗开始的第 5 天,出现了亚胺培南耐药的突变体,分子流行病学研究发现这些突变体和敏感菌来自同一个克隆株,同时在亚胺培南治疗停止后几天,这些耐药株又表现对亚胺培南敏感,提示是一种高效的膜孔蛋白表达调节机制作用的结果。分子机制研究发现在敏感菌株中大孔径 Omp36(OmpC 型)表达正常,在耐药株中表达缺少,说明膜孔蛋白表达下降是细菌耐药的重要原因之一,同时在这些细菌中发现外排泵表达,推测可能是多种耐药机制同时作用的结果。在肠杆菌科细菌耐 β-内酰胺类抗生素发现膜孔蛋白缺失,提示膜孔蛋白表达的调节和细菌对抗生素耐药有很强的关联。

Mar 调节子参与膜孔蛋白下降表达的调节,参与膜孔蛋白表达包括操纵子 marO、启动子 marA 和抑制子 marR,其中 marR 位于 marA 和 marO 上游,在许多化学和抗生素因素存在情况下,调节 marA 使膜孔蛋白表达下降,同时细菌外排泵表达上调。在某些细菌发现一些插入序列(如 IS5 和 IS26),这些插入序列位于 OmpK36 和 OmpK35 基因中,这些插入子使膜孔蛋白表达缺失,影响细菌对抗生素的敏感性。

(三)膜孔蛋白突变

1. OmpC 突变　长期抗生素治疗细菌中发现膜孔蛋白 OmpC 的氨基酸序列发生突变,主要突变位点有 2 个:D18E 和 S274F,这两个突变可能影响物质摄入,发生细菌对抗生素耐药;也发现膜孔蛋白 OmpC 另一突变点 R124H,引起膜孔蛋白空间结构改变。

2. Omp36 突变　发生主要突变是 G112D,该突变位于环 3 的内部,形成一个膜孔蛋白通道内的突起,造成通道狭窄,这大大影响了 β-内酰胺类抗生素的敏感性。在铜绿假单胞菌的研究中发现 Omp36 的 G112D 突变通过通道变化严重影响 β-内酰胺类抗生素和头孢吡肟的流入。

第五节　细菌形成生物被膜

细菌生物被膜(biofilm,BF)是指细菌黏附于固体或有机腔道表面,形成微菌落,通过细菌分泌细胞外的多糖基质、纤维蛋白质、脂蛋白等包裹着细菌自身的结构群体。包被有生物被膜的细菌称为被膜菌,被膜菌常引起慢性感染,特征是持续的炎症和组织损伤。常见的形成细菌生物被膜的临床致病菌有铜绿假单胞菌、表皮葡萄球菌、大肠埃希菌、肺炎克雷伯菌、鲍曼不动杆菌、白色念珠菌等。

被膜菌无论其形态结构、生理生化特性、致病性、还是对环境因子的敏感性等都与非被膜菌有显著的不同,被膜菌感染特征见表5-15。研究表明,相对于非被膜菌而言,被膜菌更能够抵抗抗生素的杀灭效应,对抗生素表现出耐药性。一般来说,被膜菌对抗生素的抵抗作用起始于其黏附阶段,并且其耐药性随着生物被膜的生长而逐渐增强。被膜菌耐药的可能原因有:①细菌生物被膜可减少抗菌药物渗透;②吸附抗菌药物钝化酶,促进抗菌药物水解;③细菌生物被膜下细菌代谢低下,对抗菌药物不敏感;④生物被膜的存在阻止了机体对细菌的免疫力,产生免疫逃逸现象,减弱机体免疫力与抗生素的协同杀菌作用。但是被膜菌耐药的机制不完全清楚,可能与以下因素皆有关。

表5-15　被膜菌感染特征

生物被膜感染特征	是否为生物被膜感染必要条件	是否为生物被膜感染充分条件	也可存在急性非被膜菌感染	也可在皮肤和黏膜定植/正常菌群中发现
细菌聚集存在于自己产生的多维MATRIX	是	是	否	否/是
对临床常规剂量的抗生素的PK/PD	是	是	否	否/是
对天然免疫和后天免疫耐受	是	是	否	否/是(sIgA未知)

(续　表)

生物被膜 感染特征	是否为生物被膜 感染必要条件	是否为生物被膜 感染充分条件	也可存在急性非被 膜菌感染	也可在皮肤和黏膜定 植/正常菌群中发现
炎症	是	否	是	否
生物被膜特异抗 原	否或是(少见如 铜绿假单胞 菌 alginate)	否或是(少见如 铜绿假单胞菌 alginate)	否	否
抗体应答	是(几周后)	否	是(几周后)	否
慢性感染	是	是	否	否
膜外相关感染	否	是	不但是感染的第 1 天	否
位于表面	否	否	是	是
扩散	是	否	是	是

(一)黏质物屏障作用

生物被膜的细菌密度高,细菌之间的空间狭小,并能合成数量和成分与非被膜菌差别很大的胞外基质,其中胞外多糖是黏质物其主要成分且不溶于水,构成被膜菌生长的外环境,网状结构的生物被膜能够对被膜菌形成有效的保护。生物被膜中大量的胞外基质以及菌株之间的狭小空间,成为阻碍抗生素穿透生物被膜的一道屏障,在这种状态下,抗生素只能杀灭生物被膜表面的非被膜菌,而不能充分渗透到深部细菌以形成有效的浓度,抗生素因而难以对包裹在生物被膜深处的细菌发挥作用,这些细菌成为慢性感染的重要原因。研究还表明胞外黏质物是带负电荷的,会吸收多肽链中带正电荷的氨基侧链,形成一道屏障,阻碍了亲水性的抗生素渗透入菌体发挥杀菌作用,使抗生素的杀菌能力显著降低,这就是形成生物被膜后细菌不易被清除的原因。

文献报道不同细菌形成的生物被膜对不同的抗生素分子的阻止渗透作用也不相同。铜绿假单胞菌形成的生物被膜对环丙沙星、哌拉西林和过氧化氢的渗透有屏障作用;而氨苄西林和环丙沙星可透过肺炎克雷伯菌形成的生物被膜;利福平可透过表皮葡萄球菌形成的生物被膜,但却不能杀死膜内细菌。这些现象提示包被于生物被膜中的细菌除了依靠生物被膜的屏障作用以外,还存在着其他机制。

(二)特殊的微环境

药物活性调节与生物被膜中细胞的生长速度密切相关,抗生素对快速生长细胞更有杀伤力。生物被膜中的营养成分、代谢产物浓度、渗透压和氧浓度等,自外向内呈梯度下降。这种特殊微环境和营养条件,使其中的细菌生长速度较非被膜菌明显缓慢。深层的细菌很难获得养分和氧气,代谢产物难以排出而堆积,因此,这些生物被膜菌代谢活性很低,甚至处于休眠状态,菌体较小,不进行频繁的细胞分裂,对各种理化刺激、应激反应及药物均不敏感。研究发现当使用抗生素治疗时,生长快速的外层或表层细菌最敏感,首先被杀死;生长缓慢者敏感性下降,大部分被杀死;而生长停滞者则不敏感,待抗生素治疗停止后,残存细菌利用死亡细菌作为营养源迅速繁殖形成新的生物被膜,这使感染反复发作,难以控制。但是以铜绿假单胞为目标在被膜菌株和非被膜菌株控制微生物处于相同生长速度情况下,在低生长速度下,被膜菌株和非被膜菌株同样耐药,但在高生长速度下,耐药性仍存在较大的差别,因此被膜菌营养限制学说不能满意解释其耐药性,这说明除了膜内细菌生长缓慢以外,还存在别的被膜内细菌对抗生素耐药性增加的因素。

(三)细菌密度感应系统的作用

细菌密度感应系统(quorom sensing,QS)对生物被膜形成发挥重要作用,细菌通过互相传递一种胞外低相对分子质量的自诱导素(也称信息素),调节自身的基因表达,促使其黏附,聚集,进而形成完整的被膜;当生物被膜内的细菌数量过多时,QS会使一部分细菌从生物被膜表面脱离,导致感染扩散或复发,引起临床症状。葡萄球菌的群体效应调控系统称为Agr系统(辅助基因调节系统),由一个专一的自诱导转运系统和一个调节信号转导系统构成。其调节过程如下:葡萄球菌首先自发合成一个自诱导蛋白(自诱导RNAⅢ激活蛋白,RAP),分泌到胞外,当RAP积聚到一定浓度后,就激活其靶蛋白——TRAP,使其组胺酸磷酸化,TRAP磷酸化后能够激活Agr系统。Agr系统编码两组不同的转录子,RNAII和RNAⅢ,RNAⅢ可以上调细菌毒素和蛋白的表达,先促使细菌分泌编码蛋白A和纤维连接蛋白,从而使细菌黏附在内植物材料表面形成生物被膜。当细菌数量增加到一定程度,RNAⅢ又可以促使细菌分泌毒素,从生物被膜内脱离,导致感染播散。

(四)生物被膜中基因表型改变

被膜菌的突变频率明显高于非被膜菌,被膜内细菌基因的水平转移增加,这些导致被膜内细菌很容易成为多耐药的细菌,多耐药菌包括产生钝化酶、与抗生素的低亲和性以及外排泵的高表达等多种耐药机制,对包括β-内酰胺类抗生素、氨基糖苷类和氟喹诺酮类抗生素耐药。

(五)分泌抗生素水解酶

有的细菌能分泌抗生素水解酶,使之丧失抗菌效能,其中尤以 β-内酰胺酶引起的耐药性最为重要。葡萄球菌可通过质粒介导产生 β-内酰胺酶(主要为青霉素酶),β-内酰胺酶包括 *shv*、*tem*、*per*、*rob*、*oxa*、*pse* 等基因表达的酶;能快速水解青霉素和头孢菌素类抗生素;金黄色葡萄球菌对青霉素的耐药主要是产生了质粒介导的青霉素酶(属 2a 型),从细胞产生的青霉素酶附着于细菌表面属胞外酶,主要通过水解胞外的青霉素,降低产酶株和邻近非产酶株胞内的药物浓度而耐药。研究表明细菌形成 BF 后,其产 β-内酰胺酶的活性明显增加。

(六)激活应激反应

也有人提出生物被膜内细菌的耐药性与由生长速度启动的普遍应激反应 (General stress response)有关,应激反应导致细菌的生理学改变,使其在各种环境下得到保护。σ 因子 rpoS 是一种普遍应激反应的调控因子,能激活一系列基因的转录,使细菌在营养匮乏条件下维持生活力。Xu 等报道铜绿假单胞菌生物被膜内细菌的 σ 因子 rpoS 相对于静止阶段的浮游菌表达水平高,提示生物被膜内的环境如营养缺乏或有毒代谢产物的堆积,激活了 σ 因子 rpoS 的表达,使细菌发生生理变化以抵抗环境压力和抗生素作用。然而 Whiteley 等用 rpoS 突变株形成的生物被膜对妥布霉素的耐药性却比野生株生物被膜更强,故 rpoS 在生物被膜的耐药性中所起的作用还需进一步研究。

(七)启动抗生素外排泵系统

许多细菌能产生抗生素外排泵,这种泵能够将穿过细菌外膜的抗生素及时排出细菌体外,从而避免了抗生素与细菌的接触。生物被膜菌抗生素外排泵的基因表达高于非被膜菌,表明生物被膜的形成可能有助于抗生素外排泵的合成。

(八)对抗机体免疫防御体制

BF 细菌可利用多种方式对抗机体免疫防御机制:①细菌生物被膜的屏蔽作用:细菌生物被膜中有大量的黏性基质包裹着细菌,形成了一个物理屏障,可以将细菌和机体免疫系统隔开,使机体的吞噬细胞和杀伤细胞及其所分泌的酶不能对细菌产生有效的攻击;②减少细胞因子的产生或酶解细胞因子;③阻碍免疫细胞的吞噬调理作用,包括多形核白细胞对细菌的吞噬以及细胞内的分解作用;④免疫复合物效应:虽然包裹细菌的黏性基质以及细菌释放出的抗原性物质可以刺激机体产生大量的特异性抗体,但这些抗体与可溶性抗原结合形成免疫复合物,沉积在感染病灶周围,吸引大量中性粒细胞浸润并释放蛋白水解酶,从而引起宿主严重的免疫损害,但却无法对生物被膜中的细菌起作用。

(杨继勇　郭桐生)

参 考 文 献

[1] Ambler RP. The amino acid sequence of Staphylococcus aureus penicillinase. Biochem J,1975; 151(2):197-218

[2] Bush K,Jacoby GA,Medeiros AA. A functional classification scheme for beta-lactamases and its correlation with molecular structure. Antimicrob Agents Chemother,1995;39(6):1211-1233

[3] Bush K,Jacoby GA. Updated functional classification of beta-lactamases. Antimicrob Agents Chemother,2010;54(3):969-976

[4] Du Bois SK,Marriott MS, Amyes SG. TEM-and SHV-derived extended-spectrum beta-lactamases: relationship between selection, structure and function. J Antimicrob Chemother,1995;35 (1):7-22

[5] Sougakoff W,Goussard S,Gerbaud G, et al. Plasmid-mediated resistance to third-generation cephalosporins caused by point mutations in TEM-type penicillinase genes. Rev Infect Dis,1988; 10(4):879-884

[6] Chaïbi EB,Sirot D,Paul G, et al. Inhibitor-resistant TEM beta-lactamases: phenotypic, genetic and biochemical characteristics. J Antimicrob Chemother,1999;43(4):447-458

[7] Cantón R,Morosini MI,de la Maza OM, et al. IRT and CMT beta-lactamases and inhibitor resistance. Clin Microbiol Infect,2008;14(Suppl 1):53-62

[8] Paterson DL,Bonomo RA. Extended-spectrum beta-lactamases: a clinical update. Clin Microbiol Rev,2005;18(4):657-686

[9] Matsumoto Y,Ikeda F,Kamimura T,et al. Novel plasmid-mediated beta-lactamase from Escherichia coli that inactivates oxyimino-cephalosporins. Antimicrob Agents Chemother,1988;32(8): 1243-1246

[10] Rossolini GM,D'Andrea MM,Mugnaioli C. The spread of CTX-M-type extended-spectrum beta-lactamases. Clin Microbiol Infect,2008;14(Suppl 1):33-41

[11] Nordmann P,Cuzon G,Naas T. The real threat of Klebsiella pneumoniae carbapenemase-producing bacteria. Lancet Infect Dis,2009;9(4):228-236

[12] Kumarasamy KK,Toleman MA,Walsh TR, et al. Emergence of a new antibiotic resistance mechanism in India, Pakistan, and the UK: a molecular, biological, and epidemiological study.

Lancet Infect Dis,2010;10(9):597-602

[13] Jacoby GA. AmpC beta-lactamases. Clin Microbiol Rev,2009;22(1):161-182

[14] Poirel L, Naas T, Nordmann P. Diversity, epidemiology, and genetics of class D beta-lactamases. Antimicrob Agents Chemother,2010;54(1):24-38

[15] Livermore DM. Defining an extended-spectrum beta-lactamase. Clin Microbiol Infect,2008;14 (Suppl 1):3-10

[16] Giske CG, Sundsfjord AS, Kahlmeter G,et al. Redefining extended-spectrum beta-lactamases: balancing science and clinical need. J Antimicrob Chemother,2009;63(1):1-4

[17] Queenan AM, Bush K. Carbapenemases: the versatile beta-lactamases. Clin Microbiol Rev, 2007;20(3):440-458

[18] Magnet S, Blanchard JS. Molecular insights into aminoglycoside action and resistance. Chem Rev,2005;105(2):477-498

[19] Jana S, Deb JK. Molecular understanding of aminoglycoside action and resistance. Appl Microbiol Biotechnol,2006;70(2):140-150

[20] Torres C, Perlin MH, Baquero F,et al. High-level amikacin resistance in Pseudomonas aeruginosa associated with a 3'-phosphotransferase with high affinity for amikacin. Int J Antimicrob Agents,2000;15(4):257-263

[21] Doi Y, Arakawa Y. 16S ribosomal RNA methylation: emerging resistance mechanism against aminoglycosides. Clin Infect Dis,2007;45(1):88-94

[22] 姚杰,徐元宏.耐万古霉素肠球菌的耐药机制及耐药基因调控的研究进展.国外医药抗生素分册,2010;31(1):24-28

[23] Davis MA, Baker KN, Orfe LH, et al. Discovery of a gene conferring multiple-aminoglycoside resistance in Escherichia coli. Antimicrob Agents Chemother,2010;54(6):2666-2669

[24] [24] Martínez-Martínez L, Eliecer Cano M, Manuel Rodríguez-Martínez J,et al. Plasmid—mediated quinolone resistance. Expert Rev Anti Infect Ther,2008;6(5):685-711

[25] Cattoir V, Nordmann P. Plasmid-mediated quinolone resistance in gram-negative bacterial species: an update. Curr Med Chem,2009;16(8):1028-1046

[26] Tran JH, Jacoby GA, Hooper DC. Interaction of the plasmid-encoded quinolone resistance protein Qnr with Escherichia coli DNA gyrase. Antimicrob Agents Chemother,2005;49(1):118-125

[27] Tran JH, Jacoby GA, Hooper DC. Interaction of the plasmid-encoded quinolone resistance protein QnrA with Escherichia coli topoisomerase IV. Antimicrob Agents Chemother,2005;49(7): 3050-3052

[28] Allou N, Cambau E, Massias L, et al. Impact of low-level resistance to fluoroquinolones due to

qnrA1 and qnrS1 genes or a gyrA mutation on ciprofloxacin bactericidal activity in a murine model of Escherichia coli urinary tract infection. Antimicrob Agents Chemother,2009;53(10):4292-4297

[29] Rodr guez-Mart nez JM, Velasco C, Garc a I,et al. Mutant prevention concentrations of fluoroquinolones for Enterobacteriaceae expressing the plasmid-carried quinolone resistance determinant qnrA1. Antimicrob Agents Chemother,2007;51(6):2236-2239

[30] Mammeri H, Poirel L, Nordmann P. Bactericidal activity of fluoroquinolones against plasmid-mediated QnrA-producing Escherichia coli. Clin Microbiol Infect,2005;11(12):1048-1049

[31] Cesaro A, Bettoni RR, Lascols C. Low selection of topoisomerase mutants from strains of Escherichia coli harbouring plasmid-borne qnr genes. J Antimicrob Chemother, 2008;61(5):1007-1015

[32] Mart nez-Mart nez L, Pascual A, Jacoby GA. Quinolone resistance from a transferable plasmid. Lancet,1998 ;351(9105):797-799

[33] Tran JH, Jacoby GA. Mechanism of plasmid-mediated quinolone resistance. Proc Natl Acad Sci U S A,2002;99(8):5638-5642

[34] Cavaco LM, Hasman H, Xia S, et al. qnrD, a novel gene conferring transferable quinolone resistance in Salmonella enterica serovar Kentucky and Bovismorbificans strains of human origin. Antimicrob Agents Chemother,2009;53(2):603-608

[35] Wang M, Guo Q, Xu X,et al. New plasmid-mediated quinolone resistance gene, qnrC, found in a clinical isolate of Proteus mirabilis. Antimicrob Agents Chemother,2009;53(5):1892-1897

[36] Sánchez-Silos RM, Pérez-Giraldo C, Martín P, et al. Pathogenicity of Enterococcus spp. Characteristics of 169 hospital isolates. Enferm Infecc Microbiol Clin,2000;18(4):165-169

[37] Depardieu F, Reynolds PE, Courvalin P. VanD-type vancomycin-resistant Enterococcus faecium 10/96A. Antimicrob Agents Chemother,2003;47(1):7-18

[38] Reynolds PE, Courvalin P. Vancomycin resistance in enterococci due to synthesis of precursors terminating in D-alanyl-D-serine. Antimicrob Agents Chemother,2005;49(1):21-25

[39] Perichon B, Casadewall B, Reynolds P, et al. Glycopeptide-resistant Enterococcus faecium BM4416 is a VanD-type strain with an impaired D-Alanine:D-Alanine ligase. Antimicrob Agents Chemother,2000;44(5):1346-1348

[40] Depardieu F, Kolbert M, Pruul H,et al. VanD-type vancomycin-resistant Enterococcus faecium and Enterococcus faecalis. Antimicrob Agents Chemother,2004;48(10):3892-3904

[41] Depardieu F, Bonora MG, Reynolds PE,et al. The vanG glycopeptide resistance operon from Enterococcus faecalis revisited. Mol Microbiol,2003;50(3):931-948

[42] Robicsek A, Strahilevitz J, Jacoby GA, et al. Fluoroquinolone-modifying enzyme: a new adaptation of a common aminoglycoside acetyltransferase. Nat Med,2006;12(1):83-88

[43] Yamane K, Wachino J, Suzuki S. New plasmid-mediated fluoroquinolone efflux pump, QepA, found in an Escherichia coli clinical isolate. Antimicrob Agents Chemother,2007;51(9):3354-3360

[44] Delcour AH. Outer membrane permeability and antibiotic resistance. Biochim Biophys Acta, 2009;1794(5):808-816

[45] Pagès JM, James CE, Winterhalter M. The porin and the permeating antibiotic: a selective diffusion barrier in Gram-negative bacteria. Nat Rev Microbiol,2008;6(12):893-903

[46] Martínez-Mart nez L. Extended-spectrum beta-lactamases and the permeability barrier. Clin Microbiol Infect,2008;14(Suppl 1):82-89

[47] Coyne S, Courvalin P, P richon B. Efflux-Mediated Antibiotic Resistance in Acinetobacter spp. Antimicrob Agents Chemother,2011;55(3):947-953

[48] Paulsen IT. Multidrug efflux pumps and resistance: regulation and evolution. Curr Opin Microbiol,2003;6(5):446-451

[49] Li XZ, Nikaido H. Efflux-mediated drug resistance in bacteria: an update. Drugs,2009;69(12): 1555-1623

[50] Poole K. Efflux-mediated antimicrobial resistance. J Antimicrob Chemother,2005;56(1):20-51

[51] Kirisits MJ, Parsek MR. Does Pseudomonas aeruginosa use intercellular signalling to build biofilm communities Cell Microbiol,2006;8(12):1841-9184

[52] Pagès JM, James CE, Winterhalter M. The porin and the permeating antibiotic: a selective diffusion barrier in Gram-negative bacteria. Nat Rev Microbiol,2008;6(12):893-903

[53] Doménech-Sánchez A, Martínez-Martínez L, Hernández-Allés S, et al. Role of Klebsiella pneumoniae OmpK35 porin in antimicrobial resistance. Antimicrob Agents Chemother,2003;47(10): 3332-3335

[54] Hernández—Allés S, Conejo M, Pascual A,et al. Relationship between outer membrane alterations and susceptibility to antimicrobial agents in isogenic strains of Klebsiella pneumoniae. J Antimicrob Chemother,2000;46(2):273-277

[55] Martínez—Martínez L, Pascual A, Conejo Mdel C, et al. Energy-dependent accumulation of norfloxacin and porin expression in clinical isolates of Klebsiella pneumoniae and relationship to extended-spectrum beta-lactamase production. Antimicrob Agents Chemother, 2002; 46 (12): 3926-3932

[56] Jacoby GA, Mills DM, Chow N. Role of beta-lactamases and porins in resistance to ertapenem

and other beta-lactams in Klebsiella pneumoniae. Antimicrob Agents Chemother,2004;48(8);3203-3206

[57] Kaczmarek FM, Dib-Hajj F, Shang W,et al. High-level carbapenem resistance in a Klebsiella pneumoniae clinical isolate is due to the combination of bla(ACT-1) beta-lactamase production, porin OmpK35/36 insertional inactivation, and down-regulation of the phosphate transport porin phoe. Antimicrob Agents Chemother,2006;50(10);3396-3406

[58] Mena A, Plasencia V, García L, Characterization of a large outbreak by CTX-M-1-producing Klebsiella pneumoniae and mechanisms leading to in vivo carbapenem resistance development. J Clin Microbiol,2006;44(8);2831-2837

[59] Loli A, Tzouvelekis LS, Tzelepi E, Sources of diversity of carbapenem resistance levels in Klebsiella pneumoniae carrying blaVIM-1. J Antimicrob Chemother,2006;58(3);669-672

[60] Elliott E, Brink AJ, van Greune J,et al. In vivo development of ertapenem resistance in a patient with pneumonia caused by Klebsiella pneumoniae with an extended-spectrum beta-lactamase. Clin Infect Dis,2006;42(11);e95-e98

[61] Ferenci T. Maintaining a healthy SPANC balance through regulatory and mutational adaptation. Mol Microbiol,2005;57(1);1-8

[62] Prilipov A, Phale PS, Koebnik R, et al. Identification and characterization of two quiescent porin genes, nmpC and ompN, in Escherichia coli BE. J Bacteriol,1998;180(13);3388-3392

[63] Doménech-Sánchez A, Hernández-Allés S, Martínez-Martínez L. Identification and characterization of a new porin gene of Klebsiella pneumoniae; its role in beta-lactam antibiotic resistance. J Bacteriol,1999;181(9);2726-2732

[64] Bosi C, Davin-Regli A, Bornet C, Most Enterobacter aerogenes strains in France belong to a prevalent clone. J Clin Microbiol,1999;37(7);2165-2169

[65] Bornet C, Chollet R, Malléa M, et al. Imipenem and expression of multidrug efflux pump in Enterobacter aerogenes. Biochem Biophys Res Commun,2003;301(4);985-990

[66] Charrel RN, Pagès JM, De Micco P, Prevalence of outer membrane porin alteration in beta-lactam-antibiotic-resistant Enterobacter aerogenes. Antimicrob Agents Chemother,1996;40(12);2854-2858

[67] Thiolas A, Bollet C, La Scola B, et al. Successive emergence of Enterobacter aerogenes strains resistant to imipenem and colistin in a patient. Antimicrob Agents Chemother,2005;49(4);1354-1358

[68] Szabó D, Silveira F, Hujer AM, et al. Outer membrane protein changes and efflux pump expression together may confer resistance to ertapenem in Enterobacter cloacae. Antimicrob A-

gents Chemother,2006;50(8):2833-2835

[69] Randall LP, Woodward MJ. The multiple antibiotic resistance (mar) locus and its significance. Res Vet Sci,2002;72(2):87-93

[70] Hernández-Allés S, Benedí VJ, Martínez-Martínez L, et al. Development of resistance during antimicrobial therapy caused by insertion sequence interruption of porin genes. Antimicrob A-gents Chemother,1999;43(4):937-939

[71] Mena A, Plasencia V, Garc a L. Characterization of a large outbreak by CTX-M-1-producing Klebsiella pneumoniae and mechanisms leading to in vivo carbapenem resistance development. J Clin Microbiol,2006;44(8):2831-2837

[72] Cai JC, Zhou HW, Zhang R, et al. Emergence of Serratia marcescens, Klebsiella pneumoniae, and Escherichia coli Isolates possessing the plasmid-mediated carbapenem-hydrolyzing beta-lacta-mase KPC-2 in intensive care units of a Chinese hospital. Antimicrob Agents Chemother,2000; 52(6):2014-2018

[73] Simonet V, Mallea M, Fourel D, et al. Crucial domains are conserved in Enterobacteriaceae por-ins. FEMS Microbiol Lett,1996;136(1):91-97

[74] Low AS, MacKenzie FM, Gould IM, et al. Protected environments allow parallel evolution of a bacterial pathogen in a patient subjected to long-term antibiotic therapy. Mol Microbiol,2001;42 (3):619-630

[75] Mallea M, Chevalier J, Bornet C, et al. Porin alteration and active efflux: two in vivo drug re-sistance strategies used by Enterobacter aerogenes. Microbiology,1998;144 (Pt 11):3003-3009

[76] Dé E, Baslé A, Jaquinod M, A new mechanism of antibiotic resistance in Enterobacteriaceae in-duced by a structural modification of the major porin. Mol Microbiol,2001;41(1):189-198

[77] Simonet V, Malléa M, Pagès JM JM. Substitutions in the eyelet region disrupt cefepime diffu-sion through the Escherichia coli OmpF channel. Antimicrob Agents Chemother,2000;44(2): 311-315

[78] Thiolas A, Bornet C, Davin-Régli A, et al. Resistance to imipenem, cefepime, and cefpirome associated with mutation in Omp36 osmoporin of Enterobacter aerogenes. Biochem Biophys Res Commun,2004;317(3):851-856

[79] Chevalier J, Pagès JM, Malléa M. In vivo modification of porin activity conferring antibiotic re-sistance to Enterobacter aerogenes. Biochem Biophys Res Commun,1999;266(1):248-251

[80] Olesky M, Hobbs M, Nicholas RA. Identification and analysis of amino acid mutations in porin IB that mediate intermediate-level resistance to penicillin and tetracycline in Neisseria gonorrhoe-ae. Antimicrob Agents Chemother,2002;46(9):2811-2820

[81] Olesky M, Zhao S, Rosenberg RL, Porin-mediated antibiotic resistance in Neisseria gonorrhoeae: ion, solute, and antibiotic permeation through PIB proteins with penB mutations. J Bacteriol,2006;188(7):2300-2308

[82] Veal WL, Nicholas RA, Shafer WM. Overexpression of the MtrC-MtrD-MtrE efflux pump due to an mtrR mutation is required for chromosomally mediated penicillin resistance in Neisseria gonorrhoeae. J Bacteriol,2002;184(20):5619-5624

[83] Shafer WM, Folster JP. Towards an understanding of chromosomally mediated penicillin resistance in Neisseria gonorrhoeae: evidence for a porin-efflux pump collaboration. J Bacteriol,2006；188(7):2297-2299

[84] Ochs MM, Bains M, Hancock RE. Role of putative loops 2 and 3 in imipenem passage through the specific porin OprD of Pseudomonas aeruginosa. Antimicrob Agents Chemother,2000;44(7):1983-1985

[85] Wolter DJ, Hanson ND, Lister PD. Insertional inactivation of oprD in clinical isolates of Pseudomonas aeruginosa leading to carbapenem resistance. FEMS Microbiol Lett,2004;236(1):137-143

[86] Epp SF, Köhler T, Plésiat P, C-terminal region of Pseudomonas aeruginosa outer membrane porin OprD modulates susceptibility to meropenem. Antimicrob Agents Chemother,2001;45(6):1780-1787

[87] Biswas S, Mohammad MM, Patel DR, Structural insight into OprD substrate specificity. Nat Struct Mol Biol,2007;14(11):1108-1109

[88] Hocquet D, Bertrand X, Köhler T, Genetic and phenotypic variations of a resistant Pseudomonas aeruginosa epidemic clone. Antimicrob Agents Chemother,2003;47(6):1887-1894

[89] Rice SA, McDougald D, Kumar N, et al. The use of quorum-sensing blockers as therapeutic agents for the control of biofilm-associated infections. Curr Opin Investig Drugs,2005;6(2):178-184

[90] Waters CM, Bassler BL. Quorum sensing: cell-to-cell communication in bacteria. Annu Rev Cell Dev Biol,2005;21:319-46

[91] de Breij A, Dijkshoorn L, Lagendijk E. Do biofilm formation and interactions with human cells explain the clinical success of Acinetobacter baumannii. PLoS One,2010;5(5):e10732

[92] Butler MT, Wang Q, Harshey RM. Cell density and mobility protect swarming bacteria against antibiotics. Proc Natl Acad Sci U S A,2010;107(8):3776-3781

[93] 陈铁柱,李晓声,曾文魁. 细菌生物被膜耐药机制的研究与进展. 中国组织工程研究与临床康复,2010;14(12):2205-2208

[94] Mukherjee PK, Mohamed S, Chandra J. Alcohol dehydrogenase restricts the ability of the pathogen Candida albicans to form a biofilm on catheter surfaces through an ethanol-based mechanism. Infect Immun,2006;74(7):3804-3816

[95] Romero R, Schaudinn C, Kusanovic JP. Detection of a microbial biofilm in intraamniotic infection. Am J Obstet Gynecol,2008;198(1):135. e1-5

[96] Thurnheer T, Gm r R, Shapiro S, et al. Mass transport of macromolecules within an in vitro model of supragingival plaque. Appl Environ Microbiol,2003;69(3):1702-1709

[97] Sobel ML, Hocquet D, Cao L. Mutations in PA3574 (nalD) lead to increased MexAB-OprM expression and multidrug resistance in laboratory and clinical isolates of Pseudomonas aeruginosa. Antimicrob Agents Chemother,2005;49(5):1782-1786

[98] Rahmati S, Yang S, Davidson AL. Control of the AcrAB multidrug efflux pump by quorum-sensing regulator SdiA. Mol Microbiol,2002;43(3):677-685

[99] Hocquet D, Berthelot P, Roussel-Delvallez M, et al. Pseudomonas aeruginosa may accumulate drug resistance mechanisms without losing its ability to cause bloodstream infections. Antimicrob Agents Chemother,2007;51(10):3531-3536

[100] Leid JG, Willson CJ, Shirtliff ME,et al. The exopolysaccharide alginate protects Pseudomonas aeruginosa biofilm bacteria from IFN-gamma-mediated macrophage killing. J Immunol,2005; 175(11):7512-7518

第6章　多重耐药菌的检测方法

随着抗生素在临床广泛应用,甚至滥用,细菌耐药问题逐渐突显,特别是产超广谱 β-内酰胺酶的肠杆菌科细菌、耐甲氧西林金黄色葡萄球菌、耐万古霉素肠球菌、耐万古霉素金黄色葡萄球菌、耐甲氧西林凝固酶阴性葡萄球菌、多重耐药和泛耐药铜绿假单胞菌和鲍曼不动杆菌等为代表的细菌感染已成为目前临床治疗的棘手问题。这么多种耐药病原菌,究竟是哪一种病原菌引起的感染? 临床医师如何能获得正确的信息合理应用抗生素,提高治疗多重耐药菌感染的针对性,进而改善患者的愈后? 及时并正确检测多重耐药菌是判断哪种耐药菌引起感染的前提。本章将重点介绍几种重要多重耐药菌检测标准和方法。

第一节　多重耐药菌的检测方法及原理

判断患者细菌感染是否由多重耐药菌所引起,主要通过抗菌药物敏感试验和耐药基因的检测来判断。通过这些检测方法,临床医生可以选择最佳的抗菌药物,快速高效的诊治疾病。多重耐药菌的检测方法包括纸片扩散法、稀释法、Etest 和分子生物学方法。

一、纸片扩散法

纸片扩散法可检测分离菌株对抗菌药物敏感性,即敏感(S)、中介(I)和耐药(R)。其原理是将含有定量抗菌药物的纸片贴在已接种测试菌的琼脂平皿上,纸片中所含的药物吸取琼脂中的水分,溶解后便不断地向纸片周围区域扩散形成递减的浓度梯度。在纸片周围抑菌浓度范围内测试菌的生长被抑制,从而形成透明的抑菌环。抑菌环的大小反映测试菌对抗菌药物的敏感程度,并与该药对测试菌的最小抑菌浓度(MIC)呈负相关关系,即抑菌环愈大,MIC 值愈小。

纸片扩散法是一种定性方法。该方法主要优点是操作简便易行,选药灵活自由,不需要特殊实验器材,成本低廉。是临床微生物室耐药试验应用最为广泛的一种方法。主要缺点是该方法影响因素多,包括药敏纸片的保存条件、药敏试验的室内质控的频率、培养基的钙镁离子浓度、培养基厚度和培养环境等。因此,实验室标准化与规范化操作极其重要,并提高工作人员的高度责任心。该方法具有的局限性是主要适用于一般生长的细菌;一些目前临床正使用而并没有解释标准的抗菌药物,不要进行纸片扩散法检测,建议检测做最低抑菌浓度。

二、稀 释 法

稀释法药敏试验包括肉汤稀释法和琼脂稀释法,用于测定肉眼可见抑制细菌生长的最低药物浓度即 MIC 值,以 MIC 值位于 CLSI 标准的敏感(S)、中介(I)和耐药(R)折点值范围而判断结果。其基本原理是将配制好的不同浓度的抗菌药物与琼脂或肉汤混和,使琼脂或肉汤中的药物浓度成依次递增或递减的测试系列,接种定量细菌后,经 35℃培育一定时间,肉眼观察能抑制细菌生长的最低药物浓度为该药物的最低抑菌浓度。肉汤稀释法又包括常量肉汤稀释法和微量肉汤稀释法。前者含药肉汤量每管≥1.0ml(通常 2.0ml),后者每孔含 0.1ml,商品化的微量稀释板上含有多种经对倍稀释系列的冻干抗菌药物,操作简便,常与自动化仪器配套使用,广泛应用于临床。

稀释法药敏试验是一种定量的方法。可确定被检菌对某种抗菌药物的 MIC 和杀菌浓度(MBC)。该方法主要优点是可作为评价标准,尤其是琼脂稀释法被誉为金标准。其他方法必须与稀释法相比较才能确定其可靠性。肉汤稀释法工作量大,只适用于小量标本。而琼脂稀释法适用于大量标本和研究工作。稀释法主要缺点是操作技术误差较大,且繁琐耗时,不适用于临床常规开展。该方法具有的局限性是主要适用于营养要求不高的细菌,如葡萄球菌属、肠球菌属、肠杆菌科细菌及假单胞菌属等。而用于一些苛氧菌如流感嗜血杆菌、肺炎链球菌和幽门螺杆菌等细菌药敏试验时需要进行修改。

三、Etest

Etest(Epsilometer test)的原理基本同扩散法,即浓度呈连续梯度的抗菌药物从塑料试条中向药敏琼脂中扩散,在试条周围抑制浓度范围内检测菌的生长被抑制,从而形成透明的水滴样抑菌圈。

Etest 是一种定量的方法,它结合稀释法和扩散法的原理、特点,克服了两种方法的缺点,能直接定量抗菌药物的 MIC 值。该方法的主要优点操作简单、重复性好、准确性高、对试验条件要求低,操作同扩散法。能够保持稳定的连续梯度浓度,测出结果重复性、准确性都优于纸片扩散法。且比任何一种 MIC 法操作都简便、准确和 MIC 值范围宽。该方法不仅可检测快生长的细菌、营养要求高的细菌,还可检测厌氧菌、生长缓慢的分枝杆菌、真菌和营养要求高的流感嗜血杆菌、肺炎链球菌和军团菌等。该方法缺点是价格昂贵,不适用于临床实验室常规开展。

四、自动化药敏检测

全自动微生物鉴定药敏分析仪药敏试验通过检测菌液浊度、荧光指示剂的荧光强度或荧光底物的水解反应来判读最低抑菌浓度(MIC)结果。

全自动微生物鉴定药敏分析仪主要优点是简单、准确、快速检测从临床标本中分离的多重耐药菌株。该方法的主要缺点是价格昂贵,抗生素选择自由度差不适用于基层临床单位开展。

五、显色培养基法

显色培养基法原理是在培养基中加入抑制某些细菌生长的物质,再加入鉴定测试菌的特异酶类底物色原,当测试菌特异酶分解底物游离色原而使菌落显色。根据菌落的不同颜色和形态对测试菌进行快速鉴定。

显色培养基法是一种选择性鉴别培养基法。主要优点是操作简便、快速和准确,集菌种分离鉴定于一体,结果容易判定,适用于临床实验室推广使用。但该方法具有一定的局限性,某些情况需要进一步鉴定。

第二节 多重耐药革兰阳性菌的检测方法

一、耐甲氧西林金黄色葡萄球菌的检测

耐甲氧西林金黄色葡萄球菌(methicillin-resistant staphylococcus aureus,MR-SA)

（一）耐药表型检测

1. 纸片扩散法、微量肉汤稀释法和琼脂稀释法，均参照美国临床和实验室标准委员会（clinical and laboratory standards institute,CLSI）的规定执行，详见表 6-1 和表 6-2。

表 6-1　MRSA 表型筛选试验

筛选试验	苯唑西林耐药	使用头孢西丁检测 mecA 介导的苯唑西林耐药	
试验方法	琼脂稀释法	纸片扩散法	微量肉汤稀释法
培养基	含 4%NaCl MHA	MHA	CAMHBₐ
抗生素浓度	6μg/ml 苯唑西林	30μg 头孢西丁纸片	4μg/ml 头孢西丁
接种物	直接菌落悬液法,制备 0.5 麦氏浊度。使用 1μl 接种环挑取菌液,涂抹直径 10～15mm 斑点。或者使用棉拭子浸入菌悬液,靠管壁挤干,涂成类似大小斑点或划线接种 1/4 平板	按标准纸片扩散法的规定进行	按标准微量肉汤稀释法的规定进行
孵育条件	33～35℃;空气(试验温度高于 35℃不能检出 MRSA)	33～35℃;空气(试验温度高于 35℃不能检出 MRSA)	33～35℃;空气(试验温度高于 35℃不能检出 MRSA)
孵育时间	24h	16～18h	16～20h
结果	用透射光仔细检查,是否有 >1 个菌落或存在薄膜样生长。>1 个菌落=苯唑西林耐药	≤21mm= mecA 阳性 ≥22mm= mecA 阴性	>4μg/ml= mecA 阳性 ≤4μg/ml= mecA 阴性
进一步试验和报告	耐苯唑西林葡萄球菌对所有 β-内酰胺类药物耐药;对其他 β-内酰胺类药物应报告为耐药或不报告	头孢西丁被用于检测 mecA 介导苯唑西林耐药的替代品。检测 mecA 阳性的菌株应报告对苯唑西林(非头孢西丁、耐药;对其他 β-内酰胺类药物应报告为耐药或不报告)由于除了 mecA 介导的耐药,罕见有其他苯唑西林耐药机制出现,因此,当检测到 mecA 阴性而苯唑西林 MIC 又为耐药(≥2μg/ml)的菌株时,应报告苯唑西林耐药	

（续　表）

筛选试验	苯唑西林耐药	使用头孢西丁检测 mecA 介导的苯唑西林耐药	
质控建议	金黄色葡萄球菌 ATCC 29213-敏感 金黄色葡萄球菌 ATCC 43300-耐药	金黄色葡萄球菌 ATCC 25923-mecA 阴性（抑菌环直径 23～29mm） 金黄色葡萄球菌 ATCC 43300-mecA 阳性（抑菌环直径≤21mm）	金黄色葡萄球菌 ATCC 29213-mecA 阴性 MIC 1～4μg/ml 金黄色葡萄球菌 ATCC 43300-mecA 阳性（MIC＞4μg/ml）

CLSI M100-20S（2010 年）规定检测 MRSA 时，要求同时检测苯唑西林和头孢西丁，判断结果如表 6-2。

表 6-2　苯唑西林和头孢西丁试验对金黄色葡萄球菌耐药机制结果判读

苯唑西林	头孢西丁	耐药机制	流行情况	苯唑西林结果报告
敏感	敏感	阴性	常见	敏感
耐药	耐药	mecA	常见	耐药
耐药	敏感	mecA（低水平表达）	不常见	耐药
敏感	耐药	PBP 的改变	罕见	耐药

2. Etest　Etest 检测 MRSA 是基于检测 MIC 值的原理。采用头孢西丁（MIC：0.016～256μg/ml）连续浓度梯度的检测条和苯唑西林（MIC：0.016～256μg/ml）连续浓度梯度的检测条。待测菌制备成 0.5 麦氏浊度，均匀涂布于 MH 琼脂平板，放置 15～20min，使水吸干，用镊子将 2 个 Etest 条贴在平皿上，35℃孵育 16～24h 后判读结果。若头孢西丁 MIC≥4μg/ml 或苯唑西林 MIC≥2μg/ml 时，则报告该菌为 MRSA。

3. 自动化药敏检测　目前 VITEK 系统、ATB 系统、MicroScan 系统、Sensiter ARIS、BD pheniox 等都具有检测 MRSA 的能力和专家系统。其原理是基于检测细菌对抗菌药物的 MIC 值。其优点是快速、简便，但有时对生长缓慢或延迟表达耐药性的 MRSA，在 3～4h 内难以达到检测水平，容易漏检或误报。

4. ChromID 显色培养基法　MRSA 产色培养基是一种选择培养基，使用头孢西丁作选择剂,在培养基中加入其他抑制革兰阴性细菌生长的物质,再加入鉴定金黄色葡萄球菌的特殊酶类底物色原,金黄色葡萄球菌产生 α-葡萄糖苷酶,分解底物游离色原而使菌落显色。将待测标本或菌株划线接种于 MRSA 显色培养基,37℃孵育,18～24h 后观察结果。如培养基上无细菌生长或无任何颜色,则将其再孵育 24h,观察菌落生长和显色情况,判定结果。经 18～24h 孵育,菌落呈绿色为 MRSA 菌落的典型特征,无须其他附加试验即可确认。孵育 48h 后,首先可通过生化或免疫方法确认典型菌落(金黄色葡萄球菌)。如果鉴定为金黄色葡萄球菌,检测菌株是否对甲氧西林耐药。仅有一个绿色菌落出现,即可以指示 MR-SA 的存在。质控菌株为金黄色葡萄球菌 ATCC43300 和金黄色葡萄球菌 ATCC29213。

(二) 耐药基因检测

对于低水平耐药或临界水平耐药的 MRSA,耐药表型检测很容易造成漏检,应选择特异性高的分子生物学方法来检测耐药基因。

1. PCR 检测 MRSA 特异的 mecA 基因　根据金黄色葡萄球菌 TK784 的 mecA 基因 DNA 序列设计引物,再裂解提取被测菌的 DNA,在 PCR 反应体系中进行扩增,甲氧西林敏感的金黄色葡萄球菌 ATCC25923 做阴性对照,耐甲氧西林的金黄色葡萄球菌 ATCC43300 为阳性对照,扩增产物经琼脂糖电泳后观察有无与阳性对照菌株相同的区带。已有研究人员建立了实时荧光 PCR 定量检测 mecA 基因的方法。系统的品牌和厂家包括 Applied Biosystems (Foster City,CA,USA),Roche Molecular System, Inc. Cepheid (Sunnyvale,CA,USA),Bio-Rad (Hercules,CA,USA)和 Corbett/Qiagen(Sydney,NSW,Australia)。实时定量 PCR 系统是封闭式的,重要的是能够避免扩增产物的污染。由于较短时间的热循环和产物检测的同时进行,明显缩短了检测时间。

PCR 检测 mecA 基因是检测 MRSA 的"金标准",但由于设备、试剂、费用及实验室技术人员要求较高等方面的因素,使得该方法在临床微生物实验室的应用受到限制。

2. DNA 探针杂交　DNA 探针杂交是用标记的 MRSA 特异的 mecA DNA 片段,与可疑菌株 DNA 进行杂交。DNA 探针杂交特异性高于琼脂稀释法,敏感性高于肉汤稀释法,而且可直接用于临床标本,无须先进行细菌分离培养。FDA 已批准了几种鉴定细菌的核酸探针,sequenom(San Diego,CA,USA) and Becton, Dickin-

son and Company（Sparks，MD，USA），用于检测结核分枝杆菌、真菌和细菌，结果快速且可靠。Applied Biosystems（Bedford，MA，USA）的几种产物与用 DNA 探针原位杂交荧光结合，可直接鉴定常见的大部分血培养分离株，包括金黄色葡萄球菌、白色念珠菌、铜绿假单胞菌、大肠埃希菌和结核分枝杆菌。虽然商用试剂盒成本较高，但缩短了鉴定时间，改善患者预后并减低卫生保健的总额，最成功的例子是结核分枝杆菌的探针检测。

DNA 纳米胶体金探针杂交法是一种特殊 DNA 探针杂交检测 MRSA mecA 基因的方法，该方法采用胶体金纳米颗粒为载体，与巯基修饰的 2 条 mecA 基因单核苷酸探针共价结合，制备成固化的 DNA 纳米胶体金探针，探针与待测菌株 DNA 在液相中杂交。如果待测样本含有互补的靶序列 DNA，杂交后颜色呈现明显的蓝色变化，可通过肉眼直接对检测结果做出判断。该方法结合了分子杂交的特异性和纳米技术检测的敏感性和简便性等优势。

3. 耐药蛋白检测 MRSA 的耐药性来源于 mecA 基因编码的青霉素结合蛋白（penicillin banding protein 2a，PBP2a），该蛋白与 β-内酰胺类抗生素亲和性低，细菌表现为耐药。所以检测 PBP2a，可判断是否为 MRSA。

（1）乳胶凝集法：从新鲜血琼脂培养皿上挑取一定量的金黄色葡萄球菌菌落，加入提取液中制成悬液，加热裂解将 MRSA 中的 PBP2a 提取出来，加入 PBP2a 特异性单克隆抗体致敏的乳胶颗粒溶液，以无特异性单克隆抗体致敏的胶乳颗粒溶液作为阴性对照。于自然光下观察，出现肉眼可见的特异性凝集现象，则证实有 PBP2a 的产生，以此判断为 MRSA。该方法快速、简便、准确，可提前 24h 准确判断是否 MRSA 感染，为临床治疗提供科学依据，缺点是试剂费用较高。

（2）胶体金法：原理与胶乳凝集法相同，通过直接检测 MRSA 中 mecA 基因编码的特异 PBP2a 蛋白来间接检测 MRSA。

二、万古霉素中介耐药和异质性耐药的金黄色葡萄球菌的检测

（一）万古霉素≥8μg/ml 的检测

CLSI M100-20S 2010 年，见表 6-3。

表 6-3　万古霉素≥8 μg/ml 的检测

筛选试验	万古霉素 MIC≥8μg/ml
试验方法	琼脂稀释法
培养基	BHI 琼脂
抗生素浓度	6μg/ml 万古霉素
接种物	直接菌落悬液获得 0.5 麦氏浊度。使用微量吸管取菌液 10μl,点种琼脂平板表面。替代方法,用棉拭子蘸菌液,挤去多余菌液,在平板上涂成直径 10~15mm 斑点或在部分区域划线接种
孵育条件	(35±2)℃;空气
孵育时间	24h
结果	用透射光仔细检查,是否有>1 个菌落或存在淡的膜状生长。>1 个菌落推测对万古霉素敏感性减低
进一步试验和报告	在 BHI 万古霉素筛选琼脂平板上生长的金黄色葡萄球菌,使用认可的 MIC 方法检测万古霉素 MICs;在 BHI 万古霉素筛选琼脂平板上进行试验,不能检测所有万古霉素中介金黄色葡萄球菌,某些万古霉素 MICs=4μg/ml 的菌株将不生长
QC 建议	粪肠球菌 ATCC29212——敏感株;粪肠球菌 ATCC51299——耐药株

(二)Etest

检测原理是基于 MIC 值的检测,Etest Glycopeptide Resistance Detection (GRD)检测条有 2 个连续的浓度梯度,其中一端为万古霉素(MIC:0.50~32μg/ml),另一端为替考拉宁(MIC:0.50~32μg/ml)。制备 0.5 麦氏浓度菌悬液,均匀涂布于 MH+5% 血的平皿上,放置 15~20min,使水吸干,用镊子将 Etest 条贴在平皿中央,35℃孵育 18~24h 后判读结果,若万古霉素或替考拉宁的 MIC 值≥ 8μg/ml,则判断该菌 GRD 阳性。若 GRD 为阴性,则应孵育 48h 再确认结果。

若 GRD 阳性,需要做 Etest 万古霉素检测条,若万古霉素 MIC≥ 4μg/ml,则判断为 VISA。若 GRD 阳性并且万古霉素 MIC<4μg/ml,则判断 hVISA。但该方法没有获得 FDA 认证,目前只适用临床研究,并不能应用于临床检测。

(三)琼脂稀释法

Hiramatsu 等把培养过夜的 MRSA 制成菌液,并使菌液 OD 值在 540nm 处为 0.15ml,取此菌液 10μl 接种于含万古霉素 4μg/ml 的 BHI 平板上,37℃孵育 48h,分别在 24h 和 48h 观察生长情况。若细菌在 24h 内呈融合生长,则该菌株可能为 VI-SA;若在 48h 内长出 1～30 个菌落,则该菌株可能为 hVRSA;若在 48h 不见菌落生长,则该菌株为万古霉素敏感株。

三、耐甲氧西林凝固酶阴性葡萄球菌的检测

耐药表型检测

1. 纸片扩散法　见表 6-4。

表 6-4　MRCNS 表型检测

筛选试验	使用头孢西丁检测 mecA 介导的苯唑西林耐药
试验方法	纸片扩散法
培养基	MHA
抗生素浓度	30μg 头孢西丁纸片
接种物	按标准纸片扩散法的规定进行
孵育条件	33～35℃;空气(试验温度高于 35℃不能检测 MRS)
孵育时间	24h(如 18h 后即出现耐药则可以报告)
结果	≤24mm＝mecA 阳性;≥25mm＝mecA 阴性
进一步试验和报告	头孢西丁被用于检测 mecA 介导苯唑西林耐药的替代品。检测为 mecA 阳性的菌株应报告为对苯唑西林(非头孢西丁)耐药;对其他 β-内酰胺类药物应报告为耐药或不报告。由于除了 mecA 介导的耐药,罕见有其他苯唑西林耐药机制出现,因此,当检测 mecA 阴性,而苯唑西林耐药(MIC≥4μg/ml)的菌株时,应报告为苯唑西林耐药。除表皮葡萄球菌外,如果苯唑西林 MIC 为 0.5～2μg/ml,则应进一步测试 mecA 或 mecA 表达的蛋白质
QC 建议	金黄色葡萄球菌 ATCC25923-mecA 阴性(抑菌环直径 23～29mm) 金黄色葡萄球菌 ATCC43300-mecA 阳性(抑菌环直径≤21mm)

2. 琼脂筛选法　在 4%NaCl,6μg/ml 苯唑西林的 MH 平板中点种 0.5 麦氏浊度菌液,经 35℃48h 孵育,只要有一个菌落生长即判断为 MRCNS。该法敏感度为100%,常用作校正其他方法的标准,尤其适用于检测抑菌圈直径处于中介度的葡萄球菌。

四、葡萄球菌 β-内酰胺酶和诱导克林霉素耐药筛选试验

当葡萄球菌对青霉素的 MIC 值≥0.25μg/ml 时,直接报告该菌对青霉素耐药。当葡萄球菌对青霉素的 MIC 值≤0.12μg/ml 或抑菌环直径≥29mm 时,应做 β-内酰胺酶试验。

纸片扩散法、微量肉汤稀释法和头孢硝基噻吩(Nitrocefin)试验

(CLSI M100-20S 2010 年)　见表 6-5。

表 6-5　葡萄球菌 β-内酰胺酶和诱导克林霉素耐药筛选试验

筛选试验	β-内酰胺酶	诱导克林霉素耐药	
试验方法	头孢硝基噻吩试验	纸片扩散法	微量肉汤稀释法
培养基	NA	MHA 或用于 MIC 测试的血琼脂平板	CAMHB$_a$、CAMHB$_b$
抗生素浓度	NA	15μg 红霉素纸片和 2μg 克林霉素纸片相距 15~26mm 距离	在同一孔加 4μg/ml 红霉素和 0.5μg/ml 克林霉素
接种物	诱导性生长物(即在 MHA 或血琼脂平板孵育 16~18h 后苯唑西林或头孢西丁纸片周围抑菌环边缘的生长物)	按标准纸片扩散法的规定进行或大量接种于平板(不含任何其他添加物)	按标准微量肉汤稀释法的规定进行
孵育条件	室温	(35±2)℃;空气	(35±2)℃;空气
孵育时间	头孢硝基噻吩试验需 1h 或按产品说明进行	16~18h	18~24h
结果	从黄色变成红/粉红色＝β-内酰胺酶阳性	克林霉素邻近红霉素一侧的抑菌环边缘出现"截平"现象(称 D 抑菌环)表明可诱导克林霉素耐药;不管 D 试验是否阳性,在克林霉素纸片周围抑菌环内存在微生物模糊生长均判克林霉素耐药	任何生长判诱导克林霉素耐药 无生长判无诱导克林霉素耐药

(续 表)

筛选试验	β-内酰胺酶	诱导克林霉素耐药	
进一步试验和报告	β-内酰胺酶阳性葡萄球菌对青霉素，氨基-、羧基-、和脲基青霉素耐药	对可诱导克林霉素耐药分离菌应报告"克林霉素耐药"。在报告中可注明"通过可诱导克林霉素耐药试验，推测此菌株对克林霉素耐药，克林霉素对某些病人可能仍有效"	
QC建议	金黄色葡萄球菌 ATCC29213-阳性；金黄色葡萄球菌 ATCC25923-阴性（或见厂家推荐）	金黄色葡萄球菌 ATCC25923 用于纸片扩散法常规质量控制	金黄色葡萄球菌 ATCCBAA-976 或金黄色葡萄球菌 ATCC29213-不生长；金黄色葡萄球菌 ATCCBAA-977-生长

五、耐万古霉素肠球菌的检测

（一）耐药表型检测

1. 纸片扩散法 将浓度为 $30\mu g$/片的万古霉素药敏纸片贴在已接种测试菌的水解酪蛋白（mueller-hinton，MH）琼脂平板上。接种物的制备可采用生长法或直接菌落悬液法，并校正至 0.5 麦氏浊度，在 15min 内接种完毕。35℃ ±2℃（空气）培养24h，在透射光下测量琼脂平板上的抑菌环直径，若抑菌环直径≤14 mm 或抑菌环内出现薄雾状或其他任何细菌生长，则报告该菌为万古霉素耐药。

2. 肉汤稀释法 用调好含钙离子的 MH 肉汤（CAMHB）将浓度为 $30\mu g$/ml 的万古霉素做梯度浓度的稀释，将待测菌株制成 0.5 麦氏浊度的菌悬液，分别接种于稀释好的肉汤管中，35℃±2℃（空气）培养24h，以万古霉素能抑制细菌生长管的最低浓度为 MIC 值。若 MIC≥ $32\mu g$/ml 则判断为万古霉素耐药。当万古霉素 MIC 在 $8\sim16\mu g$/ml 时，应按照 CLSI 规定的琼脂稀释法检测万古霉素的 MIC 值。

3. 琼脂稀释法（CLSI M100-20S 2010 年） 见表 6-6。

表 6-6　VRE 表型耐药检测

筛选试验	万古霉素耐药
试验方法	琼脂稀释法
培养基	BHI 琼脂
抗菌药物浓度	万古霉素 $6\mu g/ml$
接种	$1\sim10\mu l$ 0.5 麦氏浊度菌悬液点种琼脂平板表面
孵育条件	(35 ± 2)℃;空气
孵育时间	24h
结果	＞1 个菌落推测万古霉素耐药
进一步试验和报告	测万古霉素 MIC 和动力试验及色素产生将有助于区别万古霉素获得性耐药(VanA 和 VanB)与固有、中介水平耐药(VanC),例如鹑鸡肠球菌和铅黄肠球菌在万古霉素筛选平板上可生长。与其他肠球菌相比,鹑鸡肠球菌和铅黄肠球菌万古霉素 MIC $8\sim16\mu g/ml$(中介) 不同于万古霉素耐药肠球菌
QC 建议	粪肠球菌 ATCC29212－敏感株;粪肠球菌 ATCC51299－耐药株

4.Etest 检测法　Etest 检测 VRE 是基于检测 MIC 值的原理。采用万古霉素(MIC:$0.016\sim256\mu g/ml$)连续浓度梯度的检测条。制备0.5麦氏浊度,均匀涂布于 MH,放置 $15\sim20min$,使水吸干,用镊子将 Etest 条贴在平皿中央,于35℃孵育24h判读结果。若万古霉素 MIC≥ $32\mu g/ml$ 时,则报告该菌为VRE。

5.ChromID 显色培养基法　VRE 显色琼脂培养基是一种选择培养基,在培养基中加入万古霉素($8\mu g/ml$)和选择性添加抑制剂,抑制不产生耐万古霉素肠球菌的生长;抑制其他表达天然耐万古霉素肠球菌的生长(Van C 表型:坚韧肠球菌和鸡肠球菌);抑制大多数革兰阴性菌、阳性菌、真菌的生长。同时加入两种色原底物。粪肠球菌产生 α-半乳糖苷酶;屎肠球菌产 β-半乳糖苷酶。两种酶将分解底物游离色原而使菌落显色。待测标本或菌株划线接种于 VRE 显色琼脂培养基,37℃孵育于暗环境下,24h后观察检查培养物。如不生长或无色,培养基再孵育24h。菌落呈紫色为屎肠球菌;菌落呈蓝绿色为粪肠球菌。质控菌株为屎肠球菌 ATCC700721、粪肠球菌 ATCC51299 和粪肠球菌 ATCC29212。该方法集菌种分离鉴定于一体,操作简便、快速和结果容易判定。

(二)耐药基因检测

VRE 的基因型可分为 VanA、VanB、VanC、VanD、VanE 和 VanG 6 型,Van 基因的检测是从分子水平确定 VRE 的准确而特异的方法,是考核其他检测方法的"金标准"。

1. PCR　目前用多重 PCR 已经可以检测 VanA、VanB、VanC1、VanC2/VanC3、VanD、VanE 和 VanG,多采用各种 Van 元件的引物联合肠球菌 16SrDNA 的通用靶引物以及屎肠球菌和粪肠球菌的"种"特异性引物(dd1 基因)同时进行多重 PCR。

罗氏公司提供一种灵敏、快速的检测方法,以 MagNA 纯化设备自动抽提细菌 DNA,采用快速实时 PCR 检测 VanA 和 VanB,3.5h 即可得到结果。另外还可用长 PCR(L-PCR)扩增转座子相关元件(如 Tn1546)。长 PCR 法优点是可以用来扩增不能被 Taq 聚合酶扩增的长度较大(>5kb)的 DNA 片段,此法应用 Taq 聚合酶另加一具有校正活性(3′-外切核酸酶)的聚合酶,使全长度的 Tn1546 相关糖肽耐药性元件作为单一的扩增子进行扩增。这种方法是以 PCR 为基础的,可用来处理大量的临床分离菌株,而且不同分离菌株中的扩增子也可通过 RFLP 分析直接比较。

2. DNA 探针杂交　用限制性内切酶切割重组质粒中的耐药基因 Van 片段,并用放射性核素或非放射性标记制成探针,与待测标本进行杂交,通过杂交斑点或条带的检测确定 Van 基因的存在。目前,这类方法已基本被 PCR 方法代替。而 Southern 印迹杂交仍广泛应用于确定获得性万古霉素耐药基因是否由质粒或染色体所携带的问题,在流行病学调查上发挥重要作用。

VRE 耐药基因检测的分子生物学方法与传统培养法相比,其敏感性和特异性分别为 97.9% 和 100%。而且多重 PCR 方法检测肠球菌耐药基因可在 4h 内完成,有利于及时发出报告。其他耐药基因检测技术还有 PCR-RFLP 分析、PCR-SSCP 分析、PCR-线性探针分析、生物芯片技术、自动 DNA 测序等。有条件的实验室可结合细菌药敏法及分子生物学等方法,可以提高万古霉素耐药肠球菌的检出率。

六、高水平氨基糖苷类药物耐药(HLAR)肠球菌的检测

耐药表型检测

1. 纸片扩散法、微量肉汤稀释法和琼脂稀释法(CLSI M100-20S 2010 年)　见表 6-7。

表 6-7　HLAR 肠球菌耐药表型检测

筛选试验	庆大霉素 HLAR			链霉素 HLAR		
试验方法	纸片扩散法	微量肉汤稀释法	琼脂稀释法	纸片扩散法	微量肉汤稀释法	琼脂稀释法
培养基	MH 琼脂	BHI 肉汤	BHI 琼脂	MH 琼脂	BHI 肉汤	BHI 琼脂
抗菌药物浓度	120μg 庆大霉素纸片	庆大霉素 500μg/ml	庆大霉素 500μg/ml	300μg 链霉素纸片	链霉素 1 000 μg/ml	链霉素 2 000 μg/ml
接种	按标准纸片扩散法的规定进行	按标准肉汤稀释法的规定进行	10μl 0.5 麦氏浊度菌悬液点种琼脂平板表面	按标准纸片扩散法的规定进行	按标准纸片扩散法的规定进行	10μl 0.5 麦氏浊度菌悬液点种琼脂平板表面
孵育条件	(35 ± 2)℃；空气	(35±2)℃；空气	(35±2)℃；空气	(35±2)℃；空气	(35 ± 2)℃；空气	(35±2)℃；空气
孵育时间	16～18h	24h	24h	16～18h	24 ～ 48h（若24h 敏感,继续孵育）	24～48h（若24h 敏感,继续孵育）
结果	6mm 耐药；7～9mm 不确定；≥ 10mm 敏感。MIC 相关性：R ≥ 500μg/ml, S ≤500μg/ml	任何生长表示耐药	＞1 个菌落表示耐药	6mm 耐药,7～9mm 不确定,≥ 10mm 敏感；MIC 相关性：R≥ 1 000μg/ml（肉汤）和 ＞2 000μg/ml（琼脂）, S≤500μg/ml 和 ≤ 1 000μg/ml（琼脂）	任何生长表示耐药	＞1 个菌落表示耐药

（续 表）

筛选试验	庆大霉素 HLAR			链霉素 HLAR		
进一步试验和报告	耐药：与作用于细胞壁合成药物（例如，氨苄西林、青霉素和万古霉素）联合不出现协同敏感；中介：与作用于细胞壁合成药物（例如，氨苄西林、青霉素和万古霉素）联合出现协同不确定，执行琼脂稀释或肉汤稀释试验进行确证					
QC建议	粪肠球菌 ATCC29212：16～23mm	粪肠球菌 ATCC29212—敏感株，粪肠球菌 ATCC51299—耐药株	粪肠球菌 ATCC29212—敏感株，粪肠球菌 ATCC51299—耐药株	粪肠球菌 ATCC29212：14～20mm	粪肠球菌 ATCC29212—敏感株，粪肠球菌 ATCC51299—耐药株	粪肠球菌 ATCC29212—敏感株，粪肠球菌 ATCC51299—耐药株

2. 自动化药敏检测　目前有 VITEK 系统、ATB 系统、MicroScan 系统、Sensiter ARIS 等系统可通过检测菌液浊度、荧光指示剂的荧光强度或荧光底物的水解反应来判读 MIC 结果。若庆大霉素 MIC≥500μg/ml 和链霉素 MIC≥1 000μg/ml，则判断该菌为 HLAR 肠球菌。

第三节　多重耐药革兰阴性菌的检测方法

一、产超广谱 β-内酰胺酶的肠杆菌科细菌的检测

随着对 PK/PD 特性和有限临床资料的评估，CLSI2010 建立了新的头孢菌素类和氨曲南的解释标准，见表 6-8。在使用新的解释标准时，报告之前没有必要再做常规 ESBLs 试验（即没必要再将头孢菌素类和氨曲南或青霉素类的结果从敏感改为耐药）。若进行流行病学调查，必须做 ESBLs 试验。但是，实验室在采用新的解释标准之前，仍然可以按照下列方法做 ESBLs 试验。

表 6-8 头孢菌素和氨曲南新的判断标准

抗生素	S	I	R
头孢唑林	≤1	2	≥4
头孢噻肟	≤1	2	≥4
头孢他啶	≤4	8	≥16
头孢唑肟	≤1	2	≥4
头孢曲松	≤1	2	≥4
氨曲南	≤4	8	≥16

(一)ESBLs 表型的检测

见表 6-9。

1. 纸片扩散法和肉汤稀释法 (CLSI M100-20S 2010 年)

表 6-9 ESBLs 筛选和确证试验

试验	初筛试验		表型确证试验	
试验方法	纸片扩散法	肉汤稀释法	纸片扩散法	肉汤稀释法
培养基	MHA 琼脂	CAMHB	MH 琼脂	CAMHB
抗菌药物浓度	肺炎/产酸克雷伯菌和大肠埃希菌:头孢泊肟10μg 或头孢他啶 30μg 或氨曲南 30μg 或头孢噻肟 30μg 或头孢曲松 30μg;奇异变形杆菌:头孢泊肟 10μg/片或头孢他啶 30μg/片或头孢噻肟 30μg/片(使用 1 种以上的药物进行筛选有利于提高检测的敏感性)	肺炎/产酸克雷伯菌和大肠埃希菌:头孢泊肟4μg/ml 或头孢他啶 1μg/ml 或氨曲南 1μg/ml 或头孢噻肟 1μg/ml 或头孢曲松 1μg/ml;奇异变形杆菌:头孢泊肟 1μg/ml或头孢他啶 1μg/ml 或头孢噻肟 1μg/ml(使用 1 种以上的药物进行筛选将会提高检测的敏感性)	头孢他啶 30μg,头孢他啶/棒酸 30/10μg 和头孢噻肟 30μg,头孢噻肟/棒酸 30/10μg(确证试验需要同时使用头孢噻肟和头孢他啶,单独和联合含有棒酸的复合制剂)	头孢他啶0.25～128μg/ml,头孢他啶/棒酸 0.25/4～128/4 μg/ml 和头孢噻肟0.25～64μg/ml,头孢噻肟/棒酸0.25/4～64/4 μg/ml(确证试验需要同时使用头孢噻肟和头孢他啶,单独和联合含有棒酸的复合制剂)

（续 表）

试验	初筛试验		表型确证试验	
接种物	按标准纸片扩散法的规定进行			
孵育条件	(35±2)℃;空气			
孵育时间	16～18h	16～20h	16～18h	16～20h
结果	肺炎/产酸克雷伯菌和大肠埃希菌:头孢泊肟≤17mm,头孢他啶≤22mm,氨曲南≤27mm,头孢噻肟≤27mm,头孢曲松≤25mm;奇异变形杆菌:头孢泊肟≤22mm,头孢他啶≤22mm,头孢噻肟≤27mm,上述抑菌环直径可提示菌株产ESBLs	在大于或等于上述筛选浓度生长可提示菌株产ES-BLs	对两组中任何一组加棒酸比不加棒酸的抑菌环直径增大值≥5mm即判定为产ES-BLs	对两组中任何一组加棒酸比不加棒酸的MIC降低≥3个倍比稀释度即判定为产ESBLs
报告			对于所有经确证为产ESBLs的菌株,试验结果应报告对所有青霉素类、头孢菌素类和氨曲南耐药	
质控菌株	大肠埃希菌ATCC25922和肺炎克雷伯菌ATCC700603			

在试验中应注意保存含棒酸的抗菌药物纸片以避免棒酸失效,国外文献报道含棒酸的纸片在-20℃冰箱内可保存2周,应做好质量控制。

2. 三维检测法

(1)三维:纸片上的药物向培养基中扩散为第一维,琼脂平板上的细菌产生的抗药性酶向培养基中扩散是第二维,在纸片旁边的琼脂刻一裂缝,在其中加入受试菌液,该菌产生的抗药性酶向四周的琼脂中扩散是第三维。

（2）三维检测法是一种改良的纸片扩散法。包括2种方法：直接法（用同一菌株）和间接法（用不同菌株）。①直接法：使用标准纸片扩散法接种物，将受试菌涂布于MHA平板10min后，用灭菌的11号手术刀片，距平板边缘25mm处，垂直插入琼脂直到平皿底部，轻转平板将琼脂划出一个圆形裂缝。用无菌注射器吸取浓度为$10^5\sim10^6$cfu/ml的受试菌悬液，加入裂缝中，不使菌液溢出。在裂缝与平板边缘之间贴上30μg/片头孢曲松、头孢噻肟、头孢他啶、氨曲南、舒普深和头孢西丁等纸片，纸片边缘距裂缝约3mm，35℃孵育18～20h，观察结果。如靠近裂缝侧抑菌环有中断或变形、裂缝附近存在单个菌落等现象，且菌株对舒普深敏感，推测受试菌产ESBLs。②间接法：平板表面涂布的细菌是对检测用的药物敏感菌株如大肠埃希菌ATCC25922，裂缝中为受试菌，如果受试菌干扰敏感菌株形成抑菌环的现象为阳性。对不产抑菌环菌株用间接法检测。

3. Etest检测　Etest检测ESBLs是基于检测MIC值的原理，共有3种检测条检测ESBLs：①检测条有两个连续的浓度梯度，其中一端为头孢他啶（MIC：0.50～32μg/ml），另一端为头孢他啶/棒酸（MIC：0.064～4μg/ml）。②检测条一端为头孢噻肟（MIC：0.25～16μg/ml），另一端为头孢噻肟/棒酸（MIC：0.016～1μg/ml）。③检测条一端为头孢吡肟（MIC：0.25～16μg/ml），另一端为头孢吡肟/棒酸（MIC：0.064～4μg/ml）。按琼脂扩散法将菌液均匀涂布于整个平皿表面，放置15～20min，使水吸干，用镊子将3张Etest条分别贴在平皿中央，35℃孵育16～20h后判读结果。分别读出头孢他啶（TZ）或头孢噻肟（CT）或头孢吡肟（PM）端的MIC和头孢他啶/棒酸（TZL）或头孢噻肟/棒酸（CTL）或头孢吡肟/棒酸（PML）端的MIC，若加棒酸的MIC值比不加棒酸的MIC值降低3个以上对倍稀释度，则报告该菌产ESBLs，见图6-1。若出现幻影圈或CT，TZ或PM椭圆抑菌圈变形，则报告该菌产ESBLs，见图6-2。

4. 自动化药敏检测　目前多数微生物自动化仪均能检测ESBLs。仪器检测头孢他啶和头孢他啶/棒酸与头孢噻肟和头孢噻肟/棒酸的MIC值。若加棒酸的MIC值比不加棒酸的MIC值降低3个以上对倍稀释度，则报告该菌产ESBLs。

5. ChromID显色培养基法　ESBLs产色培养基是一种选择培养基，在培养基中加入包括头孢泊肟的混合培养基，可筛选出产ESBLs的肠杆菌科细菌。再加入两种产色物质和一种天然底物，大肠埃希菌产β-葡萄糖苷酸酶；克雷伯菌属、肠杆菌属、沙雷菌属和枸橼酸杆菌属产生β-葡糖苷酶；变形杆菌属、普罗威登菌属和摩

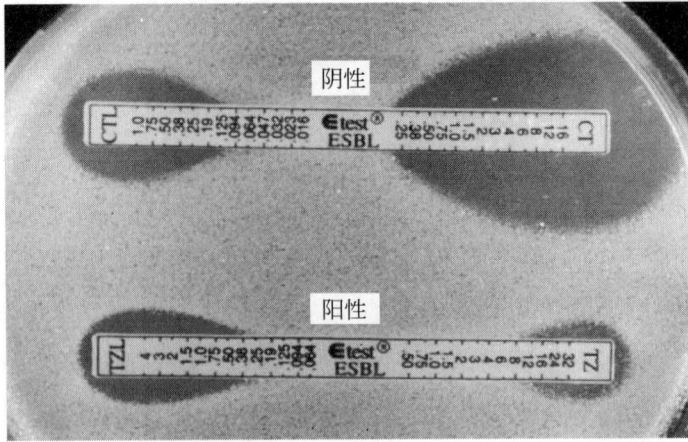

图 6-1　Etest 检测 ESBLs

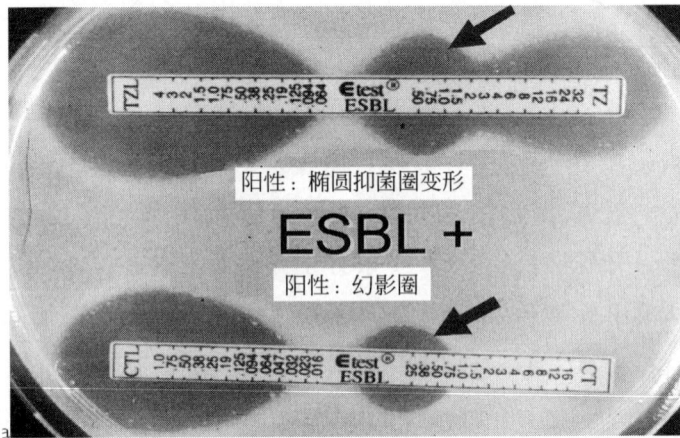

图 6-2　Etest 检测 ESBLs

根菌属产脱氨酶。3 种酶分别分解底物游离色原而使菌落显色。将待测标本或菌株划线接种于 ESBLs 显色培养基,37℃孵育于需氧环境,18～24h 后,观察菌落生长和显色情况,判断结果。呈粉到酒红色菌落或粉到酒红色为中心的半透明菌落为大肠埃希菌;呈绿、棕绿或蓝色菌落为克雷伯菌属;呈暗褐色至浅褐色菌落为变形杆菌属。质控菌株:肺炎克雷伯菌 ATCC700603、大肠埃希菌 CIP103982 和大肠埃希菌 ATCC25922。

(二)耐药基因检测

自 1983 年德国学者首次从臭鼻克雷伯菌中发现超广谱 β-内酰胺酶 SHV-2 以来,ESBLs 种类已超过 200 种,其类型可以分为 SHV 型、TEM 型、CTX-M 型、GES 型和 OXA 型等。ESBLs 的耐药基因检测方法主要有 PCR、核酸杂交、DNA 指纹和基因序列分析等。

1. PCR　用 6 种类型的引物进行多重 PCR 检测是目前常用的检测方法。以往对 β-内酰胺酶基因检测与分型一般采用 PCR 扩增加核酸杂交技术。此方法过于繁琐,费时费力,且随着亚型的增加需要不断再设计探针,目前已转换为 PCR 扩增加DNA 测序。

基于多重不对称 PCR(multiplex asymmetric PCR,MAPCR)的单核苷酸微阵列杂交技术不仅可以检测 10 种不同的 ESBLs,还可同时检测 6 种重要的 SHV 基因点突变(氨基酸位点:35、43、130、179、238 和 240),与测序结果完全相符。其他PCR 包括连接酶链反应(LCR)和实时荧光 PCR 检测等。

2. DNA 指纹　DNA 指纹技术中的 PCR 单链构象多态性(PCR-SSCP)和 PCR限制性片段长度多态性(PCR-RFLP)联用或 PCR 单链构象多态性(PCR-SSCP)和限制位点插入 PCR(RSI-PCR)联用可快速检测 SHV 基因突变,但不能确定 SHV型 ESBLs 的存在。

3. 核苷酸序列分析　序列分析是基因型鉴定的标准方法。通过对待检菌产酶基因进行核苷酸序列分析,将分析结果与已知的产 ESBLs 核苷酸序列进行比对,发现相同或新的 ESBLs 基因。核苷酸序列分析方法是检测 ESBLs 的金标准,精密度高,还可发现新的 ESBLs 基因以及了解基因突变产生衍生酶的情况等。

4. 等电聚焦电泳　通过测定酶的等电点来对 ESBLs 进行分型。将待测菌粗提的未知 ESBLs 进行等电聚焦电泳,测定其等电点(PI),与已知酶的等电点进行比对,具有同一等电点的酶可能为同一种酶。如未知酶的等电点与所有的已知 ES-BLs 的等电点不同则可能为一种新型的 ESBLs。TEM 型 ESBLs 的 PI 多在 5.2～6.3,而 SHV 型 ESBLs 的等电点多在 7.0～7.8,而非 TEM 型和非 SHV 型 ESBLs的等电点高低不等,最高可达 8.0。随着 ESBLs 种类不断增加,新酶通过等电点难以精确区分。因此,等电聚焦电泳仅可作为一种粗筛方法。

二、产 AmpC 酶的肠杆菌科细菌的检测

(一)AmpC 酶的检测

1. 纸片筛选法 检测原理是 AmpC 酶不被棒酸和 EDTA 抑制而被氯唑西林 (Cloxacillin)抑制。若待检菌对头孢西丁耐药而对氯唑西林敏感,则为可疑产 AmpC 酶菌株。PHILIP E. COURON 等用头孢西丁(每片 30μg)药敏纸片筛选 AmpC 酶菌株,若抑菌环直径<18mm 就用三维方法做确证试验。头孢西丁药敏纸 片筛选法敏感性好,但特异性差,特别是肺炎克雷伯菌对头孢西丁耐药还有其他机 制,如外膜微孔缺失等。

2. Etest 检测 AmpC 酶是基于检测 MIC 值的原理,该检测试纸条有 2 个连续 的浓度梯度,其中一端为头孢替坦(MIC:0.50～32μg/ml),另一端为头孢替坦/氯 唑西林(MIC:0.50～32μg/ml)。按琼脂扩散法将菌液均匀涂布于整个平皿表面, 放置 15～20min,待水吸干,用镊子将 Etest 条贴在平皿中央,35℃孵育 16～20h 后 判读结果。分别读出头孢替坦(CN)端的 MIC 和头孢替坦/氯唑西林(CNI)端的 MIC,若加氯唑西林的 MIC 值比不加氯唑西林的 MIC 值降低 3 个以上对倍稀释 度,则报告该菌产 AmpC 酶,见图 6-3 和图 6-4。若出现幻影圈或 CN 椭圆抑菌圈变 形,则报告该菌产 AmpC 酶。该方法不受 ESBLs 的影响。

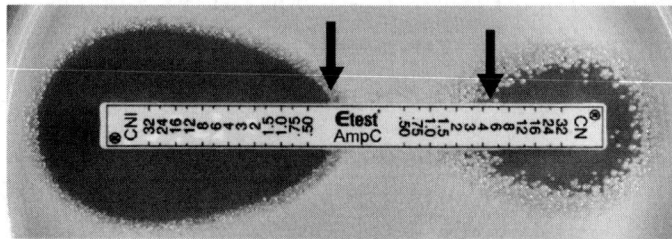

图 6-3 Etest 检测 AmpC

(CNMIC 为 6,CNIMIC<0.5,CN/CNI≥12)

3. 三维检测法 三维试验是公认的比较经典的检测方法(去阻遏、持续高产 AmpC 酶最好的方法)。

(1)酶粗提取物的制备:挑取待测菌落制成 0.5 麦氏浊度菌悬液,取 50μl 加入 12ml

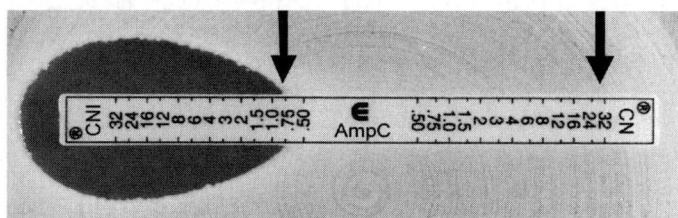

图 6-4　Etest 检测 AmpC 酶阳性

（CNMIC＞32,CNIMIC ＝0.75,CN/CNI≥43）

胰化大豆肉汤中,35℃振荡增菌 4～6h;4 000r/min 离心 25min,弃上清,取沉淀物置－70℃反复冻融 5 次。加入 1.5ml 0.01mol/L PBS(pH7.0)混匀,4℃ 12 000r/min 离心 1h,弃沉淀取上清液即为酶提取物。

（2）操作方法和结果判断:按标准纸片扩散法操作,将 0.5 麦氏浊度的大肠埃希菌 ATCC25922 菌液均匀涂布于 MH 琼脂平板上,平板中央贴 30μg/片头孢西丁,用无菌刀片在离纸片边缘 5mm 处由里向外放射状的切割一道狭缝,然后取 25μl 酶提物由里向外加入狭缝内,避免液体溢出。35℃孵育过夜。若狭缝与纸片的抑菌环交界处出现抑菌环缺失,则为阳性。反之,在交接处无细菌生长,抑菌环呈圆形,则为阴性。同时使用 AmpC 酶阳性和阴性菌株做质控。

三维检测法是利用酶提取物而不是活菌做检测,不受抗生素的诱导作用,且准确率高,结果清晰。但该方法的缺点是操作繁琐、费时,难以在临床微生物室常规开展。

（二）耐药基因检测

AmpC 基因可分为染色体型和质粒型。阴沟肠杆菌、弗劳地枸橼酸杆菌、黏质沙雷菌、摩根摩根菌及铜绿假单胞菌染色体上天然存在 AmpC 基因,可被青霉素类和头孢菌素类 β-内酰胺类抗生素诱导产生 AmpC 酶。大肠埃希菌虽然染色体上也有 AmpC 基因,却缺乏 AmpR 调节基因,不能诱导产生 AmpC 酶,但可通过调控 AmpC 基因的微弱启动子和发夹状结构的衰减子,引起结构的突变而高产 AmpC 酶。

1989 年 Bauernfeid 在汉城首次发现了质粒介导的 AmpC 酶以后,许多质粒介导的 AmpC 酶被陆续报道,如 MIR、ACT、DHA、CIT、CMY、FOX、MOX 型质粒

AmpC 酶。由于质粒能够快速复制并介导 ampC 基因的水平传播,因此质粒型更受到关注,目前国内报道已检出 ACT-1、DHA、CIT 和 ADC 型 AmpC 酶。

1. PCR　以不同型 AmpC 基因引物对待测菌模板 DNA 进行多重 PCR 扩增,不仅可以检测到是否存在染色体或质粒介导的 AmpC β-内酰胺酶,还可以同时检测基因型别。多重 PCR 技术与以高压液相色谱为基础的 WAVE DNA 片段分析技术联用,可以缩短检测时间,增加检测灵敏度。另外基于 MAPCR 的单核苷酸微阵列杂交技术也可用于 AmpC β-内酰胺酶的检测。

2. 基因序列分析　将全长 PCR 扩增的产物进行测序,通过与 BLAST 已知序列的分析比对确定基因型。

三、产碳青霉烯酶的肠杆菌科细菌的检测

(一)耐药表型检测

1. 纸片扩散法、微量肉汤稀释法和改良 Hodge 试验(CLSI M100-20S 2010 年)见表 6-10。

表 6-10　产碳青霉烯酶肠杆菌科细菌筛选和确证试验

试验	初筛试验	表型确证试验	
做该试验的时机			初筛试验阳性和对一种或多种三代头孢菌素(包括头孢哌酮、头孢噻肟、头孢他啶、头孢唑肟和头孢曲松)耐药
试验方法	纸片扩散法	微量肉汤稀释法	改良 Hodge 试验
培养基	MHA	CAMHB	MHA
抗菌药物浓度	厄他培南 10μg 或美罗培南 10μg(注:亚胺培南纸片做碳青霉烯酶筛选试验效果不好)	厄他培南 1μg/ml 或亚胺培南 1μg/ml 或美罗培南 1μg/ml	厄他培南纸片 10μg 或美罗培南纸片 10μg

（续　表）

试验	初筛试验		表型确证试验
接种物	按标准纸片扩散法的规定进行	按标准肉汤稀释法的规定进行	①用肉汤或盐水制成 0.5 麦氏浊度的大肠埃希菌 ATCC25922（指示菌）（使用直接菌落悬液法或生长法），再用肉汤或生理盐水按 1∶10 将其稀释。按常规纸片扩散法程序接种 MHA 平板，使平板干燥 3～10min，按照下面评注和图 6-5 和图 6-6 所示贴上适当数量厄他培南或美罗培南纸片 ②使用 10μl 接种环或拭子，挑取在血琼脂平板过夜生长的 3～5 个待检菌落或 QC 菌株的菌落，接种时从纸片边缘向外划直线接种。划线至少有 20～25mm 长。每个平板所检测的菌株数量见下面评注和图 6-5 和图 6-6
孵育条件	(35±2)℃；空气	(35±2)℃；空气	(35±2)℃；空气
孵育时长	16～18h	16～20h	16～20h
结果	厄他培南 19～21mm 或美罗培南 16～21mm，待检菌株出现上面列出的抑菌环直径提示可能产碳青霉烯酶，即使它们在当前敏感判读标准范围内。执行改良 Hodge 试验，进行确证	厄他培南 2μg/ml 或亚胺培南 2～4μg/ml 或美罗培南 2～4μg/ml，待检菌株出现上面列出的 MIC 值提示可能产碳青霉烯酶，即使它们在当前敏感判读标准范围内，执行改良 Hodge 试验，进行确证	孵育后，检查 MHA 平板，在抑菌环与待检菌株或 QC 菌株划线交叉处出现增强生长（图 6-5 和图 6-6）。增强生长＝碳青霉烯酶阳性，无增强生长则碳青霉烯酶阴性。某些待检菌株可产生抑制大肠埃希菌 ATCC25922 生长的物质。若出现这种情况，在划线两侧可见清晰的抑制生长区（图 6-7）。而改良 Hodge 试验不能对此作出解释。对于厄他培南或美罗培南纸片筛选试验阳性，同时改良 Hodge 试验也阳性的菌株，在报告碳青霉烯类药物结果之前，应做 MIC 试验

试验	初筛试验	表型确证试验
报告		分离菌株改良 Hodge 试验阳性,但对一种碳青霉烯类药物敏感(厄他培南 MIC≤2μg/ml;亚胺培南 MIC≤4μg/ml 或美罗培南 MIC≤4μg/ml),此时只报告碳青霉烯类的 MIC 值,没有结果解释,做如下注释:该菌为肠杆菌科细菌,经检测产碳青霉烯酶。但是其药敏试验结果却对碳青霉烯类药物敏感〔如,厄他培南 MIC≤2μg/ml,亚胺培南 MIC≤4μg/ml 和(或)美罗培南 MIC≤4μg/ml〕,但使用碳青霉烯类治疗感染,其临床疗效尚不确定。假如改良 Hodge 试验阴性,使用当前 CLSI 标准解释碳青霉烯类药物的 MIC
QC 建议	使用大肠埃希菌 ATCC25922 进行常规质控	使用大肠埃希菌 ATCC25922 进行常规质控	每天试验时测试阳性和阴性 QC 菌株肺炎克雷伯菌 ATCCBAA-1705－改良 Hodge 试验阳性;肺炎克雷伯菌 ATC-CBAA-1706－改良 Hodge 试验阴性

2. 表型筛查(卫生部:产 NDM-1 泛耐药肠杆菌科细菌感染诊疗指南)(试行版)

在细菌药物敏感性测定中,以美罗培南或亚胺培南纸片法(K-B 法)或最低抑菌浓度(MIC)测定法对肠杆菌科细菌产酶情况进行初步筛查,如果达到以下标准,需要进行表型确认。厄他培南特异性较低,不推荐用于筛查试验。

(1)K-B 法:美罗培南(10μg 纸片)或亚胺培南(10μg 纸片)抑菌圈直径≤22mm,提示可能产碳青霉烯酶。

(2)MIC 测定法:美罗培南 MIC≥2mg/L;或亚胺培南对大肠埃希菌、克雷伯菌属、沙门菌属和肠杆菌属 MIC≥2mg/L,可能产碳青霉烯酶。

(二)产金属酶泛耐药肠杆菌科细菌的检测

1. 耐药表型检测

(1)表型确认(卫生部:产 NDM-1 泛耐药肠杆菌科细菌感染诊疗指南)(试行

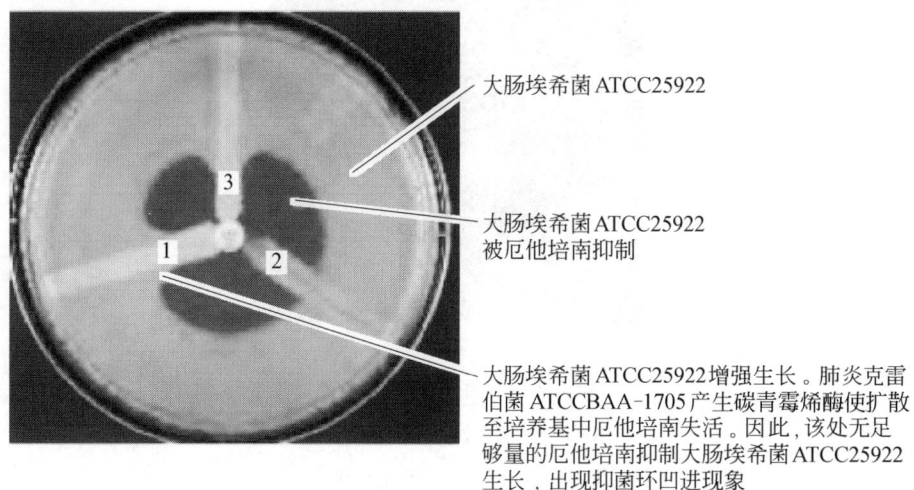

大肠埃希菌ATCC25922

大肠埃希菌ATCC25922
被厄他培南抑制

大肠埃希菌ATCC25922增强生长。肺炎克雷
伯菌ATCCBAA-1705产生碳青霉烯酶使扩散
至培养基中厄他培南失活。因此,该处无足
够量的厄他培南抑制大肠埃希菌ATCC25922
生长,出现抑菌环凹进现象

图 6-5　在小的 MHA 平板上进行 MHT

①1 为肺炎克雷伯菌 ATCC BAA-1705,阳性结果;②2 为肺炎克雷伯菌 ATCC BAA-1706,阴性结果;③3 为临床分离菌株,阳性结果

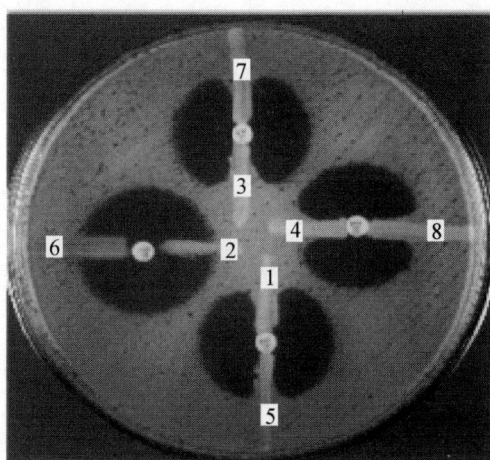

图 6-6　使用厄他培南在大的 MHA 平板上进行 MHT

①1 为肺炎克雷伯菌 ATCC BAA-1705,阳性结果;②2 为肺炎克雷伯菌 ATCC BAA-1706,阴性结果;③3～8 为临床分离菌株;6 为阴性结果;3,4,5,7,8 为阳性结果

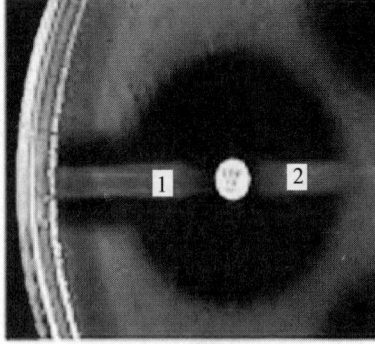

图 6-7 不能确定结果举例

①1 为临床分离菌不能确定结果;②2 为临床分离菌阴性结果

版):①双纸片协同试验采用亚胺培南(10μg)、EDTA(1500μg)两种纸片进行 K-B 法,两纸片距离 10~15mm,在含 EDTA 纸片方向处,亚胺培南抑菌圈扩大,即可判定产金属酶,见图 6-8。②复合纸片试验。采用亚胺培南(美罗培南)EDTA 片进行 K-B 法药敏试验,复合纸片比单药纸片的抑菌圈直径增大值≥5mm 即可判定产金属酶。

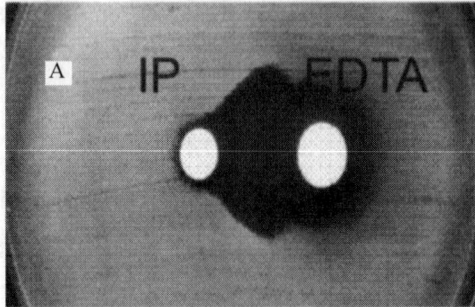

图 6-8 双纸片协同试验检测

(2)Etest(表型确认):Etest 检测 MBL 是基于检测 MIC 值的原理。该 Etest 检测条有 2 个连续的浓度梯度,其中一端为亚胺培南(MIC:4~256μg/ml),另一端为亚胺培南/EDTA(MIC:1~64μg/ml)。按琼脂扩散法将菌液均匀涂布于整个平皿表面,放置 15~20min,使水吸干,用镊子将 Etest 条贴在平皿中央,35℃孵育 16~

18h 后判读结果。分别读出亚胺培南(IP)端的 MIC 和亚胺培南/EDTA(IPI)端的 MIC,若加 EDTA 的 MIC 值比不加 EDTA 的 MIC 值降低 3 个以上对倍稀释度,则报告该菌产金属 β-内酰胺酶。若出现幻影圈或 IP 椭圆抑菌圈变形,则报告该菌产金属 β-内酰胺酶,见图 6-9。MBLEtest 是被最广泛接受的 MBL 表型检查的标准方法。

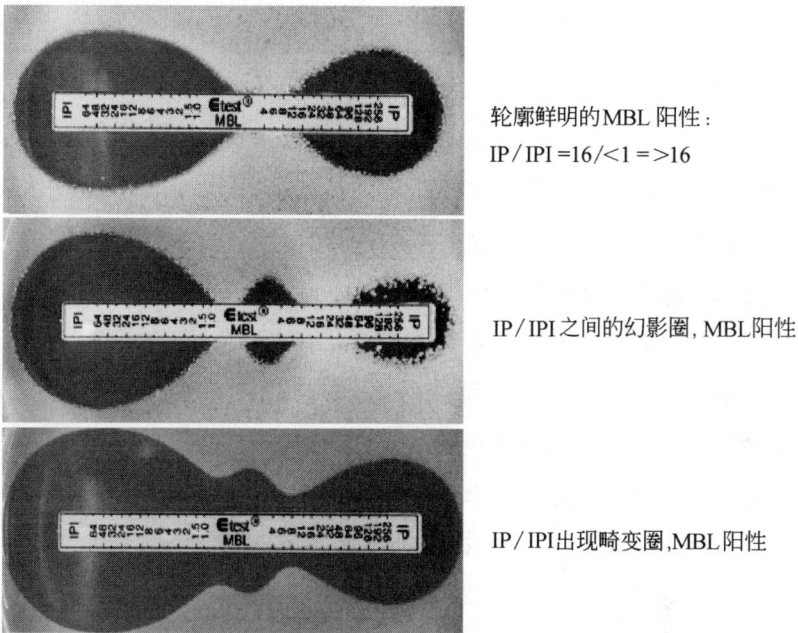

轮廓鲜明的MBL阳性:
IP／IPI =16/<1 =>16

IP／IPI之间的幻影圈,MBL阳性

IP／IPI出现畸变圈,MBL阳性

图 6-9　Etest 检测 MBL

　　(3)新型 IP-溶菌产物 MBL 检测法:该试验的检测原理是基于 MBL 对螯合剂 EDTA 的敏感性。当将 IP 浸泡的纸片置于敏感菌的表面之上时,会出现一个抑菌圈。当将一株 IP 耐药的菌株细胞溶解产物滴到 IP 纸片上时,该株菌的 MBL 活性有效地降低了从纸片扩散到琼脂中的 IP 的浓度,从而使抑菌圈的直径缩小。当将提前混有 EDTA 的 IP 耐药株细胞溶解产物滴到 IP 纸片上后,MBL 的活性被抑制,从而使抑菌圈的直径恢复成和只含 IP 纸片时的相同大小。因为外排泵系统和细胞不通透性都不会被 EDTA 影响,因此添加 EDTA 到这些细胞溶解产物中并不会改变抑菌圈的大小。该方法简单,廉价,主要优点是应用 EDTA 作用于碳青霉烯酶,其浓度能够降至对指示菌生长影响最小的程度。因此,测试菌株细胞溶解产物对 EDTA 的敏感性成为指示菌株抑菌圈大小改变的唯一影响因素,使得基于金属依赖性的检测更加可信。

(4)自动化药敏检测:依据 CLSI 2010 年 6 月更新肠杆菌科细菌碳青霉烯类折点,厄他培南中介为 $0.5\mu g/ml$;亚胺培南中介为 $2\mu g/ml$;美罗培南中介为 $2\mu g/ml$。中介值被定义为警报预值,厄他培南敏感性最高。目前 VITEK2 GN-14 可准确判读并提示产碳青霉烯酶,因在 VITEK2 GN-14 中,厄他培南$\leqslant 0.5\mu g/ml$;亚胺培南$\leqslant 1\mu g/ml$;美罗培南$\leqslant 0.25\mu g/ml$。Phoenix NMIC ID14 可准确判读并提示产碳青霉烯酶。因其亚胺培南$\leqslant 1\mu g/ml$;美罗培南$\leqslant 1\mu g/ml$。Walkaway Neg Combo-Type31 不能准确判读并提示产碳青霉烯酶。

2.耐药基因的检测　NDM-1 是革兰阴性肠杆菌科细菌所产生的一种新型的碳青霉烯酶,与其他金属 β-内酰胺酶同源性较小。NDM-1 基因长 826bp,可由质粒进行传播。对 NDM-1 基因的检测手段同样有 PCR 和测序两种方法。

(1)PCR:以 NDM-1 基因序列设计引物,在反应体系内对待测菌株模板 DNA 进行 PCR 扩增,扩增产物经琼脂糖电泳后在紫外灯下观察,若待测菌株扩增出与阳性对照相同大小的条带,可初步认为该菌株携带 NDM-1 基因。

(2)基因序列分析:将纯化 PCR 阳性产物进行测序,所得序列与 GenBank 中 BLAST 进行比对,是 NDM-1 基因检测金标准。

四、多重耐药和泛耐药鲍曼不动杆菌的检测

(一)耐药表型检测

1.纸片扩散法　选药原则包括:①现行版本的 CLSI M02 和 M100 对鲍曼不动杆菌纸片扩散法药物敏感试验的要求;②细菌耐药监测网每年发布的监测要求;③本单位上一年度鲍曼不动杆菌耐药监测数据。按照 CLSI 2010 年标准判断结果。若对现有临床常用的抗菌药物(包括氨基糖苷类、青霉素类、头孢菌素类、碳青霉烯类、四环素类、氟喹诺酮及磺胺类等)均耐药,则判断该菌株为泛耐药的鲍曼不动杆菌;若对 3 类以上抗菌药物耐药为多耐药的鲍曼不动杆菌。

2.自动化药敏检测　根据目前 VITEK 系统、ATB 系统、MicroScan 系统、Sensiter ARIS 等具有不同的药敏板型,自动化仪可通过检测菌液浊度、荧光指示剂的荧光强度或荧光底物的水解反应来判读抗菌药物的 MIC 值。若对现有临床常用的

抗菌药物均耐药,则判断该菌株为泛耐药的鲍曼不动杆菌;若对 3 类以上抗菌药物耐药为多耐药的鲍曼不动杆菌。

(二)耐药基因的检测

1.耐药机制

(1)β-内酰胺类:鲍曼不动杆菌对 β-内酰胺类抗菌药物耐药与产生各种 β-内酰胺酶有关,此外还与外膜孔蛋白(OMP)缺失、青霉素结合蛋白(PBPs)亲和力下降有关。

(2)氨基糖苷类:鲍曼不动杆菌可产生乙酰转移酶(AAC)、磷酸转移酶(APH)、和核酸转移酶(AAD),这 3 种氨基糖苷类修饰酶(钝化酶)可导致其对氨基糖苷类耐药。钱小毛等对 39 株临床分离鲍曼不动杆菌进行了 6 种氨基糖苷类修饰酶编码基因[aac(3)-I、aac(3)-II、aac(6')-I、aac(6')-II、ant(3″)-I 和 ant(2″)-II]检测,总阳性率为 74.4%,包括 aac(3)-I 25 株(64.1%)、aac(6')-I 25 株(64.1%)和 ant(3″)-I 29 株(74.4%)。此外病原菌产生的 16SrRNA 甲基化酶能使药物作用靶位(16S rDNA)甲基化,导致甲基化后的 16SrDNA 与氨基糖苷类药物亲和力下降而呈现高度耐药。朱健铭从国内鲍曼不动杆菌分离株中查出新型 16S rRNA 甲基化酶(armA-like)。国外学者从革兰阴性杆菌中已发现的 16SrRNA 甲基化酶基因有 rmtA、rmtB、rmtC、rmtD、axmA、npmA 等。

(3)喹诺酮类:鲍曼不动杆菌主要使喹诺酮类作用的靶位点 DNA 螺旋酶和拓扑异构酶 IV 亚单位 gyrA 和 parC 基因发生突变,以致药物与酶-DNA 复合物的亲和力下降而耐药,其中 gyrA 的突变是临床分离株的主要耐药机制。

(4)碳青霉烯类:鲍曼不动杆菌对碳青霉烯类药物的耐药机制除了外膜蛋白通透性降低、外排泵激活、青霉素结合蛋白改变外,主要是产生了碳青霉烯酶,包括 A、B 和 D 3 类酶,其中 B 类为金属酶,见于 IMP 和 VIM 型 β-内酰胺酶;A 类和 D 类为丝氨酸酶。D 类碳青霉烯酶主要见于鲍曼不动杆菌,按其同源性可分为 4 组,第 1 组包括 OXA-23 和 OXA-27;第 2 组包括 OXA-24、OXA-25、OXA-26 和 OXA-40;第 3 组包括 OXA-51、OXA-69;第 4 组是 OXA-58。国内报道主要为 OXA-23 型,也有检出 OXA-51 的报道。

(5)整合子:整合酶基因与基因盒和基因盒附着位点三者组成整合子,在整合酶介导下,整合子能识别并捕获常携带耐药基因的移动性基因盒,并通过位点特异的基因重组机制使基因盒携带的耐药基因发生快速和广泛播散。目前公认的整合子有 4 类,国内报道 I 类整合子较多。王辉等对鲍曼不动杆菌进行整合子 PCR 检测,发现 5 个克隆株扩增出 1 300～1 500bp 的 DNA 片段,设计中间引物步移法测序发现 5 种不同的整合子结构,介导对多种抗菌药物包括利福平、氨基糖苷类、氯霉素、碳青霉烯类的耐药。

(6)转座子:转座子(transposons)是在单个细胞基因组内可以随机移动的独立 DNA 序列,可位于质粒或染色体上。细菌转座子可携带 β-内酰胺酶、氨基糖苷类修饰酶、16 SrRNA 甲基化酶、喹诺酮作用靶位 qnrS 保护蛋白等基因。各种转座子可有共同的遗传标记,如 tnpA 基因为转座子 Tnl、Tn2、Tn3 和 Tn1000 共同的遗传标记,此类转座子也称 TnA 类转座子。merA 基因为转座子 Tn21 和 Tn501 共同的遗传标记。intTn916/Tn1545 基因为接合型转座子共同的遗传标记。tnpU 则为转座子 Tn1548 遗传标记。朱健铭等采用 PCR 方法检测了 62 株 MDR-ABA 临床分离株的 tnpU 基因,阳性率高达 54.8%。由于这些 MDR-ABA 菌株转座子和整合子遗传标记的高检出率,提示多重耐药与细菌携带转座子和整合子有关。

除上述各类耐药基因以外,还有利福平耐药相关基因 arr-2/3;四环素耐药相关基因 tetA/tetB;氯霉素耐药相关基因 catB 和 cmlA;消毒剂磺胺耐药基因 qacEΔ1-sul1;药物外排泵基因 mdfA、tehA、smr-2、emrB、emrD 和 emrE 等;质粒遗传标记如 traA 和 trbC 等。

2.耐药基因检测　不同型别的耐药基因,根据 GenBank 提供的保守区基因序列分别设计引物,在反应体系内对待测菌株模板 DNA 进行 PCR 或多重 PCR 扩增,扩增产物与阳性对照相同,可认为待测菌株携带该耐药基因。必要时对阳性扩增产物进行核苷酸测序,与 BLAST 已知序列进行同源分析,确定耐药基因的存在。

有文献报道 PDR-ABA 可同时携带 TEM、OXA-23、ADC、aac(3)-I、aac(6′)-I、ant(3″)-I、aph(3′)-I、tetB、mdfA、qacEΔ1-sul1、int I 1、tnpU、tnp513 和 IS aba1 基因及喹诺酮作用靶位 gyrA 基因突变。

五、多重耐药和泛耐药铜绿假单胞菌的检测

(一)耐药表型检测

1.纸片扩散法　选药原则包括:①现行版本的 CLSI M02 和 M100 对铜绿假单胞菌纸片扩散法药物敏感试验的要求;②细菌耐药监测网每年发布的监测要求;③本单位上一年度铜绿假单胞菌耐药监测数据。按 CLSI 最新标准判断结果。若对

现有临床常用的 6 种抗菌药物(包括青霉素类、头孢菌素类、单环 β-内酰胺类、氟喹诺酮类、氨基糖苷类和碳青霉烯类)同时耐药,则判断该菌株为泛耐药的铜绿假单胞菌;若对 3 类以上抗菌药物耐药为多耐药的铜绿假单胞菌。

2.自动化药敏检测　根据目前 VITEK 系统、ATB 系统、MicroScan 系统、Sensiter ARIS 等具有不同的药敏板型,自动化仪可通过检测菌液浊度、荧光指示剂的荧光强度或荧光底物的水解反应来判读 MIC 结果检测抗菌药物的 MIC。若对临床常用的 6 种抗菌药物(包括青霉素类、头孢菌素类、单环类、氟喹诺酮类、氨基糖苷类和碳青霉烯类)均耐药,则判断该菌株为泛耐药的铜绿假单胞菌;若对 3 类以上抗菌药物耐药为多耐药的铜绿假单胞菌。

(二)耐药基因的检测

1.耐药机制

(1) β-内酰胺类:铜绿假单胞菌对 β-内酰胺类抗菌药物耐药的主要机制是其产生的各种 β-内酰胺酶。阴晴等用 PCR 法检测耐亚胺培南铜绿假单胞菌的 β-内酰胺酶相关基因,检出 qacEΔ1-sul1、TEM、OXA-10、VIM、SPM、VEB 和 SHV。此外铜绿假单胞菌外膜中存在 OprD1、OprD2、Oprc 和 OprE 等几种膜通道蛋白,上述膜通道蛋白均有孔道活性,并各自具有不同的孔道特性。OprD2 膜孔通道若有缺失,除美罗培南外的碳青霉烯类抗生素将不能进入细菌到达作用靶位。据报道耐亚胺培南铜绿假单胞菌的 OprD2 缺失率达 46.15%。

(2)氨基糖苷类:糜祖煌等对 33 株 PDRPA 的 16S rRNA 甲基化酶基因和氨基糖苷类修饰酶基因进行了 PCR 检测,检出 16S rRNA 甲基化酶 rmtB 和氨基糖苷类修饰酶基因 aac(3)-Ⅱ、aac(6′)-Ⅰb、aac(6′)-Ⅱ、ant(3″)-Ⅰ 和 ant(2″)-Ⅰ 等。

(3) 喹诺酮类:铜绿假单胞菌主要使喹诺酮类作用的靶位点 DNA 螺旋酶和拓扑异构酶Ⅳ亚单位 gyrA 和 parC 基因发生突变,以致药物与酶-DNA 复合物的亲和力下降而耐药,其中 gyrA 的突变是临床分离株的主要耐药机制。

(4)碳青霉烯类:铜绿假单胞菌对碳青霉烯类药物的耐药机制主要是产生了 B 类碳青霉烯酶,即金属酶,分为 IMP 型和 VIM 型。

(5)整合子:根据整合子 5′保守区的整合酶基因的同源性不同,整合子被分为四类,存在于铜绿假单胞菌中的整合子主要为前 3 类整合子,Ⅰ类整合子较多见。顾兵等对南京地区铜绿假单胞菌的整合子进行了流行性调查,该研究采用简并引物 PCR 同时扩增第Ⅰ、Ⅱ和Ⅲ类整合酶基因,对阳性 PCR 产物再采用 HinfⅠ内切酶作限制片段长度多态性(RFLP)分析进行整合子分类。这种方法不会漏检,而且节省了实验时间,降低了成本,适宜对大量临床菌株进行整合子筛选。肖增璜等采用多重PCR方法对临床分离的23株泛耐药铜绿假单胞菌进行整合酶基因检测,采用降落PCR扩增整合酶阳性菌株的耐药基因盒并测序。结果提示Ⅰ、Ⅱ类整合酶基因和基因盒是泛耐药菌株的重要耐药机制。

除上述各类耐药基因以外,还有利福平耐药相关基因 arr-2/3;四环素耐药相关基因 tet;氯霉素耐药相关基因 catB 和 cmlA;磺胺耐药相关基因 dfr;药物外排泵基因 mdfA、tehA、smr-2、emrB、emrD、emrE 等;质粒遗传标记如 traA 和 trbC;转座子遗传标记如 tnp513、tnpU、tnsA、merA、IS$_{Aba1}$ 和 IS$_{1133}$、ISEcP1 等。

2. 耐药基因检测　根据 GenBank 提供的不同型别的耐药基因保守区基因序列分别设计引物,在反应体系内对待测菌株模板 DNA 进行 PCR 或多重 PCR 扩增,扩增产物与阳性对照相同,可认为待测菌株携带该耐药基因。必要时对阳性扩增产物进行核苷酸测序,与 BLAST 已知序列进行同源比对,确定耐药基因的存在。

(雷　红　杨彩娥)

参 考 文 献

[1] 倪语星,洪秀华.细菌耐药性监测与抗感染治疗.北京:人民军医出版社,2002:2-39

[2] 彭湘明,赖艳榕.三种耐甲氧西林金黄色葡萄球菌检测方法的比较.中国现代医学杂志,2009,19(12):1861-1863

[3] Wayne PA Performance standards for antimicrobial disk susceptibility tests; Approved standard, 9th ed. Clinical and Laboratory Standards Institute,2010

[4] Hombach M,Pfyffer GE,Roos M,et al. Detection of methicillin-resistant Staphylococcus aureus (MRSA) in specimens from various body sites: performance characteristics of the BD GeneOhm MRSA assay,the Xpert MRSA assay,and broth-enriched culture in an area with a low prevalence of MRSA infections. J Clin Microbiol,2010;48(11):3882-3887

[5] St renburg E. Rapid detection of methicillin-resistant Staphylococcus aureus directly from clinical samples: methods,effectiveness and cost considerations. Ger Med Sci,2009;7:Doc06

[6] 黄辉,陈颖,安如俊,等. MRSA 中 mecA 及 femB 基因的检测与耐药相关性.微生物学杂志, 2009;29(3):54-56

[7] 何云燕,黎颖,夏云.固化 DNA 纳米胶体金探针杂交目视化比色检测耐甲氧西林金黄色葡萄球

菌 mecA 基因的实验研究.重庆医学,2010;39(7):782-786

[8]　Zirakzadeh A,Patel R. Vancomycin-resistant enterococci:colonization,infection,detection,and treatment. Mayo Clin Proc,2006;81(4):529-536

[9]　姚杰,徐元宏.耐万古霉素肠球菌检测的研究进展.安徽医药,2009;13(10):1274-1276

[10]　林平,陈佳玉.大肠埃希菌和肺炎克雷伯菌质粒中 AmpC 酶基因型的检测.中国病原生物学杂志,2010;5(1):14-16

[11]　吴志奇,刘根焰,赵旺胜.AmpC 酶检测方法的探讨.南京医科大学学报(自然科学版),2005;25(10):725-726

[12]　Hiramatsu K,Aritaka N,Hanaki H,et al. Dissemination in Japanese hospitals of strains of Staphylococcus aureus heterogeneously resistant to vancomycin. Lancet,1997;350(9092):1670-1673

[13]　虞春华,刘建军,徐伟,等.肠道杆菌耐药基因的研究.南昌大学学报(医学版),2010;50(1):18-20

[14]　陈童恩,许小敏,刘鹏,等.ICU 泛耐药鲍曼不动杆菌分离株相关耐药基因检测.现代实用医学,2009,21(1):47-48

[15]　Pérez-Pérez FJ,Hanson ND. Detection of plasmid-mediated AmpC beta-lactamase genes in clinical isolates by using multiplex PCR. J Clin Microbiol,2002;40(6):2153-2162

[16]　Zhu LX,Zhang ZW,Liang D,et al. Multiplex asymmetric PCR-based oligonucleotide microarray for detection of drug resistance genes containing single mutations in Enterobacteriaceae. Antimicrob Agents Chemother,2007;51(10):3707-3713

[17]　缪应雷,杜艳,胡莹.AmpC 酶阳性铜绿假单胞菌及整合子相关的多重耐药性.中国临床药理学杂志,2009;25(1):44-47

[18]　魏艳艳,熊自忠.泛耐药研究进展.安徽医药,2009;13(1):6-8

[19]　Marti S,Sánchez-Céspedes J,Blasco MD,et al. Characterization of the carbapenem-hydrolyzing oxacillinase oxa-58 in an Acinetobacter genospecies 3 clinical isolate. Antimicrob Agents Chemother,2008;52(8):2955-2958

[20]　王辉,孙宏莉,宁永忠,等.不动杆菌属多重耐药及泛耐药的分子机制研究.中华医学杂志,2006;86(1):17-22

[21]　李立艳,魏殿军,门昆,等.I 类整合子与耐亚胺培南铜绿假单胞菌多重耐药机制探讨.天津医科大学学报,2009;5(1):13-15

[22]　朱健铭,姜如金,吴康乐,等.鲍氏不动杆菌泛耐药株的耐药机制研究.中华医院感染学杂志,2010;20(4):458-462

[23]　钱小毛,王亚玲,金海勇.泛耐药鲍曼不动杆菌氨基糖苷类修饰酶基因研究.医学研究杂志,2008;37(1):57-60

[24] 朱健铭,姜如金,糜祖煌.多重耐药鲍曼不动杆菌存在新的氨基糖苷类药物耐药机制.世界感染
杂志,2008;8(1):20-22

[25] Wachino J,Shibayama K,Kurokawa H,et a1. Novel plasmid-mediated 16S rRNA mlA1408
methyltransferase,NpmA,found in a clinically isolated Escherichia coli strain resistant to struc-
turally diverse aminoglycosides. Antimicrob Agents Chemother,2007;51(12):4401-4409

[26] 侯天文,尹晓琳,李玮,等.多重耐药鲍曼不动杆菌相关耐药基因检测分析.中华微生物学和免疫
学杂志,2007;27(4):379-383

[27] 顾兵,童明庆,赵文君,等.南京地区鲍曼不动杆菌中整合子流行现状及携带的耐药基因分析.中
国感染与化疗杂志,2007;7(5):339-343

[28] 季薄,张琼,张坚,等.鲍氏不动杆菌 β-内酰胺酶、氨基糖苷类修饰酶、氯己定、磺胺耐药基因研
究.中华医院感染学杂志,2007;17(10):1185-1188

[29] 蔡挺,张顺,陈琳,等.鲍曼不动杆菌消毒剂—磺胺耐药基因研究.世界感染杂志,2007;7(4):
300-302

[30] 糜祖煌,钱小毛,秦玲.鲍曼不动杆菌连续分离株耐药性与遗传学特征研究.现代实用医学,
2007;19(6):427-431

[31] 黄支密,糜祖煌,金辉,等.颅脑外伤者痰标本鲍曼不动杆菌多重耐药性及机制研究.中国抗生素
杂志,2006;31(9):540-545

[32] 王辉,孙宏莉,廖康,等.北京和广州地区四家医院不动杆菌碳青霉烯酶基因型研究.中华检验医
学杂志,2005;28(6):636-641

[33] 朱健铭,王建敏,姜如金,等.鲍曼不动杆菌多重耐药及转座子 Tn1548 携带频率的研究.中国人
兽共患病学报,2009;25(1):95-96

[34] 顾剑,彭少华,李从荣.获得性金属 β-内酰胺酶初筛方法的研究.中华医院感染学杂志,2004,14
(6):603-606

[35] Yong D,Toleman MA,Giske CG,et al. Characterization of a new metallo-beta-lactamase gene,
bla(NDM-1),and a novel erythromycin esterase gene carried on a unique genetic structure in
Klebsiella pneumoniae sequence type 14 from India. Antimicrob Agents Chemother,2009;53
(12):5046-5054

[36] Kumarasamy KK,Toleman MA,Walsh TR,et al. Emergence of a new antibiotic resistance
mechanism in India,Pakistan,and the UK:a molecular,biological,and epidemiological study.
Lancet Infect Dis,2010;10(9):597-602

第7章 多重耐药菌的检测新技术

第6章中所介绍的表型耐药检查常规应用方法在既往及目前临床微生物检测中起到重要作用。然而随着新发多重耐药性菌的逐步增加,临床可常规使用的一线抗生素的逐渐减少,临床实验室急需建立一系列快速检测鉴定新出现多重耐药病原体的新方法。本章介绍近年来掘起的一些新型分子生物学检查方法并对其在新发多重耐药病原体检测应用作一综述。

第一节 多重 PCR 技术结合溶解曲线分析在细菌多重耐药基因分析中的应用

一、基 本 原 理

多重 PCR 技术结合溶解曲线分析包括多重 PCR 扩增阶段和融解曲线分析阶段。扩增阶段是指在同一 PCR 反应体系里加上多对引物,同时扩增出多个核酸片段的 PCR 反应,其反应原理、反应试剂和操作过程与一般 PCR 相同。融解曲线阶段,双链 DNA 产物随着温度的逐渐升高而逐渐解链生成单链 DNA,在这个过程中不停地采集荧光信号。在溶解曲线的过程中双链 DNA 上 SYBR Green I 染料被逐渐释放,如图 7-1A,所采集到的荧光信号强度也逐渐地减弱。荧光值随着温度变化,可绘制溶解曲线。每一段 DNA 都有其独特的序列,因而也就有了独特的溶解曲线形状,如同 DNA 指纹图谱一样,具有很高的特异性、稳定性和重复性,如图 7-1B、C。所以在实时荧光定量多重 PCR 中可以利用荧光信号强度和达到指数扩增期的循环数以及特异性 Tm 值的有无来判断是否有特异性扩增产物的存在,不用对后续产物进行分析,从而缩短了检测时间。

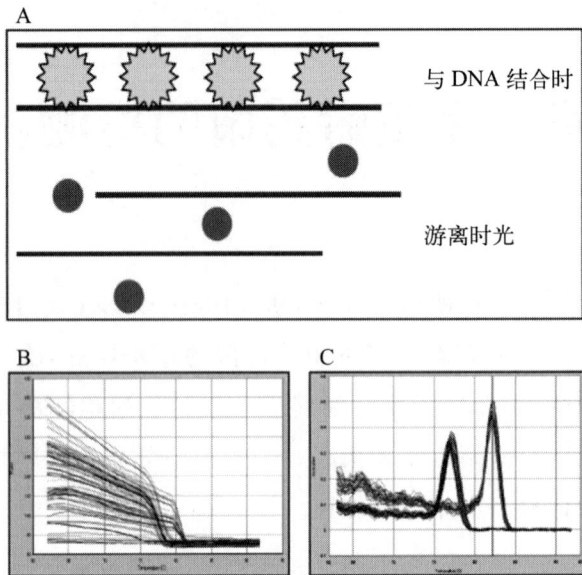

图 7-1　多重 PCR 技术结合溶解曲线分析

A. SYBR Green I 染料与双链 DNA 结合；B、C. 溶解曲
线（原始图谱为 B，导数图谱为 C）

二、应　　用

　　金属 β-内酰胺酶（metallo-beta-lactamases，MBL）又称金属酶，是一类活性位
点含有金属离子的 β-内酰胺酶。这些酶能够有效水解除单环类抗菌药物以外的几
乎所有 β-内酰胺类抗生素，使得致病菌对青霉素、头孢菌素和碳青霉烯类耐药，耐
药基因由染色体或质粒介导，并在革兰阴性菌中广泛传播。因此产金属酶细菌监
测对于临床合理使用抗生素、减少耐药株的产生和有效控制 MBL 的流行十分重
要。Mendes 等利用多重 PCR 结合溶解曲线技术检测多重耐药的革兰阴性杆菌中
5 种常见的金属 β-内酰胺酶基因：bla_{IMP}、bla_{VIM}、bla_{SPM-1}、bla_{GIM-1} 及 bla_{SIM-1}，其 Tm 值
分别为 76.0～77.5，87.5～88.5，72.0，80.5，83.5，86.0～87.0，且遗传背景无关的
菌株中同一基因的的 Tm 值无差异。结果表明利用特异 Tm 值来判断耐药基因的
型别与测序鉴定结果比较一致性为 100%。同时该方法具有较高的灵敏度，
bla_{SPM-1}、bla_{VIM}、bla_{SIM-1}、bla_{IMP} 的最低检测限为 6×10^2 CFU/反应；bla_{GIM-1} 为 6×10^1
CFU；最低检测限的 CT 值分别为 34.11，28.86，32.58，32.69，33.66。从菌株的选

择到结果报告仅需 2h,这种快速、灵敏的检测手段可应用于流行病学调查及临床耐药基因监测。

淋球菌对 β-内酰胺类抗生素耐药的相关基因主要有 *penA*,*ponA*,*porB*,*mtrR* 等。*ponA* 基因编码青霉素结合蛋白(PBP)1,penA 基因编码 PBP2。*ponA*,*penA* 突变则会导致 β-内酰胺类抗生素敏感性降低。*porB* 基因编码孔蛋白,*porB* 基因突变可导致孔蛋白对抗生素的渗透性下降。*mtrR* 基因编码阻遏蛋白 MtrR,*mtrR* 突变导致 MtrR 减少,从而导致 MtrCDE 外排泵系统表达增加,菌体内药物排出增多,药物敏感性下降,与多药耐药相关。Bisiklis 等用热变性 DNA 结合高分辨溶解曲线(high resolution melting,HRM)检测淋球菌对 β-内酰胺酶类抗生素耐药相关基因突变包括 *penA* 345A 密码子插入,*ponA* L421P,*mtrR* G45D,*porB*1b 120,121 位点碱基置换及 *mtrR* 启动子腺嘌呤缺失。109 株淋球菌中 *ponA* 野生型 15 株、94 株 *ponA* L421P 突变型,与测序结果 100% 一致。mtrR45 启动子序列中 22 株 G45D 突变,86 株野生型与测序的一致性为 94.5%(103/109)。该方法准确的检测出 95 株 *penA* 345A 密码子插入,但由于引物不匹配导致 14 株野生型 *penA* 中 11 株镶嵌状结构 *penA* 序列检测失败。*porB*1b 120,121 氨基酸置换中,HRM 较难区分基因型 DA,GA1,GS 但能正确的鉴定出 GA2,KD,KG,KN,NA 基因型。结果表明该技术是一种检测淋球菌的多重耐药机制的快速、简便、廉价方法。

三、展　望

多重 PCR 技术结合溶解曲线分析技术一次全封闭反应可以同时检测多个基因型,消耗试剂和时间少,因而高效、快捷而又经济;同时在灵敏度上它高度特异敏感,保证了扩增结果的准确性;它极大地减少了工作量,一定程度上加速了实验进程等。这些优点使得它在诞生后仅仅十几年的时间就得到了飞速发展,成为多重耐药基因检测研究中的重要工具。但仍有许多问题需要解决:①由于多重 PCR 实验设计复杂,技术难度大,而且在建立多重 PCR 方案时,必然要对其反应体系中的主要成分和反应条件进行繁琐的优化,以保证结果的特异性和可靠性;②降低探针制备的成本或发掘新的荧光染料;③样品制备简单化,程序化和机械化以节约时间降低成本。

第二节 核酸反向杂交技术在细菌多重耐药基因分析中的应用

一、基本原理

反向杂交法是将一定长度(15～20bp)的已知序列的特异性单核苷酸探针以点状或平行线状的形式固定在合适的基质上,基质一般是羧基化的尼龙膜。根据基质的特点,将单核苷酸进行一些修饰,如氨基化修饰,以便使其更好地和基质材料结合。膜点好后干燥,可以作为杂交备用膜储存。杂交时,荧光素或生物素标记的PCR产物与膜上固定好的单核苷酸进行杂交。杂交后通过化学发光或显色反应定性定量地测定点突变。目前用在反向杂交体系中的信号放大系统主要有两种:生物素-亲和素、荧光素抗原-抗体系统;这2个系统再和碱性磷酸酶或辣根过氧化物酶耦联,选择合适的显色或发光底物,可直接肉眼观察而得到结果,也可以采用仪器分析杂交信号,进行进一步的分析。如图7-2。

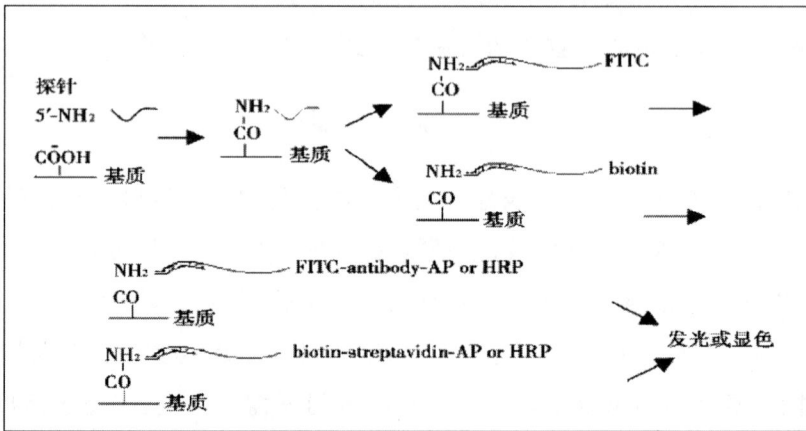

图 7-2 核酸反向杂交技术基本原理

二、应 用

结核是严重危及全球的公共卫生问题之一,据世界卫生组织估计,目前全世界约有 1/3 的人口潜伏感染结核分枝杆菌,每年有 900 万新增结核病例,200 万人死于结核病,我国目前的结核病患者人数居世界第 2 位,是世界上 22 个结核病高负担国家之一。近年来,随着人口流动的增加、诊断治疗的延误和抗结核药物的滥用等原因导致耐药菌株的增加,临床出现耐多药结核病(MDR-TB),是结核病疫情重新上升的最主要的原因之一。液体培养加药敏实验是金标准,但周期长,难以满足临床需要。因此对结核分枝杆菌耐药性进行快速检测十分重要。

　　反向线性杂交技术(reverse line probe assay,LPA)检测模式如图 7-3。Geno-Type MTBDR*plus* 原由德国 Hans Life Science 公司与 WHO 合作的快速检测与结核耐药有关基因突变点的试剂。早先一些临床考核资料发现其应用于纯培养菌株有较好的灵敏性及特异性。Huang 等采用该技术快速检测了 30 株敏感结核分枝杆菌及 242 株多重耐药株中与利福平与异烟肼耐药相关基因(*rpoB*,*katG*,*inhA* 调节区,*inhA* 及 *oxyR-ahpC*),并将结果与 DNA 测序及常规药敏实验进行比较。结果发现 MTBDRplus 检测利福平耐药性决定区基因 rpoB 突变灵敏度为 95.5%,检测异烟肼耐药性决定区(*katG*,*inhA*,*oxyR-ahpC*)基因突变灵敏度为 81.8%,检测多重耐药灵敏度为 78.5%,三者检测特异性均为 100%。Albert 等用 GenoType MTBDR*plus* 直接检测了 118 份抗酸染色阳性痰标本,结果与 MGIT 960 培养及药敏试验相比较,MTBDRplu 检测利福平耐药敏感性、特异性、阳性预测值及阴性预测值分别为 100.0%、96.1%、83.3% 和 100.0%;检测异烟肼耐药敏感性、特异性、阳性预测值及阴性预测值分别为 80.8%、100.0%、100.0% 及 93.0%,检测多重耐药的敏感性、特异性、阳性预测值及阴性预测值分别为 92.3%、96.2%、80.0%、98.7%。且不同实验室间 LPA 结果重复的一致性高达 98.1%。近年来有些研究开始将此方法直接应用于临床痰标本或阳性液态培养基标本中,从而对结核耐药菌进行快速检测。虽然检测结果尚不尽如人意,比较传统方法 LPA 大大缩短了检测时间,能应用于结核分枝杆菌利福平与异烟肼耐药基因突变的快速检测。

三、展　望

　　核酸反向杂交技术快速简便、高敏感度和高特异性的优越性将在耐药基因突变检测,基因分型等领域得到充分体现,并为临床提供更准确、更及时的诊疗依据。由于该技术建立在被检基因序列差异基础上,检测范围还受到 PCR 扩增条件及基质容量的限制。并且只能够检测已知的突变位点,对于未知的突变无法检测。此

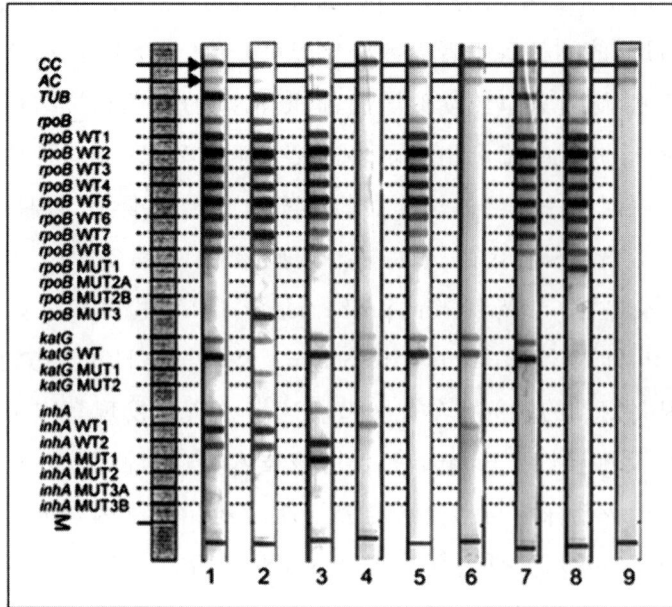

图 7-3　核酸反向杂交技术结核分枝杆菌多重耐药基因突变检测结果

外，在检测过程中，检测信号可能会存在不均一的现象，而且易受到各种实验因素、实验条件的影响，稳定性和重复性有待提高。因此，此方法的自动化是今后的一个主要方向。

第三节　基因芯片技术在细菌多重耐药基因分析中的应用

基因芯片按寻址方式和最终检测载体又可分为固相芯片(solid microarrays)和液相芯片(liquid or suspension microarrays)。

一、固 相 芯 片

基本原理：是指采用光导原位合成或微量点样等方法，将许多特定的单核苷酸片段或基因片段作为探针，有序地固化于支持物(如玻片、硅片、聚丙烯酰胺凝胶、尼龙膜等载体)的表面，组成密集二维分子排列，然后与通过 PCR 扩增、体外转录等技术掺入荧光标记分子的待测生物样品中靶分子杂交，通过特定的仪器比如激光共聚焦扫描或电荷耦联摄影像机(CCD)对杂交信号的强度进行快速、并行、高效地检测分析,从而迅速得出所要的信息(图 7-4)。

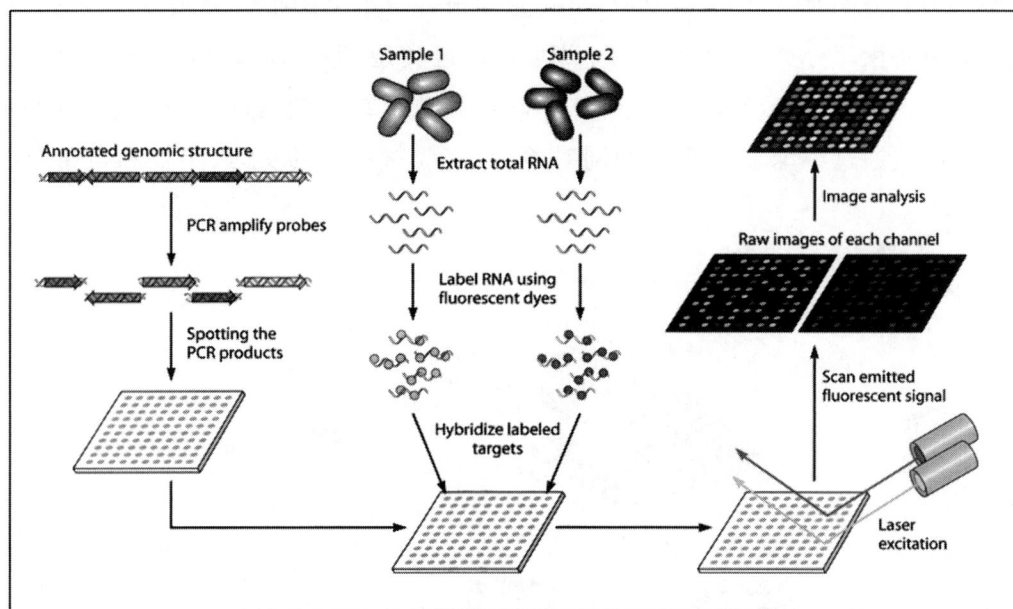

图 7-4　固相基因芯片基本原理

二、液 相 芯 片

基本原理:液相芯片体系由许多大小均一的圆形微球(直径 $5.5 \sim 5.6 \mu m$)为主要基质构成,每种微球上固定有不同的探针分子,将这些微球悬浮于一个液相体系中,就构成了一个液相芯片系统,利用这个系统可以对同一个样品中的多种不同分子同时进行检测。在液相系统中,为了区分不同的探针,每一种固定有探针的微球都有一个独特的色彩编号,或称荧光编码。在微球制造过程中掺入了红色和橙色两种荧光染料(这两种染料各有 10 种不同区分),从而把微球分为 100 种不同的颜色,形成一个具有独特光谱地址的含有 100 种不同微球的阵列。不同颜色微球在分类激光激发下产生的荧光互不相同,这种分类荧光是识别不同微球的唯一途径。利用这 100 种微球,可以分别标记上 100 种不同的探针分子。检测时先后加入样品和报告分子与标记微球反应,样品中的目的分子(待检测的抗原或抗体、生物素标记的靶核酸片段、酶等、能够与探针和报告分子特异性结合,使交联探针的微球携带上报告分子藻红蛋白,随后利用仪器(如 Luminex,Austin,USA)对微球进行检测和结果分析。仪器采用微流技术使微球快速单列通过检测通道,并使用红色和绿色两种激光分别对单个微球上的分类荧光和报告分子上的报告荧光进行检测。红色激光可将微球分类,从而鉴定各个不同的反应类型(即定性);绿色激光可确定微球上结合的报告荧光分子的数量,从而确定微球上结合的目的分子的数量(即定量)。因此,通过红绿双色激光的同时检测,完成对反应的实时、定性和定量分析(图 7-5)。

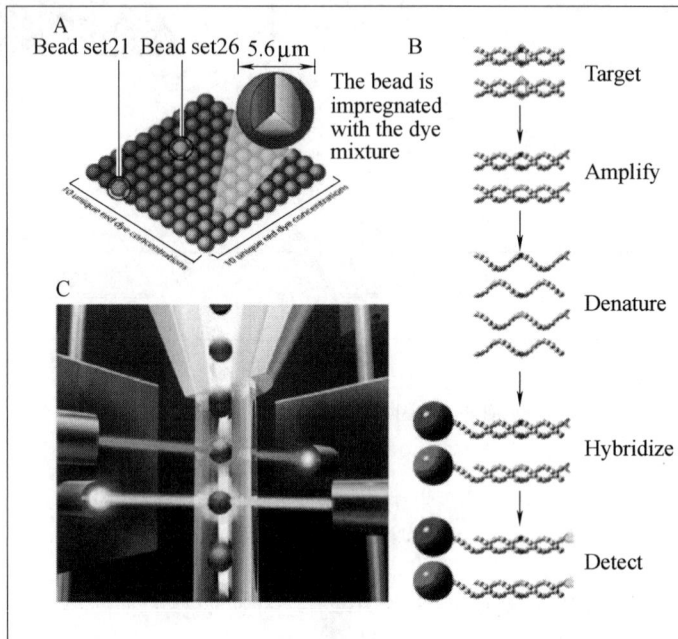

图 7-5 液相芯片基本原理

三、应 用

Perreten 等利用微阵列检测了革兰阳性菌中 90 种耐药基因,除了 9 个耐药基因外,每个基因从基因家族的共有序列中选择两个特异性的单核苷酸片段作为探针,总计 137 个单核苷酸片段被点样在微阵列上(包括质控)。用粪肠球菌、屎肠球菌、乳酸乳球菌和无毒力的炭疽芽胞杆菌(携带 PRE25 质粒)等多重耐药菌验证该方法的敏感性和特异性,同时检测从临床分离的多重耐药溶血葡萄球菌和产气荚膜梭菌,使用的探针包括了对 MLSB 耐药的基因,对四环素耐药的基因,对氨基糖苷类耐药的基因,对链丝菌素耐药的基因,对甲氧苄啶耐药的基因,对氯霉素耐药的基因,对万古霉素耐药的基因及对 β-酰胺酶耐药基因,获得与表型一致的结果,充分展示 DNA 阵列的高通量及高特异性。

1983 年德国首次发现了产超广谱 β-内酰胺酶(extended-spectrum β-lactamases,ESBL$_s$)的臭鼻克雷伯菌,在这之后的短短 20 余年,产 ESBL$_s$ 细菌的感染已呈世界性流行,特别是在革兰阴性菌所致的医院感染中占有重要地位。产 ESBL$_s$ 细菌常表现出对多种抗菌药物的同时耐药,常同时对第三代头孢菌素、喹诺酮类及氨基糖苷类药物耐药。Leinberger 等建立一种单核苷酸点阵技术能从单个核苷酸水平同时检测革兰阴性杆菌中常见的 3 种超广谱 β-内酰胺酶基因 bla_{CTX-M},bla_{SHV} 及 bla_{TEM}。该点阵系统包含了 618 套探针覆盖了可能导致引起与酶的活性或作用底物改变相关的 156 种氨基酸变化的点突变。随机抽取 60 株临床日常分离的菌株验证该基因芯片技术的可靠性。58 株经表型确证试验证实为 ESBL$_s$ 阳性菌,芯片检测 54 株 ESBL 阳性,其中 76% 为 blaCTX-M,22% 为 blaSHV,blaTEM 占 2%,与测序结果 100% 一致,且能鉴别出 3 种 SHV 亚型 SHV-1,SHV-12,SHV-5,4 种 CTX-M 亚型(M1,M2,M9,M8/25)及其衍生型 CTX-M-15,CTX-M-3,CTX-M-14,CTX-M-14b,未发现变异 TEM 型。以表型确证试验为金标准,该技术敏感性为 93%,特异性为 100%,且广泛覆盖了常见 ESBL 基因型,仅耗时 5h 可应用于流行病学研究、感染控制及快速药敏试验。

Coyne 等用基因芯片技术筛查及定量分析鲍曼不动杆菌中获得性耐药决定子及主动外排基因的表达,点阵包含了针对 205 个基因的探针,包括 47 个主动外排基因(包括 RND、OMF、MFP、RND、OMF),55 个耐药决定子[包括 blaOXA-23、blaTEM-1、blaVEB-1、$aac(3)$-Ia、$ant(2'')$-Ia、$aph(3')$-VIa、arr-2、$catI$、$cmlA$、$floR$、$sul1$、tet(B)等]及 35 个管家基因(包括$cpn60$、$csuA/B$、$fusA$、$gltA$、ppa、$rpoC$等)。用体外人工诱导的多重耐药突变株验证芯片检测耐药基因的功能,用反转录 PCR 定量分析外排泵 RND 中 AdeABC 基因超表达或缺失验证芯片检测外排基因表达水平的能力。另外检测了 2 株临床分离的多重耐药株及全基因序列已知的菌株 AYE,结果表明基因芯片能检测出所有与耐药表型相关的外排基因超表达及获得性耐药决定子如 AdeABC 超表达、染色体编码头孢菌素酶等。

我们采用多重 PCR 放大与液态芯片检测相结合的方法对阳性血培养液中葡萄球菌进行快速鉴定及耐药性判定。该方法可在 4h 内对甲氧西林耐药性进行准确判定,但对大环脂类抗生素的耐药性判定存在灵敏性较差的缺陷。同类方法也对多重结核耐药进行快速鉴定。一项在格鲁及亚所做的研究结果表明,其对异烟肼及利福平同时耐药的多重结核耐药菌检测的灵敏度及特异性分别达到 86.7% 及 100%。

四、展　望

基因芯片具有以下显著优点。

1. 高通量　可对同一样本中的多种不同目的分子同时进行实时、定性、定量分析。

2. 样本用量少　由于在同一个反应孔中可以同时完成 100 种不同的生物学反应,所以大大节省了样本用量,非常适合分析小体积稀有样品。

3. 重复性好　芯片技术中的荧光读值更加直接、稳定、灵敏。

4. 灵敏度高　最低检测浓度可达到 0.1 pg/ml。

5. 检测范围广　可达 3~5 个数量级(如 Bio-Rad 公司细胞因子检测试剂盒的检测范围达到 0.2~32 000 pg/ml)。

6. 特异性强　无须洗涤就能够自行将结合的与未结合的分子区分开来,信噪比好。

7. 准确性高　报告分子荧光强度与结合的待测分子成正比;由于基因芯片技术的检测范围大,因此不需要将样本多倍稀释,从而减小了误差。

随着分析仪器和软件的不断发展改进,能同时检测的指标数目还将不断增加,灵敏度也将不断提高,并逐渐实现仪器微型化和操作自动化,基因芯片一定会在多重耐药检测领域发挥出非凡的作用。

第四节　飞行时间质谱技术在多重耐药细菌基因检测中的应用

一、飞行时间质谱的基本原理和特点

飞行时间质谱是采用基质辅助激光(matrix-assisted laser)离子源技术并结合飞行时间(time-of-flight,TOF)质量分析器的质谱分析技术。包括样品与具有紫外吸收能力的饱和基质形成共结晶物,共结晶物在特定波长和强度的激光照射下,通过基质吸收能量间接使样品离子化,离子经电场加速后,利用飞行时间分析器对不同质荷比的离子进行分离,由检测器进行检测。结合基质辅助激光离子源技术与飞行时间质量分析器的质谱分析技术通常称为基质辅助激光解吸附电离飞行时间质谱(desorption/ionization time-of-flight mass spectrometry,MALDI-TOF MS)。基本原理,见图7-6。

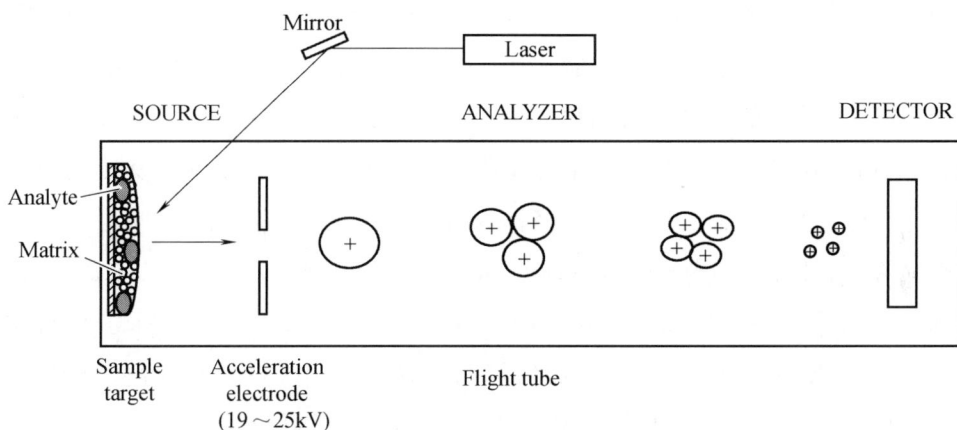

图 7-6　基质辅助激光解吸附电离飞行时间质谱原理

激光解吸附电离离子源技术利用一定波长和照射强度的激光使样品电离的技术。当用一定波长的激光照射特定的基质与样品形成共结晶薄膜时,基质首先并高效的吸收能量成气化状态并迅速降解,样品解吸附,基质与样品间发生电荷转移从而使样品分子电离。在离子化过程中,分析物自身并不直接接受能量,因此,比较适合于分析生物大分子,如肽、蛋白质、核酸等。离子的形成可能涉及多种物理、化学过程。该电离技术需要基质辅助,基质的选择非常关键,只有合适的基质时样品才能得到较好的离子产率,不同种类的样品需使用不同的基质。此外,样品的制备过程也非常重要,样品常包被在过量的固体基质中,基质与样品的比例高达100:1~10 000:1,高比例的基质可减少分析物分子间的相互作用,有助于解吸附及电离。MALDI最常用的基质有 3-羟基-2-吡啶甲酸(3-Hydroxypicolinic acid,3-HPA)、2,5 二羟基苯甲酸(2,5-dihydroxybenzoic acid,DHB)、α-氰基-4-羟基肉桂酸(α-cyano-4-hydroxycinnamic acid,CHCA)、芥子酸(sinapinic acid,SA)等。

飞行时间质量分析器的特点是结构简单,既不需电场也不需磁场;扫描速度快,灵敏度高,质量范围宽,特别适于生物大分子分析。MALDI MS 的一个重要特点是适于分析单核苷酸混合物。目前,3-HPA 基质添加吡啶甲酸(picolinic acid,PA)和柠檬酸胺后,可检测质量更大的单核苷酸。分析核苷酸时,MALDI MS 有较高的敏感性和分辨率,对样品的不纯有较好的耐受性,但高度依赖于被分析物的质量。但以质谱分析方式取代传统的凝胶电泳、荧光探针等检测方式,扩增后的样品从样品制备到完成质谱分析可以很短的时间内完成,并可进行高通量分析。用于 SNPs 检测的技术原则上均可应用于耐药基因的检测。采用 MALDI-TOF MS 检测核酸时,扩增产物分子量一般控制在 4 000~9 000Da,即碱基对一般控制在 15~30bp,以获得高质量的质谱分析结果。进行多重耐药基因检测时,由于涉及多重扩增,设计扩增引物时不能出现交叉位点,导致相互干扰;延伸引物的设计也非常重要,每个延伸产物需要有明确的质谱峰作为判定基因突变的依据。

电喷雾飞行时间质谱(electrospray ionization TOF MS)技术将广谱的 PCR 扩增技术与电离质谱(electrospray ionization mass spectrometry,ESI-MS)分析技术整合于 1 个系统(图 7-7)。首先采用经过精心选择的核苷酸引物进行多重 PCR 扩增,之后对扩增产物进行全自动的 ESI-MS 分析检测,质谱仪可对扩增产物进行可准确至碱基组成的精确定量,所获数据经与校准过的已知微生物标准数据库进行比对,便可确定所检测病原微生物的种类。与目前其他分子诊断技术如微芯片杂交和并行测序法等相比较,该系统能够在简单、快速和低价的基础上提供待检标本中病原微生物的更多信息。该系统的运行费用与普通 PCR 相同,不需要消耗额外的材料,且每个 PCR 产物的检测时间仅需 30s。与此同时,软件可自动对质谱检测结果进行分析,对病原微生物种类进行鉴定,并依据客户的选择提供高分辨率的基因分型、毒力因子或耐药性标记等目标性检测。

二、应 用

MALDI-TOF 技术目前主要广泛应用于病原体的快速鉴定分析之中。少数应用蛋白质质谱方法进行病原体耐药性确定已有报道。反之,应用飞行质谱技术的高分辨度对 PCR 放大产物进行分析正成为快速、灵敏判定病原体耐药的新手段之一。类似技术业已用来检测金黄色葡萄球菌对甲氧西林耐药、慢性乙肝感染拉米夫定耐药基因的快速检测及制定。Afanas'ev 等采用引物延伸反应分析技术并结合 MALDI-TOF MS 检测平台对耐利福平、异烟肼的结核分枝杆菌的 3 个基因多药

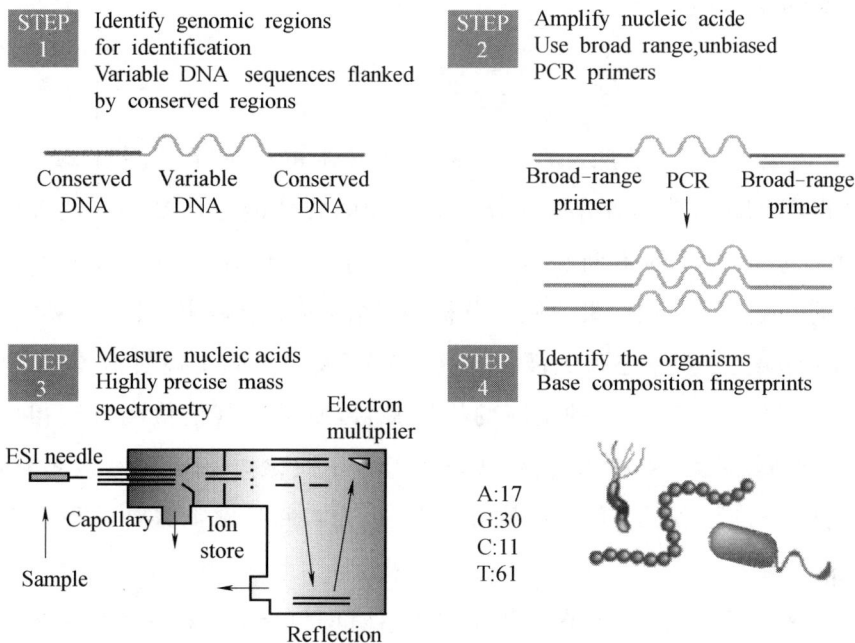

图 7-7　PlexID PCR-MS 基本原理

耐药基因进行了 *rpo*B（与利福平耐药有关）、*kat*G（与异烟肼耐药有关）、*fab*G1（*mab*A）-*inh*A（与异烟肼耐药有关）检测分析。结果表明，上述基因位点突变与结核分枝杆菌的多重耐药有关。

　　由美国 Ibis 公司研制的基于电喷雾离子化飞行时间质谱（ESI-MS）技术的 Plex-ID 系统（曾称 TIGER 或 T5000），就是成功应用质谱技术对 PCR 放大产物的检测及鉴定的一个范例。除了可以对不同种类临床标本中不同种类微生物进行快速检测及鉴定分析，Hujie 等还应用 PCR/ESI MS 技术检测与不动杆菌喹诺酮药物耐药有关的处于 gyrA 和 parC 基因的突变位点。和常规类型耐药检测结果比较，PCR/ESI-MS 方法具有良好的灵敏度及特异性。同组作者还应用此方法对一组多重抗生素耐药的不动杆菌进行分析。在美国华盛顿特区一家军人医院中分离到的 75 株不动杆菌中，该技术发现了与不动杆菌多重耐药有关的 16 个基因突变点。Wolk 等还应用同类方法对美国多医院分离到的 MRSA 菌株进行了分子微生物学调查及分析。Ibis 公司与纽约公共卫生研究所和范德堡大学合作，新近开发出应用此技术同时对分枝杆菌的检测、鉴别及结核耐药性判定（待发表资料）。复旦大学华山医院业已应用该方法对中国上海及重庆两地的多重结核耐药菌进行检测以及机制进行研究。

三、展　望

从 20 世纪 80 年代后期，MALDI 离子源技术的引入至今不过 20 年的时间，MALDI-TOF MS 因其具备分析高分子混合物的独特能力而受到广泛关注和深入研究。随着基础研究的不断深入，以及样品制备纯化方法的不断完善，MALDI-TOF MS 已广泛用于核酸、蛋白质的分析，并逐渐应用于临床。目前，MALDI-TOF 质谱仪的灵敏度、分辨率已得到极大提高，能在 1s 内完成 1 幅质谱图，为其多重检测提供了可靠保证。作为一种全新的检测平台，质谱与其他检测方法相比有许多优势，如速度快、准确、灵敏度高、高通量等。其不足之处在于实际检测时，对核酸分析物的质量有所限定（一般需控制在 30bp 以内），并且常常需要对 PCR 扩增产物进行纯化。

在微生物研究领域，基于核糖体蛋白 MALDI-TOF MS 检测方法主要用于微生物的鉴定。目前基于 MALDI-TOF MS 检测平台的 SNPs 及突变分析主要采用引物延伸法，以制备适合于其检测质量范围的扩增产物。细菌的耐药基因均属较长的 DNA 片段（如大肠埃希菌的对不同抗菌药物的耐药基因片段长度为 240～3 000 bp），且细菌多重耐药时，整合子往往将不同的耐药基因盒整合在一起，如何使扩增产物的质量范围适应于 MALDI-TOF MS 检测平台是首先要面对的一个问题。Kim、Hong 等通过创造限制性内切酶识别位点的方法，用限制性内切酶对 PCR 扩增产物进行切割以得到包含突变位点且符合 MALDI-TOF MS 检测质量范围的核心片段，对乙肝病毒耐药基因进行了分析，是 MALDI-TOF MS 技术在耐药基因检测上一个很好的应用。随着质谱技术的不断完善、样品制备方法的不断简化以及对细菌耐药分子生物学机制研究的不断深入，生物质谱技术有望成为多重耐药检测的一个高通量平台。

第五节　现场即时快速分子微生物检测技术

随着急救医学的发展，在急诊间甚至医师办公室对就诊患者样品快速检测很有必要。特别是多重新生耐药菌的产生及流行，很多一线抗生素由于存在潜在的耐药性而不能使用，医师不得不根据经验先使用某种抗生素，然后根据以后的病原检验结果进行调整。

目前常规使用的细菌耐药性检验方法费时较长且不能现场即时应用。上述所提及的一些检测突变基因为主的分子耐药检测方法往往需要昂贵的仪器设备及经过良好培养的实验室技术人员。现场即时检测（Point of care testing, POCT）是用轻便的设备、简单的操作、随意的地点，即时快速地提供准确的报告的一门全新实验技术。因为是现场分析，大大减少了样品转送流程，实现了个性化服务。一项调查结果表明，应用 MRSA 的快速检查可以缩短从送检测报告的时间从而提高临床应用率。

随着急救学及分子生物学技术的引进及发展，POCT 的使用更为便捷，检测和应用范围更广，尽管目前市场上尚无由美国食品与药品管理局批准的"纯"POCT 分子产品用于临床微生物检测领域，一些商售的用于 B 型链球菌，MRSA、艰难核菌以及多重结核耐药性检测的快速简便的分子试剂盒正在向这个方向努力。美国 BioHelix 公司将恒温扩增的解链酶扩增（Helicase-dependent amplification）和层析杂交（lateral flow hybridization）相结合，建立了快速检测并鉴定 MRSA 方法。其原理由图 7-8 所示。该方法只需要一水浴箱便可在数小时内拿到检测结果。

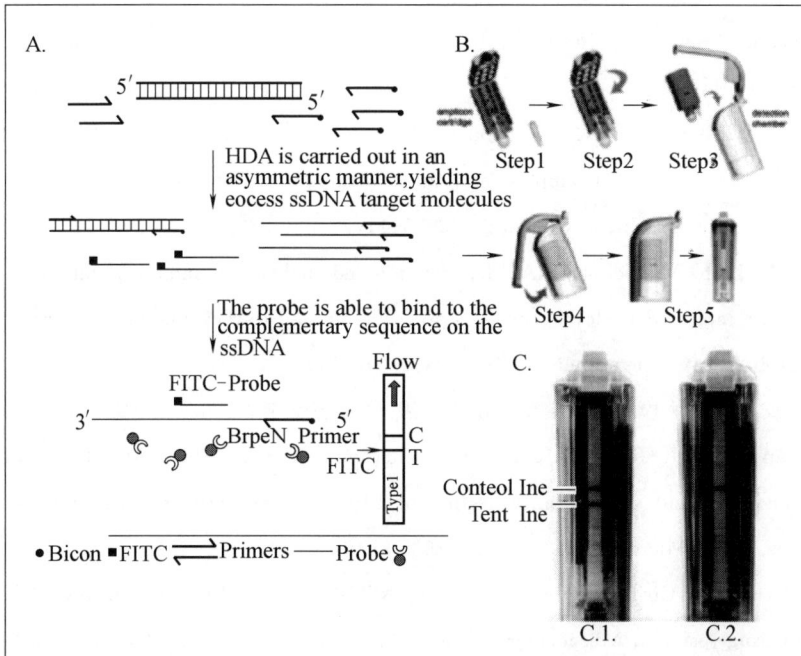

图 7-8　解链酶扩增基本原理图

美国 Cepheid 公司利用其独特的 GeneXpert 仪器建立了一系列有望成为现场即时检验的快速病原微生物检测及耐药性鉴定试剂盒。这些试剂盒将标本处理，抗酸提取，核酸扩增以及扩增产物检测及鉴定整合在一起成为一个卡盒（Cartridge）。使用时只需于卡盒中加入一些试剂及待检标本，将卡盒放入仪器上后，数小时后检测结果就会自动报告出来。此方法业已成功用于 MRSA 的快速检测及耐药性鉴定。此外，Cepheid 公司与瑞士 FIND 公司合作成功研制了应用 GeneXpert 系统对多重耐药的结核杆菌进行快速检测。与表型耐药结果相比，该技术有良好的灵敏度及特异性。在不久的将来，随着分子生物学检测技术的进一步完善，人们有望在医疗现场于数小时内提供准确的抗生素耐药检测服务。

（陆学东　汤一苇）

参 考 文 献

[1] 董方,徐樨巍,宋文琪.儿科对碳青霉烯类耐药铜绿假单胞菌产金属酶的研究.中华微生物学和免疫学杂志,2006;26(8):720-724

[2] Mendes RE,Kiyota KA,Monteiro J,et al. Rapid detection and identification of metallo-beta-lactamase-encoding genes by multiplex real-time PCR assay and melt curve analysis. J Clin Microbiol, 2007;45(2):544-547

[3] Shigemura K,Shirakawa T,Massi N,et al. Presence of a mutation in ponA1 of Neisseria gonorrhoeae in numerous clinical samples resistant to various beta-lactams and other,structurally unrelated,antimicrobials. J Infect Chemother,2005;11(5):226-230

[4] Olesky M,Hobbs M,Nicholas RA. Identification and analysis of amino acid mutations in porin IB that mediate intermediate-level resistance to penicillin and tetracycline in Neisseria gonorrhoeae. Antimicrob Agents Chemother,2002;46(9):2811-2820

[5] 李文哲.反向杂交法检测基因突变的研究进展.实用医学杂志,2008;24(22):322-324

[6] Hillemann D,Rüsch-Gerdes S,Richter E. Evaluation of the GenoType MTBDRplus assay for rifampin and isoniazid susceptibility testing of Mycobacterium tuberculosis strains and clinical specimens. J Clin Microbiol,2007;45(8):2635-2640

[7] Miotto P,Piana F,Cirillo DM,et al. Genotype MTBDRplus：a further step toward rapid identification of drug-resistant Mycobacterium tuberculosis. J Clin Microbiol,2008;46(1):393-394

[8] Huang WL,Chen HY,Kuo YM,et al. Performance assessment of the GenoType MTBDRplus test and DNA sequencing in detection of multidrug-resistant Mycobacterium tuberculosis. J Clin

Microbiol,2009;47(8):2520-2524

[9]　Causse M,Ruiz P,Gutierrez JB,Evaluation of new GenoType MTBDRplus for detection of resistance in cultures and direct specimens of Mycobacterium tuberculosis. Int J Tuberc Lung Dis, 2008;12(12):1456-1460

[10]　Anek-Vorapong R,Sinthuwattanawibool C,Podewils LJ,et al. Validation of the GenoType MTBDRplus assay for detection of MDR-TB in a public health laboratory in Thailand. BMC Infect Dis,2010;10:123

[11]　Albert H,Bwanga F,Mukkada S,et al. Rapid screening of MDR-TB using molecular Line Probe Assay is feasible in Uganda. BMC Infect Dis,2010;10:41

[12]　Miller MB,Tang YW. Basic concepts of microarrays and potential applications in clinical microbiology. Clin Microbiol Rev,2009;22(4):611-633

[13]　Perreten V,Vorlet-Fawer L,Slickers P,et al . Microarray-based detection of 90 antibiotic resistance genes of gram-positive bacteria. J Clin Microbiol,2005;43(5):2291-2302

[14]　Leinberger DM,Grimm V,Rubtsova M,et al. Integrated detection of extended-spectrum-beta-lactam resistance by DNA microarray-based genotyping of TEM,SHV,and CTX-M genes. J Clin Microbiol,2010;48(2):460-471

[15]　Coyne S,Guigon G,Courvalin P,et al. Screening and quantification of the expression of antibiotic resistance genes in Acinetobacter baumannii with a microarray. Antimicrob Agents Chemother, 2010;54(1):333-340

[16]　Tang YW,Kilic A,Yang Q,et al. StaphPlex system for rapid and simultaneous identification of antibiotic resistance determinants and Panton-Valentine leukocidin detection of staphylococci from positive blood cultures. J Clin Microbiol,2007;45(6):1867-1873

[17]　Gegia M,Mdivani N,Mendes RE,et al. Prevalence of and molecular basis for tuberculosis drug resistance in the Republic of Georgia:validation of a QIAplex system for detection of drug resistance-related mutations. Antimicrob Agents Chemother,2008;52(2):725-729

[18]　张俊仙,吴雪琼.基因芯片技术及其在结核分枝杆菌菌种鉴定及耐药性检测方面的研究进展.实用医学杂志,2009,25(21):3718-3719

[19]　Wollnik H. Time-of-flight mass analyzers. Mass Spectrom Rev,1993;12(2):89-114

[20]　Krishnamurthy T,Ross PL,Rajamani U. Detection of pathogenic and non-pathogenic bacteria by matrix-assisted laser desorption/ionization time-of-flight mass spectrometry Rapid Commun Mass Spectrom,1996;10(8):883-888

[21]　Holland RD,Wilkes JG,Rafii F,et al. Rapid identification of intact whole bacteria based on spectral patterns using matrix-assisted laser desorption/ionization with time-of-flight mass spectrom-

etry. Rapid Commun Mass Spectrom,1996;10(10):1227-1232

[22] Marvin LF,Roberts MA,Fay LB. Matrix-assisted laser desorption/ionization time-of-flight mass spectrometry in clinical chemistry. Clin Chim Acta,2003;337(1-2):11-21

[23] Nordhoff E,Kirpekar F,Roepstorff P. Mass spectrometry of nucleic acids. Mass Spectrom Rev, 1996;15(2):67-138

[24] Ecker DJ,Sampath R,Massire C,et al. Ibis T5000: a universal biosensor approach for microbiology. Nat Rev Microbiol,2008;6(7):553-558

[25] 刘敏,汤一苇. Ibis T5000:一种新型病原微生物检测仪. 微生物与感染,2008;3(4):254-255

[26] Seng P,Drancourt M,Gouriet F,et al. Ongoing revolution in bacteriology: routine identification of bacteria by matrix-assisted laser desorption ionization time-of-flight mass spectrometry. Clin Infect Dis,2009;49(4):543-551

[27] Stevenson LG,Drake SK,Murray PR. Rapid identification of bacteria in positive blood culture broths by matrix-assisted laser desorption ionization-time of flight mass spectrometry. J Clin Microbiol,2010;48(2):444-447

[28] He Y,Li H,Lu X,et al. Mass spectrometry biotyper system identifies enteric bacterial pathogens directly from colonies grown on selective stool culture media. J Clin Microbiol,2010;48(11): 3888-3892

[29] Tost J,Gut IG. Genotyping single nucleotide polymorphisms by mass spectrometry. Mass Spectrom Rev,2002;21(6):388-418

[30] Afanas'ev MV,Ikryannikova LN,Il'ina EN,et al. Molecular characteristics of rifampicin-and isoniazid-resistant Mycobacterium tuberculosis isolates from the Russian Federation. J Antimicrob Chemother,2007;59(6):1057-1064

[31] Kim HS,Han KH,Ahn SH,et al. Evaluation of methods for monitoring drug resistance in chronic hepatitis B patients during lamivudine therapy based on mass spectrometry and reverse hybridization. Antivir Ther,2005;10(3):441-449

[32] Hong SP,Kim NK,Hwang SG,et al. Detection of hepatitis B virus YMDD variants using mass spectrometric analysis of oligonucleotide fragments. J Hepatol,2004;40(5):837-844

[33] Du Z,Yang R,Guo Z,et al. Identification of Staphylococcus aureus and determination of its methicillin resistance by matrix-assisted laser desorption/ionization time-of-flight mass spectrometry. Anal Chem,2002;74(21):5487-5491

[34] Wolk DM,Blyn LB,Hall TA,et al. Pathogen profiling: rapid molecular characterization of Staphylococcus aureus by PCR/electrospray ionization-mass spectrometry and correlation with phenotype. J Clin Microbiol,2009;47(10):3129-3137

[35] Castanheira M,Mendes RE,Rhomberg PR,et al. Rapid emergence of blaCTX-M among Enter-obacteriaceae in U. S. Medical Centers: molecular evaluation from the MYSTIC Program (2007). Microb Drug Resist,2008;14(3):211-216

[36] Hujer KM,Hujer AM,Hulten EA,,et al. Analysis of antibiotic resistance genes in multidrug-resistant Acinetobacter sp. isolates from military and civilian patients treated at the Walter Reed Army Medical Center. Antimicrob Agents Chemother,2006;50(12):4114-4123

[37] Ecker DJ,Sampath R,Blyn LB,et al. Rapid identification and strain-typing of respiratory pathogens for epidemic surveillance. Proc Natl Acad Sci U S A,2005;102(22):8012-8017

[38] Versalovic J,Lupski JR. Molecular detection and genotyping of pathogens: more accurate and rapid answers. Trends Microbiol,2002;10(10 Suppl):S15-S21

[39] Doern GV. Optimizing the management of community-acquired respiratory tract infections in the age of antimicrobial resistance. Expert Rev Anti Infect Ther,2006;4(5):821-835

[40] Jeyaratnam D,Whitty CJ,Phillips K,et al. Impact of rapid screening tests on acquisition of meticillin resistant Staphylococcus aureus: cluster randomised crossover trial. BMJ,2008;336(7650): 927-930

[41] Jeyaratnam D,Whitty CJ,Phillips K,et al. Impact of rapid screening tests on acquisition of meticillin resistant Staphylococcus aureus: cluster randomised crossover trial. BMJ,2008;336(7650): 927-930

[42] Bergeron MG. Revolutionizing the practice of medicine through rapid (< 1h) DNA-based diagnostics. Clin Invest Med,2008;31(5):E265-71

[43] Goldmeyer J,Li H,McCormac M,et al. Identification of Staphylococcus aureus and determination of methicillin resistance directly from positive blood cultures by isothermal amplification and a disposable detection device. J Clin Microbiol,2008;46(4):1534-1536

[44] Raja S,Ching J,Xi L,et al. Technology for automated,rapid,and quantitative PCR or reverse transcription-PCR clinical testing. Clin Chem,2005;51(5):882-890

[45] Rossney AS,Herra CM,Brennan GI,et al. Evaluation of the Xpert methicillin-resistant Staphylococcus aureus (MRSA) assay using the GeneXpert real-time PCR platform for rapid detection of MRSA from screening specimens. J Clin Microbiol,2008;46(10):3285-3290

[46] Boehme CC,Nabeta P,Hillemann D,et al. Rapid molecular detection of tuberculosis and rifampin resistance. N Engl J Med,2010;363(11):1005-1015

第8章 多重耐药菌的预防策略

第一节 多重耐药菌预防概述

一、多重耐药菌预防的必要性

全球死于感染的患者中,急性呼吸道感染、腹泻病、麻疹、艾滋病、疟疾和肺结核占 85％以上,这些病原菌对一线药物耐药从零到近 100％,在某些情况下对二线、三线药物也产生了严重耐药。这些医院及社区获得性的耐药菌是全球重要的医疗负担。对抗病毒药物耐药的产生、抗寄生虫药物耐药的日益增加,如非洲锥虫病和黑热病,使抗感染治疗不断面临新的严重问题。全球化所带来的贸易和人员流动的迅速增加,使多重耐药菌迅速蔓延。在很大程度上,发展中国家虽然可以依靠最新的抗生素应对耐药菌来拯救生命,但是获得新的药物的能力是有限的,甚至是完全得不到,必须采取紧急行动,加强预防力度。

多重耐药菌是指同时对三类或三类以上抗菌药物产生耐药性的细菌。临床上常见的多重耐药菌主要有耐甲氧西林金黄色葡萄球菌(MRSA)、耐万古霉素肠球菌(VRE)、耐万古霉素葡萄球菌(VRSA)、耐碳青霉烯类肠杆菌科细菌(包括 NDM-1)、多重耐药铜绿假单胞菌(MDR-PA)、泛耐药不动杆菌(PDR-AB)、产 ESBLs 肠杆菌科细菌以及多重耐药结核杆菌(XTB)等。

多重耐药细菌的持续增加和日益严重的威胁呼吁全球采取一致行动来防止新的耐药菌株的出现和现有耐药菌株的蔓延。世界卫生组织(world health organization,WHO)提出的应对策略具有普及性,对预防耐药性要求全球性战略,需要全球紧急行动,加强多国家、多部门的合作,不仅跨越国界,而且跨越行业。WHO 规定的应对策略包括:①提高对耐药菌严重性的认识;②促进信息共享,及时了解耐药状况;③提供战略和技术指导,干预和遏制抗药性的发展;④协助会员国执行这些干预措施；⑤激励耐药方面的研究，提高耐药性认识的程度，鼓励新抗生素的研究和开发。特别是发展中国家的耐药状况更加不容乐观，应从多方面控制耐药性的增长，包括减轻抗生素的选择压力、普及教育和处方药的干预措施及抗生素的消耗控制。从抗生素使用管理角度，实施药物利用战略，包括联合用药或轮换用药，可以提高抗生素的有效寿命，如结核病的短期直接督导策略方案是以处方管理为重点和病人为中心，具有积极的影响作用，值得借鉴；对于其他的因素包括不规律和不适当的抗生素应用、抗菌药物的质量不保证，缺乏监督，滥用抗生素等，也必须形成一个控制耐药的整体策略。政府机构参与干预预防耐药菌的传播也是控制耐药流行的必要措施，包括提供耐药信息、监视、接种疫苗、成本效益分析、跨部门协调以及跨学科合作等。

二、多重耐药菌的预防原则

（一）提高整体预防多重耐药菌的意识

1. 提高医务人员的思想意识，明确多重耐药菌产生的原因和预防环节，做到科学合理地应用抗菌药物，管理好 MDR 患者，加强手卫生。

2. 加强临床医师与检验科室沟通，联合协作加强监测，做到早发现、早隔离、早治疗。

3. 教育患者和大众预防耐药菌的途径：①自用抗菌药物应合理；②积极采取措施提高免疫力，如良好的生活习惯和规律、饮食均衡、加强锻炼、免疫接种、注意防护等；③教育患者尽可能减少家庭中的传染，如洗手，食品卫生等；④鼓励适当和明智的健康就医行为；⑤教育患者尽可能自我调整治疗，必要时选用合适的替代品来减轻症状，确实有明确的用药指征再用抗生素。

4. 行政部门对 MDR 预防的重视，定期组织相关会议，公布医院多重耐药菌的检出情况、耐药谱、分布特征，有多重耐药菌的院内暴发时随时公布信息，并组织采取预防控制措施。

（二）感染控制预防多重耐药菌的传播

1. 完善医院感染的控制措施，防止多重耐药菌的院内播散甚至暴发。

2. 制作防治多重耐药菌在医院环境（医院感染）的传播的指导手册，扩大对耐药菌严重性及传播途径的了解，明确感染的高危人群，并有可能导致未接受抗菌病人的感染。耐药菌的传播性可以从医务人员到病人，反过来也可能出现。减少这种耐药菌水平传播感染的关键是注意接触消毒,如接触耐药菌病人勤洗手并更换手套。

3. 及时有效的环境设备消毒措施。

4. 医疗垃圾的严格规范的无害化处理。

(三)提高监测能力

1. 增强实验室监测多重耐药菌的能力,警惕新型耐药菌的产生,扩增实验室药敏检测种类,深入耐药机制研究。

2. 细菌耐药性监测中除调查细菌对不同抗菌药的耐药率外,应高度重视多重耐药株和泛耐药株的发生率,并定期总结、发布,以便了解此种耐药菌在全球范围内的影响。

第二节 多重耐药菌的综合预防措施

一、合理应用抗生素控制多重耐药菌增加

医院感染中多重耐药菌的产生并迅速增多,主要原因是抗生素的选择压力所致,目前尚缺乏有效控制多重耐药菌产生的规范化策略,合理应用抗生素是有力的主动控制措施之一。

1. 严格落实《抗菌药物临床应用指导原则》,根据细菌培养和药敏试验结果正确、合理地使用抗感染药物。

2. 合理应用抗生素

(1)制订抗生素治疗指南:调查显示,选用无效或不恰当的抗菌药是导致严重医院感染病死率增高的重要原因,近期的研究发现后期对上述患者改用正确有效的抗菌药并不能改善临床结果,提示早期正确的经验治疗对于改善严重感染患者的预后十分重要。制订抗生素治疗指南可以避免不正确抗生素选用尤其是不正确的经验用药和过多使用,在获知病原菌培养和药敏试验结果后给予及时调整,应尽可能采用针对病原菌的较窄谱抗菌药治疗。

(2)医院对某些抗生素的使用加以限制:抗菌谱特别广的碳青霉烯类、第三代头孢菌素类容易导致多重耐药菌(如产 ESBLs 株)产生;毒性较大的抗生素,如氨基糖苷类、氯霉素等应加以限制,只有在有特别指征或无其他有效抗生素可选择时

用。此项措施应根据细菌耐药性监测结果和某种耐药菌暴发、流行状况实施。一般对轻、中度感染尽可能采用窄谱抗生素,对于严重感染患者的经验治疗则往往需用广谱抗生素。

(3)抗生素联合治疗:理论上抗生素联合治疗可减少耐药菌产生,但目前无确切资料证实。近期一份荟萃分析资料对粒细胞减低发热和严重脓毒症患者在获知药敏试验结果后推荐采用针对性 β-内酰胺类药物单独治疗取得较好的效果,但对高危病原菌(如铜绿假单胞菌)感染者,尤其是粒细胞减低和血流感染患者提倡采用经验性联合治疗,联合治疗的临床研究有待于深入。

(4)缩短抗生素疗程:已知 ICU 患者长期应用抗生素是产生耐药菌定植和感染的重要危险因素。缩短抗生素疗程可能是减少 MDR 发生的有效措施。有研究提示人工通气相关肺炎(VAP)低危患者应用抗生素 8 d 已足够;无危险因素的肾盂肾炎和社区获得性肺炎(CAP)患者也可适当缩短抗生素疗程,以减少耐药菌产生的机会。但免疫缺陷患者、菌血症患者初期采用不正确经验治疗者及难治病原菌(如铜绿假单胞菌)感染者应适当延长疗程。

(5)抗生素的轮换政策:即细菌对之产生耐药性的抗生素停用一段时期,换用另一种抗生素,经过一段时期细菌耐药性有所下降后再重新应用于临床。曾有作者报道抗生素轮换使用可以降低耐药菌的产生。也有认为在一段时间内采用单一品种轮换使用的方法作用有限,结果往往是对第一种抗生素的耐药菌虽可能减少,但对第二种抗生素的耐药菌有明显上升,但选用多种有效抗生素品种联合应用,结合缩短疗程和根据药敏试验结果及时换用窄谱抗生素,可能会阻止耐药菌的产生,但尚需积累更多的临床经验。

(6)减小耐药突变窗(MSW):根据病原菌产生耐药的 2 个条件,一是耐药突变菌株产生,并在抗生素应用过程中菌群得到选择性优势扩增;二是自发的遗传变异,通常发生在应用抗菌药物治疗之前,容易被宿主防御系统清除。专家提出阻断了单步耐药突变菌株的生长,该浓度即为防突变浓度(MPC)概念,即严格防止耐药突变菌株被选择性扩增所需的最低抗菌药物浓度。通过提高药物浓度至 MPC 水平之上,抑制单步耐药突变菌株生长,使细菌必须同时发生两次或更多次耐药突变才能生长,从而解决细菌耐药问题。"突变选择窗"(MSW)是耐药突变菌株被选择性扩增的浓度。预防 MDR 产生就是要尽可能关闭或缩小 MSW,采取缩短血浆药物浓度在 MSW 中的时间,但存在高浓度抗生素的不良反应问题,通常可通过作用机制不同的抗生素联合应用,可减少药物的不良反应,并减少 MSW。需注意,联合用药的依从性要好,使抗菌药物浓度在 MIC 之上;另一方面是联合的抗生素的浓度分布时间不分散,减少 MSW 的开放。如外排系统的突变可导致对多种不同类型的抗菌药物同时耐药。因此,当几种不同作用机制的药物有类似的药代动力学时,通过剂量和处方管理使几种药物在治疗过程中一直保持在各自的 MIC 之上,才能达到理想的治疗效果,且可以防止耐药株的产生。

二、预防多重耐药菌传播的具体措施

(一)加强对 MDR 的监测

1. 早期检出 MDR 感染者和带菌者、严密监测高危人群 加强微生物实验室对 MDR 的监测,早期发现 MDR 感染患者和定植患者。根据监测结果指导临床对 MDR 医院感染的控制工作。加强对从其他医院转入者及易感者的检查,尤其是对年老体弱、有严重基础疾病的免疫力低下患者、接受侵入性检查治疗如气管切开患者、住院时间长及近期使用广谱、高档抗菌药物治疗的患者等高危人群要严密监测。

各级医院应重视病原微生物检测工作,切实提高病原学诊断水平,建立正确的病原微生物培养、分离、鉴定技术和规范的细菌药物敏感试验条件与方法,并及时报告细菌药敏试验结果,作为临床医师正确选用抗菌药物的依据。

2. 临床微生物室定期报告 临床微生物室定期(每年 1～2 次)总结分析病原菌耐药性监测数据;定期公布全院耐药菌监测报告、病原菌耐药性监测原始资料、医师对本院耐药菌知晓情况。

3. 监测要求

(1)新建或未开展过医院感染监测的医院,应先开展全院综合性监测,监测时间不得少于 2 年。

(2)已开展 2 年以上的全院综合性监测的医院,应开展目标性监测。

(3)医院应建立有效的医院感染监测与通报制度,并应将医院感染监测控制质量纳入医疗质量管理考核体系。

(4)医院应按每 200～250 张实际使用病床,配备 1 名医院感染专职人员,专职人员接受监测知识培训并熟练掌握。

(5)医院应在信息系统建设中,完善医院感染监测系统与基础设施,并确保设施运转正常。

4．监测对象　住院患者(监测手术部位感染发病率时可包括出院一定时期内的患者)和医务人员。

5．监测内容

(1)基本情况：监测月份、住院号、科室、床号、姓名、性别、年龄、入院日期、出院日期、住院天数、住院费用、疾病诊断、疾病转归(治愈、好转、未愈、死亡、其他)、切口类型(清洁、清洁—污染、污染)等。

(2)医院感染情况：感染日期、感染诊断、感染与原发疾病的关系(无影响、加重病情、直接死亡、间接死亡)、医院感染危险因素(中心静脉插管、泌尿道插管、使用呼吸机、气管插管、气管切开、使用肾上腺糖皮质激素、放射治疗、抗肿瘤化学治疗、免疫抑制药)及相关性、医院感染培养标本名称、送检日期、病原体名称和药物敏感试验结果。

(3)监测月份患者出院情况：按科室记录出院人数，按疾病分类记录出院人数，按高危疾病记录出院人数，按科室和手术切口类型记录出院人数；或同期住院患者住院日总数。

6．监测方法

(1)临床科室医师和医院感染管理监控小组人员应及时报告医院感染病例。

(2)专职人员应以查阅病历和临床调查患者相结合的方式，调查医院感染病例。

(3)专职人员应通过医院信息系统，以及以患者为基础和以实验室检查结果为基础的信息，及时发现医院感染信息。

7．资料分析利用　结合历史同期和上月医院感染发病率资料，对监测结果进行总结分析，提出监测中发现的问题，报告医院感染管理委员会，并向临床科室反馈监测结果和分析建议。

(二)加强手卫生

几个世纪以来，用肥皂和水洗手一直作为个人卫生的一种方法。但是洗手和疾病传播之间的关系在200年前就已经被证实。19世纪中叶，Ignaz Semmelweis和 Oliver Wendell Holmes 分别在维也纳和波士顿建立了医院感染的概念，现在普遍明白医院感染的一个重要途径是通过医护人员的手传播的。

众所周知，在公共场所手卫生是预防感染性疾病的重要手段。在发展中国家手卫生可以显著性地减少儿童感染疾病的暴发;在医疗保健机构,一项在医院托儿所进行的前瞻性研究和过去 40 年的许多调查都已确定了医护人员手污染在医护相关性感染中的重要角色。目前,手卫生被认为是防止医源性感染最重要的手段。20 世纪 80 年代是医院手卫生概念发展的里程碑,第一版手卫生指南出版。近年来,又相继不断完善。这些指南主要在北半球包括美国、加拿大和许多欧洲国家发行。

1961 年,美国公共保健服务组织拍摄了一部洗手示范建议的影片,用于指导医护人员如何洗手。那时,推荐在接触病人前后用肥皂和水洗手 1~2min。认为使用消毒剂冲洗手的效果弱于洗手,只推荐在急诊室或没有水槽的地方使用。20 年后,美国国家手卫生指南仍推荐无水洗手液(如乙醇洗手液)只在没有水槽的情况下使用,建议使用肥皂和水洗手作为护理标准。后来的美国手卫生指南包括更多具体的关于乙醇擦手液的讨论,并且支持广泛的临床使用。在 1995 年和 1996 年,美国 CDC/感染控制专业委员会(HICPAC)推荐在离开多重耐药菌株感染如耐万古霉素肠球菌(VRE)和耐甲氧西林的金黄色葡萄球菌(MRSA)之前,使用抗菌皂液或无水洗手液洗手。美国 CDC/HICPAC2002 年版指南,把乙醇揉搓作为医疗机构手卫生实践的标准护理。在中欧国家,使用乙醇擦手液作为手卫生方法已有多年。然而在很多其他国家,洗手仍作为护理标准,乙醇擦手液只用于某些情况如急诊室,没有水槽的情况。然而,到目前为止在手卫生技术领域,使用消毒剂揉搓与使用肥皂和水这两种方法中,"指南"仍未将使用消毒剂揉搓作手卫生的金标准。推荐控制 MRSA 的方法是在"缺乏良好供水和流动水"的情况下,建议将手揉搓作为选择之一。最近 2 份 WHO 感染控制指南详细阐述了手揉搓技术,并建议手卫生可采用洗手或手揉搓,但是并没有指出哪种方法更具优势。

1. 手卫生概念

(1)手卫生:是指洗手、卫生手消毒和外科手消毒的总称。

(2)洗手:是指用肥皂或者皂液和流动水洗手,去除手部皮肤污垢、碎屑和部分致病菌的过程。

(3)卫生手消毒:是指用手消毒剂擦手的过程。

(4)外科手消毒:是指用手消毒剂清除或者杀灭手部暂居菌和减少常居菌的过程。

2. 手卫生的管理

(1)各级各类医疗机构应当制订并落实医务人员手卫生管理制度和手卫生实

施规范,配备有效、便捷的手卫生设备和设施,为医务人员执行手卫生措施提供必要条件。

(2)各级各类医疗机构应当开展手卫生工作的全员性培训。使所有医务人员加强无菌观念和预防医院感染的意识,掌握必要的手卫生知识,掌握正确的手卫生方法,保证洗手与手消毒效果。

(3)医院感染管理部门应当加强对本机构医务人员手卫生工作的指导,提高医务人员手卫生的依从性。

3. 手卫生设施

(1)采用流动水洗手,医院的手术室、产房、重症监护室等重点部门应当采用非手触式水龙头开关。

(2)用于洗手的肥皂或者皂液应当置于洁净的容器内,容器应当定期清洁和消毒,使用的固体肥皂应保持干燥。

(3)配备洗手后的干手物品或者设施,干手物品或者设施应当避免造成二次污染。

(4)手卫生设施的位置应当方便医务人员使用。

4. 手消毒剂的选择　选用的手消毒剂应当符合国家有关规定;手消毒剂对医务人员皮肤刺激性小、无伤害,有较好的护肤性能;手消毒剂的包装应当能够避免导致二次污染造成致病微生物的传播。

5. 医疗机构医务人员手卫生要求

(1)Ⅰ类和Ⅱ类区域医务人员的手卫生要求应≤5cfu/cm²(Ⅰ类区域包括层流洁净手术室和层流洁净病房。Ⅱ类区域包括普通手术室、产房、婴儿室、早产儿室、普通保护性隔离室、供应室洁净区、烧伤病房、重症监护病房)。

(2)Ⅲ类区域医务人员的手卫生要求应≤10cfu/cm²。(Ⅲ类区域包括儿科病房、妇产科检查室、注射室、换药室、治疗室、供应室清洁区、急诊室、化验室及各类普通病房和房间等)。

(3)Ⅳ类区域医务人员的手卫生要求应≤15cfu/cm²。(Ⅳ类区域包括感染性疾病科、传染病科及病房)。在以上各区域工作的医务人员的手均不得检出致病微生物。

6. 外科手卫生设施

(1)外科洗手池应设置在手术间附近,大小适度,易于清洁。

（2）外科洗手池水龙头的数量应根据手术台的数量设置，不应当少于手术间的数量。

（3）外科洗手可以使用肥皂、皂液，有条件的医疗机构应使用抗菌肥皂或者皂液。

（4）盛装肥皂或者皂液的容器应当每周进行清洁消毒，对容器进行清洁消毒时，容器内剩余的皂液应弃去，使用固体肥皂应当保持干燥。

（5）用于刷手的海绵、毛刷及指甲刀等用具应当一用一灭菌或者一次性使用，洗手池应当每日清洁。

（6）外科手消毒剂应当符合国家有关规定，手消毒剂的出液器应当采用非接触式，手消毒剂放置的位置应当方便医务人员使用。

（7）外科洗手后使用无菌巾擦手，盛装无菌巾的容器应当干燥、灭菌。

（8）洗手区域应当安装钟表。

7．一般手卫生方法

（1）医务人员洗手指征：直接接触病人前后，接触不同病人之间，从同一病人身体的污染部位移动到清洁部位时，接触特殊易感病人前后；接触病人黏膜、破损皮肤或伤口前后，接触病人的血液、体液、分泌物、排泄物、伤口敷料之后；穿脱隔离衣前后，摘手套后；进行无菌操作前后，处理清洁、无菌物品之前，处理污染物品之后；当医务人员的手有可见的污染物或者被病人的血液、体液污染后。

（2）医务人员洗手方法：采用流动水洗手，使双手充分浸湿；取适量肥皂或者肥皂液，均匀涂抹至整个手掌、手背、手指和指缝；认真揉搓双手至少 15s，应注意清洗双手所有皮肤，清洗指背、指尖和指缝。

（3）具体揉搓步骤为：①掌心相对，手指并拢，相互揉搓；②手心对手背沿指缝相互揉搓，交换进行；③掌心相对，双手交叉指缝相互揉搓；④右手握住左手大拇指旋转揉搓，交换进行；⑤弯曲手指使关节在另一手掌心旋转揉搓，交换进行；⑥将5个手指尖并拢放在另一手掌心旋转揉搓，交换进行；⑦必要时，增加对手腕的清洗。在流动水下彻底冲净双手，擦干，取适量护手液护肤。

医务人员洗手时应当彻底清洗容易污染微生物的部位，如指甲、指尖、指甲缝、指关节及佩戴饰物的部位等。医务人员洗手使用皂液、在更换皂液时，应当在清洁取液器后，重新更换皂液或者最好使用一次性包装的皂液。禁止将皂液直接添加到未使用完的取液器中。

医务人员手无可见污染物时,可以使用速干手消毒剂消毒双手代替洗手。具体方法是:取适量的速干手消毒剂于掌心;严格按照洗手的揉搓步骤进行揉搓;揉搓时保证手消毒剂完全覆盖手部皮肤,直至手部干燥,使双手达到消毒目的。

医务人员的手消毒指征:检查、治疗、护理免疫功能低下的病人之前;出入隔离病房、重症监护病房、烧伤病房、新生儿重症病房和传染病病房等医院感染重点部门前后;接触具有传染性的血液、体液和分泌物以及被传染性致病微生物污染的物品后;双手直接为传染病病人进行检查、治疗、护理或处理传染病人污物之后;需双手保持较长时间抗菌活性时。

医务人员手被感染性物质污染以及直接为传染病病人进行检查、治疗、护理或处理传染病病人污染物之后,应当先用流动水冲净,然后使用手消毒剂消毒双手。

医务人员进行侵入性操作时应当戴无菌手套,戴手套前后应当洗手。一次性无菌手套不得重复使用。

8. 外科手消毒方法　医务人员进行外科手消毒应当达到以下目的:清除指甲、手、前臂的污物和暂居菌;将常居菌减少到最低程度;抑制微生物的快速再生。

外科手消毒剂的选择应当遵循以下原则:能够显著减少完整皮肤上的菌落数量;含有不刺激皮肤的广谱抗菌成分,能够在手术期间内连续发挥杀菌作用;作用快速;与其他物品不产生拮抗性。

外科手消毒方法:清洗双手、前臂及上臂下 1/3。具体步骤是洗手之前应当先摘除手部饰物,并按要求修剪指甲;取适量的肥皂或者皂液刷洗双手、前臂和上臂下 1/3,清洁双手时,应清洁指甲下的污垢;流动水冲洗双手、前臂和上臂下 1/3;使用清洁毛巾彻底擦干双手、前臂和上臂下 1/3。进行外科手消毒时,应将适量的手消毒剂认真揉搓至双手的每个部位、前臂和上臂下 1/3,充分揉搓 2～6min,用洁净流动水冲净双手、前臂和上臂下 1/3,用无菌巾彻底擦干;如果使用免洗手消毒剂,则充分揉搓至消毒剂干燥,即完成外科手消毒。

外科手消毒时,禁止佩戴假指甲、戒指,摘除外科手套后应当清洁双手后,再进行其他操作。

(三)及时隔离 MDR 患者

由于 HIV 的出现,1985 年,美国 CDC 提出了"普遍预防"的概念,认为所有的血液和体液均有感染性,在确定感染者或疑似感染者之前就应开始隔离预防。它与以往确定的疾病的分类隔离及按病隔离互为补充。1987 年,"体内物质隔离系统"开始在美国圣地亚哥大学医学中心实施。它将传统的"依据诊断确立"隔离法转变为"依据传染性物质判定"隔离法。其理由是患者的血液、体液、排泄物、分泌物等体内物质的传染病病原体的无法预知性。1997 年,美国 CDC 和 HIPAC 为帮助医院维持最新的预防隔离实践而修订了"CDC 医院隔离预防指南"。将"普遍预防"和"体内物质隔离"的许多特点进行综合,形成了"标准预防"。即把患者的血液、体液、排泄物、分泌物等均当成有传染性进行隔离预防,以降低医务人员和患者、患者与患者之间的微生物传播的危险性。标准预防包含两层含义:第一,面向所有的患者,不关心其诊断是否有传染性,均实施"标准预防",是成功的医院感染控制的主要策略;第二,是针对有传染性或疑似有传染性的患者或有重要流行病学意义的病原菌,按其传播途径(接触传播、空气传播和飞沫传播)采取相应的预防隔离措施(接触隔离、空气隔离和飞沫隔离)(表 8-1)。

表 8-1 常见多重耐药菌感染者隔离措施

	耐甲氧西林/苯唑西林金黄色葡萄球菌	耐万古霉素金黄色葡萄球菌	其他多重耐药菌
患者安置	单间或同种病原同室隔离	单间隔离	单间或同种病原同室隔离
人员限制	限制,减少人员出入	严格限制,医护人员相对固定,专人诊疗护理	限制,减少人员出入
手部卫生	遵循 WS/T313	严格遵循 WS/T313	遵循 WS/T313
眼、口、鼻防护	近距离操作如吸痰、插管等戴防护镜	近距离操作如吸痰、插管等戴防护镜	近距离操作如吸痰、插管等戴防护镜
隔离衣	可能污染工作服时穿隔离衣	应穿 1 次性隔离衣	可能污染工作服时穿隔离衣
仪器设备	用后清洁、消毒和(或)灭菌	专用,用后清洗与灭菌	用后清洁、消毒、灭菌
物体表面	每天定期擦拭消毒,抹布专用,用后消毒	每天定期擦拭消毒,抹布专用,用后消毒	每天定期擦拭消毒,抹布专用,用后消毒
终末消毒	床单消毒	终末消毒	床单消毒
标本运送	密闭容器运送	密闭容器运送	密闭容器运送

（续　表）

	耐甲氧西林/苯唑西林金黄色葡萄球菌	耐万古霉素金黄色葡萄球菌	其他多重耐药菌
生活物品	无特殊处理	清洁、消毒后，方可带出	无特殊处理
医疗废物	防渗漏密闭容器运送，利器放入利器盒	防渗漏密闭容器运送，利器放入利器盒	防渗漏密闭容器运送，利器放入利器盒
解除隔离	临床症状好转或治愈	临床症状好转或治愈，连续两次培养阴性	临床症状好转或治愈

1. **标准预防的基本指导原则**　预防隔离的是疾病，而不是患者；鉴于某些疾病的致病机制及传播规律尚待进一步探索。因此，任何方法、措施都应随着感染研究的进展而修改充实；任何一种预防隔离措施，其效果取决于必要的设备和制度的认真执行，以及医务人员对感染的早期识别和对隔离意义的理解程度，乃至他们的责任心和自觉性。

2. **患者的安置**　应将患者安置于单人病房，条件受限时，应遵循以下原则：优先安置容易传播感染的患者，如大、小便失禁的患者；将感染或定植相同病原体的患者安置在同一病房；当需要与未感染或定植相同病原体的患者安置于同一病房时，应遵循：避免与感染后可能预后不良或容易传播感染的患者安置于同一病房，如免疫功能不全、有开放性伤口或可能长期住院的患者；床间距 1m，并拉上病床边的围帘；无论同一病房的患者是否都需要采取接触隔离，在同一病房内不同的患者之间，都应更换个人防护用品及严格执行手卫生。设立隔离标识。门诊应尽快将患者安置于检查室或分隔间。

3. **患者的转运**　除非必要，应限制患者在病房内外活动及转运；确需转运时，应覆盖患者的感染或定植部位；转运前，工作人员应严格执行手卫生并脱卸和丢弃受污染的个人防护用品；转运到达目的地后，医务人员再穿戴干净的个人防护用品处置患者。

4. **医务人员防护**　接触隔离患者的血液、体液、分泌物、排泄物等物质时，应戴手套；离开隔离病室前，接触污染物品后应摘除手套，洗手和（或）手消毒；手上有伤口时应戴双层手套；进入隔离病室，从事可能污染工作服的操作时，应穿隔离衣；离开病室前，脱下隔离衣，按要求悬挂，每天更换清洗与消毒；或使用一次性隔离衣，用后按医疗废物管理要求进行处置。

(四)环境设施的消毒

1. 医疗装置和仪器设备 遵循标准预防的原则,处理相关医疗装置或仪器设备;一般诊疗用品,如听诊器、血压计、体温计、压舌板和压脉带等应专用,不能专用的医疗装置应在每一位患者使用前后进行清洁和消毒处理。

2. 病房的环境 病房环境表面尤其是频繁接触的物体表面,如床栏杆、床旁桌、卫生间、门把手、水龙头、电源开关等,应经常清洁消毒,每班至少 1 次。加强诊疗环境的卫生管理:使用专用物品进行清洁和消毒,患者接触的物体表面、医疗设备设施表面,每班用 1 000mg/L 含氯消毒液进行清洁和擦拭消毒,抹布、拖布专用,使用后进行消毒处理;出现或者疑似有多重耐药菌医院感染暴发时,应增加清洁和消毒频次;被患者血液、体液污染之处应立即消毒;不能专用的物品如轮椅、担架等,在每次使用后必须经过清洗及消毒处理。

3. 医疗废物的处理 锐器置入锐器盒,其余医疗废物均放置在黄色垃圾袋中,置入转运箱中,集中收集后送无害化处理。

4. 严格无菌操作技术 当需进行 2 项或 2 项以上操作时,应先进行无菌操作,再行可疑污染操作,最后行污染操作。在进行侵入性操作,特别是中心静脉置管、气管插管或切开、留置尿管、放置引流管等操作时,应当避免污染,减少感染的危险因素。

(五)消毒灭菌方法

1. 墙壁、门窗。对细菌繁殖体和病毒的污染,用 0.2%~0.5% 过氧乙酸溶液或 500~1 000mg/L 二溴海因溶液或 1 000~2 000mg/L 有效氯含氯消毒溶液喷雾。泥土墙吸液量为 150~300ml/m²,水泥墙、木板墙、石灰墙为 100 ml/m²。对上述各种墙壁的喷洒消毒溶液不宜超过其吸液量。地面消毒先由外向内喷雾 1 次,喷药量为 200~300ml/m²,待室内消毒完毕后,再由内向外重复喷雾 1 次。以上消毒处理,作用时间应不少于 60min。有芽胞污染时应用 0.5%~1.0% 过氧乙酸溶液或 30 000mg/L 有效氯含氯消毒液进行喷洒。喷洒量与繁殖体污染时相同,作用时间不少于 2h。

2. 房屋经密闭后,对细菌繁殖体和病毒的污染,每立方米用 15% 过氧乙酸溶液 7ml(1g/m³),对细菌芽胞的污染用 20ml(3g/m³),放置瓷或玻璃器皿中加热蒸发,熏蒸 2h,即可开门窗通风。或以 2% 过氧乙酸溶液(8ml/m³)气溶胶喷雾消毒,作用

30～60min。

3. 被褥。被细菌繁殖体或病毒污染时,耐热、耐湿的纺织品可煮沸消毒30min,或用流通蒸汽消毒 30min,或用 250～500mg/L 有效氯的含氯消毒剂浸泡30min;不耐热的毛衣、毛毯、被褥、化纤尼龙制品等,可采取过氧乙酸熏蒸消毒。熏蒸消毒时,将欲消毒衣物悬挂室内(勿堆集一处),密闭门窗,糊好缝隙,每立方米用15％过氧乙酸 7ml(1g/m³),放置瓷或玻璃容器中,加热熏蒸 1～2h。被细菌芽胞污染时,也可采用过氧乙酸熏蒸消毒。熏蒸消毒方法与被繁殖体污染时相同,用药量为每立方米 15％过氧乙酸 20ml(3g/m³);或将被消毒物品置环氧乙烷消毒柜中,在温度为 54℃,相对湿度为 80％条件下,用环氧乙烷气体(800mg/L)消毒 4～6h;或用高压灭菌蒸汽进行消毒。

4. 泄物和呕吐物。稀薄的排泄物或呕吐物,每 1 000ml 可加漂白粉 50g 或20 000mg/L 有效氯含氯消毒溶液 2 000ml,搅匀放置 2h。无粪的尿液每 1 000ml加入干漂白粉 5g 或次氯酸钙 1.5 g 或 10 000mg/L 有效氯含氯消毒溶液 100ml 混匀放置 2h。成形粪便不能用干漂白粉消毒,可用 20％漂白粉乳剂(含有效氯 5％),或 50 000mg/L 有效氯含氯消毒溶液 2 份加于 1 份粪便中,混匀后,作用 2h。

5. 餐(饮)具。首选煮沸消毒 15～30min,或流通蒸汽消毒 30min。也可用0.5％过氧乙酸溶液或 250～500mg/L 二溴海因溶液或 250～500mg/L 有效氯含氯消毒溶液浸泡 30min 后,再用清水洗净。

6. 食物。瓜果、蔬菜:可用 0.2％～0.5％过氧乙酸溶液浸泡 10min,或用12mg/L 臭氧水冲洗 60～90min。病人的剩余饭菜不可再食用,煮沸 30min,或用20％漂白粉乳剂、50 000mg/L 有效氯含氯消毒溶液浸泡消毒 2h 后处理。也可焚烧处理。

7. 盛排泄物或呕吐物容器。可用 2％漂白粉澄清液(含有效氯 5 000mg/L)、或5 000mg/L 有效氯含氯消毒溶液、或 0.5％过氧乙酸溶液浸泡 30min,浸泡时,消毒液要漫过容器。

8. 家用物品、家俱、玩具。可用 0.2％～0.5％过氧乙酸溶液或 1 000～2 000mg/L 有效氯含氯消毒液进行浸泡、喷洒或擦洗消毒。布制玩具尽量做焚烧处理。

9. 纸张、书报。可采用过氧乙酸或环氧乙烷气体熏蒸(消毒剂量和方法同被褥消毒),无应用价值的纸张、书报焚烧。

10. 手、皮肤。用 0.5％碘仿溶液(含有效碘 5 000mg/L)或 0.5％氯己定醇溶液涂搽,作用 1～3min。也可用 75％乙醇或 0.1％苯扎溴铵溶液浸泡 1～3min。必要时,用 0.2％过氧乙酸溶液浸泡,或用 0.2％过氧乙酸棉球、纱布块擦拭。

11. 病人尸体。对鼠疫、霍乱和炭疽病人的尸体用 0.5％过氧乙酸溶液浸湿的布单严密包裹,口、鼻、耳、肛门、阴道要用浸过 0.5％过氧乙酸的棉球堵塞后尽快火化。土葬时,应远离水源 50 m 以上,棺木应在距地面 2m 以下深埋,棺内尸体两侧及底部铺垫厚达 3～5cm 漂白粉,棺外底部铺垫厚 3～5cm 漂白粉。

12. 动物尸体。因鼠疫、炭疽、狂犬病等死亡的动物尸体,一经发现立即深埋或焚烧。并应向死亡动物周围(鼠为 30～50cm,大动物为 2m)喷撒漂白粉。

13. 运输工具。车、船内外表面和空间,可用 0.5％过氧乙酸溶液或 10 000mg/L 有效氯含氯消毒溶液喷洒至表面湿润,作用 60min。密封空间,可用过氧乙酸溶液熏蒸消毒。对细菌繁殖体的污染,每立方米用 15％过氧乙酸 7 ml($1g/m^3$),对细菌芽胞的污染用 20ml ($3g/m^3$)蒸发熏蒸消毒 2h。对密闭空间还可用 2％过氧乙酸进行气溶胶喷雾,用量为 $8ml/m^3$,作用 1h。

14. 厕所。厕所的四壁和地面的消毒(方法同 1.)。粪坑内的粪便可按粪便量的 1/10 加漂白粉,或加其他含氯消毒剂干粉或溶液(使有效氯作用浓度为 20 000mg/L),搅匀作用 12～24h。

15. 垃圾。可燃物质尽量焚烧,也可喷洒 10 000mg/L 有效氯含氯消毒溶液,作用 1h 以上。消毒后深埋。

(六)防止耐消毒剂微生物的出现

耐消毒剂微生物定义为:与其他细菌相比,某种细菌能在更高的消毒剂浓度下存活或生长,说明其具有更高的消毒剂抗性;对于同一种属的细菌,指那些在能杀灭或抑制绝大部分该种细菌的消毒剂浓度下,出现不能被杀灭或抑制的菌株,被称之为抗性菌株。随着无菌观念和消毒意识的普及,消毒剂的应用越来越广泛。比较普遍应用的是低效消毒剂,为阳离子表面活性剂,具有杀菌和去污双重作用。消毒剂通过杀灭细菌繁殖体、真菌和亲脂病毒,从而达到消毒的要求,如苯扎溴铵等季铵盐类消毒剂包括苯扎溴铵、苯扎氯铵(洁尔灭)、度米芬;双胍类消毒药如氯己定等。在临床上广泛应用于伤口消毒,眼部、膀胱、阴道冲洗消毒,外科术前皮肤、黏膜及医生手消毒;在日常生活中如消毒湿巾纸、洗手液、洁阴液等也应用的越来越多。消毒剂的广泛应用导致细菌耐消毒剂而使消毒无效。耐消毒剂 qac 基因家族表达多种化合物外排泵,细菌获得基因并表达可将季铵类化合物、双胍类化合物等排除菌体外。qac基因家族已发现有A、B、C、D、E、EΔ1、F、G、H、J10种。国外学者已在葡萄球菌等细菌中发现qacA、qacB基因,而且多重耐药的MRSA的qacA、qacB基因的检出率明显高于MSSA。国内黄支密等在阴沟肠杆菌、铜绿假单胞菌、鲍曼不动杆菌、嗜麦芽寡氧单胞菌中也检测到qacEΔ1基因;曲芬在多重耐药的气单胞菌中发现了qacEΔ1-sul1基因,表明同时携带消毒剂耐药和磺胺耐药基因,说明并非消毒即安全,长期应用,细菌对消毒剂也可能产生耐药性而导致消毒无效,应引起感染控制工作者的重视,推荐最好选择几种不同类型的消毒剂交叉使用可延缓耐药性的产生。

1. 含碘消毒剂 1981年,Craven等就报道在含10g/L有效碘的聚维酮碘(PVP-Ⅰ)消毒液中检测出洋葱假单胞菌。1999年,陈昭斌等报道从使用中的消毒剂内分离出2株对碘仿出现抗性的凝固酶阴性葡萄球菌(CNS)。Pyle等将洋葱假单胞菌分离株在含碘的磷酸盐缓冲液处理后,选择出对碘抗性的菌株,并试验发现该菌株同时对含氯消毒剂有抗性,但对重金属和热敏感。该菌株在含碘培养基中培养能保持其抗性特征,但在营养丰富的培养基中培养时,其抗性会降低,cAMP能促进其抗性的产生。

2. 含氯消毒剂 1988年,Bolton等从养殖场分离到对含氯消毒剂有抗性的金黄色葡萄球菌。1991年,Retyi研究发现,从小鼠身上分离到的大肠埃希菌对次氯酸钠的MIC比一般的大肠埃希菌高10~32倍,证实了含氯消毒剂抗性菌株的存在。Kearns等报道3株抗次氯酸的肠球菌能在100mg/L有效氯中存活5min,而敏感菌只需0.5mg/L有效氯作用2min即可杀灭。

3. 醇类消毒剂 陈昭斌等研究发现,与金黄色葡萄球菌标准株ATCC 6538相比,从使用中的碘酊和乙醇等消毒剂内分离的部分CNS菌株对乙醇的抵抗力升高,其抗性率达18.18%。

4. 酚类消毒剂 1978年,Gilbert等通过实验发现,铜绿假单胞菌对氯酚消毒剂的MIC增高,提示存在氯酚抗性细菌的可能性。Brozel等1993年的报道证实铜绿假单胞菌对氯酚消毒剂抗性的存在,将铜绿假单胞菌经低于MIC浓度的2,2-亚甲-双-4-氯酚(MBC)连续诱导10代,其MIC从原来的36mg/L升高到80mg/L,试验显示360mg/L MBC对诱导后的菌株的杀灭率也低于原始菌。Willingham等从小鸡孵化厂也分离到7株对酚抗性的细菌,其结果支持细菌对酚类消毒剂抗性现象的存在。

5. 醛类消毒剂　1985 年,Sondossi 等发现对甲醛消毒剂具有抗性的铜绿假单胞菌,并于第 2 年通过试验诱导出对甲醛消毒剂具有抗性的铜绿假单胞菌。1987年 Kaulfers 等报道对甲醛有抗性的大肠埃希菌,并从中分离鉴定出决定抗性的质粒。Hingst 等也发现,从污水处理厂流出的水中分离的铜绿假单胞菌、恶臭假单胞菌、荧光假单胞菌和肠杆菌科的细菌对甲醛有较高的耐受性。细菌对戊二醛的抗性也有很多文献报道,Willingham 等调查发现,从小鸡孵化厂分离到的 15 株细菌对戊二醛有抗性,作者分析其原因可能是戊二醛在美国的小鸡孵化工业中应用了多年的缘故。Klingeren 于 1993 年报道从内镜冲洗消毒液中分离鉴定出 3 株戊二醛抗性的龟分枝杆菌脓肿亚种,20g/L 戊二醛对该 3 株菌株作用 1h 的杀灭对数值为 0.2～0.6,而对参考分枝杆菌作用 10min 的杀灭对数＞5。

6. 过氧化物消毒剂　尽管目前尚未见细菌对过氧化物类消毒剂产生抗性导致消毒失败的报道,但一些研究揭示细菌存在对过氧化物类消毒剂产生抗性的可能。Dukan 等研究发现,细菌的氧自由基防御系统能保护细菌免受氧化物的作用。大肠埃希菌的 soxRS 和 oxyR 基因产物能防止和修复自由基导致的损伤,oxyR 基因的诱导表达能显著降低 300～700mg/L 过氧化氢对细菌的杀灭作用。

7. 胍类消毒剂　大量报道显示,细菌对氯己定的抗性现象非常普遍。Nicoletti等报道将金黄色葡萄球菌、大肠埃希菌、白色念珠菌、铜绿假单胞菌、黏质沙雷菌在含不同浓度氯己定的 MH 肉汤中培养,将有细菌生长的最高浓度管继续接种下一系列不同浓度的氯己定 MH 肉汤,试验 12 周,所有试验菌株均出现了对氯己定的抗性,其 MIC 分别升高 4 倍(白色念珠菌)到 32 倍(黏质沙雷菌)。据报道,80％以上临床分离的铜绿假单胞菌对氯己定有抗性,Baillie 报道从 155 份导尿管收集的尿标本中,有 75 份分离出氯己定抗性细菌。目前发现对氯己定抗性的细菌还包括恶臭假单胞菌、荧光假单胞菌、肠杆菌属、产碱杆菌属、灵杆菌等。

8. 季铵盐类消毒剂　细菌对季铵盐类消毒剂抗性的发现较早,对其抗性机制的研究也较为清楚。Heir 等的研究显示,从食品厂分离到的葡萄球菌中,约 13％对苯扎氯铵具有抗性。国内魏兰芬等报道从复合季铵盐消毒液中分离出来的洋葱假单胞菌,污染菌量高达 1.21×10^5 cfu/ml。经 MIC 试验测定,该株洋葱假单胞菌对QACs 的 MIC 高达 8 000mg/L,高于枯草杆菌黑色变种芽胞(800mg/L);杀菌试验显示,该消毒剂原液(14 400mg/L)作用 2h,对该洋葱假单胞菌的杀灭率低于 10％,而仅含 16mg/L 季铵盐的稀释液对大肠埃希菌和金黄色葡萄球菌作用 2min,杀灭率均＞99.9％。

三、加强预防疫苗的研制

干预机构通过加强疫苗接种来预防传染病的传播也是控制耐药菌流行的有效措施,比较有效的有接种流感乙型疫苗和肺炎链球菌疫苗;金黄色葡萄球菌、铜绿假单胞菌、伤寒沙门菌、志贺菌、霍乱弧菌的疫苗均有研制并经临床验证,长期的有效性和安全性有待进一步确证。

金黄色葡萄球菌疫苗的开发具有很好的发展前景,目前认为可作为金黄色葡萄球菌疫苗的包括 CP5 和 CP8 的微荚膜;最近报道 RNAⅢ 激活蛋白,这种蛋白能调节许多金黄色葡萄球菌毒性因子的产生。金黄色葡萄球菌黏附到宿主细胞外基质蛋白的天然或重组蛋白片段,制备葡萄球菌疫苗的有利条件是可从临床上分离的血浆凝固酶阴性的葡萄球菌菌株中获得,作为一种有效的疫苗可抵抗实验动物的感染,经 PNSG 免疫的小鼠和家兔出现了高活力的抗体 IgG,PNSG 的表达可增强宿主抗感染的能力。据此认为,作为一种有效的疫苗,可以抵抗医院葡萄球菌感染、抵抗社会大范围流行的金黄色葡萄球菌感染以及抵抗对家畜造成重大经济损失的金黄色葡萄球菌的感染。

第三节　针对不同多重耐药菌的预防

除了多重耐药菌的公共预防措施,不同病原菌的特性有其特殊的预防重点,分别介绍如下。

一、多重耐药铜绿假单胞菌的预防

1.远离水源　铜绿假单胞菌偏好潮湿环境,使得供氧器、灌洗剂和透析液等容易被铜绿假单胞菌所污染。有研究数据显示,在 ICU 所采集的铜绿假单胞菌中,有高达 35％来自被污染的自来水。因此,有专家指出,需要常常检测水龙头、洗涤槽以及呼吸治疗的装置,因为铜绿假单胞菌可污染支气管镜,从而导致铜绿假单胞菌所致感染的暴发。此外,指甲也是医护人员匿藏铜绿假单胞菌之处,同样可能导致铜绿假单胞菌所致感染的暴发。最后,铜绿假单胞菌还可匿藏在未经加工的水果和蔬菜中。

为了有效地进行感染控制,充分的手部清洁必不可少,但对皮肤的日常"灭菌"或每日常规使用消毒水相对实施比较困难。含乙醇的擦手液在大部分情况下优于使用肥皂和水洗手。所有开放性的水源(包括洗涤槽)都是铜绿假单胞菌潜在的栖息地,因此,对于严重病患者或免疫缺陷的患者而言,必须限制使用自来水。

2. 阻断传播　临床上常见情况是,先为抗生素选择出不同的耐药菌,然后,在医院感染控制措施不得力时,耐药菌发生医院内传播。有经污染水传播多重耐药铜绿假单胞菌医院感染的报道,再经污染医务人员的手、鼻饲液、导尿管及水浴加温等途径传播与扩散,改用一次性器具,加强环境卫生及洗手等措施后终止流行。如突尼斯一所医院泌尿科 ICU 暴发多重耐药铜绿假单胞菌流行,采取强化环境卫生措施终止扩散,认为医院环境污染多重耐药菌株是流行的主要来源。又如最近比利时报道一起 ICU 暴发同一克隆多重耐药铜绿假单胞菌株感染的流行,污染 ICU 环境及一名护士的双手,经手传播;实施隔离及环境卫生等预防措施,有效控制该克隆菌株扩散。一旦医院出现铜绿假单胞菌感染,应进一步追踪根源,如耐药基因型调查和同源性分析。如果同一家医院中培养出相同或相似基因型或相同的克隆的铜绿假单胞菌,则说明这一家医院的铜绿假单胞菌是通过克隆传播的,表明医院需要进一步做感染控制工作,及时阻断。如果调查结果显示铜绿假单胞菌的基因型不同,则表明在抗生素使用方面存在问题,抗生素选择出了不同的耐药性。有研究表明,细菌耐消毒剂为获得 qac 基因所致,qac 基因表达消毒剂化合物外排泵蛋白,可将季胺类、双胍类等排出细菌胞外,从而使这些消毒剂失去作用,所以切断通过医务人员传播这一途径是非常关键的。Jones 报道,囊性纤维病中心研究表明,肺功能测定、雾化或清洁气道时室内气雾传播是引起多重耐药铜绿假单胞菌感染暴发医院内流行的重要因素,经采取综合措施、隔离患者及专用器械后控制耐药菌株扩散。

3. 药物选择　Lister 提出,采用氟喹诺酮类抗生素加碳青霉烯类抗生素(主要为亚胺培南)的用药组合可以防止铜绿假单胞菌耐药性的产生,其原理是主要利用了抗生素的不同作用机制来杀死细菌。

4. 疫苗预防　已证实一种口服铜绿假单胞菌全细胞疫苗有较好的安全性和免疫原性。铜绿假单胞菌脂多糖免疫小鼠获得较好的免疫应答,具有重要的免疫保护迹象。

二、多重耐药鲍曼不动杆菌的预防

对于多重耐药鲍曼不动杆菌的预防,主要是加强病室消毒及人员管理,关键是做好终末消毒、定期消毒和随时消毒。限制人员进出以及病房间内人数,加强医疗器具如听诊器、监护仪、简易呼吸器、床头物品等的消毒,特别是呼吸道治疗器械消毒灭菌。如呼吸机管道更换消毒、湿化罐保持清洁等。此外,加强管道护理如气管插管、气管切开、静脉置管、鼻饲管,导尿管等侵入性操作的预防性护理。

1. 消毒隔离　多重耐药鲍曼不动杆菌的预防重点是对多种抗生素耐药的预测和明确传播机制,及时控制感染。提倡谨慎接触、洗手、乙醇手消毒。控制疫情的应急措施是氯己定净化环境,但此方法费力、昂贵,也需要前瞻性研究证实。

2. 加强监测　感染控制措施在于监测和防止耐药克隆的垂直传播。分子生物学方法调查暴发菌株之间的亲缘关系和环境污染源的识别有重要意义。

3. 疫苗开发　基因组和蛋白质组技术的发展对新抗生素的开发和疫苗的制备均有积极作用。铜绿假单胞菌疫苗的成功开发,提高了开发针对鲍曼不动杆菌疫苗的兴趣。其杀灭但具有代谢活性的疫苗可引起强烈的免疫反应。随着对多重耐药鲍曼不动杆菌有关特性了解的不断增加,将会有更多的应对措施。短期免疫力也是一个明智的的选择,例如,伊拉克或阿富汗战场上的军事人员均证实,免疫可减少感染病原菌的数量,也减少细菌定植患者住院的时间。这些应对和遏制多重耐药鲍曼不动杆菌的行动,需要临床医生、科学家、医院和公共卫生管理成员的共同努力,也需要大众的了解、关心和支持。

三、产超广谱 β 内酰胺酶菌株的预防

由于 ESBLs 引起的细菌耐药性可导致患者的住院时间延长,治疗费用增加,病死率升高。ESBLs 的流行引起医院感染的增多及传播,增加了临床治疗的难度。因此,产 ESBLs 菌株的预防更加重要。

1. 加强检测　产 ESBLs 菌株的流行和感染的防治,首先要加强对产 ESBLs 菌株的检测。实验室检测有助于明确 ESBLs 菌株感染,指导采取消毒隔离措施。检测 ESBLs 以双纸片法、NCCLS 表型确证试验(纸片法)较为简便、准确,可作为临床微生物的常规检测方法。在分子流行病学的调查中,常采用脉冲电泳(PFGE)和质粒指纹图谱分析分别检测产酶菌株的克隆传播和耐药基因的水平传播。住院患者

中常规监测 ESBLs 定植,可能有助于产 ESBLs 肠杆菌科的预防和管理。肺炎克雷伯菌产生的 ESBLs 可以造成新生儿病房的耐药率增高。实验者每月收集病房内空气培养、早产儿保育箱内培养、药车及洗涤槽的培养,以及医护人员的手培养均可以发现耐药菌的存在。

2.控制抗生素的使用 有证据表明,不适当的抗菌治疗是产 ESBLs 菌株的独立预测因素,包括不必要的延长抗生素治疗、不恰当的给药剂量、不合理的给药剂型、错误的给药时间以及不适当的预防性治疗等。外用抗生素尤其易发生耐药,第三代头孢菌素经验性用药可导致更多 ESBLs 出现,从而引起产 ESBLs 菌株的流行。由于编码 ESBLs 的质粒往往同时还携带其他的耐药基因,因此氨基糖苷类等其他抗生素也需控制使用。具体措施包括严格抗生素的使用指征,尽量少用第三代头孢菌素类及青霉素类抗生素。一项 NICU 中 ESBLs 感染的经验性治疗表明,从头孢噻肟联合万古霉素转变为妥布霉素联合万古霉素可降低 ESBLs 菌株感染。

四、多重耐药艰难梭菌的预防

多重耐药艰难梭菌暴发时应隔离患者,接触者需戴手套并用抗菌肥皂洗手,环境用含氯消毒液清洁;研究提示老年人选用哌拉西林/他唑巴坦抗感染不易出现多重耐药艰难梭菌;也有建议老年人服用抗生素前饮用特定含有干酪乳杆菌、保加利亚乳杆菌和嗜热链球菌的酸奶饮料可减少多重耐药艰难梭菌感染的风险。

积极预防 CDAD 传播是当前条件下战胜耐药艰难梭菌腹泻的重要对策,具体措施包括严格执行谨慎使用抗生素政策,加强医务人员手卫生,接触患者时戴手套、病房彻底清洁和消毒、使用一次性体温计等。目前控制医院内和长期护理机构艰难梭菌感染的指南中强调,如下措施可有效预防 CDAD 的发生:①医务人员应该经常用肥皂洗手。②医生在检查患者时应该带乙烯基手套。③医院的环境表面要用杀孢子制剂清洗。④出现症状的患者应该隔离,尤其当他们出现大便失禁时应高度重视。⑤应该避免使用直肠温度计。⑥出现感染暴发时应该限制抗生素的使用。

五、多重耐药肠道病原菌的预防

1.加强饮食卫生,把好病从口入关 肠道病原菌感染的主要感染途径是粪-口途径,常见于温暖气候苍蝇等容易孳生的季节,不洁饮食及饮水、食用未洗干净的蔬菜水果、各种剩饭剩菜等是感染的常见原因。养成饭前便后洗手的好习惯至关重要。

2. 严格执行消毒隔离制度，防止耐药菌的交叉感染　对耐药菌感染的患者有条件时应予隔离。对临床医务人员，尤其是与病人接触较多的医生、护士和护工等，应定期检查带菌情况，必要时应暂时调离病房或接触病人的岗位，以免传播医院内感染病原。此外，过度疲劳、暴饮暴食以及患各种急、慢性疾病，当人体抵抗力下降时，均为诱发因素。

3. 寻找和研制新的抗菌药物　根据细菌耐药性的发生机制及其与抗菌药物结构的关系，寻找和研制具有抗菌活性，尤其对耐药菌有活性的新抗菌药；针对某些主要因细菌灭活酶而失效的抗菌药物，寻找适当的酶抑制药，与抗菌药物联合应用以保护药物不受灭活酶的破坏而保存其抗菌活性。此外，进行质粒消除剂或防止耐药质粒进行结合转移的药物研究，以消除耐药性和防止细菌耐药性的转移。

4. 疫苗的开发　痢疾疫苗开发的难度是菌群、血清型种类繁多，各型间无交叉免疫，应根据当地流行的主要病原菌种、群及血清型开发疫苗。早期的痢疾灭活疫苗效果很不理想，尤其是经非口服免疫途径虽然能产生较高的体液抗体，但实际上并不能引起保护性免疫。表达福氏 2a 和宋内痢疾双价菌体抗原的减毒痢疾菌株疫苗（FSM-2117），口服该菌苗后能诱导肠黏膜产生特异性抗福氏 2a 和宋内痢疾菌 sIgA 免疫应答，从而获得特异性免疫保护效果。人体研究显示，服用菌痢双价活疫苗后，肠道特异性分泌性抗体测定结果如下：抗福氏 2a 抗体阳转率 71%、抗宋内痢疾抗体阳转率 77.9%，说明该疫苗能在人体中产生特异性的广泛的免疫应答。流行病学观察资料表明，6 个月内对总的志贺痢疾保护率为 59.5%；对福氏 2a 的保护率为 65.5%。以减毒痢疾疫苗株作为 DNA 疫苗载体的疫苗也在研究中。

六、多重耐药淋病奈瑟菌的预防

淋病奈瑟菌耐药性（AMR）监测有助于建立和维护的标准治疗方法的疗效，也会发现新的耐药菌株及耐药性的变化规律，有助于疾病控制。

治疗性伴侣有助于预防再感染。在美国等发达国家，通过快速性伴疗法改善性伴侣的治疗。随机对照试验表明，快速性伴疗法能降低淋病奈瑟菌再感染率。

为预防头孢菌素耐药的广泛传播，重要的是明确是否出现新的耐药或原发耐药引起新的耐药。预防新耐药出现的措施包括限制抗微生物药物应用、保证淋病奈瑟菌感染包括咽部感染合适治疗,而预防耐药传播措施包括耐药菌的早期发现和控制,通过旅行者及其性伴侣干预如接触者追踪、直接督导治疗和治愈后检测。如果出现了新的耐药突变株,控制措施也会发挥作用。

七、多重耐药肺炎链球菌的疫苗预防

在美国、加拿大、澳大利亚和英国,将7价肺炎链球菌结合疫苗(7 valent pneumococcal conjugate vaccine,PCV7)列入国家计划免疫后,成年人、儿童和疫苗接种者中,严重肺炎链球菌感染的发病率显著下降。Tsai等统计了美国1994—2004年的住院患者中(包括1 000多所医院,其中>20%是社区医院)肺炎链球菌脑膜炎的发病率下降33%。

美国免疫实施顾问委员会推荐使用肺炎链球菌血清型23的纯化荚膜多糖疫苗免疫高风险人群。最近,开发出一种包含血清型4、6B、9V、14、18C、19 F和23 F的7价结合疫苗专门应用于该人群。对37 868名健康婴儿的随机双盲试验表明,接受至少1次疫苗接种的儿童中,侵袭性肺炎链球菌感染的发生率减少了89.1%,该疫苗还减少了8.9%的中耳炎。另外1项肺炎链球菌7价结合疫苗的研究(n=1 662)中,疫苗接种者中耳炎的发生率减少了57%。因此,有希望通过在儿童中广泛使用该疫苗来减少肺炎链球菌引起的侵袭性感染和中耳炎,而且可减低耐药性肺炎链球菌感染的发生。

接种肺炎链球菌疫苗是特异性的预防措施,我国目前已经上市的有2种,7价肺炎链球菌结合疫苗(PCV7,包括4、6B、9V、14、18C、19F和23F型)和23价肺炎链球菌多糖疫苗(PPV23,包括1、2、3、4、5、6B、7F、8、9N、9V、10A、11A、12F、14、15B、17F、18C、19A、19F、20、22F、23F和33F型)。PPV23只含荚膜多糖抗原,不含载体蛋白,由于多糖为T细胞非依赖性抗原,因此,<2岁儿童对此疫苗缺乏有效的免疫应答,其适用人群为>2岁的高危人群和>65岁的老年人。PCV7由7种常见致病血清型的多糖抗原与白喉类毒素载体蛋白CRM197结合构成,为T细胞依赖性抗原,能够有效刺激小儿免疫系统,产生足够的保护性抗体,并具有免疫记忆。其适用人群为<5岁的儿童,尤其是<2岁的儿童只能使用PCV7进行保护。

八、NDM-1超级细菌的预防

如何面对泛耐药的细菌 要防止多重耐药细菌的播散,要加强抗菌药物处方的规范化,加强实验室的检测能力,促进临床与实验室的合作,开展全面的耐药性监测来促进抗菌药物的合理应用,并积极鼓励新药的开发。政府、药厂和学术界必须通力协作,以避免在抢救患者时陷入无药可选的悲惨境地。

(1)增强防御力:预防的措施最主要的是注意个人卫生,尤其是正确洗手的习惯,加强身体锻炼,合理膳食,注意休息,提高机体的抵抗力。

(2)检测和通报:一旦出现泛耐药的细菌,临床微生物实验室必须做到:①立即通知医生,并一起讨论应对措施;②增加药敏试验的范围,补充备选药物;③进行联合药敏试验;④立即通知医院感染控制部门,实行有效的消毒隔离措施,控制这类细菌的传播。

(3)隔离和治疗:实行有效的消毒隔离措施,控制传播途径:隔离特殊耐药菌感染或定植携带者,转移到单独的病房中隔离治疗,同时标明为耐药菌感染;为特殊耐药菌感染的患者配备专用查体用具听诊器、血压计、袖带等,每天消毒 1 次,出院后进行终末消毒。医护人员接触患者时要戴手套,接触后用消毒液泡手 1min,并用流水洗手;患者用品、医疗器材被污染或怀疑被污染时要进行清洁、消毒、灭菌后方可使用,尽可能使用一次性医疗用品,用后彻底消毒并销毁。

改善抗菌治疗方案,合理使用抗菌药物。耐药细菌的产生与抗菌药物的应用密切相关,是细菌与药物抗争的结果。开发新的抗菌药物可以防治已有的抗药病菌,但是迟早又会产生新的抗药病菌,细菌的耐药性是不可避免的,然而并不是不可以控制的。需要加强对抗生素使用的管理,从医院到个人,严格抗生素使用指征和原则,限制和减少抗菌药物的使用;要提倡临床用药的多元化,使用选择压力较小的抗菌药物,同时要加强病原学检查并根据药敏试验的结果调整用药;对超广谱及与耐药性产生关系密切的抗生素使用加以限制,分级管理,使用正确的给药途径及足够的剂量并规范的疗程,延缓"后抗生素时代"的到来。

(4)监测和流调:加强监测和流行病学分析,重点监测 MRSA、VRE、泛耐药革兰阴性杆菌的检出情况与来源,特别是要加强对烧伤科、移植科和 ICU 等重点科室监测和控制的力度。一旦发生这类特殊耐药细菌的感染,要立即采取措施加以控制,做到早诊断、早隔离、早治疗。此外,要进行同源性分析,追踪感染源,切断传播途径,控制传播范围。对患者要进行危险因素分析并加以纠正。

(5)加强新药研发:对碳青霉烯类耐药以及泛耐药革兰阴性杆菌在非发酵糖细菌中不断增长,对这类细菌用多黏菌素治疗有一定的成功率,但毒性较强,对肺炎治疗的效果不确定。加酶抑制药舒巴坦的复合抗生素对不动杆菌有较好活性,但也有中介和耐药现象。新型四环素(米诺环素、多西环素和泰格环素)对不动杆菌的作用正在进行临床试验之中。

正在开发之中的新药:①能破坏细菌细胞膜的肽类抗生素,已做了许多研究,但进展不大;②外排泵抑制药如二羟嘌啉(dihydroxypyrridone);③单环内酰胺类如Moribund等;④金属酶抑制药,找到几类,但还存在很大的问题,离临床应用还很远。因此,对现有药物的使用一定要谨慎。以下药物可部分逃脱或避开细菌的耐药机制,可供临床在治疗全耐药革兰阴性杆菌时参考。

多黏菌素 B:目前多重耐药和泛耐药的铜绿假单胞菌/鲍曼不动杆菌对多黏菌素 B 极少耐药,对这类细菌可增加多黏菌素 B 的药敏试验。

妥布霉素:可逃脱 APH(3′)-VI 氨基糖苷类钝化酶,是活性最强的氨基糖苷类,对庆大霉素/阿米卡星耐药的菌株妥布霉素仍可以有活性。

美罗培南:耐药主要是受泵出机制的影响,亚胺培南能逃离泵出机制,因此,对美罗培南耐药菌株,亚胺培南仍可能有活性;反之膜孔蛋白的缺失主要影响亚胺培南,造成亚胺培南耐药而美罗培南敏感。

氨曲南:可逃脱金属 β-内酰胺酶的水解作用。替卡西林/克拉维酸(或阿莫西林/克拉维酸)+氨曲南可能是活性最好的 β-内酰胺类组合(既对金属酶稳定又对ESBLs 稳定)。

四环素:不动杆菌大多数分离株耐四环素,但其中许多菌株仍对米诺环素和多西环素敏感,泰格环素能逃离所有的泵出机制,目前正在进行 3 期临床。

(庄英杰　李　进　马洪滨)

参 考 文 献

[1] 胡必杰,郭燕红,刘荣辉.中国医院感染规范化管理 SIFIC 常见问题释疑.上海:上海科技出版社,2009:1-100

[2] 胡必杰,郭燕红,高光明.医院感染预防与控制标准操作规程(参考版).上海:上海科学技术出版社,2010:100-108

[3] 曹务春.传染病流行病学.北京:高等教育出版社,2008:3-19

[4] 申正义,田德英.医院感染病学.北京:中国医药科技出版社,2006:3-108

[5] 朱士俊.新编实用医院感染学.太原:山西科学技术出版社,1994:8-200

[6] 钟秀玲,程棣妍.现代医院感染护理学.北京:人民军医出版社,1995:10

[7] 杨华明,易滨.现代医院消毒学.北京:人民军医出版社,2009:2-36

[8] 张文福.医学消毒学.北京:军事医学科学院出版社,2002:7-56

[9] 吕占秀.现代传染病医院管理学.北京:人民军医出版社,2010:1-45

[10] 汪复.实用抗感染治疗学.北京:人民卫生出版社,2004:11-43

[11] Nathwani D. Health economic issues in the treatment of drug-resistant serious Gram-positive infections. J Infect,2009;59(Suppl 1):S40-S50

[12] Pittet D. The Lowbury lecture: behaviour in infection control. J Hosp Infect,2004;58(1):1-13

[13] Ross TL,Merz WG,Farkosh M,Comparison of an automated repetitive sequence-based PCR microbial typing system to pulsed-field gel electrophoresis for analysis of outbreaks of methicillin-resistant Staphylococcus aureus. J Clin Microbiol,2005;43(11):5642-5647

[14] Lankowski AJ,Hohmann EL. Killed but metabolically active Salmonella typhimurium: application of a new technology to an old vector. J Infect Dis,2007;195(8):1203-1211

[15] Perez F,Hujer AM,Hujer KM,Global challenge of multidrug-resistant Acinetobacter baumannii. Antimicrob Agents Chemother,2007;51(10):3471-3484

[16] Deplano A,Denis O,Poirel L,et al. Molecular characterization of an epidemic clone of panantibiotic-resistant Pseudomonas aeruginosa. J Clin Microbiol,2005;43(3):1198-1204

[17] Jones AM,Govan JR,Doherty CJ,et al. Identification of airborne dissemination of epidemic multiresistant strains of Pseudomonas aeruginosa at a CF centre during a cross infection outbreak. Thorax,2003;58(6):525-527

[18] Jones AM,Govan JR,Doherty CJ,et al. Spread of a multiresistant strain of Pseudomonas aeruginosa in an adult cystic fibrosis clinic. Lancet,2001;358(9281):557-558

[19] Squier C,Yu VL,Stout JE. Waterborne Nosocomial Infections. Curr Infect Dis Rep,2000;2(6):490-496

[20] Boutiba-Ben Boubaker I,Boukadida J,et al. Outbreak of nosocomial urinary tract infections due to a multidrug resistant Pseudomonas aeruginosa. Pathol Biol (Paris),2003;51(3):147-150

[21] Cripps AW,Peek K,Dunkley M,et al. Safety and immunogenicity of an oral inactivated whole-cell pseudomonas aeruginosa vaccine administered to healthy human subjects. Infect Immun,2006;74(2):968-974

[22] DiGiandomenico A,Rao J,Harcher K,et al. Intranasal immunization with heterologously expressed polysaccharide protects against multiple Pseudomonas aeruginosa infections. Proc Natl Acad Sci U S A,2007;104(11):4624-4629

[23] 赵宝华,许崇波.一种可作为抗金黄色葡萄球菌感染的新型广谱疫苗-PNSG.河北师范大学学报

自然科学版,2001;25(3):395-397

[24] 张泓,吴文娟,倪语星.多重耐药肺炎链球菌研究进展及防治策略.中国感染与化疗杂志,2007;7(2):138-140

[25] Dagan R. Use of pneumococcal conjugate vaccine to decrease rates of bacterial meningitis. Clin Infect Dis,2008;46(11):1673-1676

[26] 中华医学会儿科学分会,中华预防医学会.儿童肺炎链球菌性疾病防治技术指南(2009版).中华儿科杂志,2010;48(2):104-111

第9章 多重耐药菌的治疗策略

第一节 概 述

多重耐药菌感染的临床表现与普通细菌感染无差别,关键问题是 MDR 增加了抗菌治疗难度,甚至面临无药可选的境地。此时的经验用药往往是无效的,MDR的体外药敏实验结果和联合治疗方案显得更加重要。合理治疗应统筹 MDR 的体外耐药谱及影响抗生素治疗效果的各种因素,综合确定方案,既要保证有效地抗感染治疗,又要阻止 MDR 的进一步发展,减少抗菌药物的不良反应。

多重耐药菌治疗药物的选择原则和依据

1. **体外抗菌活性检测** 按病原菌种类及其对抗菌药物的敏感性;采用纸片 K-B 法、MIC 法、Etest 法或自动化仪器检测;抗生素使用必须及时适应国家有时是地方甚至是本院抗生素耐药监测的耐药谱及流行趋势。而敏感性指数(sensitive index,SI):是一种抗菌敏感变化的 3 个并存的细菌群体,是合理使用抗菌药物一个更好的准则,它的计算以耐药、中敏和敏感百分比(%RIS)的结果,使用标准 CLSI 的试验方法和由 WHONET5 统一分析而得,最大的特点是排除了地域影响,是个更好的判断依据,为抗菌药物的规范使用提供指导。

2. **药物分级选择** 在体外药敏试验及经验临床选药依据 CLSI 的推荐方案,见表 9-1。

另有一些抗生素的体外药敏结果可以预报耐药机制相同的抗菌药物的敏感性。①MRSA 对所有青霉素类菌素,头孢菌素类、β-内酰胺/β-内酰胺酶抑制复合物(如阿莫西林/克拉维酸和哌拉西林/他唑巴坦等)和碳青霉烯类耐药;②对高剂量庆大霉素(120µg)和链霉素(300µg)耐药的肠球菌可预报对妥布霉素、阿米卡星的耐药,同时预示氨基糖苷类抗生素不能与氨苄西林、青霉素或万古霉素有协同效应;

表 9-1 细菌及抗生素的选择

细菌	级别	抗生素
肠杆菌科	A组	氨苄西林,头孢唑林,头孢噻吩,庆大霉素,妥布霉素
	B组	阿米卡星,阿莫西林/克拉维酸,氨苄西林/舒巴坦,哌拉西林/他唑巴坦,替卡西林/克拉维酸,头孢孟多,头孢尼西,头孢呋辛,头孢吡肟,头孢美唑,头孢哌酮,头孢替坦,头孢西丁,头孢噻肟,头孢唑肟,头孢曲松,环丙沙星,左氧氟沙星,厄他培南,亚胺培南,美罗培南,美洛西林,哌拉西林,替卡西林,甲氧苄啶/磺胺甲噁唑
	C组	氨曲南,头孢他啶,氯霉素,卡那霉素,奈替米星,四环素,妥布霉素
	U组	羧苄西林,西诺沙星,美洛沙星,诺氟沙星,氧氟沙星,加替沙星,氯碳头孢,磺胺异噁唑,呋喃妥因,甲氧苄啶/磺胺甲噁唑
铜绿假单胞菌	A组	头孢他啶,庆大霉素,美洛西林,哌拉西林
	B组	替卡西林,阿米卡星,氨曲南,头孢哌酮,头孢吡肟,环丙沙星,左氧氟沙星,亚胺培南,美罗培南,妥布霉素
	C组	奈替米星
	U组	羧苄西林,洛美沙星,诺氟沙星,氧氟沙星
葡萄球菌属	A组	苯唑西林(头孢西丁纸片代替),青霉素,阿奇霉素或克拉霉素或红霉素,克林霉素
	B组	利奈唑胺,泰利霉素,甲氧苄啶/磺胺甲噁唑,万古霉素
	C组	氯霉素,环丙沙星,左氧氟沙星或氧氟沙星,加替沙星,莫西沙星,奎奴普汀/达福普汀,庆大霉素,利福平,四环素
	U组	洛美沙星,诺氟沙星,呋喃妥因,磺胺异噁唑或甲氧苄啶
肠球菌属	A组	青霉素,氨苄西林
	B组	利奈唑胺,奎奴普汀/达福普汀,万古霉素
	C组	庆大霉素,链霉素(只用于筛选高水平耐药株)VRE可以测氯霉素,红霉素,四环素,利福平
	U组	环丙沙星,左氧氟沙星,诺氟沙星,呋喃妥因,四环素
不动杆菌属	A组	头孢他啶,亚胺培南,美罗培南
	B组	阿米卡星,庆大霉素,妥布霉素,氨苄西林/舒巴坦,哌拉西林/他唑巴坦,替卡西林/克拉维酸,头孢吡肟,头孢噻肟,头孢曲松,环丙沙星,加替沙星,左氧氟沙星,多西环素,米诺环素,四环素,美洛西林,哌拉西林,替卡西林,甲氧苄啶/磺胺甲噁唑
洋葱伯克霍尔德菌	A组	甲氧苄啶/磺胺甲噁唑
	B组	头孢他啶,美罗培南,米诺环素
嗜麦芽窄食单胞菌	A组	甲氧苄啶/磺胺甲噁唑
	B组	左氧氟沙星,米诺环素

A组为对特定菌群的常规和首选药物;B组为选择性的特别是A组不能用时的首选药物;C组为替代性或补充性抗微生物药物;U组仅用于治疗泌尿道感染的药物

③产 ESBLs 的肠杆菌预报对青霉素类、头孢菌素类和氨曲南耐药。

3. 动物体内抗菌活性实验　观察药物在体内的抗菌活性高低。

4. 临床抗感染效果的验证　在体外抗菌活性数据及动物体内实验证明有效安全的基础上,观察患者的临床抗感染疗效、细菌清除率,是最有利的证据。有时受多种因素影响,体外药敏结果与临床效果并不完全一致,临床的抗感染验证是最有利和直接的证据。

5. 抗菌药物的防耐药突变浓度(mutant selection concentration,MPC)和突变选择窗(mutant selection window,MSW)　依据此概念设计的给药方案应是既达到良好的临床疗效,又要远离 MSW,避免产生耐药突变株。缩小 MSW 的方法有 2 个:一是缩短血浆药物浓度在 MSW 中的时间,就是使药物快速达峰浓度而通过 MSW,并使其余的治疗时间保持在 MPC 浓度之上,从而最大限度地缩短突变选择的时间;二是减少 MPC 和 MIC 的差距,选择更理想的药物(低 MPC、窄 MSW),可提高野生型敏感菌的 MIC。当两种不同作用机制的抗菌药物联合应用并同时处于各自的 MIC 之上时,即使它们的 MPC 都很高,但是病原菌须同时发生两种耐药突变才能生长,造成 MSW 关闭。给药方案如下。

(1)选用具有两种不同作用靶位的药物,如莫西沙星和多西环素联合抗金黄色葡萄球菌使药物浓度在 MSW 上线,或采用 MPC 值接近 MIC 值的药物,目的是消除突变选择窗以减少耐药突变株的产生。

(2)如采用只有一个作用靶位的抗菌药,宜采用联合用药。

(3)用杀菌药时可能并不需要在整个疗程中使血药浓度保持在 MPC 之上。

目前已进行了多种体外试验,包括测定喹诺酮类、氨基糖苷类、利福平、青霉素、四环素、红霉素及一些抗结核药物对金黄色葡萄球菌、肺炎链球菌、大肠埃希菌和结核分枝杆菌等的突变选择窗,但上述概念尚需体内试验和临床试验证实。

6. 经济因素　抗菌活性及临床疗效相似的抗生素,价格便宜的应优先选择。

7. 其他因素　应考虑到个体的变态反应、肝毒性、肾毒性、耳毒性及特定人群;选择对人体正常菌群和环境菌群的最小影响的抗菌药物;药动学和药效学等(详见抗生素合理应用一节)。

总之,临床实际工作中,应高度重视病原学检查,合理使用抗菌药物,送检细菌的同时,综合相关因素经验选用抗菌药物是合理用药的实用途径。针对特定病原菌的药敏结果,选用直接作用于微生物靶位的药物,必要时联用不同作用机制的敏感药物协同抗菌,尽量关闭或缩小 MSW,缩短血药浓度落在窗内的时间是减少耐药菌株产生的科学方法。由于抗菌压力不同,细菌的耐药性不同,药物在不同部位的浓度不同,不同的耐药株、不同的感染部位、不同的机体状况和环境条件决定不同的用药方案,应做到个体化用药。

第二节　多重耐药革兰阴性菌的治疗

一、多重耐药鲍曼不动杆菌的治疗

(一)治疗困难的处境

不动杆菌属为多重耐药菌的典型代表,多重耐药鲍曼不动杆菌(multi-drug resistant acinetobacter baumannii,MDR-AB)的出现使我们可能很快就会面临"后抗生素时代"的来临,通常对头孢噻肟、头孢曲松、厄他培南、磷霉素、甲氧苄啶均耐药,有效的抗生素已经被高度耐药的细菌攻克,这场危机被形容为一个"无法取胜的战争",使临床治疗面临严峻的挑战,成为对全球公共卫生的威胁,值得密切关注。

鲍曼不动杆菌所引起的感染治疗依据是体外药敏实验,其中,肉汤稀释法和琼脂稀释法测定 MIC 为金标准。然而,鲍曼不动杆菌耐药性的预测准确度逊色于其他细菌。临床治疗反应和耐药菌折点的关系尚不完善。此外,不同药敏方法的可靠性和可比性尚未完全清晰。在产 β-内酰胺酶鲍曼不动杆菌,纸片扩散法的一致性较差,特别是黏菌素和多黏菌素 B,由于分子较大且琼脂扩散差,纸片扩散法药敏试验无法获得准确结果。因此,我们建议对于黏菌素宜用 Etest 法测定 MIC,范围在 $1\sim2\mu g/ml$。鲍曼不动杆菌对替加环素(Tigecycline)的判断标准需要进一步修订,以取得欧洲和美国纸片扩散法和肉汤稀释法的标准统一。

(二)抗生素的选择与评估

鲍曼不动杆菌的致病毒力是一个关键问题,他究竟仅代表一个感染还是死亡的真正原因,依然没有答案。从临床角度,对敏感鲍曼不动杆菌,单一氨苄西林/舒巴坦、碳青霉烯类(亚胺培南或美罗培南)及其他有效抗生素治疗就足够,但对 MDR-AB 需要联合以下几类可选择的药物,特点分别介绍如下。

1. **碳青霉烯类药物**　由于其良好的细胞通透性和高度的酶稳定性,亚胺培南或美罗培南是治疗碳青霉烯类敏感鲍曼不动杆菌的有效抗菌药物。多尼培南,一种新型的碳青霉烯类抗生素,对鲍曼不动杆菌也显示了较好的敏感性。最初,多尼培南在体外药敏显示对产 blaOXA-23 或 blaIMP-4 或 MBLs 的鲍曼不动杆菌无活性,在随后的试验中,MIC50 通常为 $0.5\mu g/ml$ 和 MIC90 为 $16\mu g/ml$,75.8% 为敏感。

2. **四环素类药物**　包括米诺环素(美满霉素),多西环素(强力霉素)、替加环素,常被用作治疗 MDR-AB 引起的呼吸机相关性肺(ventilator associated pneumonia,VAP)。替加环素治疗 MDR-AB 受到普遍关注,它克服或限制了外排泵和核糖体保护耐药机制,在体外对临床分离的鲍曼不动杆菌具有良好的活性,MDR-AB 对替加环素的敏感率为 97.3%,MIC 值为 2mg/L。替加环素治疗呼吸道感染更具优越性,因为它有较好的组织如肺脏渗透力。有报道在美罗培南和多黏菌素治疗由泛耐药鲍曼不动杆菌引起的感染性休克失败的前提下,替加环素补充治疗成功的案例。然而,鲍曼不动杆菌的血清峰浓度值必须高于 MIC($2\mu g/ml$),这限制了其在血液感染的应用。匹兹堡报道了替加环素敏感的鲍曼不动杆菌引起的血流感染发生在因其他感染接受替加环素治疗的患者(144 例)。目前正计划评估替加环素治疗严重的血液感染和 VAP 的效果。这些不同的观察结果也反映了缺乏鲍曼不动杆菌治疗的标准化和大范围的遗传多样性的研究。米诺环素是一种半合成四环素类新制剂,由于鲍曼不动杆菌主要产 OXA-23 型碳青霉烯酶,米诺环素不仅能针对产该类酶的细菌,同时还能提高药物的通透性。

3. **舒巴坦**　近年来研究显示舒巴坦与大多数 β-内酰胺类药物不同的是它可以直接作用于细菌的 PBP2(作用靶位不同),显现了其对不动杆菌独特的杀菌能力,同时它还可抑制多种 β-内酰胺酶,这可能是导致它对多重耐药不动杆菌仍有一部分保持中度敏感的原因。

4. **替卡西林**　据 Taccone FS 等人报道,起初在使用多黏菌素和大剂量的美罗培南治疗难治性急性胰腺炎且伴有腹腔脓肿的病人无效时,联合替卡西林进行治疗,病人抢救成功,并治愈出院。但是考虑到替卡西林是联合美罗培南和多黏菌素治愈的病人,对于院内获得性感染,尤其是对于耐碳青霉烯类的微生物,仍然需要做大量的试验去证实替卡西林的疗效。但最近 Schafer JJ 等也报道了单独应用替卡西林或联合其他抗菌药物治疗 VAP 和(或)MDR-AB 感染获得较好的治疗效果。

5. **多黏菌素 E**　由于多黏菌素不良反应多,肾毒性作用大,而且用后容易产生耐药性，以致临床很少全身应用此药。但是由于泛耐药菌的出现，抗菌药物的选择有限，多黏菌素又被重新引入到临床使用。静脉使用多黏菌素 E 对由泛耐药阴性杆菌引起的各种院内感染是有效的，特别是 MDR-AB 感染。一项前瞻性研究中，比较多黏菌素和亚胺培南治疗亚胺培南敏感 MDR-AB 的 VAP，VAP 相关死亡率和肾毒性方面，两组无差异。一些回顾性研究支持多黏菌素治疗 MDR-AB 的价值，包括菌血症、整形外科医源性感染、骨髓炎、中枢神经系统感染。雾化吸入多黏菌素治疗被认为是有意义的选择，克服了黏菌素的肺部渗透作用差的局限性，也减少其潜在的肾毒性。临床观察多黏菌素雾化效果良好，但它是基于回顾性的非对照的研究。印度学者进行了随机对照研究观察黏菌素钠雾化吸入辅助治疗革兰阴性菌引起的 VAP 的研究，结果显示黏菌素钠雾化吸入的辅助治疗效果并不确定。也有专家提议多黏菌素本是一种抗药性很低的药物，但由雾化吸入导致的亚治疗水平反而增加了黏菌素的耐药性。黏菌素钠雾化吸入的不良反应偶尔有支气管痉挛，也要注意其肾毒性，有报道约 14% 发生急性肾衰竭。进一步应研究多黏菌素的药动学和药效学。

目前多黏菌素 B 在肾功能正常患者推荐静脉应用剂量为 $1.5\sim2.5mg/(kg \cdot d)$，分 2 次静脉滴注，每次维持 1h。建议在肾功能不全者应减少每日用量和延长用药间隔，但同样缺乏可靠的药动学数据。

6. 氨曲南　是一种单酰胺环类新型 β-内酰胺类抗菌药物，主要是通过与敏感需氧革兰阴性菌细胞膜上青霉素结合蛋白（PBP2）高度亲合而抑制细胞壁的合成。与大多数 β-内酰胺类抗菌药物不同的是它不诱导细菌产生 β-内酰胺酶，同时对细菌产生的大多数 β-内酰胺酶高度稳定。且它也是唯一一个可以逃脱金属 β-内酰胺酶（MBLS）水解作用的药物，所以虽然有 MBLS 出现，但是氨曲南仍然可以维持自己的活性。

7. 大环内酯类　除了具有抗菌活性外还有抑制呼吸道黏膜的分泌作用，激活巨噬细胞的吞噬作用和抑制中性粒细胞趋化作用。大环内酯类抗菌药物可被多形中性粒细胞（PMN）内在化而浓聚于细胞内，有稳定溶酶体的作用。而且克拉霉素能明显抑制菌毛的颤动从而抑制细菌的致病力。大环内酯类抗菌药物（克拉霉素、阿奇霉素、罗红霉素等）作为"增效剂"联合其他对铜绿假单胞菌敏感的抗菌药（如喹诺酮类药物），杀灭铜绿假单胞菌生物膜内的致病菌。

(三)联合治疗

鲍曼不动杆菌常发生多重耐药,治疗常常需要联合抗生素。对产 ESBLs 不动杆菌属感染,首选碳青霉烯类抗生素包括亚胺培南、美罗培南、帕尼培南,次选氨苄西林/舒巴坦、哌拉西林/他唑巴坦、替卡西林/克拉维酸。氨基糖苷类和四环素类抗生素,如阿米卡星、妥布霉素、多西环素、米诺环素等都可以作为联合用药之一。下列组合方式可以实现协同作用(表 9-2)。最近的研究表明,舒巴坦与氨基糖苷类、利福平和阿奇霉素组合对亚胺培南敏感菌株显示协同作用;但不能将舒巴坦与头孢菌素组合。舒巴坦具有抗耐药鲍曼不动的活性,但似乎不能加强其他 β-内酰胺类抗生素的作用。其他组合如喹诺酮类和 β-内酰胺类或者亚胺培南与氨基糖苷类,也对亚胺培南敏感鲍曼不动杆菌有协同作用。多黏菌素联合利福平(或美罗培

表 9-2 治疗碳青霉烯类耐药鲍曼不动杆菌有效的抗生素联合

研究类型	抗生素联合
体外试验	美罗培南＋氨苄西林/舒巴坦
	亚胺培南＋氨苄西林/舒巴坦
	利福平＋氨苄西林/舒巴坦
	利福平＋多黏菌素 B
	利福平＋黏菌素
	亚胺培南＋多黏菌素 B＋利福平
	亚胺培南＋多黏菌素 B
	头孢吡肟＋氨苄西林/舒巴坦
动物实验	美罗培南＋氨苄西林/舒巴坦
	亚胺培南＋氨苄西林/舒巴坦
	亚胺培南＋妥布霉素
	亚胺培南＋利福平
	利福平＋妥布霉素或黏菌素
	利福平＋氨苄西林/舒巴坦
临床经验	利福平＋黏菌素
	黏菌素＋万古霉素
	黏菌素＋其他抗生素
	亚胺培南＋头孢他啶或阿米卡星
	美罗培南或环丙沙星＋阿米卡星
	亚胺培南＋头孢哌酮/舒巴坦

南和阿奇霉素)对亚胺培南敏感鲍曼不动杆菌有协同作用;推测多黏菌素与其他抗生素结合,使其快速透过外膜,进入细菌细胞而发挥作用。以下组合对亚胺培南耐药菌株有较好的活性①多黏菌素 B 与亚胺培南联合;②多黏菌素 B 与万古霉素联合;③亚胺培南与利福平联合;④多黏菌素 B、亚胺培南和利福平的三重联合。有研究评估了黏菌素联合万古霉素的效果,测定了 5 个流行株和 34 株临床分离株的 MDR-AB 的杀菌时间曲线、稀释法和 E-test 方法的敏感性。对于所有的菌株,显示出黏菌素与万古霉素的协同作用,所有菌株加入 0.5μg/ml 的多黏菌素,将万古霉素的 MIC 值从＞256μg/ml 减少到≤48μg/ml,这就提示临床可以用低于正常剂量药物联合治疗 MDR-AB,也减少了相应的不良反应。当然,也有类似的组合治疗 OXA-23 型耐药鲍曼不动杆菌失败的案例报道。头孢吡肟与舒巴坦或与氨曲南联合对碳青霉烯类耐药菌株表现出协同或部分协同作用,因为这些不是 MBL 长期产生菌。亚胺培南或美罗培南,与氨苄西林/舒巴坦相结合,有较好的抗碳青霉烯类耐药菌株的活性,甚至抗 MBL 产生菌有较好的效果。替加环素与阿米卡星、美罗培南,亚胺培南、喹诺酮类、舒巴坦和利福平联合治疗碳青霉烯类耐药鲍曼不动杆菌具有不同的效果。也提示我们,在体外联合药敏结果并不能完全指导或预测临床抗生素治疗效果。

(四)动物模型

鲍曼不动杆菌感染的动物模型是验证联合治疗体外试验疗效的根本方法。令人惊讶的是,亚胺培南和阿米卡星在豚鼠模型联合治疗亚胺培南敏感鲍曼不动杆菌的肺炎,治疗效果比任何抗生素单独使用都差。同样,在杀菌活性改善或死亡率控制方面用左氧氟沙星与阿米卡星联合、左氧氟沙星与亚胺培南联合或亚胺培南与阿米卡星联合的效果都不满意。另一研究显示敏感菌株肺炎动物模型,多西环素联合阿米卡星的治疗效果不及亚胺培南和阿米卡星联合效果。而对于碳青霉烯类耐药菌株,小鼠肺炎模型显示利福平与亚胺培南、妥布霉素或黏菌素联合有较好的抗菌作用,但亚胺培南与舒巴坦联合无效。也有不同的鼠肺炎模型显示只有联合亚胺培南和舒巴坦或方案包含了利福平才具有真正的杀菌效果。同样,腹腔感染模型显示美罗培南和舒巴坦联合治疗明显较其他抗生素治疗提高了生存率。利福平与其他抗菌药物联合在不同的动物模型中显示了极好的效果,它的单独使用虽然有效,但对治疗过程中出现的耐药是其不足。相反,多黏菌素在肺炎和心内膜炎动物模型的治疗效果很差。

(五)临床经验

虽然体外试验和动物实验结果很重要,但有时与临床效果并不完全符合。此外,由于潜在的偏倚,不同的抗生素经验治疗 MDR-AB 的不同效果也难以解释。到目前,抗生素联合治疗 MDR-AB 的前瞻性研究很少;一些回顾与碳青霉烯类,多黏菌素和替加环素治疗的临床经验,总结各种单药用于治疗多重耐药鲍曼不动杆菌的效果。亚胺培南和舒巴坦治疗敏感鲍曼不动杆菌的效果相似,包括生存率、机械通气天数和住 ICU 的天数;舒巴坦及亚胺培南治疗菌血症也获得相似的效果,治愈率达到 67.5%。舒巴坦治疗多重耐药包括耐亚胺培南鲍曼不动杆菌引起的不同类型的感染,包括脑膜炎、肺炎、腹膜炎、手术部位及尿路感染,均报道有较好的效果,治愈高达 67.5%。

非对照研究报道了黏菌素联合其他抗生素如美罗培南、亚胺培南、氨苄西林/舒巴坦、头孢吡肟、氨曲南、哌拉西林/他唑巴坦、喹诺酮类和氨基糖苷类来治疗 MDR-AB 感染尤其是 VAP 获得满意的效果,好转率达 76%;利福平与多黏菌素联合也有报道成功治疗 VAP 多重耐药鲍曼不动杆菌感染。另有 10 例前瞻性研究,观察利福平联合碳青霉烯类治疗碳青霉烯类耐药鲍曼不动杆菌 VAP 失败,与动物实验结果不同。

当怀疑鲍曼不动杆菌对碳青霉烯类耐药时,静脉注射多黏菌素联合利福平和亚胺培南。但缺乏 MBLs 碳青霉烯类耐药株的 Etest 检测结果。MBLs 的传播造成对碳青霉烯类耐药鲍曼不动杆菌的增加时,考虑联合应用多黏菌素和利福平(有或没有替加环素),VAP 患者同时雾化吸入黏菌素辅助治疗。前提是药敏试验必须准确。新近研究显示抗菌肽抗鲍曼不动杆菌的特异杀伤作用;二价阳离子膜活性抗菌多肽 rBPI2(Neuprex;XOMA 公司,伯克利,加利福尼亚州)和 cecropin P1(Sigma 公司,圣路易斯,密苏里州)为有效的抑制鲍曼不动杆菌的新药。前者是增加通透性杀菌蛋白的 N-端结构的重组,而 cecropin 是一个抗菌肽。这些用于治疗不动杆菌引起的严重感染临床疗效尚未确定,而且肽的成本较大,生产、运输和毒性等问题都需要考虑。

二、多重耐药铜绿假单胞菌的治疗

(一)治疗难的状况

铜绿假单胞菌(pseudomonas aeruginosa,PA)分布广泛,耐药机制多种,作用复杂,耐药产生快,通常对头孢噻肟、头孢曲松、厄他培南、磷霉素、四环素、替加环素、甲氧苄啶等多种抗生素耐药,成为多重耐药铜绿假单胞菌(multi-drug resistant pseudomonas aeruginosa,MDR-PA)或泛耐药铜绿假单胞菌(pan-drug resistant pseudomonas aeruginosa,PDR-PA)。耐药株引起的侵袭性感染可供治疗选择的抗菌药物很少,治疗极为困难,死亡率高。而新的抗 MDR-PA 的药物既要提高抗菌活性,抑制产黏液株的生物膜形成,又要克服产 β-内酰胺酶和膜通透性下降这两大耐药机制,还要考虑到安全性问题,成为开发难点。

(二)抗生素的选择与评估

对多重耐药铜绿假单胞菌可能有效的抗生素包括以下种类,治疗可根据药敏试验结果进行选择。

1.β-内酰胺类　替卡西林、哌拉西林、氨曲南均为抗 PA 的活性药物,第三代头孢菌素中头孢他啶是经典的抗铜绿假单胞菌药物,但耐药菌株迅速增加。加酶抑制药的复合青霉素类、三或四代头孢菌素有相对好的抗菌效果。替卡西林/克拉维酸治疗优于氟喹诺酮类和头孢他啶。头孢哌酮和头孢他啶有较好的抗 MDR-PA 作用。头孢哌酮/舒巴坦单种抗生素药物敏感性试验显示对 MDR-PA 耐药率最低为 27.2%,低于其他种类单独的耐药率,故在临床上治疗可考虑首选。

2. 碳青霉烯类　碳青霉烯类以其独特的化学结构、极强的抗菌活性和超广的抗菌谱而备受瞩目,包括亚胺培南、美罗培南、帕尼培南,广泛用于临床,成为抗铜绿假单胞菌的重要药物。亚胺培南、美罗培南、帕尼培南,对铜绿假单胞菌的 PAE 分别为 1.0～1.8h,0.8～2.0h 和 1.65h。随着抗菌药物浓度的增加,PAE 亦显著增长,美罗培南在 4 倍 MIC 浓度时,铜绿假单胞菌的 PAE 可达到 2.5h。亚胺培南、美罗培南、帕尼培南半衰期短,为 1h 左右,对重症患者需 1 日多次给药,厄他培南对青霉素结合蛋白具有高度亲和力,同时血浆半衰期延长至 4.9 h,可按 1/d 给药。多立培南(doripenem)抗菌谱广,对铜绿假单胞菌的体外抗菌活性为碳青霉烯类中最强者,对去氢肽酶稳定,但可为金属 β-内酰胺酶水解,目前在Ⅲ期临床试验中。但近年耐药菌株不断涌现、价格昂贵及引起二重感染,迫切需要新品种的开发。

3. 多黏菌素类　此类药物通过其阳离子分子竞争置换革兰阴性菌细胞外膜上的 Ca^{++} 和 Mg^{++} 离子,导致细胞膜的局部稳定性降低,膜结构扭曲变形,通透性增加,胞内成分外溢,最终导致细菌的崩解死亡;此外,多黏菌素类还能够与革兰阴性菌外膜脂多糖(LPS)组分脂质 A (lipid A) 相互作用而中和其内毒素活性,从而拮抗内毒素的生物学作用而具有较好的抗 MDR-PA 的作用。体外试验中对碳青霉烯类抗生素耐药的铜绿假单胞菌对多黏菌素 B 最为敏感,敏感率达 97% 以上;另有研究采用黏菌素治疗 MDR-PA 85 例,有效率 25%～61%,肾毒性发生率 8%～36%,神经毒性反应少见,作者认为黏菌素可作为治疗铜绿假单胞菌肺炎的最后选择,而且主张联合用药。多黏菌素单独治疗可能诱导耐药出现,虽然在体外稳态体系,多黏菌素 B 在超 MIC 浓度对铜绿假单胞菌具有快速杀菌作用,但时间-杀菌曲线显示,在各个试验浓度(1～16mg/L)均存在最初细菌量快速减少后再生长的现象;另一问题是需注意多黏菌素的肾毒性和神经毒性作用。

4. 喹诺酮类等药物　许多氟喹诺酮类药物具有良好的抗铜绿假单胞菌活性,以环丙沙星较为突出,可作为 MDR-PA 的联合用药。

5. 氨基糖苷类　吉他霉素、妥布霉素、阿米卡星等可作为 MDR-PA 的联合用药选择。

6. 大环内酯类抗生素　由于细菌生物膜(biofilm)在铜绿假单胞菌感染中广泛存在,是导致抗菌治疗失败的重要原因之一。大环内酯类抗生素自身几乎没有抗铜绿假单胞菌的活性,但能抑制生物膜的形成;调节免疫,增强吞噬细胞的吞噬作用;抑制铜绿假单胞菌的一些毒性因子而增强其他抗铜绿假单胞菌药物的活性,改善疗效。研究发现红霉素、克拉霉素、阿奇霉素和罗红霉素能有效抑制生物膜形成,短期联合头孢他啶等抗铜绿假单胞菌药物后就可明显改善临床疗效。

(三)联合用药

1. 联合效应　临床抗感染的经验证明,单一抗生素对 MDR-PA 的治疗效果是不理想的,常常导致治疗失败。个体化联用不同作用机制的抗菌药物除增加覆盖面、取得协同抗菌效应外,还可缩小突变选择窗,减少多重耐药的铜绿假单胞菌耐药性的产生。抗假单胞菌的 β-内酰胺类与氟喹诺酮类药物联合治疗 PAE,可阻止耐药性的产生。应用超声、弱电流破坏生物被膜,联合渗透性强的药物抗菌治疗可提高疗效。

2. 抗生素联合方案　尽管联合应用抗生素是否可以减少耐药菌产生目前还有争议,临床上治疗 MDR-PA 多需要选用几种有效抗生素联合。对产 ESBLs 铜绿假单孢菌的抗生素治疗,可以选择复方 β-内酰胺类/β-内酰胺酶抑制药治疗(推荐药物为哌拉西林/他唑巴坦、替卡西林/克拉维酸)、氨基糖苷类联合头霉素类抗生素,或碳青霉烯类抗生素。药物联用能够提高 MDR-PA 对药物的敏感率（平均增加 3.4%～9.2%）。联合具有较好活性的组合见表 9-3。

表 9-3 治疗多重耐药铜绿假单胞菌有效的抗生素联合

研究类型	抗生素联合	
体外试验	阿米卡星＋哌拉西林	协同作用率 100%
	阿米卡星＋头孢哌酮/舒巴坦	协同作用率 95.6%
	环丙沙星＋头孢哌酮/舒巴坦	协同作用率 91.1%
	阿米卡星＋头孢他啶	协同作用率 84.4%
	头孢他啶＋左氧氟沙星	协同作用 25%，相加作用 59.4%
	美罗培南＋左氧氟沙星	协同作用 18.8%，相加作用 59.4%
	阿米卡星＋美罗培南	协同和累加作用率 100%
	环丙沙星＋哌拉西林/他唑巴坦	协同和累加作用率 95.6%
	阿米卡星＋哌拉西林/他唑巴坦	协同和累加作用率 93.3%
	阿米卡星＋头孢他啶	协同和累加作用率 91.1%
临床经验	磷霉素 4g＋头孢哌酮/舒巴坦 4g,2/d	总有效率 93.02%

美国胸科学会曾提出,治疗革兰阴性多重耐药菌株引起的严重医院内获得性肺炎可选用 β-内酰胺类抗生素、喹诺酮类抗生素和氨基糖苷类抗生素中的两种进行联合治疗；β-内酰胺类与庆大霉素或氟喹诺酮类药物体外联合均可略微提高对 PA 的敏感率,其中庆大霉素的增效作用略强于氟喹诺酮类。

3. 多种抗生素联合 国内研究也表明联合用药能够发挥药物的协同作用,提高对 MDR-PA 的抑菌效应。对 MDR-PA 感染,可首选头孢哌酮/舒巴坦与阿米卡星或环丙沙星联用。如果效果不佳可采取三联用药,在头孢哌酮/舒巴坦与阿米卡星联用基础上再加用哌拉西林或头孢他啶,或头孢哌酮/舒巴坦与环丙沙星联用基础上再加用派拉西林/他唑巴坦；其次阿米卡星分别与头孢他啶、美罗培南、哌拉西林、哌拉西林/他唑巴坦联用,环丙沙星与哌拉西林/他唑巴坦联用。另外,磷霉素联合头孢哌酮/舒巴坦为治疗多重耐药铜绿假单胞菌感染提供了一条新的方法。

另有报道的多种抗生素联合选择有以下几种。

(1)体外有效抗铜绿假单胞菌方案:替卡西林＋妥布霉素＋利福平;大环内酯类＋妥布霉素＋甲氧苄啶＋利福平;头孢菌素类＋喹诺酮类;多黏菌素 B＋利福平;头孢他啶＋黏菌素;多黏菌素 B＋亚胺培南。

(2)临床有效的抗铜绿假单胞菌方案:头孢吡肟＋阿米卡星,多黏菌素 B＋下列中的一种或数种,即碳青霉烯类、氨基糖苷类、氟喹诺酮类或 β-内酰胺类。

需要注意,碳青霉烯类、氨基糖苷类抗生素治疗的同时是铜绿假单胞菌多重耐药产生的危险因素。

总之多重耐药铜绿假单胞菌所致严重感染可选用的有效药物不多,碳青霉烯类与阿米卡星对上述细菌中部分菌株有活性,多黏菌素作用也较强,但已出现少数耐药株,此时上述抗生素联合(体外有效)成为唯一的选择,只对某一、二种抗生素敏感的多重耐药菌感染采用单药治疗可能出现耐药菌,需要更多临床试验证实其疗效。总体细菌清除率低,临床疗效尚待改进。因此迫切需要研究开发新的抗铜绿假单胞菌药物。

三、产超广谱 β-内酰胺酶菌珠的治疗

(一)ESBLs 菌株的治疗原则

1. 常见产 ESBLs 的肠杆菌包括大肠埃希菌、肺炎克雷伯菌、产酸克雷伯菌和奇异变形杆菌。

2. 产 ESBLs 菌株对各种酶抑制药复合制剂和碳青霉烯类抗生素敏感性较高。推荐使用的抗菌药物包括碳青霉烯类、头霉素类、某些 β-内酰胺酶抑制药复合制剂等,也可以根据药敏试验和病情选择氨基糖苷类抗生素、氟喹诺酮类与上述抗生素联合治疗。美国食品药品管理局(food and drug administration,FDA)已批准用于治疗 ESBLs 菌的抗生素:碳青霉烯类抗生素,包括亚胺培南/西司他丁、美罗培南、厄他培南;头孢吡肟、氨基糖苷类抗生素、氟喹诺酮类。尽管 β-内酰胺类/β-内酰胺酶抑制药复方制剂在体外对产 ESBLs 菌敏感,但未被 FDA 批准用于临床治疗。具体选择抗生素时,应考虑到如下因素:①体外抗菌活性;②当地流行的 ESBLs 的基因型;③已有临床治疗的疗效;④对微生态影响小。

3. 对产 ESBLs 菌株,青霉素类和第一、二、三代头孢菌素均耐药。即使体外试验对某些头孢菌素敏感,临床上治疗也可能无效。应该注意到,产 ESBLs 菌株可以在治疗过程中发展而来。对最初分离敏感的菌株,经 3~4d 第三代头孢菌素的治疗后,有可能发展为耐药,因此对重复分离菌株应重复进行药敏试验。

(二)抗生素的种类及疗效评估

1. 碳青霉烯类　碳青霉烯类对产 ESBLs 菌株敏感性很高,临床疗效显著,在严重感染或其他抗生素治疗疗效不佳时,可选择碳青霉烯类抗生素。对可能的产

ESBLs 菌株的社区感染、院内感染如重症监护室的 VAP,均可经验性使用碳青霉烯类抗生素治疗。药物包括亚胺培南、美罗培南、帕尼培南、厄他培南、法罗培南、多尼培南等。美罗培南、帕尼培南不易发生神经系统的不良反应,可用于治疗产 ESBLs 菌株引起的中枢神经系统感染。

目前尚无确切临床资料说明碳青霉烯类与其他抗菌药物联合应用的疗效是否优于碳青霉烯类单独应用,但大多临床医生倾向于运用碳青霉烯类联合氨基糖苷类治疗产 ESBLs 菌株引起的严重感染。

2. 头霉素类　体外研究显示,头霉素类抗生素对于产 ESBLs 菌株具有良好的抗菌作用,可以作为产 ESBLs 菌株的次选药物,也可以与氨基糖苷类抗生素等联合使用。目前使用较多的药物为头孢美唑。需要注意的是,头霉素类易诱导细菌产生诱导酶(AmpC 酶),从而出现耐药。如果细菌同时有膜蛋白缺失也可引起细菌对头霉素类耐药。

3. β-内酰胺类/β-内酰胺酶抑制药复方制剂　产 ESBLs 菌株对 β-内酰胺类抗生素联合 β-内酰胺酶抑制药如克拉维酸、舒巴坦或三唑巴坦的复方制剂效果较好,此类药物可首选用于产 ESBLs 菌株所致的轻至中度感染,但由于 β-内酰胺类/β-内酰胺酶抑制药复方制剂对产 ESBLs 菌株的临床疗效不够理想,对产 ESBLs 菌株严重感染的患者,不宜作为首选药物。在已上市的 β-内酰胺类/β-内酰胺酶抑制药复方中,以头孢哌酮/舒巴坦和哌拉西林/三唑巴坦的抗菌作用较强。如体外试验显示 ESBLs 菌株对头孢哌酮/舒巴坦的敏感率为 96.2%,对哌拉西林/他唑巴坦敏感率为 97.7%。应该注意,当细菌产生大量 β-内酰胺酶或同时伴有外膜蛋白丢失时,β-内酰胺类/β-内酰胺酶抑制药复方制剂的抗菌活性也会降低。此外,酶抑制药对某些 ESBLs 无抑制作用,如大多数 OXA 型 ESBLs。

4. 第三、四代头孢菌素　不同型别 ESBLs 对第三代头孢菌素的水解能力各不相同,体外试验也可能显示产 ESBLs 菌株对第三代头孢菌素敏感,如有研究显示产 ESBLs 酶菌株对头孢他啶、头孢哌酮的耐药率为 96.2%,对头孢吡肟的耐药率达 87.2%,临床上使用第三代头孢菌素治疗产 ESBLs 菌株感染的疗效很差。第四代头孢菌素对 ESBLs 的稳定性高于第三代头孢菌素,但仍能被 ESBLs 不同程度的水解,因此,不管体外试验结果如何,所有的产 ESBLs 菌株均应视为对第三、四代头孢菌素不敏感。

5. 替加环素　体外药敏显示产 ESBLs 大肠埃希菌和肺炎克雷伯菌对替加环

素和美罗培南的敏感率均为 100%,但替加环素的 MIC 值均高于美罗培南;产 ES-BLs 多重耐药肺炎克雷伯菌对替加环素和美罗培南的敏感率也均为 100%,但替加环素的 MIC_{90} 值高于美罗培南,为 1mg/L。四环素类抗生素中的替加环素对产 EB-SLs 菌株有较好疗效。

6. 其他抗生素　多数产 ESBLs 菌株为多重耐药株,对氨基糖苷类抗生素的耐药率高,氨基糖苷类抗生素常作为产 ESBLs 菌株严重感染时的联合用药之一。喹诺酮类抗菌药物可用于治疗产 ESBLs 菌株引起的轻、中度感染(如尿路感染),但产ESBLs 菌株对喹诺酮类的耐药性不断增加,限制了喹诺酮类药物在产 ESBLs 菌株感染中的应用。临床观察结果显示磷霉素与亚胺培南/西司他丁钠治疗产 ESBLs菌感染的临床及细菌学疗效无差异,而磷霉素的费用显著低于亚胺培南/西司他丁钠。

(三)联合治疗

大部分 ESBLs 菌对碳青霉烯类如亚胺培南、美罗培南、注射用四代头孢菌素、替卡西林/克拉维酸、哌拉西林/他唑巴坦在体外显示有抗菌活性;但在动物模型尚未完全证明有效;一些高产超广谱 β-内酰胺酶的菌株对替卡西林/克拉维酸和哌拉西林/他唑巴坦原发耐药;还有些产超广谱 β-内酰胺酶的肺炎克雷伯菌株在体外对注射用第二、第三代头孢菌素敏感,但对头孢他啶耐药;这些菌株感染时,注射用第二、第三代头孢菌素均无效。

氟喹诺酮类对敏感菌株可能有效,但很多菌株耐药,可根据药物敏感性试验选择联合应用。注意因产 A 型碳青霉烯酶而对碳青霉烯类耐药的克雷伯菌属,其中一些菌株对除多黏菌素 E 外的所有抗微生物药均耐药;替加环素在体外有活性;厄他培南在药动学模型中对产 ESBL 的大肠埃希菌有活性。

对轻至中度感染患者,首选复方 β-内酰胺类/β-内酰胺酶抑制药(药物包括阿莫西林/克拉维酸、氨苄西林/舒巴坦、哌拉西林/他唑巴坦、替卡西林/克拉维酸等)。次选氨基糖苷类与头霉素类抗生素联合治疗(药物包括阿米卡星、妥布霉素、头孢西丁、头孢美唑等)。治疗效果不佳者,换用碳青霉烯类抗生素(药物包括亚胺培南、美罗培南、厄他培喃、帕尼培南)。

对重度感染患者,首选碳青霉烯类抗生素,必要时根据药敏联合应用氟喹诺酮类或氨基糖苷类。

如果对碳青霉烯类耐药,可能为碳青霉烯酶的产生及渗透性减低,应选用多黏菌素、替加环素。

四、产 AmpC 酶的肠杆菌属的治疗

AmpC 酶分为诱导高产酶、持续高产酶和持续低产酶，其中，诱导高产酶主要与 β-内酰胺类抗生素的作用有关；而持续高产酶为去阻遏突变所致，质粒介导的 AmpC 酶导致耐药菌株广泛传播，对临床的危害最大，是防控的重点。产生诱导性 AmpC 酶的常见菌包括肠杆菌属、沙雷菌属、枸橼酸杆菌、铜绿假单胞菌等。AmpC 酶可作用于大多数青霉素、第一、二、三代头孢菌素和单环类抗菌药物。而第四代头孢菌素、碳青霉烯类抗菌药物不受该酶作用，可作为产质粒介导 Ampc 酶菌感染的经验治疗选择；该酶不被 β-内酰胺酶抑制药所抑制，也可根据药敏结果选用头孢哌酮/舒巴坦、第四代头孢菌素等抗生素治疗。

联合治疗：头孢吡肟加氟喹诺酮类或阿米卡星有较好疗效。

五、产碳青霉烯酶肠杆菌的治疗

(一)产碳青霉烯酶的肠杆菌科细菌

产碳青霉烯酶的肠杆菌科细菌（carbapenem-resistant enterobacteriaceae，CRE）包括大肠埃希菌等、肺炎克雷伯菌和变形杆菌等，其引起的感染不断增加，正成为卫生保健机构的重要挑战。多国的联合调查 104 株产碳青霉烯酶的细菌显示，碳青霉烯类耐药肺炎克雷伯菌（carbapenem-resistant klebsiella pneumoniae，CRKP）是临床上最常见的，其次是 VIM-1、IMP-1、SME-2 和 NMC-A，几乎对所有的抗生素耐药，与感染的发病率和死亡率较高直接相关，特别容易发生在那些长期住院患者、重症患者和进行侵入性操作的患者。医院内传播、商贸、旅游等增加了这类细菌的全球传播，其防治成为共同探讨的难题。目前，尚无成熟的产碳青霉烯酶的肠杆菌的治疗方案，只是参考体外敏感性试验进行临床探索。

(二)碳青霉烯类耐药肺炎克雷伯菌(KPC)的治疗

1. 碳青霉烯类 包括亚胺培南和美罗培南，此类药物的 K-B 法药敏并不能及时发现 KPC 菌株，往往需要 Etest 试验或分子检测证实。有研究显示 CRKP 的纸片法药敏结果即使显示敏感，临床单独应用治疗也是失败的，可以与哌拉西林/三唑巴坦、多黏菌素或阿米卡星联合应用。

2. 替加环素 是抗 MRD 的较好选择，具有泵出和核糖体保护机制，也与其他

抗菌药不出现交叉抗药性，成为治疗产碳青霉烯酶菌感染的主要药物。体外药敏显示替加环素对产碳青霉烯酶菌的敏感率为 100.0%，抗这种多重耐药菌株的 MIC50 为 0.5μg/ml；MIC$_{90}$ 为 2μg/ml。中国报道的产碳青霉烯酶的变形杆菌主要是 KPC-2，体外药敏仅对替加环素敏感。临床也有替加环素治疗 CRKP 成功的报道，但须警惕其治疗过程中的耐药性增加，再次应用需重新药敏试验评估。然而，要注意，替加环素尚未被 FDA 批准用于治疗血液感染，用于 KPC 菌的治疗需要积累更多的临床经验。此外，替加环素在尿液中的浓度较低，不推荐用于治疗产 KPC 酶细菌引起的尿路感染。

3. **黏菌素**　黏菌素和多黏菌素 B 是产碳青霉烯酶菌株有效的治疗选择，对产碳青霉烯酶菌的敏感率达 88.1%，但其 MIC 值有升高的趋势值得警惕；体外敏感性试验显示利福平、多西环素、替加环素与多黏菌素 B 联合，可降低 MIC 至少 4 倍，临床疗效有待于进一步观察。而波兰报道的 KPC-2 耐药株仅对黏菌素敏感，耐头孢噻肟、头孢他啶、氨曲南、环丙沙星和磺胺等多种抗生素。也有静脉滴注黏菌素和庆大霉素成功治疗 KPC 菌株引起的心内膜炎的报道。但这个化合物的潜在毒性限制了其临床应用。

新开发的一种新型氨基糖苷类抗生素 ACHN-490 在体外显示了良好的抗产碳青霉烯酶细菌的活性，MIC 值明显低于庆大霉素和阿米卡星，但临床效果有待于进一步验证。

(三)多重耐药 NDM-I 金属 β-内酰胺酶的治疗

1. 治疗原则

(1)根据感染部位及感染菌的药物敏感性综合考虑，合理选择抗菌药物。已有的药物敏感性显示 NDM-1 多重耐药菌对常用的抗生素头孢菌素类、碳青霉烯类、氨基糖苷类都耐药，仅对黏菌素和替加环素的敏感率达到 89%～100% 和 56%～67%；个别菌株对氨曲南、庆大霉素、环丙沙星敏感。

(2)临床微生物室应扩大抗菌药物敏感性测定范围，包括抗菌范围更广的非 β-内酰胺类抗菌药物(如氨基糖苷类、喹诺酮类、替加环素、米诺环素、磷霉素、多药菌素等)，为临床用药提供参考。

(3)去除感染危险因素，尽量减少对患者的侵袭性操作，及时拔出导管、脓肿引流等。

(4)积极治疗原发疾病。

（5）根据临床特征进行中医辨证治疗。

2. 抗菌药物

（1）替加环素（tigecycline）：是一种新型的甘氨酰四环素类抗生素，别名丁甘米诺环素，具有超广谱的抗菌活性，对产 NDM-1 细菌 MIC90 值为 2～8mg/L，敏感率 56%～67%。能够克服或限制细菌的外排泵和核糖体保护两种耐药机制产生的作用，不易产生耐药性，临床研究单用或联合用药治疗产碳青霉烯酶细菌感染有一定疗效，美国 FDA 已批准上市，但国内目前尚处于临床研究和申报生产阶段。替加环素治疗多重耐药菌的革兰阴性菌败血症的问题在于低血清浓度。

（2）多黏菌素（polymyxins）：属多肽类抗菌药物，包括多黏菌素 B 和黏菌素两种。黏菌素对产 NDM-1 细菌 MIC90 为 2～32mg/L，敏感率 89%～100%，黏菌素可以单独或联合用药抗多重耐药菌，有较好的疗效和安全性，肾毒性（一般为可逆性蛋白尿、管型尿及血尿）发生率＜20%。口服不吸收，通常静脉给药，也可以吸入或鞘内给药治疗脑膜炎。常需要和其他药物联合治疗 NDM-1 细菌，但联合用药及其他途径给药的合适剂量有待于进一步观察确定。值得注意的是，对黏菌素耐药的多重耐药菌株已有报道。

（3）碳青霉烯类：产 NDM-1 细菌对碳青霉烯类耐药，但体外 MIC 值差异较大，个别研究发现，对 MIC 值低（＜4mg/L）的菌株感染有一定疗效，需要和其他药物联合使用。

（4）氨基糖苷类：不同药物间呈部分交叉耐药，我国临床分离的产金属 β-内酰胺酶肠杆菌科细菌对阿米卡星、异帕米星具有一定敏感性。对轻、中度感染可以单独应用，重度感染需要与其他药物联合应用。用药期间注意药物的耳肾毒性。新开发的一种新的氨基糖苷类抗生素 ACHN-490 在体外显示了良好的抗产碳青霉烯酶细菌的活性，MIC 值明显低于庆大霉素和阿米卡星，但临床效果有待于进一步验证。

（5）氟喹诺酮类：肠杆菌科细菌对喹诺酮类耐药突出，需要根据药物敏感性测定结果选择药物。

（6）磷霉素：体外研究表明对部分耐药菌有效，但缺乏临床研究数据。

（7）利福平：临床治疗有一定的效果。

3. 治疗方案

（1）轻、中度感染：敏感药物单用即可，如氨基糖苷类、喹诺酮类、磷霉素等，也可联合用药,如氨基糖苷类联合环丙沙星、环丙沙星联合磷霉素等。无效患者可以选用替加环素、多黏菌素。

(2)重度感染:根据药物敏感性测定结果,选择敏感或相对敏感抗菌药物联合用药,如替加环素联合多黏菌素、替加环素联合磷霉素、替加环素联合氨基糖苷类、碳青霉烯类联合氨基糖苷类、碳青霉烯类联合多黏菌素、喹诺酮类联合碳青霉烯类等。应严密观察患者治疗反应,及时根据药物敏感性测定结果以及临床治疗反应调整治疗方案。

六、多重耐药嗜麦芽寡养单胞菌的治疗

多重耐药嗜麦芽寡养单胞菌(multi-drug resistant stenotrophomonas malto-philia,MDR-SMA)对抗生素有天然广泛的耐药性,一旦感染,治疗颇为困难。目前尚无对 SMA 感染的治疗原则和方案,推荐治疗方案仅来源于临床观察和实验室数据。

SMA 的治疗,仅能参考药敏试验选择有效的抗生素。磺胺甲噁唑/甲氧苄啶仍然是首选药物,在体外的研究表明米诺环素、替卡西林/克拉维酸、头孢哌酮/舒巴坦、一些新的氟喹诺酮类、替加环素可能是有效的选择。体外药敏显示 SMA 对常用抗生素的耐药率分别为:米诺环素 0～9.7%、替卡西林/克拉维酸 12.5%～22.6%、左氧氟沙星 12.5%～28.6%、多西环素 18.8%～33.3%、复方磺胺甲噁唑 18.8%～40%、环丙沙星 50%～65.7%、头孢他啶 50%～66.7%、阿米卡星 54.8%～66.7%和亚胺培南 93.5%～100%。另有报道 SMA 对磺胺甲噁唑/甲氧苄啶耐药率 15.0%,对米诺环素和多西环素耐药率仅 1.0%,后两者是 SMA 治疗的较好替代品。有报道临床用替加环素治疗 MDR-SMA 获得较好的疗效。

不同的氟喹诺酮类药物对 SMA 的敏感性不同,报道莫西沙星和左氧氟沙星对 SMA 的敏感率为 100.0%,洛美沙星敏感率为 64.5%,环丙沙星敏感率为 9 7%。但是,这 4 种药物的血药浓度均位于 MIC 和 MPC 之间,说明单药治疗易导致耐药突变株的富集生长,应联合用药以限制细菌耐药的发生。

SMA 对头孢菌素耐药率很高,一般不作为治疗时选用药物。也有报道 SMA 对头孢他啶有一定抗菌活性,耐药率为 5.0%～50%,头孢吡肟耐药率 36.0%,替卡西林/克拉维酸的耐药率 13.0%,头孢哌酮/舒巴坦耐药率 9.0%,可根据体外药敏试验结果选择某些头孢菌素如头孢他啶、头孢哌酮等敏感药物。

对于 MDR-SMA 的治疗,临床上单一使用疗效均不理想,治疗上常采用复方磺胺甲噁唑联合替卡西林/克拉维酸或头孢哌酮/舒巴坦方案,并用最大的可接受剂量,否则易致治疗失败。有临床研究结果推荐:庆大霉素与羧苄西林与利福平、磺胺甲噁唑/甲氧苄啶与羧苄西林与利福平 2 个方案的 3 种联合化疗,3 种药物的协同作用大于 2 种药物联合或单一药物,即使在原治疗方案中加入不敏感的药物亦可增加协同作用,对 3 种药物耐药的菌株对二联疗法的耐药率为 25%,对三联疗法的耐药率为 0%。当病情严重、临床疗效差或药敏试验证明对所有抗菌药物耐药时;尝试抗菌药物联合治疗可能发挥抗菌药物疗效。

复发性嗜麦芽寡养单胞菌引起的 VAP,有用多西环素和黏菌素雾化吸入治疗成功的报道。第一次用高剂量复方磺胺甲噁唑治疗 7d 痊愈,34d 后复发,又治疗 10d 无反应,多西环素和黏菌素雾化吸入治疗 14d 痊愈,表明多西环素和多黏菌素雾化治疗有积极作用,可作为初始治疗失败或不能接受标准疗法的替代疗法。

MDR-SMA 在医院的医疗保健单位的不断增加成为令人震惊的健康问题,迫使人类不断寻找天然抗菌成分,既有抗菌活性,又不易引起耐药。蜂蜜已被成功地用于各种感染且无耐药等危险因素。Majtan J 研究调查了 20 株多重耐药嗜麦芽寡养单胞菌,治疗用两个天然蜂蜜——honeydew(蜜露,蜜蜂吮吸植物汁液的昆虫排出的甜物质)和 manuka(新西兰特有的 manuka 树上提取的蜂蜜)的抗菌活性,蜂蜜的浓度范围 3.75%～25%。所有 20 个临床分离株均对 11～19 种抗生素多重耐药,甘露蜂蜜的 MIC 介于 6.25%～17.5%;而 manuka 的 MIC 介于 7.5%～22.5%。16 株菌的 MIC 前者低于后者,结果提示,蜜露蜂蜜抗多重耐药 S. maltophilia 菌株的具有更好的活性,可用于临床治疗多药耐药菌。

七、多重耐药艰难梭菌的治疗

艰难梭菌(clostridium difficile,CD)感染引起的相关性疾病已经成为严重的健康问题,仅 2000－2005 年的 5 年间发病率即成倍增长,病死率也在增加,而且出现了耐红霉素、克林霉素和环丙沙星的菌株,高毒力株 027/NAP1/BI 的频繁暴发,已波及美国及欧洲多个国家。治疗艰难梭菌感染(clostridium difficile infection,CDI)应及时停用相关抗生素及抗肠蠕动药物,经验给予抗艰难梭菌的抗生素治疗,辅助给予免疫调节治疗、益生菌调节肠道菌群及补充液体等支持治疗。

（一）常规治疗

抗生素首选药物为口服甲硝唑,严重病例用万古霉素;甲硝唑或万古霉素对大多数艰难梭菌感染都有效,如果治疗无效,首先需要评估治疗依从性,搜寻其他诊断依据,以及检查是否存在梗阻或中毒性巨结肠的可能,因为这些症状的存在会阻止药物到达病变部位。对于存在梗阻的患者,需要使用大剂量的万古霉素口服制剂(500mg,4/d)才能使药物达到结肠内,或者通过胃管或肛管注射万古霉素或甲硝唑。对于极少数病情严重的患者,如果对甲硝唑或万古霉素无效,就需要进行肠切除。排除了上述情况,则需要考虑耐药艰难梭菌感染的可能。采取以下对策。

（二）已进入临床试验阶段,预期可用于艰难梭菌相关腹泻（Clostridium difficile associated diarrhea,CDAD）的治疗的药物包括

1. Tiacumicin B　为18环大环内酯类,体外对艰难梭菌的抗菌活性为万古霉素的8～10倍,50mg、100mg或200mg剂量,2/d,口服疗效好,已完成Ⅰ期临床试验。

2. 雷莫拉宁（Ramoplanin）　为糖肽类抗革兰阳性菌的抗生素,通过阻断肽聚糖合成而抗CD,对万古霉素耐药株有效、能减少毒素产生、有效杀死芽胞并防止其再生。临床研究表明,雷莫拉宁治疗CDAD有效率(83%)与万古霉素(85%)相似,复发率(22%～26%)高于万古霉素(17%),但差异无统计学意义。

3. 硝唑尼特　一种抗寄生虫药物,近期研究发现其治疗CDAD有效率不低于甲硝唑和万古霉素。

4. 利福昔明　通过抑制细菌RNA合成而发挥抗菌活性,安全性好,体外显示出较好的抗艰难梭菌活性,有报道临床应用200mg,3/d,疗程10d,患者痊愈,但尚缺乏大样本多中心的临床病例观察。

5. 替考拉宁　一种新型糖肽类抗生素,其抗菌谱与万古霉素相似,最新的欧洲CDAD治疗指南中认为在所有的治疗过程中替考拉宁均可以替代万古霉素。我国临床分离菌株对替考拉宁的敏感性良好,MIC范围在0.094～0.38mg/L,且未出现耐药菌株,提示替考拉宁可以成为治疗CDAD的另一个可靠的选择。

（三）尝试抗Cd治疗新方法

1. 抗生素递减或联合治疗　有学者尝试万古霉素递减疗法治疗多次复发CDAD患者(125mg,6h1次,共7d;125mg,每12小时1次,共7d;125mg,1/d,共7d;125mg,2d1次,共7d;125mg,3d1次,共14d)有一定疗效,持续抗生素治疗使

Cd 成为耐药的孢子存在于肠腔中,间歇给药可使孢子成长为生长型(营养型),在后续的抗生素治疗中被杀灭;同时,可促进肠道正常菌群的恢复。亦有研究者应用万古霉素联合或序贯利福平治疗也能取得较好疗效。

2. 毒素结合治疗　鉴于艰难梭菌仅局限于肠腔内,不会侵入血液或引起其他部位的感染,因此,结合 Cd 毒素可阻断这一过程,从而治疗 CDAD。Tolevamer 聚苯乙烯吸附剂,是一种无抗菌活性、肠道不吸收、不影响肠道正常菌群、仅吸收毒素,抑制由于毒素导致的液体积聚,迅速减轻腹泻量,可明显降低 CDI 的病死率。Ⅱ项期临床试验证实,Tolevamer 有效率低于万古霉素和甲硝唑,但治疗有效患者的复发率(3%~6%)则明显低于万古霉素(18%~23%)和甲硝唑(19%~27%)。患者对 Tolevamer 一般耐受性良好,但可引起低钾血症。考来烯胺/考来替泊是阴离子交换树脂,其本身作用有限,一般需联合甲硝唑或万古霉素治疗。考来烯胺(消胆胺)的常用剂量为 4g,3/d 或 2/d,最大剂量为 24g/d,主要不良反应是便秘。由于其影响抗生素的吸收,需在应用抗生素 2h 后服用。

3. 生物治疗　生物治疗包括益生菌及粪便替代疗法。理论上说,CDAD 的发病与正常肠道菌群的破坏有关,益生菌有助于恢复正常菌群,有利于 CDAD 的治疗,但尚缺乏足够的循证医学证据。鲍氏酵母菌(saccharomyces boularidii)是一种非致病性酵母菌,其产生一种蛋白酶干扰毒素 A 与其受体结合,可阻断 Cd 毒素附着于结肠黏膜,可联合甲硝唑或万古霉素治疗。鲍氏酵母菌作为抗生素的辅助用药对预防复发和终止腹泻有一定作用,而乳酸杆菌则无此效果。目前尚无证据支持单独应用益生菌治疗 Cd 感染的有效性。粪便替代疗法(fecal replacement)又称粪便移植(fecal transplantation),是对健康供者的粪便进行一定处理后,通过鼻胃管或保留灌肠的方式给药。一些小型病例研究证实对于多次复发患者的有效率高,但患者多难以接受,且存在传播疾病的可能,因此应用范围有限。

4. 免疫治疗　血清抗 Cd 毒素 A 抗体水平低是 Cd 感染的主要危险因素之一,这为静脉滴注丙种球蛋白(IVIG)治疗 CDAD 提供了理论依据。病例报道及小型研究证实了 IVIG 治疗的有效性,但缺乏随机临床试验证据。常用方案是 200~500mg/(kg·d),大多 1 周内起效。IVIG 应用仅限于多次复发的中重度患者,且至少 2 次万古霉素递减治疗联合益生菌、毒素结合治疗或利福平无效时进行。不良反应包括输液反应、溶血性贫血、中性粒细胞减少、过敏反应、肾毒性、无菌性脑膜炎等。目前,动物实验证实 Cd 活疫苗(类毒素)有效,但人类研究资料不足,正处于 I

期临床试验中。

5. 单克隆抗体　一项随机、双盲、安慰剂对照试验对两种艰难梭菌毒素 A（CDA1）和 B（CDB1）的中和型完全人源性单克隆抗体进行了评价。入组者为有艰难梭菌感染症状,并且同时在接受甲硝唑和万古霉素治疗的患者。以单次输入的方式同时给予这两种抗体或安慰剂（按体重 10mg/kg）,主要观察指标为使用单克隆抗体或安慰剂后 84d 内实验室检查判断的感染复发。在入组的 200 例患者中（抗体组 101 例,安慰剂组 99 例）,经单克隆抗体治疗后,艰难梭菌感染的复发率明显降低（7％比 25％,$P<0.001$）。感染流行株 BI/NAP1/027 的患者,其复发率抗体组为 8％,安慰剂组为 32％（$P=0.06$）。以前感染艰难梭菌一次以上的患者,复发率分别为 7％和 38％。平均首次住院时间两组无显著差别（9.5d 和 9.4d）。抗体组 18 例和安慰剂组 28 例患者报告至少一次严重不良反应事件（$P=0.006$）。该研究结果表明在抗生素治疗基础上加用艰难梭菌毒素单克隆抗体,艰难梭菌感染的复发显著减少。

6. 其他　采用人类粪便或者用肉汤培养剂培养的粪便菌群进行灌肠以重建肠道正常菌群是另一种治疗选择。

八、多重耐药肠道病原菌的治疗

（一）多重耐药肠道病原菌的状况

对于细菌性腹泻,特别是病情严重的小儿、老年人,早期适当的抗菌药物治疗,可明显减轻症状和减少病原菌的排出。但由于抗生素应用的广泛性和不合理性,也造成细菌耐药菌株增多,特别是 MDR 给感染性腹泻病的治疗带来新的挑战。目前,不仅对 β-内酰胺类抗生素耐药的肠道致病菌呈逐年增多趋势,而且出现了产超广谱酶 β-内酰胺（ESBLs）的志贺菌,并常为多重耐药菌,呈增加趋势,应引起高度重视。

从我国北京、广州、杭州等城市报告的总体状况看,肠道病原菌对临床常用的氨苄西林、复方磺胺甲噁唑的耐药率始终处于较高水平（表 9-4）,相比较,对三代头孢菌素、氟喹诺酮类药物和磷霉素的敏感性较好,其中不同种类的氟喹诺酮类药物间存在交叉耐药。福氏志贺菌和气单胞菌属多重耐药较多,而宋内志贺菌构成及对三代头孢菌素的耐药率有快速的增加趋势（表 9-5）。引起小儿腹泻的大肠埃希菌对头孢曲松也保持了较高的耐药率,这可能与产 ESBLs 的细菌的出现有关。提醒临床医师应重视肠道病原菌的种属及血清型,治疗腹泻根据当地流行的腹泻致病菌的菌群、种及血清型及药敏特点分别对待,合理应用抗生素,提高临床治愈率并减缓耐药性的增长。

表 9-4 肠道致病菌主要菌属或群对常用抗菌药物的耐药率比较[(耐药＋中介)%]

肠道致病菌	株数	氨苄西林	哌拉西林	头孢噻肟	头孢曲松	环丙沙星	诺氟沙星	氯霉素	复方磺胺噁唑
福氏志贺菌	4 786	88.2	58.6	5.9	4.1	33.1	20.4	87.8	87.8
宋内志贺菌	1 518	17.9	16.4	5.2	4.7	7.4	2.7	2.0	92.5
弧菌属	1 070	79.3	8.7	3.8	2.2	4.6	3.0	3.8	10.0
沙门菌属	529	33.3	30.0	3.1	3.2	9.5	6.9	17.0	35.5
气单胞菌属	373	86.7	39.5	26.8	28.1	25.6	24.4	28.0	60.8

表 9-5 2002－2007 年宋内志贺菌及对第三代头孢不敏感菌的分布

年	志贺菌 N	宋内志贺菌 N(%)	第三代头孢不敏感宋内志贺菌 N(%)
2002	404	124(30.69%)	4(3.22%)
2003	90	10(11.11%)	0
2004	253	62(24.51%)	2(3.22%)
2005	144	53(36.81%)	7(13.21%)
2006	129	66(51.16%)	20(30.30%)
2007	85	47(55.29%)	19(40.43%)

(二)药物特性及选择

当前,肠道病原菌的耐药有两个突出特点:从耐药品种看,喹诺酮类抗菌药和β-内酰胺类抗生素耐药趋势有所增加;从地域差别看,不同地域耐药品种和耐药程度不尽相同,避免一概而论。因此,加强监测本地区不同肠道病原菌的耐药情况,有规划并合理使用相关抗菌药物至关重要。常用的选择药物及特性如下

1. 磷霉素 由 Sreptomyces fradiae 等多种链霉菌培养液中分离得的一种抗生素,现已由合成法制取,磷霉素为一种游离酸,药用品有钙盐和二钠盐两种。能与一种细菌细胞壁合成酶相结合,阻碍细菌利用有关物质合成细胞壁的第一步反应,从而起杀菌作用。由于该药长时间未用于临床细菌性腹泻的治疗,近年来,磷霉素对志贺菌、致病性弧菌、气单胞菌、大肠埃希菌等腹泻病原有着较好的抗菌活性,药敏试验敏感率在 90% 以上,呈现典型的"轮休后效应"。而且,该药有静脉和口服两种剂型,适合于"降阶梯给药方案"和"序贯治疗",临床效果满意。成年人剂量每次

2～3g,3～4/d;儿童口服剂量 50～100mg/(kg·d),分 3～4 次;对于重症感染,可采用降阶梯治疗,100～300mg/(kg·d),分 2～4 次给予。每克磷霉素药剂至少应用 10ml 溶剂稀释,若一次用数克,则应按每克药物 25ml 溶剂的比率进行溶解后静脉滴注或缓慢推注。适用的溶剂包括:灭菌注射用水、5％～10％葡萄糖溶液、氯化钠溶液、含乳酸钠的输液等。肾功能不良者慎用。

2. 第三代头孢菌素　头孢噻肟(cefotaxime)、头孢唑肟(ceftizoxime)、头孢曲松(ceftriaxone)、头孢他啶(ceftazidime)、头孢克肟(cefixime)、头孢哌酮(cefopera-zone)等三代头孢菌素对革兰阴性菌杆菌有着强大的抗菌活性,对 β-内酰胺酶的稳定性也大大增强,对于重症肠道病原菌感染,可以首先考虑静脉滴注给药,病情稳定后降阶梯为口服治疗。特别对于儿童中毒性菌痢,早期抗感染治疗可结合本地区肠道病原菌种类及药物敏感性,优先选用第三代头孢菌素。

头孢噻肟是第一个用于临床的三代头孢菌素,对肠杆菌科细菌有高度活性,且有一定的抗生素后效应(PAE),生物半衰期约 1h,属时间依赖型抗生素,儿童按每天 50～100mg/kg,分 2～4 次静脉滴注或静脉注射,有较好疗效。头孢唑肟抗菌谱及体外抗菌作用与头孢噻肟相似,对志贺菌、大肠埃希菌、弧菌等肠道致病菌敏感,生物半衰期 1.7h,儿童每日 40～150mg/kg,分 2～3 次给药。头孢曲松在三代头孢中最具特色,生物半衰期最长,为 7～8h,可广泛分布于组织中,血清蛋白结合率高达 95％,体内不被代谢,约 40％的药物以原型从胆道和肠道排出体外,儿童每日 20～80mg/kg,治疗普通细菌性腹泻 1 天 1 次给药即可,深受广大医生的青睐。正因为如此,该药在全国被大规模使用,甚至达到"滥用"地步,直接导致了包括志贺菌、大肠埃希菌在内的肠杆菌科的突出耐药现象,有的地方高达 40％～60％。应呼吁各级、各类医务人员、医疗机构,下大决心避免无指征使用,最大限度地保护该药。头孢他啶对肠道革兰阴性杆病原菌抗菌作用强大,儿童每日 30～100mg/kg,分 2～3 次静脉滴注。头孢克肟是三代头孢中为数很少的口服剂型,对志贺菌也有较好的抗菌活性,儿童每日 8mg/kg,分 2 次服用。头孢哌酮对志贺菌、大肠埃希菌、沙门菌等肠道菌抗菌活性良好,但对 β-内酰胺酶的稳定性不如其他三代头孢,该药生物半衰期为 2h,儿童每日 50～200mg/kg,分 2～4 次静脉滴注或肌内注射。

临床使用三代头孢菌素治疗志贺菌感染主要针对喹诺酮类药物的耐药株,但使用该类药物应密切警惕超广谱 β-内酰胺酶（ESBLs）的产生,会给临床抗菌治疗带来更大困难。预防产 ESBLs 菌株的出现,要严格掌握三代头孢菌素的适应证,谨防滥用,并定期监测耐药状况。治疗产 ESBLs 细菌,目前使用亚胺配能与西司他丁的复合制剂(泰能)和头霉素类药物能取得较好疗效。

3. **氟喹诺酮类药** 自 1962 年第一个喹诺酮类药物萘啶酸成功合成并应用于临床以来,新喹诺酮类药物不断被开发应用,特别是 1979 年,在 C-6 位引进氟的氟喹诺酮类药物诺氟沙星问世,新喹诺酮类药的抗菌活性和抗菌谱有了很大提高。依诺沙星、培氟沙星、氧氟沙星、洛美沙星、左氧氟沙星、加替沙星、莫西沙星等一系列氟喹诺酮药应运而生,成为近代化学合成抗感染药物中发展最为迅速的药物。该类药物通过抑制细菌拓扑异构酶、阻碍细菌 DNA 复制,从而快速杀菌,具备广谱、高效、半衰期长、口服方便且吸收良好的优势,且有抗生素后效应(PAE),不必频繁给药。目前,在一些喹诺酮类药物使用较少的地区,肠道病原菌仍保留对该类药物的敏感性,可作为 18 岁以上患者腹泻治疗的首选药物。但由于该类药物在动物实验中发现有对幼年动物软骨发育的影响,一般不推荐应用于儿童。

4. **氨基糖苷类** CLSI 提示沙门菌属、志贺菌属对氨基糖苷类药物即使体外敏感体内也无效。但有临床报道阿米卡星、妥布霉素、奈替米星治疗志贺菌感染具有较好疗效。阿米卡星(丁胺卡那霉素)耐酶性能较强,成年人每次 0.4g 每日 2 次肌内注射或静脉滴注;儿童开始用 10mg/kg,以后 7.5mg/kg 肌内注射,12h 1 次。妥布霉素对志贺菌亦有较好活性,成年人每次 60～80mg,2～3/d,肌内注射或静脉滴注;儿童每日 10～15mg/kg,分 3～4 次口服;注射剂型按每天 3～5mg/kg,分 2～3次给予。临床治疗效果有待于进一步验证。

5. **多肽类** 主要指多黏菌素。多黏菌素为一窄谱抗生素,只对少数肠道革兰阴性杆菌有效。以口服方式治疗志贺菌腹泻有效。多黏菌素 E 成年人每次 50 万U,每日 2～3 次肌内注射,或每次 100 万 U,2～3/d 静脉滴注。治疗儿童志贺菌感染,每天 4 万～7 万 U/kg,分 2～3 次口服,有一定疗效;该药注射剂型儿童每天 2万～5 万 U/kg,分 2 次肌内注射。肾功能不全者慎用。

6. **利福昔明** 目前唯一用于肠道细菌感染的利福霉素衍生物,为半合成抗生素。本品抗菌谱广、抗菌作用强,与其他胃肠道抗生素相比,对多种革兰阳性、革兰阴性需氧菌和厌氧菌均有高度抗菌活性。其作用机制为抑制细菌多聚酶,阻止合成,进而抑制细菌蛋白质合成。对革兰阴性菌中的志贺菌属、沙门菌属、大肠埃希菌、小肠结膜炎耶尔森菌及拟杆菌属有很强的抗菌活性,适用于急、慢性肠道感染。

利福昔明更显著的特点是由于口服不吸收,在肠道内有较高浓度,不良反应轻微,且极少耐药。1987 年率先在意大利上市后,该药应用迅速扩展到全球,被认为是包括旅游者腹泻在内的各类感染性腹泻的最佳用药。目前该药在我国仅有成年人急性感染性腹泻的临床验证,效果优于环丙沙星。儿童用药资料有待进一步总结。

7. 微生态制剂　微生态学是 20 世纪兴起的一门生命学科,它从细胞水平研究微生物之间、微生物与环境和宿主之间相互依存,相互制约规律的科学。研究表明,婴儿出生后,就有各种细菌定植、寄生于人体各个部位,数量惊人,组成极其复杂,其中 80% 的微生物寄生于肠道。这些寄生在人体内的微生物总起来可分为两类,有害菌群和有益菌群。其中肠道内双歧杆菌等厌氧菌占绝对优势,是唯一既不产生内毒素也不产生外毒素、无致病性、并对人体具有许多重要生理功能的有益菌,正常时肠道菌群保持生态平衡发挥其有益于机体的作用,只有在患病或滥用抗生素时,才被干扰发生紊乱,使正常的菌群结构、种类数量发生变化,出现微生态失调,导致疾病发生。微生态制剂是利用正常菌群或其促进物质制成活的生物制品,用以补充和充实微生物群菌落内涵,改变不正常的微生物菌落成分,维持和调整微生态平衡,达到防病、治病的目的。耐药志贺菌感染导致的腹泻可使用微生态制剂。

微生态制剂的作用方式包括有:①生成有机酸维持肠道 pH 抑制致病菌;②生成过氧化氢杀死致病菌;③产生天然抗生素(细菌素);④竞争拮抗作用;⑤防止有害的胺和氨生成;⑥改善矿物质代谢;⑦产生有助消化吸收的酶和 B 族维生素;⑧调节免疫等。目前,用于微生态制剂的菌种有双歧杆菌、乳酸杆菌、乳酸球菌、肠球菌、链球菌、明串珠菌、片球菌和地衣芽胞杆菌等,现有的药物包括:丽珠肠乐,是双歧杆菌的活菌制剂,每粒 0.3g(含活菌 0.5 亿),能抑制肠内杆菌科各种细菌过量增殖,用于肠炎腹泻。整肠生是地衣芽胞杆菌活菌制剂,每粒含 2.5 亿活菌。具有调整菌群,拮抗致病菌的致病作用。培菲康为双歧三联活菌胶囊,三菌联合的优势是其他单菌种制剂无法比拟的。乳酸菌素片是以鲜牛奶为主要培养基,经接种发酵后的发酵液及乳酸菌的菌体及其代谢产物的混合干燥物,它可以和抗生素配伍服用。

8. 盐酸小檗碱　治疗细菌性痢疾已近 40 年,单用疗效中等,但效果稳定,不易耐药。与某些药物联合治疗,可提高效果。实验发现,小檗碱、黄连、黄柏、黄芩、苦参、苍术等中药均有消除 R 质粒作用。近年,解放军第 302 医院以小檗碱联合氟喹酮药治疗细菌性痢疾(表 9-6),不良反应小,协同效果好。同时,小檗碱能人工合成,价廉,易得,值得推广。

表 9-6 小檗碱对氟喹酮药抗痢效果的影响

分组	例数	治愈率（%）	细菌清除率（%）
诺氟沙星	38	60.5	65.9
诺氟沙星＋小檗碱	45	82.2	86.7
氧氟沙星	39	76.9	76.9
氧氟沙星＋小檗碱	37	91.9	92.3
环丙沙星	24	91.7	91.7
环丙沙星＋小檗碱	45	97.8	100.0

（三）根据不同病原菌的药敏选药

由于肠道菌复杂，病原菌分离鉴定及药敏至少需要 48h，急性感染时通常根据以往的药敏结果选用药物，重症患者选用敏感性较好的氟喹诺酮类及三代头孢类，待药敏结果及时更改为敏感药物。

1. 多重耐药伤寒沙门菌的治疗 伤寒的抗菌治疗，在 20 世纪 50 年代，以氯霉素、复方磺胺甲噁唑及氨苄西林为代表，使其病程缩短、严重并发症减少、病死率大幅下降，但胆道带菌、不良反应和耐药性的产生，使此类药物渐显逊色。至 20 世纪 80 年代中期开发的氟喹诺酮类药物，如氧氟沙星、环丙沙星是伤寒治疗的新里程碑，治疗伤寒疗效更优，使疗程缩短近 50%，控制病情快，特别是清除带菌较彻底，明显减低了伤寒的发病率，对上述耐药菌有效，对成年人来说，是目前最好的治疗伤寒的抗菌药。目前已有伤寒耐喹诺酮类药物的报道，在南亚如巴基斯坦、印度和非洲的埃及南美的部分国家均有氟喹诺酮类药物的 MDR 报道，需根据药物敏感性结果及时调节抗生素。三代头孢菌素克服了喹诺酮类药物对儿童的软骨毒性作用，可作为儿童伤寒的首选用药。我国北京地区的多重耐药沙门菌主要对广谱青霉素、氯霉素及磺胺甲噁唑的耐药率较高，对三代头孢类抗生素及喹诺酮类药物的耐药率在 10% 以下，后两者仍可作为伤寒治疗的一线选择药物；土耳其暴发 867 例伤寒耐药性也很严重，分离到的菌株全部对氯霉素、氨苄西林和磺胺甲噁唑耐药，89% 的患者用头孢曲松治疗，在退热及住院时间上的优越性均大于环丙沙星治疗组（$P < 0.001$）。由于药物在儿童中的特殊不良反应，儿童伤寒患者不宜选择氯霉素和喹诺酮，以三代头孢菌素较好，可静脉滴注头孢噻肟、头孢哌酮，亦有口服头孢克肟取得较好疗效的报道。对于多重耐药伤寒杆菌有严重并发症如肠出血、肠穿孔者，在积极联合抗生素抗感染的同时，应尽早手术。多重耐药伤寒的临床型及治疗措施见表 9-7。

表 9-7　耐药伤寒的临床型及治疗措施

临床型	治疗措施	说明
伤寒	首选氧氟沙星 0.4g,2/d,静脉滴注,退热后序贯口服,疗程 7～10d;儿童及孕妇首选头孢曲松,成年人 1～2g,2/d,儿童 0.1g/(kg·d)	重症患者可酌情用泥尼松龙 10mg/d,2～3d
多重耐药伤寒	首选三代头孢菌素,再根据药敏结果及时调整,重症患者可选择作用机制不同的抗生素联合治疗,疗程 10～14d	
伤寒合并肠出血	联合抗菌治疗 2 周以上,同时促凝血治疗	内科无效时手术切除出血肠段
伤寒合并肠穿孔	三代头孢菌素及抗厌氧菌药物抗感染治疗,并尽快手术切除穿孔肠段	不能手术者,宜半坐位、禁食、胃肠减压、肠外营养补充
伤寒合并脓肿	抗菌治疗配合清创引流	
伤寒胆囊带菌	依药敏结果选用氟喹诺酮类或三代头孢菌素,疗程 2 周,连续每月 1 次粪便培养,必要时重复疗程至阴转,半年后复查粪培养	
伤寒合并肝炎或心肌炎	联合抗菌治疗,必要时糖皮质激素治疗 3～5d	

2. 多重耐药非伤寒沙门菌的治疗　多重耐药的非伤寒沙门菌主要包括鼠伤寒沙门菌和肠炎沙门菌。自 1948 年氯霉素成功治疗伤寒,2 年后沙门菌肠炎血清型便产生了耐药株,同时耐氨苄西林和磺胺甲噁唑。到 20 世纪 80 年代后期,沙门菌对这 3 种一线抗生素的耐药株迅速在亚洲、非洲等多国传播,发展中国家的病例主要由旅游者传入。20 世纪 90 年代氟喹诺酮类药物成为一线的抗沙门菌的药物,随之出现萘啶酸耐药和环丙沙星的敏感性下降,氧氟沙星的治疗效果也不满意,逐渐发展为高度耐药,使治疗无效。各国家和地区及不同非伤寒沙门菌血清型的耐药状况不同,临床治疗应根据当地菌株的药物敏感性针对性选择药物。巴西 96 株肠炎沙门菌药敏显示 34.37% 耐磺胺,25.00% 耐磺胺甲噁唑,14.58% 耐萘啶酸,2.08% 耐链霉素,1.04% 耐庆大霉素和四环素。89.60% 的菌株属于一个克隆传播,提示应加强监测,及时防控耐药株的传播。在美国,多重耐药非伤寒沙门菌污染是饮食业的重要问题,监测抗生素的耐药性日益受到重视。有专家探索用单抗生素

的耐药结果预测多重耐药,通过敏感性、特异性、阳性预测值和阴性预测值通常用于预测 MDR 的产生能力。新港沙门菌血清型耐氯霉素株通常耐氨苄西林、磺胺类、链霉素和四环素的比例较高,而耐头孢噻肟钠和阿莫西林/克拉维酸(奥格门丁)菌株通常对头孢曲松的敏感性减低。

3. 多重耐药志贺菌感染的治疗　从全球多重耐药志贺菌的耐药谱看,对氨苄西林、氯霉素和磺胺甲噁唑的耐药率普遍较高,对氟喹诺酮类药物的耐药已产生并有上升趋势,各个国家及地区的耐药谱及程度有别,临床应结合当地的流行病学资料区别对待。英国志贺菌对氨苄西林和磺胺甲噁唑的多重耐药达 46%,经验治疗常无效,推荐在获得实验室药敏结果前,选择氟喹诺酮类药物如环丙沙星或氧氟沙星治疗。而巴基斯坦的研究显示除了磺胺甲噁唑和萘啶酸的耐药率上升明显外,四环素、氨苄西林和氯霉素的耐药率较低,仅 3%,阿奇霉素和头孢曲松的耐药率分别为 16% 和 2%,MDR 株的环丙沙星 MIC 值明显提高,警示需谨慎应用。我国北京地区的志贺菌多重耐药比例在升高,同是志贺菌属的不同群的耐药性差别显著,如福氏志贺菌对喹诺酮类药物的耐药性明显高于宋内志贺菌,而对三代头孢菌素的耐药率明显低于宋内志贺菌。提示福氏志贺菌感染特别是重症患者易首选三代头孢类抗生素治疗;而宋内志贺菌可选用喹诺酮类药物、三代头孢类及氯霉素治疗。

近年来,产 ESBLs 的志贺菌在增加并有暴发的报道,应按 ESBLs 的治疗原则选用药物。

4. 多重耐药霍乱弧菌的治疗　2008 年在 Karaj 流行的霍乱,研究直肠拭子取急性胃肠炎的标本 6 505 份,细菌分离鉴定到血清型和生物型。70 株 O1 群霍乱弧菌为埃尔托生物型,全部耐萘啶酸和阿莫西林,95.7% 耐磺胺甲噁唑,91.3% 耐呋喃唑酮,77.4% 耐红霉素,环丙沙星的耐药率最低,仅 1 株耐药,提示霍乱多重耐药现象严重,环丙沙星可作为一线选择药物。我国北京地区的弧菌对除氨苄西林外的抗生素耐药率均在 10% 以下;可选择氟喹诺酮类、氯霉素及头孢类抗生素治疗。

多重耐药霍乱的治疗除了针对性抗菌治疗外,补液治疗不可忽视,因为霍乱弧菌感染导致的分泌性腹泻会丢失大量的液体和电解质,死亡常由于容量性休克或电解质紊乱所致。

九、多重耐药淋病奈瑟菌的治疗

淋病奈瑟菌对青霉素、磺胺药和四环素已广泛耐药,近年来,对氟喹诺酮类抗菌药物(环丙沙星、氧氟沙星和左氧氟沙星)耐药迅速上升,美国CDC不再建议使用氟喹诺酮类抗菌药物治疗淋病,由于这一限制使得头孢菌素类成为治疗淋病的有效选择。英国早在美国之前三、四年就已经建议将头孢菌素类替代氟喹诺酮类作为淋病治疗的首选药物。

治疗药物选择

1. 不复杂的宫颈、尿道和直肠淋病奈瑟菌感染

(1)推荐方案:头孢曲松125mg单剂肌内注射或头孢克肟400mg单剂口服,如果不能排除有衣原体感染则加抗衣原体治疗。

(2)可选方案:大观霉素2g单剂肌内注射或头孢菌素单剂量使用,如头孢唑肟500mg肌内注射;或头孢西丁2g肌内注射加丙磺舒1g口服;或头孢噻肟500mg肌内注射;一些证据显示,可选择头孢泊肟400mg口服或头孢呋辛1g口服。

2. 非复杂性咽喉部淋病奈瑟菌感染　推荐方案:头孢曲松125mg单剂肌内注射,不能排除衣原体感染的加抗衣原体治疗,咽部感染尚无其他方案可供选择。

3. 播散性淋病奈瑟菌感染

(1)推荐方案:头孢曲松1g肌内注射或静脉注射,24h 1次。

(2)可选方案:头孢噻肟1g静脉注射,8h 1次;或头孢唑肟1g静脉注射,8h 1次;或大观霉素2g肌内注射,12h 1次。以头孢菌素为基础的静脉给药方案推荐用于播散性淋病奈瑟菌感染的初始治疗,在症状得到改善后还应继续治疗24~48h,之后可改为以下方案来完成1周的抗菌治疗:头孢克肟400mg口服,2/d;或头孢克肟混悬液(200mg/5ml)400mg口服,2/d;或头孢泊肟400mg口服,2/d。在药敏试验证实喹诺酮类药有效时可作为选择药物。

4. 盆腔炎　对于轻度或中度盆腔炎的女性患者非胃肠给药和口服给药具有相似的临床疗效,但具体要根据临床经验来确定什么时候改为口服给药,一般是在临床症状改善的24h内开始。对于口服给药治疗的患者,若72h内治疗无效则应重新评估以确定诊断,并改为非口服治疗。

(1)推荐的非口服给药方案:①A方案,头孢替坦2g静脉注射,12h 1次;或头孢西丁2g静脉注射,6h 1次,加多西环素100mg口服或静脉注射,12h 1次。②B方案,克林霉素900mg静脉滴注,8h 1次,加庆大霉素负荷剂量静脉滴注或肌内注射(2mg/kg),之后以1.5mg/kg维持,8h 1次。

(2)可选非口服给药方案:氨苄西林/舒巴坦3g静脉注射,6h 1次,加多西环素

100mg 口服或静脉注射,12h 1 次。

(3)推荐的口服给药方案:头孢曲松 250mg 单剂肌内注射,加多西环素 100mg 口服,2/d,用 14d(加甲硝唑 500mg 口服,2/d,用 14d);或头孢西丁 2g 单剂肌内注射,同时口服丙磺舒 1g 加多西环素 100mg 口服,2/d,用 14d(加甲硝唑 500mg 口服,2/d,用 14d);或其他非口服第三代头孢菌素(如头孢唑肟或头孢噻肟)加多西环素 100mg 口服,2/d,用 14d(加甲硝唑 500mg,2/d,用 14d)。

(4)备选口服给药方案:如果不适于非口服给药,且社区流行和个体感染淋病的危险度低,可使用氟喹诺酮类(左氧氟沙星 500mg 口服,1/d 或氧氟沙星 400mg 口服,2/d,用 14d) 加甲硝唑 500mg 口服,2/d,用 14d。淋病检查必须在治疗之前完成,对于检查结果阳性的以下患者要施行管理。① 如果核酸扩增试验检查阳性,推荐非口服头孢菌素;②如果淋病奈瑟菌培养阳性,治疗以药敏试验结果为基础,若分离出 QRN G 或药敏试验不能评定,推荐非口服头孢菌素。虽然对其他门诊患者治疗方案的信息有限,已证实可使用阿莫西林/克拉维酸和多西环素或阿奇霉素和甲硝唑进行短期临床治疗,尚无关于使用口服头孢菌素治疗盆腔炎的资料。

5. 附睾炎 所有附睾炎的患者接受头孢曲松加多西环素作为起始治疗。

推荐方案:头孢曲松 250mg 单剂肌内注射加多西环素 100mg 口服,2/d,用 10d。对急性附睾炎很可能为肠源性,或淋病奈瑟菌培养(或核酸扩增试验) 阴性的患者,可给予氧氟沙星 300mg 口服,2/d,用 10d;或左氧氟沙星 500mg 口服,1/d,用 10d。

6. 接受淋病治疗而对青霉素或头孢菌素过敏的患者可使用大观霉素治疗 由于大观霉素不能充分有效抑制咽部感染,因此,对疑似或肯定为咽部感染的患者,应在治疗完成后连续 3～5d 进行咽部培养以确定感染是否已根除。由于有关严重头孢菌素过敏的淋病患者的备选方案资料有限,专家推荐最好在进行脱敏治疗后使用头孢菌素治疗;若不能施行脱敏治疗,可选择阿奇霉素 2g 口服,能有效抑制非复杂淋病奈瑟菌感染,但新出现的大环内酯类耐药将限制其只在少数情况下的使用。

经验治疗不推荐常规用于不复杂淋病的首选或备选方案,患者有长期淋病奈瑟菌感染症状或在首选备选方案治疗后不久出现再发,需通过淋病奈瑟菌培养进行再评估,培养阳性者应重新做药敏试验,临床医生和实验室还应向疾病控制中心报告治疗失败或分离的耐药淋病奈瑟菌株。

7. 耐头孢菌素类药的淋病奈瑟菌感染的治疗选择 头孢菌素耐药的出现和多

重耐药淋球菌株的传播,令人担忧,是治疗面临更大的挑战。临床常规实验室需要警惕这种菌株,迫切需要开发安全的替代抗生素,提高治愈率。

阿奇霉素:2g 具有明显抗淋病奈瑟菌活性。但是包括美国和欧洲等多个国家或地区已经出现了 MIC 升高的分离株。由于胃肠道不适等不良反应,阿奇霉素 2g 耐受性较差。但是血清中阿奇霉素水平较低,常用于治疗上呼吸道感染,阿奇霉素持续压力可导致耐药淋病奈瑟菌出现。

大观霉素:一种注射用氨基环多醇抗微生物药物,静脉内注射 2g 可用于治疗淋病奈瑟菌感染。大观霉素可有效治疗肛门生殖器部淋病奈瑟菌感染,但不能有效治疗咽部感染。目前,日本口服头孢菌素耐药比较常见,大观霉素成为治疗淋病奈瑟菌感染 3 种一线药物之一。由于淋病奈瑟菌通过单步突变即可产生高度耐药,过去美国军队中广泛应用曾快速出现耐药情况,也有其他普遍使用的地区出现大观霉素耐药株的报道。但大观霉素耐药的报道相对还比较少见,1986－2004 年美国使用尚不普遍,报道仅 5 例耐药发生,在英国和 WHO 西太平洋地区监测系统仅有零星报道。目前大观霉素很难获得,在美国也还不能在临床中广泛使用。

氨基糖苷类:尽管尚无足够的临床试验,此类药物也可能作为候选药物。尽管在亚洲和非洲氨基糖苷类已经用于临床,但尚无足够的淋病奈瑟菌感染的临床治疗经验,尚没有发现卡那霉素耐药株,但是在广泛应用庆大霉素的马拉维已经出现了耐药株。

其他抗生素:利福平是一种廉价药物,但研究显示,和其他微生物一样,如果单独治疗会快速出现淋病奈瑟菌耐药情况。厄他培南是一种非肠道碳青霉烯类药物,体外研究证实具有抗淋病奈瑟菌的作用,但是尚无抗头孢菌素非敏感分离株的报道。类似地,替加环素是一种广谱非肠道米诺环素的衍生物,体外研究证实具有抗四环素耐药的淋病奈瑟菌,但尚无临床验证,也无抗现有头孢菌素 MIC 升高分离株的临床研究报道。

淋病奈瑟菌耐药广泛存在,目前在很多国家或地区推荐头孢菌素作为唯一的一线治疗方案。淋病奈瑟菌耐药机制尚在研究当中,但可能与几种不同的染色体包括 PBP2 和其他改变(青霉素耐药)等有关。最常见的改变如镶嵌型 penA 基因,在口服第三代头孢菌素耐药中起着重要作用。但是,这种改变不可能出现高度头孢菌素耐药,也不可能在头孢曲松耐药中起主要作用。

近来由于淋病奈瑟菌和衣原体混合感染率高,治疗淋病奈瑟菌感染常同时也要考虑治疗支原体感染,除非已经排除支原体感染。这样,很多患者除治疗淋病外,也接受了大环内酯类或四环素类药物的治疗。

第三节 多重耐药革兰阳性菌的治疗

一、耐甲氧西林金黄色葡萄球菌的治疗

(一)治疗难的状况

由于医院获得性 MRSA 的分离率高,几乎都是多重耐药,尤其在 ICU 和烧伤科等,MRSA 感染的病情严重程度和病死率,均明显高于甲氧西林敏感的金黄色葡萄球菌(MSSA)。在 MRSA 高度流行的医院或科室,对疑似重度 MRSA 感染患者,首先经验性选择抗 MRSA 的药物治疗,再根据药敏结果降级到相应敏感的药物(Ⅱ)。糖肽类耐药金黄色葡萄球菌(glycopeptide-resistant s. aureus ,GRSA)的出现进一步加剧了临床的治疗难度。

(二)治疗药物与评价

1. 糖肽类药物

(1)适用范围:综合国内外专家意见及指南,糖肽类药物的适应证包括:①甲氧西林耐药金黄色葡萄球菌(MRSA)及凝固酶阴性葡萄球菌(MRCNS)所致的严重感染;②高 MRSA 流行区的住院烧伤病人;③新生儿血管内插管或血管插管引起的严重脓血症伴导管不能移除和病人病情不稳定;④肠球菌及链球菌心内膜炎,耐青霉素肺炎链球菌脑膜炎;⑤粒细胞减低患者合并革兰阳性菌感染;⑥特殊情况下的预防用药,如 MRSA 感染高发单位进行某些脑部手术、全关节置换术、心脏病或高危患者对 β-内酰胺类抗生素过敏的患者进行某些手术前预防心内膜炎发生等。

(2)不推荐使用糖肽类药物的状况:①MRSA 带菌者的清除和肠道清洁;②心内膜炎的预防(伴有青霉素过敏的高风险病人除外);③外科性预防,除非患者确为 MRSA 携带者或假肢置入(prosthetic implants)时有疫情暴发;④连续活动性腹膜透析(CAPD)插管、血液透析插管或其他静脉插管时的预防性用药;⑤对中性粒细胞缺乏所致发热(neutropenic fever)开始 96h 的经验性给药;⑥仅从 1 次血培养中分离出凝固酶阴性葡萄球菌;⑦局部冲洗。

(3)推荐剂量:虽然有证据表明万古霉素每日 2g 一次性使用也能取得满意疗

效,但万古霉素的药效模式表明对于肾功能良好的病人,还是 12h 用药 1 次为宜。如果是用替考拉宁,采用负荷量和足量给药,例如>6mg/kg 每日 1 次很有必要,低剂量会导致治疗失败,如果能对替考拉宁治疗进行治疗药物监测最好。普通感染万古霉素首剂血药浓度>10mg/L,心内膜炎的治疗>20mg/L,预后良好。第 1 天用药 2 次,每次 400mg,或者开始就一次性给予更高的用药量。该建议是考虑到万古霉素首剂 5~10mg/L 血药浓度可能与其毒性峰值有关,有研究表明万古霉素首剂>10mg/L 退热更快,这阻碍了外周血白细胞计数的上升,如果首剂<20mg/L 则没有毒性现象。以 15~25mg/L 首剂浓度进行的另一项研究在疗效或毒性上没有发现有何差异。他们建议万古霉素首剂为 15~20mg/L。连续使用万古霉素用药浓度维持在 20~25mg/L 不会改变其临床疗效,亦无不良反应。似乎 MRSA 感染的治疗失败与最低抑制浓度更高但仍然对该抗生素敏感的菌株关系甚为密切,这使得对剂量的研究让人深感困惑。对于最低抑制浓度>0.5mg/L 的菌株,使用更高剂量和血清治疗浓度更合适,疗效也会更好。有证据表明当前儿科领域万古霉素使用的剂量方案通常血药浓度<5mg/L。

2. 噁唑烷酮类　利奈唑胺通过与细菌 50S 核糖体结合,抑制细菌蛋白质的合成而具有强大杀灭细菌的作用。利奈唑胺对 MRSA 的抗菌活性与万古霉素、替考拉宁和利福平相仿,MIC_{50} 为 0.5mg/L,MIC_{90} 为 1mg/L,对 MRCNS 的抗菌活性略高于替考拉宁,后者的抑菌率为 76.6%。利奈唑胺对葡萄球菌中的 MRS 株的抗菌活性较 β-内酰胺类、氨基糖苷类和氟喹诺酮类抗菌药为高;并优于红霉素对葡萄球菌的抗菌作用。由于和其他抗菌药物与细菌结合的部位无相互作用,因此,不与其他药物产生交叉耐药现象,对 MRSA 有效。

3. 替加环素(Tigecycline)　是一种新四环素衍生物,具有更广谱的抗菌性,包括抗 MRSA 性能。截至 2005 年中期,该药在英国尚未授权,因此有关该药信息和剂量建议还不清楚。该药在美国已被 FDA 批准用于临床治疗。多重耐药的 MRSA 对替加环素、万古霉素和利奈唑胺的敏感性均为 100%。MIC 值分别为 0.064mg/L 和 1mg/L。

4. 达托霉素(Daptomycin)　在美国已获授权并用于软组织感染治疗,疗程更短疗效等同万古霉素。

5. 喹奴普丁/达福普丁　同样是治疗 MRSA 的有效药物。新万古霉素/替考拉宁类似物,包括 Dalbavancin、Oritavancin 和 Telavancin 正在临床试验中,它们的药动学可能会具有更少的维持药量并可用于门诊病人非肠道抗生素治疗。

Dalbavancin 早期试验显示 1 周用药两次与现在用药方案具有相同效果。Oritavancin 和 Telavancin 需每天用药。

6. 利福平和梭链孢酸　对 MRSA 抗药率在抗生素广泛使用的地区较高。澳大利亚部分地区一些菌株的扩散可能与利福平 30%～60% 的耐药率有关。利福平和梭链孢酸或甲氧苄啶不应单独使用，而应与其他药物联合应用，这取决于菌株的抗生素敏感性。

7. 克林霉素(氯洁霉素)　可以考虑用于治疗红霉素敏感 MRSA 菌株，因为克林霉素耐药株的出现需要两次变异且该药生物利用率较好。

8. 尚未用于临床的新药

(1)甘氨酰环素类：替加环素是米诺环素 9 位引入叔丁基甘氨酰胺基得到的一组四环素类化合物，在体外对 MRSA 有很好的抗菌活性，FDA 先后批准用于治疗成年人复杂性腹腔内感染及复杂性皮肤和软组织感染。

(2)喹诺酮类药物：DX-169 和 WCK-771 是具有抗 MRSA 活性的第四代氟喹诺酮类药物，正处于后期临床前研究或早期临床试验阶段，通过与其他较新抗生素抑制葡萄球菌体外的活性实验比较发现 DX-169 具有很好的抗 MRSA 和 VRSA 的作用，对 MRSA 和其他喹诺酮耐药金黄色葡萄球菌都有效。

(3)链阳菌素类：口服链阳菌素类抗菌药物已进入临床前研发阶段，和喹奴普丁、达福普丁一样也通过干扰蛋白质合成的不同阶段而达到抑制蛋白质合成的目的。对 MRSA 的抑制作用为喹奴普丁/达福普丁的 4 倍。

(三)治疗选择

MRSA 及 MRCNS 感染：可选用万古霉素、去甲万古霉素或替考拉宁。磷霉素、复方磺胺甲噁唑、利福平等可根据情况与糖肽类抗生素联合应用。各种选择药物的特性见表 9-8。

表 9-8　各种抗生素的作用及选择

抗生素	单独治疗	用药指征	不良反应	说明
氨基糖苷类	否	预防用药	耳、肾毒性，特别是与万古霉素联合时	
氯霉素	是	中枢神经系统感染	骨髓抑制	

（续　表）

抗生素	单独治疗	用药指征	不良反应	说明
克林霉素	是	皮肤、软组织、骨和关节的感染	艰难梭菌肠炎和抗生素相关性腹泻	抗大环内酯耐药株有效,但易产生耐药甲氧苄啶首选
复方磺胺甲噁唑	是	皮肤软组织感染,联合清除用药	Stevens-Johnson 综合征和与磺胺用法有关的骨髓发育不全	
达托霉素	是	菌血症、皮肤及软组织感染	骨骼肌肉坏死,监测肌酸激酶	表面活性剂灭活和不能用于呼吸道感染,在严重肾功能障碍调整剂量
夫西地酸	否,除非局部用药	皮肤及软组织感染、骨感染、消除携带	注射治疗的黄疸、高蛋白限制	局部和全身用药产生耐药,肝排泄
利奈唑胺	是	肺炎、严重的软组织感染、败血症、GISA 和 GRSA 感染	5%～10% 的骨髓抑制的发生率,对于肝功能不全、周围神经病变、皮质盲与麻醉药的相互作用和单胺氧化酶抑制药的患者应用需特别谨慎	没有利奈唑胺联合方案治疗 MRSA 的信息,少数报道治疗严重肾功受损的骨与关节感染用药最长 28d 使用,口服制剂更优越
莫匹罗星	是（鼻咽携带）	脓疱病的根除治疗	很轻	高水平耐药
喹奴普丁/达福普丁	是	GISA 和 GRSA 感染的备用药物	流感样症状与关节痛、血小板减少、细胞色素 P450 的氧化酶相关的药物相互作用	没有口服剂型
利福平	决不能	骨和关节感染、皮肤和软组织感染、根除治疗;辅助治疗插管感染如关节和血管内导管	可能与夫西地酸有关的黄疸、肝酶变化、药物相互作用和肝酶诱导	在治疗过程中易产生抗药性;较好的抗生物被膜活性
替考拉宁	是	严重的软组织感染;菌血症（但不可预测必要和足够的负荷剂量）	高蛋白质结合	口服不吸收;在肾功能不全需要剂量调整;严重感染需要监测血药浓度
四环素类药物	是	皮肤及软组织感染、尿路感染、根除携带	肾功能受损避免使用,或与多西环素同用	耐药性的出现

当 MRSA 对强力抗菌药物出现耐药时,相应的耐药机制和抗生素选择见表 9-9。

表 9-9 针对特殊耐药株的耐药机制及备选药物

耐药菌	常见耐药机制	临床可选择的抗菌药物
HA-MRSA		
VISA 和 VRSA	细胞壁增厚(尚未完全阐明);肽链氨基酸的改变	利奈唑胺,喹奴普丁/达福普丁,达托霉素,替加环素,Ceftobiprole,Ceftaroline,Dalbavancin,Telavancin,Oritavancin,Iclaprim
达托霉素	与细胞壁和细胞膜的变化有关(尚未完全阐明)	利奈唑胺,喹奴普丁/达福普丁,替加环素,Ceftobiprole,Ceftaroline,Dalbavancin,Telavancin,Oritavancin,Iclaprim
利奈唑胺	23SrRNA 基因突变;获得甲基转移酶基因 cfr	达托霉素,喹奴普丁/达福普丁,替加环素,Ceftobiprole,Ceftaroline,Dalbavancin,Telavancin,Oritavancin,Iclaprim

(四)不同部位 MRSA 感染的治疗

不同器官的 MRSA 感染,疾病的严重程度不同,选择的药物、剂量、疗程、给药途径有较大差异。

1. 皮肤及软组织感染　皮肤和软组织的感染界定很重要,鉴别系葡萄球菌定植还是感染。发热、外周血白细胞计数上升和 C 反应蛋白增加有助于提示存在感染。溃疡和疖肿的存在是预示可能发生 MRSA 所致菌血症的一个危险因素。

脓疱及疖:金黄色葡萄球菌是脓疱和疖的主要病原菌,大多来自社区感染,MRSA 所致感染流行原因还不清楚,对夫西地酸、莫匹罗星敏感,但对四环素、梭链孢酸和卡那霉素/新霉素抗药性上升,对青霉素及红霉素耐药率在 90% 以上,夫西地酸和莫匹罗星治疗 MRSA 所致脓疱病有效,不推荐使用糖肽类治疗 MRSA 菌株引起的脓包和疖。

溃疡和肿痛(sores):皮肤 MRSA 定植较感染更为常见,单纯的皮肤溃疡只需局部应用夫西地酸或莫匹罗星治疗。并发蜂窝织炎、邻近部位骨髓炎或菌血症的患者,或糖尿病患者足部溃疡部位有 MRSA 定植的患者,应考虑针对 MRSA 进行全身治疗。

蜂窝织炎/外科感染:四环素、多西环素及复方磺胺甲噁唑治疗门诊患者及社区MRSA所致的皮肤软组织感染有效且两者疗效相当。利奈唑胺可以用于早期治疗MRSA引起的皮肤软组织感染疗效确切,且可用于糖尿病患者。达托霉素和替加环素可用于皮肤感染的治疗。体外试验显示,利奈唑胺或克林霉素可改变葡萄球菌PVL的表达。国内MRSA对红霉素高度耐药,应用克林霉素前应常规进行D试验评价其是否耐药。万古霉素对蜂窝织炎疗效的信息很少;曾有替考拉宁治疗蜂窝织炎的治愈率达80%的报道。

一般轻症感染建议应用多西环素和克林霉素治疗;多西环素和克林霉素耐药菌株的感染,应选择糖肽类或利奈唑胺,无磺胺过敏者也可选择复方磺胺甲噁唑。自限性红斑的轻微感染往往只需切除疖痈并口服抗生素治疗就足够。

对于较严重的感染或者有菌血症高度风险的患者,建议应用静脉输注糖肽类、利奈唑胺或达托霉素治疗。由于缺少联合治疗的临床试验和药物毒性增加的风险,不建议任何联合治疗方案。严重MRSA感染,存在菌血症高风险以及与之相伴的高病死率,治疗必须快速和高效,要进行静脉滴注诸如糖肽类或利奈唑胺等抗生素,并尽快切除感染灶。

局部用抗生素:莫匹罗星和梭链孢酸已用于包括浅表部位感染,并作为涂剂用于鼻前庭感染预防和腹膜透析出口处感染、血液透析导管插口感染或整形外科局部感染。在大量细菌存在的情况下,局部性抗生素可能会导致耐药株的出现,如果没有系统地治疗,建议不要轻易使用。需注意莫匹罗星耐药株成为一个日益迫切的问题,在EMRSA-16株中常见。其他局部性抗生素如氯己定(Chlorhexidine)、Triclosan或Povidone-iodine也可能会有效,但应注意可能会有氯己定和Cetrimide耐药株存在,Triclosan耐药株的出现和GISA及GRSA对总酚(Phenolics)耐药现象。

利福平、喹诺酮类或梭链孢酸钠/夫西地酸钠(Sodium Fusidate)单独使用往往易出现耐药现象,建议同时使用体外药敏试验证实具有特异抗菌性或可能抗菌性的两种抗生素以防一次突变导致耐药株的出现。将另一种抗生素与利福平联合可用于治疗MRSA感染和清除携带菌。万古霉素可以预防或者仅能减少利福平或梭链孢酸耐药性的出现。

2.泌尿系感染　我国2008年Mohnarin监测显示,葡萄球菌属占泌尿系感染菌的 6.0%～8.5%，MRSA 产生率为 56.7%～67.6%，MRSA 对甲氧苄啶耐药率对克林霉素和左氧氟沙星的耐药率分别为 39.4%、80.3% 和 82.8%，未发现糖肽类抗生素耐药株。对于复杂泌尿系感染，特别是涉及外科脓毒症，应全身应用糖肽类抗生素治疗。达托霉素经肾排泄，其中 2/3 为原型药物，总量的 80% 被重吸收，达托霉素治疗革兰阳性菌引起的复杂泌尿系感染，细菌学根治率为 83%，临床成功率为 93%。替加环素、利奈唑胺、喹奴普丁/达福普丁等仅少部分经尿液排出，在尿液中不能达到有效的浓度。

对于单纯的泌尿系感染，可根据体外药敏结果来选用呋喃妥因、甲氧苄啶、复方磺胺甲噁唑等口服药物治疗。对于复杂的泌尿系感染，应用糖肽类或达托霉素治疗。

3.骨、关节感染　骨和关节感染需要复杂的外科综合治疗，抗生素疗程较长，应根据药敏试验结果并结合外科措施来调整。利奈唑胺治疗人工关节感染和慢性骨髓炎，超过 4 周的长疗程有较高的不良反应发生率，主要为严重贫血和周围神经病。但由于这类感染非常复杂，即便采用恰当的外科处理，感染仍很难控制，长疗程应用利奈唑胺虽然不良反应较多，但其临床疗效值得肯定。利奈唑胺推荐疗程不超过 4 周，长期治疗需要监测肝功能、血常规和凝血功能。少量临床和动物实验显示达托霉素治疗骨和关节感染有效，它在聚甲基丙烯酸甲酯混合物中有较好分布。动物实验显示替加环素单独应用或与利福平联合应用对骨和关节感染治疗有效。

MRSA 骨和关节感染应以外科综合治疗为基础。建议静脉应用糖肽类单独治疗或联合经静脉应用利福平或夫西地酸钠作为首选方案。急性假体 MRSA 感染，早期(症状出现 2d 内)手术对保存假体很重要。对于慢性假体感染，应进行外科清创、取出假体，根据具体情况调整治疗时间或应用口服药物进行序贯治疗。没有证据表明任何单药或联合用药更具优势。

万古霉素在骨皮质浓度往往难以让人满意，替考拉宁用于门诊病人治疗能减少住院治疗成本。动物模型实验在没有利福平的情况下万古霉素治疗有时效果欠佳。喹诺酮虽然在动物模型实验中有效，但却甚少用于临床实践，因为喹诺酮耐药株非常普遍。

当前，因为存在骨髓抑制的风险，利奈唑胺授权用于治疗疗程不可超过 28d，在疗程超过 2 周的患者中 5%～10% 有骨髓抑制。曾有报道 MRSA 所致骨感染利奈唑胺临床治愈率为 57.5%(19/33)。每周至少得做包括血小板计数在内的血液监测 1 次。也有报道使用 6～10 周为 1 个疗程的利奈唑胺成功用于治疗 11/14 例 MRSA 所致假肢关节感染,这类患者一般不宜进行外科治疗。喹奴普丁/达福普丁曾用于少数骨和关节感染病例。

梭链孢酸也可以考虑为糖肽类辅助用药,因为该药显然具有更好的骨渗透性。需要注意的是,梭链孢酸药物浓度在慢性炎症性骨比非炎症性骨中要低得多,甚至可能低于该药的最低抑制浓度。

利福平也可考虑与糖肽类联用,因为根据体外试验和一些实验模型中的研究表明,利福平具有抗生物膜(细菌的一种生态)活性。对利福平的药物相互作用描述远较梭链孢酸丰富。利福平和梭链孢酸可联合口服使用,这对 55% 病例有效,但往往对肝功能存在较大不良反应而不得不停用。体外试验利福平无论单独还是联合用药,耐药现象非常罕见,但临床实践中利福平耐药现象就会凸现出来。

克林霉素也曾成功用于治疗源于社区 MRSA 感染的骨或关节感染。甲氨苄氨嘧啶与甲异噁唑合剂(Co-trimoxazole)也曾用过,但其不良反应往往导致用药中止,同时,这种治疗会导致胸苷依赖性和甲氧苄啶耐药性的小克隆变异株出现,这与氨基糖肽类或糖肽类治疗情况一样。

MRSA 所致假肢关节感染应联合使用万古霉素和利福平或万古霉素和梭链孢酸。

4. 菌血症和心内膜炎　MRSA 菌血症往往与住院史有关,血管内导管相关感染需特别注意,5%～15% 的病例伴有心内膜炎,往往影响抗生素治疗的持久性。儿童 MRSA 菌血症自 1990 年以来一直在上升。

万古霉素治疗的高复发率和移除导管失败的情况在没有心内膜炎的金黄色葡萄球菌(包括 MRSA 和 MSSA)菌血症患者中也有报道。血液透析患者 MRSA 感染也与心内膜炎高发生率有关,脓毒性关节炎与血管内导管原位留置也存在类似联系,需进行 MRSA 特异性或把 MRSA 考虑在内的万古霉素治疗,其 3 个月内死亡率更高,而较之于 MSSA 菌血症治疗费用也更高。因此,改进抗生素和感染控制措施在血液透析中心尤显重要。

治疗包括 MRSA 在内的金黄色葡萄球菌菌血症,应选用万古霉素而非替考拉宁,除非替考拉宁血药浓度可以测定或者在实际应用中掌握了高剂量(的使用)(>6mg/kg,约 800mg/d)。

有研究显示利福平和万古霉素联合使用对单纯菌血症疗效有所提高；梭链孢酸可以作为利福平的替代品而与万古霉素合用。没有证据表明氨基糖苷类与糖肽类合用能提高治疗 MRSA 菌血症或心内膜炎的成功率，考虑到其毒性作用，应尽可能避免其合用。

MRSA 的中性粒细胞性发热患者，如果患者存在严重的静脉导管所致感染，提示应用糖肽类进行治疗。

对于菌血症需要维持至少 14d 抗生素治疗，可根据病情进行序贯治疗。充足的维持治疗和局部感染灶的清除很重要。现已开发了一种利用跨食管超声心动仪（trans-oesophageal echocardiography）以确定是否需要对导管所致菌血症进行治疗延期的方法。金黄色葡萄球菌菌血症患者跨食管超声心动仪检测到心瓣膜活动情况的可能性是跨胸廓超声心动仪的 3 倍。

万古霉素治疗 MRSA 菌血症效果优于替考拉宁。达托霉素治疗葡萄球菌菌血症及感染性心内膜炎与万古霉素疗效相当，达托霉素的耐药率为 5%，但肾毒性较万古霉素少。建议应用糖肽类或利奈唑胺治疗 MRSA 菌血症，疗程至少 14d。并发感染性心内膜炎或具有发生感染性心内膜炎高危因素者应延长疗程至 6 周。经食管超声心动图检查对于评估病情有重要意义。

5. 呼吸道感染　万古霉素一直被认为是 MRSA 肺炎的标准治疗，但其临床治疗失败率在 40% 以上，万古霉素治疗失败原因考虑与剂量不足有关，建议血清谷浓度要在 15～20mg/L 或以上。万古霉素联合利福平或氨基糖苷类抗生素的作用，未经对照研究证实。国内研究去甲万古霉素与万古霉素疗效相等。喹奴普丁/达福普丁的疗效较万古霉素差。利奈唑胺与万古霉素在治疗呼吸道 MRSA 感染的疗效相同，但对于 MRSA 引起的呼吸相关肺炎疗效优于万古霉素。已经发现了新型质粒介导的利奈唑胺耐药 MRSA 株、表皮葡萄球菌和肠球菌，并且这与过度使用利奈唑胺有关，值得关注。糖肽类在痰液的渗透性较差，替加环素尚未批准用于呼吸道感染。达托霉素可被肺表面活性物质灭活，不建议应用于呼吸道感染。社区获得性 MRSA 感染，如果为红霉素敏感株，也可选用克林霉素。应加强对呼吸道 MR-SA 感染与定植的鉴别，减少抗 MRSA 药物过度使用。

不伴肺炎的慢性化脓性肺病或支气管扩张症患者，针对 MRSA 进行治疗的作用尚不明确；利奈唑胺的有良好的肺组织穿透力，可以用于此类患者的治疗。建议应用糖肽类或利奈唑胺治疗 MRSA 引起的肺部感染。

6.眼部及中枢神经系统感染　利奈唑胺可以治疗中枢神经系统 MRSA 感染，但研究较少。动物实验显示达托霉素较万古霉素有更强的抗菌能力，较万古霉素更具优势，但无临床观察及剂量建议。动物实验显示利耐唑胺在眼部的渗透性好，并且较酸性的万古霉素对精细组织的相对毒性更小。

对 MRSA 引起的深部眼睛感染和中枢神经系统感染，建议应用万古霉素单独或联合利福平治疗，根据药敏结果也可备选利奈唑胺或复方磺胺甲噁唑。对静脉治疗无效的 MRSA 脑膜炎，可以考虑万古霉素鞘内注射治疗。庆大霉素、夫西地酸钠或氯霉素可以用于敏感细菌引起的眼浅部感染。

7.外科手术感染的预防　对既往有 MRSA 定植或感染史且未证实已经根除者或有 MRSA 带菌的高危风险者，在外科手术时需接受糖肽类预防感染。如估计患者有重新出现 MRSA 带菌的可能或患者来自 MRSA 高流行的机构，建议使用糖肽类治疗。

8.肠道 MRSA 携带菌的清除　用万古霉素清除并预防 MRSA 携带者的感染的证据很少，有研究显示用万古霉素清除肠道的 MRSA 可以预防 ICU 感染、下呼吸道感染和口咽携带，也可以预防 ICU 的 MRSA 暴发；另有研究口服万古霉素加局部莫匹罗星一个疗程清除 MRSA 携带率为 69%，还有 31% 需要继续治疗，但80% 出现不良反应，故不推荐此方法。英国 MRSA 防治指南提出由于抗生素选择压力造成的多重耐药不主张常规用万古霉素肠道清除 MRSA，建议对于莫匹罗星敏感的 MRSA 携带者及可能软组织损害患者，用莫匹罗星全身治疗而非局部用药，并密切监测耐药状况。

(五)联合治疗

对于单一抗生素治疗失败的感染，可考虑联合用药。

1.糖肽类和梭链孢酸　仅限于体外药敏试验，这些药物仍有活性的情况，尚缺乏对这些联合用药的临床试验。

2.万古霉素和左氧氟沙星　研究显示此联合用药可将左氧氟沙星单药对金黄色葡萄球菌的 MSW 缩小 2~4 倍；可使万古霉素单药的 MSW 缩小 4~8 倍。其原因是由于当两种药物的浓度同时处于各自的 MIC 之上时，病原菌面临两种药物的选择压力，须同时发生两种耐药突变才能生长，抑制突变体选择富集的浓度较单药治疗时有所降低，从而导致病原菌的 MSW 缩小，防止耐药产生。

3.利福平和左氧氟沙星联合　用药可降低各自单药对金黄色葡萄球菌 ATCC

25923 的 MPC,缩小 MSW。利福平降低左氧氟沙星对金黄色葡萄球菌 ATCC 25923 的 MPC 存在明显的浓度拐点,在联用的利福平浓度达到 2MIC 之前,可使左氧氟沙星 MPC 快速下降,而在 2MIC 之后,左氧氟沙星的 MPC 下降速度很慢,2MIC 成为联用的拐点浓度值,该特征与万古霉素联用左氧氟沙星的结果不同,显示不同联用药物降低 MPC 具有不同的特点。

表皮葡萄球菌(S epidermidis)对甲氧西林、糖肽类耐药喹奴普丁/达福普丁、利奈唑酮、达托霉素通常在体外有活性,万古霉素比替考拉宁活性强,新氟喹诺酮类药物(左氧氟沙星、加替沙星、莫西沙星)在体外有活性,但潜在的问题是产生耐药性。

二、耐万古霉素金黄色葡萄球菌(VRSA)的治疗

耐万古霉素金黄色葡萄球菌(VRSA)对万古霉素的耐药机制还不完全清楚,金黄色葡萄球菌对万古霉素的耐药性可通过肠球菌耐药菌耐万古霉素基因转移而来,且高水平表达,细胞壁的增厚可能导致万古霉素与肽聚糖的亲和力降低,阻碍万古霉素与作用位点的接近,导致对万古霉素的耐药;细胞壁肽聚糖交联减少,导致肽聚糖中单体增加,结合万古霉素的数量增加,使进入万古霉素作用位点的抗生素数量减少而失去杀菌能力;基因突变、SA 对万古霉素耐药跟 PBPs 含量增多或减少也有关;水解酶和自溶酶活性的降低也能导致耐药性的产生。

针对 hVISA 的 MRSA 感染,即使大剂量的万古霉素也可能无效。利奈唑酮、喹奴普丁/达福普丁和达托霉素体外有效。VISA/GISA:对万古霉素中度耐药的 MRSA,最小抑菌浓度≤16μg/ml;治疗方案仅有零星资料。多数对 TMP-SMX、米诺环素、多西环素、利福平和氨基糖苷类敏感,利福平应总与一个二线治疗药物联用,以预防治疗中发生利福平耐药。VRSA:病原体对 TMP-SMX、氯霉素、利奈唑酮、米诺环素、喹奴普丁/达福普丁可能敏感,根据体外敏感性试验结果治疗。

三、多重耐药肠球菌的治疗

万古霉素耐药肠球菌(vancomycin resistant enterococcus,VRE)可在肠道内定植,严重的 VRE 感染通常发生在抵抗力低下的患者,且常常有严重基础疾病,其有效的抗生素治疗显得尤为重要。选择抗生素总的原则是根据抗生素联合使用原则和 VRE 对抗菌药物如氨苄西林、庆大霉素、万古霉素、红霉素、氯霉素、利福平、多

西环素、米诺环素和喹诺酮类药物的敏感性,确定使用何种药物治疗,找出具有协同作用联合抗生素方案,提高临床治疗效果。

(一)治疗原则和选药

VRE 对其他抗生素的耐药机制及备选抗生素见表 9-10。

表 9-10　VRE 对其他抗生素的耐药机制及备选抗生素

VRE 耐其他抗生素	耐药机制	有活性并有潜力的临床抗菌药物
氨苄西林	pbp5 的突变和过度表达	利奈唑胺,喹奴普丁/达福普丁,达托霉素,替加环素
氨基糖苷类高水平耐药	氨基糖苷修饰酶;核糖体突变	无可靠的方案选择
利奈唑胺	23SrRNA 基因突变	喹奴普丁/达福普丁,达托霉素,替加环素
达托霉素	不明	利奈唑胺,喹奴普丁/达福普丁,替加环素
喹奴普丁/达福普丁	酶失活;喹奴普丁/达福普丁靶位改变	达托霉素,利奈唑胺,替加环素

大部分抗生素尚未被 FDA 批准用于临床,临床经验有限。利奈唑胺和喹奴普丁/达福普丁是被 FDA 通过的治疗 VRE 感染的药物,β-内酰胺类和糖肽类联合氨基糖苷类治疗有效,但 VRE 获得高水平氨基糖苷类耐药者无效。

1. 达托霉素和喹奴普丁/达福普丁　均有不良反应,而且也出现了耐药菌株。临床报道达托霉素抗 MRSA 和肠球菌失败,并产生耐药。

2. 替加环素　治疗肠球菌的数据较少,他的低血药浓度限制了其在败血症的应用。

3. 利奈唑胺　对 HLAR 及 VRE 菌株在体外显示良好的抗菌活性,目前未发现耐药株。

4. 新药　处于临床阶段的新的头孢菌素(Ceftobiprole 和 Ceftaroline)对氨苄西林耐药菌屎肠球菌也没有临床效果;Dalbavancin,Telavancin,和 Oritavancin 治疗万古霉素耐药株效果也有限,iclaprim 抗耐药肠球菌的临床效果还未证实。大部分抗生素尚未被 FDA 批准用于临床,临床经验有限,Ceftobiprole,Ceftaroline,Dalbavancin,Telavancin,Oritavancin 和 iclaprim 尚未上市。

5. 耐万古霉素的粪肠球菌　青霉素或氨苄西林联合或不联合氨基糖苷类抗生素作为耐万古霉素粪肠球菌的治疗选择。因为几乎所有的粪肠球菌对氨苄西林敏感。

6. 耐万古霉素的屎肠球菌 这些菌株通常对氨苄西林、红霉素、四环素、利福平、喹诺酮类等药物多重耐药,但多数的屎肠球菌仅仅中度对氨苄西林耐药。肠球菌若不能被<16μg/ml 的氨苄西林抑制时即为耐药,但当氨苄西林的 MIC<64μg/ml 时,加大氨苄西林的剂量治疗是有效的。

7. 对万古霉素耐药且氨苄西林高度耐药 选择利奈唑胺,或检测其他抗生素如四环素、红霉素、氯霉素、高浓度的氨基糖苷类、利福平、喹诺酮类的药物敏感性,如泌尿系感染需要加测呋喃妥因。糖肽类药物的替考拉宁,体外对 VanB 和 VanC 型肠球菌有活性,应该注意的是目前有些 VanA 基因型的屎肠球菌却表现为 VanB 表型,治疗这种表型与基因型不一致的 VRE 感染时替考拉宁是否有效还不清楚,因此临床应在实验室确定基因型后考虑是否选择替考拉宁作为治疗。达福普丁是一种抑制细菌生长的药物,可以用来治疗耐万古霉素的屎肠球菌,但对粪肠球菌无效。达托霉素、替加环素、多西环素等也可用于 VRE 的治疗。

8. 对万古霉素和链霉素/庆大霉素耐药(最小抑菌浓度>500μg/ml)的 β-内酰胺酶阴性的粪肠球菌(E faecalis) 可选用青霉素 G 或氨苄西林做全身感染的治疗;呋喃妥因、磷霉素仅限于泌尿道感染,通常对喹奴普丁/达福普丁耐药;临床资料显示氨苄西林加头孢曲松对氨基糖苷类高度耐药的粪肠球菌所致心内膜炎有效,利奈唑酮对 60%~70% 的病例有效;达托霉素、替加环素及 Ceftobiprole 体外有效。

9. 对万古霉素耐药且对链霉素和庆大霉素高度耐药(最小抑菌浓度>500μg/ml)的屎肠球菌(E faecium) 可选用青霉素 G 或氨苄西林做全身感染的治疗;磷霉素、呋喃妥因仅限于泌尿道感染;个别报道大剂量氨苄西林 300mg/(kg·d)治疗青霉素/氨苄西林最小抑菌浓度>8μg/ml,≤60μg/ml 的菌株可能有效。喹奴普丁-达福普丁、达托霉素及替加环素体外有效。

10. 对青霉素、氨苄西林、万古霉素、链霉素和庆大霉素多重耐药的屎肠球菌(E faecium) 利奈唑酮 600mg,12h 1 次,口服或静脉注射和喹奴普丁/达福普丁 7.5mg/mg,8h 1 次静脉注射有抑菌作用。可尝试将作用于细胞壁的抗生素和其他药物(包括氟喹诺酮类、氯霉素、利福平或多西环素)合用。单用氯霉素对某些菌血症有效。呋喃妥因或磷霉素对泌尿道感染可能有效,替考拉宁对 VanB 表型(万古霉素耐药,替考拉宁敏感)的耐药株可能有效;如果不是对氨基糖苷类高度耐药,加用链霉素或庆大霉素更好。临床试验喹奴普丁/达福普丁有效率约 70%,与利奈唑酮疗效相似。需注意,用喹奴普丁/达福普丁或利奈唑酮单药治疗可发生耐药导致治疗失败,并可引起利奈唑酮耐药的屎肠球菌在医院内传播。达托霉素对多数菌株体外有效;替加环素体外也有活性。

11. 万古霉素多重耐药的肠球菌属　粪肠球菌和屎肠球菌对替加环素和利奈唑胺的敏感率均为 100%。利奈唑胺对粪肠球菌和屎肠球菌的抗菌作用(MIC 均≤1mg/L)与万古霉素、替考拉宁相仿;对粪肠球菌的作用略优于青霉素及利福平,明显优于其他各类受试药;但对屎肠球菌作用明显优于青霉素,也优于利福平。对 VRE 的 MIC50 为 1mg/L,MIC90 为 2mg/L。

12. 联合用药　根据药敏结果可联合应用磷霉素、利福平、氟喹诺酮类、米诺环素等。磷霉素联合呋喃妥因可能对尿路感染有效。

(二)不同部位感染 VRE 的治疗

1. 医院获得性肺炎 VRE 的治疗　对于医院获得性肺部 VRE 感染,总的原则是检测细菌对所有可获得的抗生素的敏感度,确定何种药物有效。一般来说,VanA 型对万古霉素和替考拉宁均耐药,如菌株对青霉素和氨基糖苷类均呈一定敏感性,则可用氨苄西林与氨基糖苷类(庆大霉素等)合用;如菌株对青霉素耐药,则可用头孢曲松(或头孢噻肟)合并氨基糖苷类或环丙沙星。若上述药物均不敏感,可考虑使用利奈唑胺。VanB 型对万古霉素耐药而对替考拉宁敏感。可采用替考拉宁与氨基糖苷类或环丙沙星合用。推荐治疗方案如下。

(1)对万古霉素和替考拉宁均耐药(VanA 基因型):①若菌株对青霉素类和氨基糖苷类敏感:大剂量氨苄西林/他唑巴坦(8~12g/d,4~6h 1 次)。②氨苄西林/他唑巴坦每次 3g,6h 1 次＋链霉素每次 0.5~1g,12h 1 次,或庆大霉素每次 1~1.7mg/kg,每 8 小时 1 次。③若菌株对青霉素类耐药,对氨基糖苷类敏感。头孢噻肟每次 2g,8 小时 1 次＋链霉素每次 0.5~1g,12h 1 次或加用庆大霉素每次 1~1.7mg/kg,每 8 小时 1 次。④环丙沙星每次 200~400mg,12h 1 次＋磷霉素 4~8g/d,分 2~3 次静脉滴注＋庆大霉素 1~1.7mg/kg,每 8h 1 次。⑤利奈唑胺 600mg,1/d 或 12h 1 次。

(2)对万古霉素耐药而对替考拉宁敏感或部分敏感(VanB 基因型):①替考拉宁 0.4 g/d,第 1 天给药 2 次;②若菌株对氨基糖苷类敏感:替考拉宁 0.4 g/d＋庆大霉素 1~1.7mg/kg;③若菌株对氨基糖苷类耐药,替考拉宁 0.4 g/d＋环丙沙星每次 200~400mg,12h 1 次;④利奈唑胺每次 600mg,1/d 或 12h 1 次。

在使用抗生素治疗时,具体停药时间尚无明确循证医学报道,一般为热退后 5～7d,建议根据细菌学转阴情况决定不同患者疗程。

2. 泌尿系 VRE 感染 有研究表明,由于氨苄西林在尿道组织呈高浓度,因而对于 VRE 所致尿路感染可单独用氨苄西林治疗,亦可使用药物联合治疗。

(1)氨苄西林/他唑巴坦每次 3g,6h 1 次。

(2)氨苄西林/他唑巴坦每次 3g,6h 1 次＋庆大霉素 1～1.7mg/kg。

(3)对替考拉宁敏感可考虑替考拉宁 0.4 g/d＋庆大霉素/环丙沙星。

(4)利奈唑胺 600mg,1/d 或 12h 1 次。

(5)呋喃妥因 100mg,8h 1 次,磷霉素 2～4 g/d,疗程 2～4 周。

在泌尿系抗感染治疗中,应根据具体感染部位而决定抗感染疗程,建议根据细菌学(尿培养)结果决定治疗时间。

3. 血管内导管相关性 VRE 感染 肠球菌往往容易在导管尖端定植,因此,对于此类患者在考虑抗生素治疗的同时,必须首先考虑尽早拔除导管,消除感染源。虽有报道使用多西环素及氯霉素治疗可取得一定的疗效(有效率 57%～61%),但往往因患者伴有其他多脏器功能的损伤,单一用药治疗效果欠佳。建议尽量避免单一用药,自疗程初期即使用不同抗生素联合治疗,选择作用于细胞壁的药物及氨基糖苷类药物联合,如替考拉宁与庆大霉素联用具有明显的协同作用。

(1)替考拉宁＋庆大霉素/环丙沙星。

(2)利奈唑胺 600mg,1/d 或 12h 1 次。

(3)达托霉素 6mg/(kg·d)。

(4)喹奴普丁/达福普丁 7.5mg/kg,经中心静脉导管。

4. 菌血症和心内膜炎 到目前无 VRE 心内膜炎的合适治疗方案,也无被 FDA 批准的药物。

目前无可靠的有效治疗,在国外推荐使用喹奴普丁/达福普丁或利奈唑胺治疗,替考拉宁对部分(VanB)菌株有效。目前国内推荐的治疗总原则是根据药敏结果选用敏感抗生素、及时、足量、足疗程。

(1)对万古霉素耐药的屎肠球菌的菌血症可以用氨苄西林或氨苄西林/舒巴坦联合氨基糖苷类治疗。

(2)替考拉宁 400mg,12h 1 次,联合庆大霉素 1～1.5mg/kg,8h 1 次,疗程 4～6 周。在这个联合治疗方案中,庆大霉素起协同作用,因此,应将其控制在低血浆浓度,以防止所带来的不良反应(峰浓度不超过 4 μg/ml)。

(3)利奈唑胺 600mg,12h 1 次,疗程原则上<4 周。

(4)达托霉素 6mg/(kg·d)。

(5)喹奴普丁/达福普丁 7.5mg/kg,经中心静脉导管。

(6)新纳西 7.5mg/kg,8h 1 次,经中心静脉导管。

5. 免疫抑制或器官移植患者　该类患者均处于免疫功能低下,易继发各种细菌感染,建议及早抗生素治疗干预。当患者出现 VRE 或伴有真菌感染时,往往是不良预后的征兆。

(1)利奈唑胺 600mg/d＋环丙沙星 400mg,12h 1 次,必要时可加用氟康唑 400mg/d 预防真菌感染。

(2)达托霉素 6mg/(kg·d)＋左氧氟沙星 750mg/d,必要时可加用氟康唑 400mg/d 预防真菌感染。

四、多重耐药肺炎链球菌的治疗

耐药肺炎链球菌常常表现为多重耐药,多重耐药率可达到 90% 以上,尤其对青霉素和(或)红霉素耐药更加严重,临床治疗需根据病原药物敏感性和抗生素特性选择。

1. 选择用药

(1)β-内酰胺类抗生素:此类药物曾是肺炎链球菌的首选药物,但耐药株的流行已成为全球性问题,国内更加严重。2006—2008 年在国内 5 个城市 5 家儿童医院开展的住院肺炎流行病学研究发现青霉素中介率和耐药率分别为 65.2%、22.2%,对头孢呋辛、头孢曲松、阿莫西林的中介率、耐药率分别为 13.3%、69.2%、18.0% 和 4.4%、5.0%、2.7%,临床用药应根据当地甚至是本院分离菌的药物敏感性选择。

(2)万古霉素:对肺炎链球菌敏感率几乎 100%,当肺炎链球菌对青霉素和头孢噻肟或头孢曲松不敏感时,考虑使用万古霉素,成为耐药株或重症患者经验性选择的首选有效用药。治疗肺炎链球菌中枢神经系统感染,一般为万古霉素加头孢噻肟或头孢曲松,不推荐单用万古霉素,因为万古霉素渗透至 CSF 中的水平个体差异大,而万古霉素联合地塞米松可协同影响其渗透性,使 CSF 中药物浓度更低,从而导致杀菌速度更慢,影响临床预后。因此,即便是对青霉素和头孢菌素高度耐药的菌株,也应再加1种第三代头孢类药物,而不应将万古霉素单独应用。

(3)利奈唑胺:为噁唑烷酮类抗菌药物,2002年4月美国食品药品管理局(FDA)已批准上市。对肺炎链球包括多重耐药的菌株100％敏感,其抗菌活性明显优于红霉素和氨基糖苷类抗生素。

(4)氟喹诺酮类:如莫西沙星、加替沙星、左氧氟沙星对肺炎链球菌均具有较强的杀菌活性和较高的CSF浓度,即使在使用了地塞米松后也不受影响。但由于此类药物的软骨毒性,美国FDA还未批准氟喹诺酮类用于儿童肺炎链球菌脑膜炎的治疗。

(5)利福平:CSF渗透性佳,并且不受地塞米松的影响。在脑膜炎动物模型中,利福平联合第三代头孢菌素能使肺炎链球菌脑膜炎病死率降低50％。美国和英国推荐利福平为肺炎链球菌第三代头孢菌素耐药株成年人患者的最佳选择。但单独应用时易导致耐药,因此须与其他抗生素联合应用。

(6)碳青霉烯类:亚胺培南、厄他培南对肺炎链球菌均有抗菌活性;美罗培南活性较亚胺培南差,但较少引起惊厥,可作为3月龄以上儿童细菌性脑膜炎的替代治疗药物。亚胺培南/西司他丁由于易引起惊厥发作,故应用受限。

(7)氯霉素:脂溶性强,脑膜渗透好,为抑菌药,高浓度时对肺炎球菌和脑膜炎球菌具有杀菌作用,可作为治疗的替代用药。

2. 用药方法 肺炎链球菌引起的严重侵袭性感染,以肺炎链球菌脑膜炎儿童为主,选择治疗除考虑药物的抗菌谱、细菌对药物的敏感性,还需药物能透过血-脑屏障而在脑脊液中达到有效浓度。由于中枢神经系统为人体免疫防疫功能的薄弱区域,缺少淋巴系统,体液和细胞免疫功能显著低下,缺乏特异性抗体,因此在选用抗菌药物时应采用杀菌药。初始经验治疗应使用万古霉素联合头孢噻肟或头孢曲松;如对β-内酰胺类(青霉素和头孢菌素)过敏者,可考虑万古霉素和利福平联合给药,但不推荐单用万古霉素。可选择治疗肺炎链球菌脑膜炎的其他抗菌药物包括美罗培南和氯霉素。

婴儿和儿童肺炎链球菌感染静脉抗菌药物的推荐剂量和用法见表9-11。需要指出的是:①本表适用于＞28d婴幼儿和儿童。②利福平不宜单独使用,适用于对β-内酰胺类抗生素严重过敏的青霉素敏感肺炎链球菌(PSSP)脑膜炎患者。对青霉素不敏感肺炎链球菌(Penicillin Nonsusceptible Streptococcus Pneumoniae,PNSP)脑膜炎者,有报道与头孢曲松、头孢噻肟和(或)联合万古霉素治疗成功的病例。

③氯霉素注射剂,美国儿科学会(AAP)批准可用于>3 月龄婴幼儿和儿童 PSSP 脑膜炎。④美罗培南推荐用于≥3 月龄婴儿,单独或联合治疗 PNSP 脑膜炎、万古霉素不能耐受者。⑤亚胺培南仅限用于肺炎链球菌多重耐药、非脑膜炎的侵袭性感染患儿,注意该药有致癫痫的风险,肺炎链球菌脑膜炎无使用指征。⑥对危重的免疫功能受损的非脑膜炎侵袭性感染患者,初始治疗就可参照肺炎链球菌脑膜炎方案,即万古霉素或利奈唑胺联合头孢噻肟或头孢曲松治疗。对于既往健康、非危重病例、非脑膜炎的侵袭性感染患儿,选择青霉素或头孢噻肟或头孢曲松,而后再根据治疗反应和细菌培养与药敏结果调整药物,如果对青霉素、头孢噻肟或头孢曲松不敏感,则可选择万古霉素、利奈唑胺等。

表 9-11　婴儿和儿童 IPDs 静脉抗菌药物的推荐剂量和用法

抗菌药物	肺炎链球菌脑膜炎		肺炎链球菌非脑膜炎	
	剂量(kg/d)	间隔时间(h)	剂量(kg/d)	间隔时间(h)
青霉素	25 万～40 万 U	4～6	25 万～40 万 U	4～6
头孢噻肟	225～300mg	8	75～100mg	8
头孢曲松	100mg	12～24	50～75mg	12～24
万古霉素	60mg	6	40～45mg	6～8
利福平	20mg	12	无使用指征	无使用指征
氯霉素	75～100mg	6	75～100mg	6
克林霉素	无使用指征	无使用指征	25～40mg	6～8
美罗培南	120mg	8	60mg	8
亚胺培南	无使用指征	无使用指征	60mg	6
利奈唑胺	无使用指征	无使用指征	30mg	8

IPOs:婴儿呼吸窘迫综合征

青霉素中介肺炎链球菌(PISP):首选阿莫西林/克拉维酸(5:1)或氨苄西林/舒巴坦(2:1),或头孢呋辛、头孢曲松或头孢噻肟。对危重患者宜使用头孢曲松或头孢噻肟联合大环内酯类,特别在治疗初始 48～72h。大剂量青霉素(≥1 000 万 U/d)或氨苄西林(阿莫西林)对非脑膜部位的感染(如肺炎)很可能有效,有待进一步观察确定。

青霉素耐药肺炎链球菌(PRSP)(MIC≥4.0):首选头孢噻肟或头孢曲松,备选氯霉素;克林霉素对此类菌株 20%～40%的耐药。利福平加第三代头孢菌素联合治疗能够明显增强抗耐药菌的活性。

头孢菌素不敏感的肺炎链球菌：首选头孢噻肟或头孢曲松加万古霉素；头孢噻肟或头孢曲松加利福平，氯霉素或美罗培南可作为替代药物。

需注意青霉素及头孢菌素对肺炎链球菌脑膜炎和其他部位感染的敏感性判断折点不同，体现对脑膜炎患者的用药更加严格，见表 9-12。

表 9-12　不同来源肺炎链球菌的不同折点

抗生素	非脑膜来源的分离菌株			脑膜来源的分离菌株		
	S	I	R	S	I	R
青霉素	≤2.0	4	≥8.0	≤0.06		≥0.12
头孢吡肟	≤1.0	2	≥4.0	≤0.5	1	≥2.0
头孢噻肟	≤1.0	2	≥4.0	≤0.5	1	≥2.0
头孢曲松	≤1.0	2	≥4.0	≤0.5	1	≥2.0

有最新研究表明在一些地区通过使用疫苗和合理使用抗生素正在降低肺炎链球菌对一些抗生素的耐药性。

第四节　多重耐药菌的其他抗菌治疗

一、中药抗菌治疗

Khan R 研究 5 种中草药的提取物抗 MDR 大肠埃希菌、肺炎克雷伯菌、白色念珠菌、变异链球菌、金黄色葡萄球菌、粪肠球菌、链球菌、铜绿假单胞菌、鼠伤寒沙门菌等的活性测定，选择对抗生素多耐药的菌株进行中药的抗菌试验，显示这些菌株对阿拉伯金合欢（acacia nilotica）、丁香（ayzygium aromaticum，挥发油中天然抗菌成分）和锡兰肉桂（cinnamum zeylanicum）敏感而对榄仁阿朱（terminalia arjuna）和蓝桉（eucalyptus globulus）高度耐药。最强的抗菌植物是阿拉伯金合欢（MIC 值 9.75～313μg/ml），社区获得性感染较医院获得性感染的敏感性更好。三者均可作为医院和社区获得性的多重耐药细菌和真菌感染的抗菌治疗。

陈群等研究显示黄芩和黄连作用对多重耐药性大肠埃希菌 R 质粒具有消除作用，表现为单一或两种耐药性的丢失。24h 的消除率为 5%～2.42%，延长时间至 48h，消除率为 26.14%～22.57%。

二、噬菌体治疗

噬菌体（bacteriophage）是能够感染细菌、真菌、放线菌或螺旋体等微生物的病毒的总称，因部分能引起宿主菌的裂解故称为噬菌体。在抗生素治疗效果下降，多重耐药细菌成为各种感染性疾病治疗的大难题，近几十年来，越来越多的文献已经证实了噬菌体的治疗和预防在多重耐药细菌的重要性。噬菌体治疗和预防性应用目前正处于兴旺时期，更多的人了解噬菌体疗法，并开始在许多国家如在第比利斯、格鲁吉亚和波兰得到广泛的认可。随着多药耐药细菌病原体迅速传播，作为抗生素替代补救措施，噬菌体疗法会发挥重要的作用。噬菌体用于抗多重耐药菌有以下优点：①特异性强。只针对相应的病原菌，而不会破坏正常菌群。噬菌体是宿主菌依赖性的，只在细菌感染部位发生作用，随着宿主菌的清除而死亡，不会残留在体内。②不易产生耐药性。噬菌体的作用机制与抗生素完全不同，治疗效果不受细菌耐药性的影响。对噬菌体产生抗性的突变频率仅为 10^{-7}，如联合用药的双突变率降为 10^{-13}，远低于抗生素产生抗药的突变率。③噬菌体治疗的不良反应少。很少有噬菌体治疗引起严重不良反应的报道，偶尔可出现轻微的细菌内毒素反应，也在可控制的范围内。即使对儿童及免疫低下的患者服用噬菌体治疗细菌性感染也是很安全的。

动物实验显示应用噬菌体治疗耐亚胺培南/西司他丁铜绿假单胞菌（imipenem-resistant Pseudomonas aeruginosa，IMPR-Pa）和产 ESBLs 大肠埃希菌引起的感染，均能够极大地降低感染动物的死亡率。一些国家已批准其为抗菌的替代疗法，许多科学家和公司申请噬菌体作为抗细菌感染的治疗选择，噬菌体治疗和预防细菌性疾病将具有很好的发展前景。而在比利时布鲁塞尔，医学伦理委员会也于 2007 年批准医院用噬菌体治疗由铜绿假单胞菌和金黄色葡萄球菌引起的烧伤后感染。最近有噬菌体治疗细菌感染的经验和效果，如面对儿童的多重耐药细菌感染，抗生素选择余地更小，噬菌体治疗可做为儿童感染性疾病治疗和预防的安全选择。作为一种治疗细菌感染的抗生素替代治疗，噬菌体用于治疗烧伤后的多重耐药细菌感染获得较好的成功率，抗肠球菌感染有效率 80%，而对金黄色葡萄球菌、铜绿假单胞菌、大肠埃希菌和肺炎克雷伯菌的有效率达 90%。提示噬菌体可推荐用于治疗烧伤后多重耐药的机会性感染。这种方法可能更适合那些卫生条件和经济条件差、烧伤发生率高的发展中国家，费用较低。还有许多人描述了噬菌体治疗成功的案例,进一步分析噬菌体的成本效益,显示对多重耐药病原体的治疗和预防应用令人鼓舞。当然,需要进一步在临床规范观察和评估噬菌体治疗细菌性感染的效果。随着多重耐药菌的增加,噬菌体的抗感染治疗有着潜在的巨大应用前景。

三、阳离子抗菌肽

阳离子抗菌肽:新一代的天然抗生素,它的结构及作用方式与其他抗菌类药物不同,不易产生抗药性。他的抗微生物活性与线性结构、循环和非对映体等物理化学特性有关,而与特定的氨基酸序列无关。人们普遍认为,阳离子对于抗菌肽插入到细胞质和破坏细胞膜至关重要,能够迅速杀灭革兰阴性菌、革兰阳性菌及真菌而对正常细胞无害;此外,抗菌肽在动物实验中显示了其宿主的防御作用,还能增强适应性免疫应答;其细胞内的信号作用和诱导细胞凋亡功能均具有独特的作用。然而,天然抗菌肽治疗应用受到高成本、较差的药代动力学特性和在动物实验较低的细菌清除功效而限制。为了克服这些问题,最近开发了一种新颖的品种和不同结构的模仿双亲的 AMPS。许多这些化合物具有优越的药代动力学性能和较低的体外毒性,同时保留有效的抗菌活性。总之,新结构和丰富资源的阳离子双亲抗菌肽将具有广阔的抗菌发展前景。

四、柠檬的提取物

柑橘属植物-柠檬的提取物对临床分离的多重耐药金黄色葡萄球菌所形成生物膜具有杀伤作用。

柠檬提取物通过对细菌生物膜的破坏作用达到杀菌效果,且随作用时间的延长而逐渐增强,柠檬提取物作用 15 min 时细菌呈现明显的胞壁缺损现象,即细菌个体胀大,变形;柠檬提取物对细菌蛋白质的组成和表达量均有一定影响,同时细菌 DNA 的 EcoR I 酶切图谱发生改变。即柠檬提取物可能通过破坏细菌细胞壁,改变细菌某些关键的结构或功能蛋白的合成来达到对细菌的抑制作用。

尽管采取各种方法和方案,多重耐药细菌很难清除,进行全球性的抗感染战略需要学术界、制药业及政府部门的共同努力!

(曲 芬 俞云松 姜天俊)

参 考 文 献

[1]　姜天俊,赵敏.儿童感染性腹泻的微生态疗法.北京医学,2001;23(3);179

[2]　姜天俊,唐善令.国产头孢曲松钠治疗儿童急性菌痢.中国现代医学杂志,2001;11(11);75

[3]　虞爱华,姜天俊,王冶.中毒型菌痢的诊断与抢救.中国临床医生,2001;29(286);11-12

[4]　姜天俊,叶文华,赵敏.磷霉素序贯疗法治疗儿童菌痢临床研究.中国医师杂志,2002;4(10);
　　　1157-1158

[5]　虞爱华.腹泻的诊断与治疗.第一版.北京:人民军医出版社,1998;64-70

[6]　虞爱华,王景林,苏淑慧,等.感染性腹泻应用抗生素指针的探讨.中华流行病学杂志,1992,13
　　　(特);279

[7]　虞爱华.黄连素联合 TMP 治疗急性细菌性痢疾 1411 例疗效观察.中华传染病杂志,1986;4(3);
　　　174

[8]　曲芬,崔恩博,郭桐生,等.志贺菌群及其血清型 14 年变化和耐药趋势.传染病信息,2007;20
　　　(4);223-229

[9]　袁吉吉,黄文祥,吕小菊,等.利福昔明治疗急性细菌感染性腹泻 94 例的随机双盲多中心临床试
　　　验.中国新药与临床杂志,2005;24(10);872-876

[10]　张芳,陈安进,石杰,等.利福昔明治疗急性感染性腹泻 111 例临床疗效及安全性.中国新药与临
　　　床杂志,2005;24(10);781-784

[11]　Aysev AD, Guriz H. Drug resistance of Shigella strains isolated in Ankra, Turkey, 1993-1996.
　　　Scand J Infect Dis,1998; 30;351-353

[12]　Carpenter LR, Pont SJ, Cooper WO, et al. Stool cultures and antimicrobial prescriptions related
　　　to infectious diarrhea. J Infect Dis,2008;197(12);1709-1712

[13]　曲芬,崔恩博,郭桐生,等.志贺菌群及其血清型 14 年的变化和耐药趋势.传染病信息,2007;20
　　　(4);223-225

[14]　Crum NF, Wallace MR, Oldfield EC. New issues in infectious diarrhea. Rev Gastroenterol Dis-
　　　ord,2005; Suppl 3; S16-S25

[15]　Diniz-Santos DR, Silva LR, Silva N. Antibiotics for the empirical treatment of acute infectious
　　　diarrhea in children. Braz J Infect Dis, 2006;10(3);217-227

[16]　Gadewar S, Fasano A. Current concepts in the evaluation, diagnosis and management of acute
　　　infectious diarrhea. Curr Opin Pharmacol,2005;5(6);559-565

[17]　Cheng AC, McDonald JR, Thielman NM. Infectious diarrhea in developed and developing coun-
　　　tries. J Clin Gastroenterol,2005;39(9);757-773

[18] Ericsson CD, DuPont HL. Rifaximin in the treatment of infectious diarrhea. Chemotherapy, 2005;51 Suppl 1:73-80

[19] Podewils LJ, Mintz ED, Nataro JP, et al. Acute infectious diarrhea among children in developing countries. Semin Pediatr Infect Dis,2004;15(3):155-168

[20] Alam NH, Ashraf H. Treatment of infectious diarrhea in children. Paediatr Drugs,2003; 5(3): 151-165

[21] Davidson G, Barnes G, Bass D, et al. Infectious diarrhea in children: Working Group Report of the First World Congress of Pediatric Gastroenterology, Hepatology, and Nutrition. J Pediatr Gastroenterol Nutr, 2002;35(Suppl 2): S143-S150

[22] Jamal W, Rotimi VO, Pal T, et al. Comparative in vitro activity of tigecycline and other antimicrobial agents against Shigella species from Kuwait and the United Arab of Emirates. J Infect Public Health, 2010;3(1):35-42

[23] Christopher PR, David KV, John SM,et al. Antibiotic therapy for Shigella dysentery. Cochrane Database Syst Rev,2010;4(8): CD006784

[24] Wong MR, Reddy V, Hanson H, et al. Antimicrobial resistance trends of Shigella serotypes in New York City, 2006-2009. Microb Drug Resist, 2010;16(2):155-161

[25] Khan E, Jabeen K, Ejaz M, et al. Trends in antimicrobial resistance in Shigella species in Karachi, Pakistan. J Infect Dev Ctries, 2009;3(10):798-802

[26] Mandal J, Mondal N, Mahadevan S,et al. Emergence of resistance to third-generation cephalosporin in Shigella--a case report. J Trop Pediatr, 2010;56(4):278-279

第10章 耐药结核病及其防治策略

结核病是人类历史上最古老的感染性疾病之一,曾经夺取全球数亿人的生命。随着 20 世纪 60 年代利福平的问世,开启了结核病的短程化疗时代,这对于结核病的治疗是革命性的。至 19 世纪 80 年代,许多国家的结核病疫情迅速下降,包括美国在内的欧美发达国家甚至明确提出要在 20 世纪末完全控制结核病(发病率控制在 1/10 万以内)。但随着人口的增长和大范围流动,加之各国政府对于结核病投入的减少、HIV 感染等因素的影响,结核病疫情在许多国家死灰复燃,卷土重来。例如在美国,1985 年至 1992 年间结核病患者人数增加了 20%。世界卫生组织于 1993 年首次发布结核病疫情警告,宣布"全球结核病进入紧急状态",并推出了短程督导化疗策略(DOTS),确定每年 3 月 24 日为"世界防治结核病日"。据世界卫生组织估计:当今全球有 1/3 人口感染了结核菌,每年新发结核病 900 万,约 300 万人死于结核病;全球每年新产生耐多药结核病患者约 50 万例,广泛耐药结核病患者约 5 万例。自 2002 年以来,全球已有 97 个国家开展了全国性耐药结核病调查。从 1994 年开始,世界卫生组织/国际防痨和肺部疾病联盟实施了全球结核病耐药监测项目。截至 2007 年,已经收集了 81 个国家或地区的耐药结核病疫情数据,并于 2008 年出版了第 4 次调查报告。

在我国,有 450 万活动性肺结核患者,其中痰 AFB 阳性者 130 万,每年因结核病死亡人数 30 万。自 2003 年以来,肺结核经常占据国家 CDC 法定传染病报告疫情排行榜之首,死亡人数更是高居各种法定传染病(除艾滋病外)的首位。2009 年全国肺结核病报告患者位居乙肝之后,新发生病例 1 077 万人,较 2008 年减少8.38%;死亡 3 783 例,增加 34.32%。当前,许多难治结核病患者中,耐药结核病尤其耐多药和广泛耐药结核病正在上升为首要问题,直接影响着全国结核病的疫情。

第一节 结核分枝杆菌概述

结核分枝杆菌(Mycobacterium tuberculosis)又称结核杆菌、结核菌。它是一种具有富脂质细胞壁的抗酸染色阳性杆菌,可能由革兰阳性菌进化而来,和棒状杆菌、诺卡菌有系统发育相关性。它生长缓慢,在体外合适条件下需 15～20h 才能分裂成子代,是大肠埃希菌倍增时间的 20 倍。结核分枝杆菌属于厚壁菌门,裂殖菌纲,放线菌目,分枝杆菌科,分枝杆菌属。它是各种结核病的病原体,1882 年由德国科学家罗伯特·郭霍(Robert Koch)首先确认。1883 年 Zopf 将其命名为结核杆菌,1886 年 Lehmann 和 Neumann 将其正式命名为结核分枝杆菌。

一、结核分枝杆菌的生物学特性和分类

结核分枝杆菌通常呈细长杆状,稍弯曲,两端钝圆,长 1～4μm,宽 0.3～0.6μm,壁厚约 20nm。无色、无荚膜、无鞭毛、无芽胞、无动力、无菌丝。其特点是胞壁厚,胞壁和菌体内有多种脂多糖,标志成分是胞壁的分枝杆菌酸。正是由于它的大量存在,当应用苯胺染料染色后,结核分枝杆菌可以耐受酸和(或)醇的脱色作用,这种特性便被称作是"抗酸染色性"。而其他细菌均很轻易地被脱色,不具备这种特性。此时镜下所见结核杆菌呈红色杆状。这是将结核杆菌与其他细菌、真菌区分开的特殊检验方法——抗酸染色法的原理。凡能够在抗酸染色中呈现红色的阳性菌均被称为抗酸杆菌(anti-fast bacilli,AFB)。在我国等结核病疫情严重的国家,来自患者的临床标本中所发现的 AFB 阳性检出者大多数情况下意味着结核分枝杆菌阳性。而自然界广泛存在着 100 余种分枝杆菌(又称非结核分枝杆菌,NTB),抗酸染色却无法将它们与结核杆菌分辨开。好在这些抗酸杆菌中的绝大多数对人类并无致病性,少数有轻微的致病力,仅在 HIV 感染者、慢性肺病患者或ICU 中的重症患者中被发现。只有通过特殊的菌种鉴定方法,才能将结核杆菌与非结核分枝杆菌鉴别开。

人们将一组与结核分枝杆菌高度同源的细菌称为结核分枝杆菌复合群。除结核分枝杆菌外,复合群还包括牛分枝杆菌、非洲分枝杆菌、田鼠分枝杆菌以及来自牛分枝杆菌的卡介苗分枝杆菌。其中对人类致病力最强的是结核分枝杆菌。绝大多数结核病是由结核分枝杆菌引起的,牛分枝杆菌及非洲分枝杆菌次之。牛分枝杆菌是牛结核病的主要病原体,它在家兔体内的致病力强于结核分枝杆菌。非结核分枝杆菌对于人体的致病力明显弱于结核分枝杆菌。不同的分枝杆菌对人类和不同动物体的致病力不同,这反映了细菌的种属差别。近年来,因其 DNA 指纹相近,国际上将在中国很多地区发现的菌株统称为"北京族",主要分布于我国和东南亚地区。结核分枝

杆菌对许多哺乳类动物,如豚鼠、小鼠及猴甚至河马等均具有致病性。

二、结核分枝杆菌的致病机制

结核分枝杆菌可通过多种途径,如呼吸道、消化道、皮肤黏膜伤口等侵入人体,但最常见的入侵部位是包括肺在内的呼吸道。它可以通过血液循环从肺到达其他各种器官,如肠、肾、骨、关节、淋巴系统、神经系统、泌尿生殖系统等。临床上以肺结核病最为常见。

与其他致病的细菌、真菌等不同,结核分枝杆菌即不产生内、外毒素,也无侵袭性酶类。一般认为,其致病作用可能与菌体表面结构及其某些菌体成分,如脂质、某些菌体蛋白、多糖等多种物质有关。根据郭霍现象的解释,结核杆菌的致病主要是菌株在易感机体内增殖以及机体对结核杆菌免疫应答反应的结果。因此,从病原体的角度分析,结核分枝杆菌的致病性与其在体内的繁殖力(毒力)呈正相关。可以说,所谓的"毒力"也就是其繁殖和生存的能力。

三、结核病的发生与机体反应

少量结核分枝杆菌进入机体后,在机体免疫功能完整的情况下,可以迅速地被肺泡吞噬细胞(单核细胞、巨噬细胞等非特异地捕获、吞噬)。由于其细胞壁成分的特殊性,致使其往往不易被各种酶所消化、裂解。结果导致结核杆菌在吞噬细胞内存活下来,形成"胞内寄生",长期与机体"和平共处",从而造成机体的结核杆菌感染状态。通过机体的炎症反应,被淋巴细胞、成纤维细胞所包围或杀灭,形成典型的结核结节。如果结节融合至足够大,可通过 X 线检查在肺等器官发现纤维性病灶甚至钙化灶,如果病灶过小或部位过于隐蔽,则甚至连 X 线检查也无从发现。此时机体即不发病,也无症状,但 PPD 试验等检测结果可以呈阳性反应,这一情况甚至可以持续终身。

当机体遭到结核杆菌的再次侵犯时,可以靠体内的记忆性 T 淋巴细胞迅速动员产生大量细胞因子、效应 T 细胞等,直接吞噬和消灭结核杆菌。这就是卡介苗预防结核病的原理所在。

一旦由于某种因素导致机体免疫力下降或一次侵入大量结核杆菌时,吞噬细胞功能便会受损,细胞破裂,吞噬能力下降,胞内结核杆菌也会大量溢出、增殖。此时结核杆菌便可在肺内乃至全身广泛播散,产生结核病的相应病灶和临床表现。

机体会由此出现以迟发型变态反应（Ⅳ型反应）为主的炎症反应及各种症状,如发热、盗汗、消瘦等。此时的结核病灶就具有活动性了。

第二节　耐药结核杆菌

结核分枝杆菌是耐药性问题最为突出的少数几种病原微生物之一。同大部分病原体一样,结核分枝杆菌会对抗结核药物天然地发生选择性耐药,而长达数月甚至1年以上的化疗过程本身更增加了耐药株的选择概率。20世纪40年代中期,当第一种抗结核药物链霉素投入临床使用仅仅数月后便出现了耐药菌株,此后问世的异烟肼、利福平等也很快发生了耐药性选择。事实上,正是耐药菌株的出现,加之抗结核化疗疗程的漫长,才使得自19世纪50年代以来所有的抗结核化疗方案均被确定为3种以上药物的联合方案。联合化疗的问世之早,在当今各种抗菌药物十分丰富和不断涌现的年代里十分罕见,充分说明了抗结核化疗的困难和任重道远。

我国是全球22个结核病高负担国家之一,结核病患病病人数居世界第2位。当前结核病疫情呈现"六多"的特点:感染人数多,患病人数多,新发患者多,死亡人数多,农村患者多,耐药患者多。AFB阳性肺结核患者中耐药者约占1/4。这些耐药肺结核患者一旦成为传染源,必将进一步导致新发肺结核的耐药率升高,造成结核病疫情控制难度加大,每年由结核病带来的直接经济损失已超过35亿元。

一、敏感株和耐药株

世界卫生组织于20世纪60年代连续召开会议,规定了结核分枝杆菌敏感株和耐药株的定义及规范检测方法。敏感株是指"从未接触过抗结核药物的野生株,它们以相同的方式对抗结核药物产生反应";而耐药株则是"其敏感程度明显下降,以致可以确定该株不同于从未接触过抗结核药物的野生株。此时,患者的临床疗效可能会下降"。由此可见,临床耐药性具有两层含义,细菌学和临床学定义。

同其他细菌相似,结核杆菌在发育生长旺盛期对药物敏感,当处于发育生长静止期或休眠状态时则对药物的耐受性增强,不易呈现抑菌效果。对于结核病这一慢性感染性疾病来说,这是抗结核分段治疗的细菌学基础。就细菌学耐药而言,只要出现和原亲株敏感性不同的耐药状况就被视为耐药。而在临床实际工作中,正常用药3个月,结核杆菌仍未被有效杀灭就应当被视为临床耐药;反之,只要临床疗

四、耐药结核菌的分类

所有耐药结核菌的耐药性均根据体外药物敏感测试结果而定。根据耐药程度和性质的不同,又将耐药结核分枝杆菌分成下列 4 种。

1.耐单药(单耐药)结核杆菌　根据体外药物敏感试验测定结果,仅耐 1 种抗结核药物的结核杆菌叫做耐单药结核杆菌。在当前所有化疗方案均含 3 种以上抗结核药物的大背景下,耐单药结核杆菌对临床化疗效果的影响很小,可以忽略不计。

2.多耐药结核杆菌　根据体外药物敏感性测试结果,凡耐 2 种(含)以上抗结核药物者叫做多耐药结核杆菌。但在耐药谱中不能同时对异烟肼和利福平耐药。多耐药结核杆菌的出现直接影响了短化的疗效,延长了化疗疗程。

3.耐多药结核杆菌(multi-drug resistant M. tb,MDR)　在体外药物敏感性测试中,凡同时耐异烟肼和利福平的结核分枝杆菌就被称为耐多药结核杆菌。由于这两种药物是短程化疗的核心组分,故对短化的疗效以及整个结核病疫情的影响甚大,是短化失败的重要原因。

4.广泛(超级)耐药结核杆菌(extensive-drug resistant M. tb,XDR)　按照世界卫生组织的定义,广泛耐药结核杆菌是指对任意 1 种氟喹诺酮类药物以及 1 种二线注射剂(阿米卡星、卷曲霉素或卡那霉素之一)同时耐受的耐多药结核杆菌(MDR)。2006 年以来,XDR-TB 已在全球所有区域被发现,其治疗效果比 MDR-TB 更差。在 HIV 高流行人群中暴发 XDR-TB,死亡率大幅度增加。XDR-TB 的出现是对全球公共卫生新的威胁,需要引起卫生部门及医务工作者的高度重视。

五、结核分枝杆菌分子耐药机制及其相关研究

分枝杆菌耐药性分子机制主要有 3 种观点:①细胞膜或壁结构与组成发生变化,使细胞膜通透性改变,药物通透性降低,摄取量减少;②质粒或转座子介导的耐药性;③药物靶编码基因突变。耐药结核分枝杆菌是否存在质粒介导的耐药曾经有很大的争议。质粒是细菌细胞内染色体以外能够独立复制的共价环状 DNA。它携带很多基因编码序列,具有多重功能。如金黄色葡萄球菌、肠道菌等许多细菌含有质粒介导的耐药因子,是染色体以外一种重要的耐药性遗传机制。国外有报道,鸟分枝杆菌、胞内分枝杆菌、堪萨斯分枝杆菌等若干种非结核分枝杆菌含有质粒。结核分枝杆菌是否存在质粒尚未得到确切的证据。国内学者以大肠埃希菌

PBV220 质粒的抽提鉴定作为对照,对结核分枝杆菌 H37RV 株、11 株临床分离敏感株、19 株分别是单耐 H、R、S 以及耐 2 药、3 药、4 药的耐药株抽提质粒并加以鉴定。结果无论敏感菌株还是耐药菌株,均未分离出质粒,没有发现结核分枝杆菌存在质粒介导的耐药性分子机制。

当前,人们普遍认为结核分枝杆菌耐药性的产生主要源自其菌体中药物作用靶位结构或功能的改变,是一种基因突变。但其确切的结构变化表型以及控制这一变化的基因突变情况长期困扰着人们。假如能够了解这些基因突变与耐药性之间的关系,并对其进行针对性检测,则将大大提高人们的认识水平。

进入 21 世纪以来,由于分子生物学的极大进步,引导学者们对结核分枝杆菌耐受异烟肼、链霉素、乙胺丁醇、利福平、氟喹诺酮等的基因特征进行了深入的分析,并建立了相应的鉴定药物靶基因突变的方法,如聚合酶链反应-单链构象多形性分析(PCR-SSCP)、固相序列扫描和生物芯片技术等。采用这些方法,我们有可能通过发现某菌株的异常基因,在一天之内迅速鉴定出相应的耐药结核杆菌菌株。

结核杆菌耐异烟肼的机制比较复杂。一是通过 katG 基因突变导致菌体内过氧化氢酶-过氧化物酶活性降低或缺失,该基因是过氧化氢酶-过氧化物酶的编码基因,这可以解释 90% 以上的异烟肼耐药。katG 的完全缺失主要出现于高度耐异烟肼株。katG 随机突变最常见的位点是 315 位密码子,该位置的变异通过对 katG 活性位点甲基化阻碍了异烟肼与 katG 的结合,导致酶失去活化异烟肼的能力。inhA 基因突变是异烟肼耐药的另一分子机制,导致异烟肼低度耐药。inhA 是烯酰基还原酶的编码基因,其编码的 NADH 依赖的 enoyl2Acp 还原酶催化不饱和脂肪酸转化为饱和脂肪酸的还原反应,分枝杆菌利用该产物合成的超长链 α_2 脂肪酸是其细胞壁的重要成分。该基因最常见的突变位点是 215 位。inhA 编码基因突变的发生率高低不一,现在认为 inhA94 位的氨基酸突变可能与耐异烟肼有关。结核杆菌一旦发生 inhA 基因突变,也意味着对乙硫异烟胺和丙硫异烟胺耐药。

结核分枝杆菌对利福平的耐药机制是由于其 RNA 聚合酶的 β 亚基的编码基因 rpoB 突变所致。当 rpoB 基因耐利福平决定区发生突变时,DNA 依赖性 RNA 聚合酶 β_2 亚单位酶活性改变,利福平无法与细菌 RNA 聚合酶 β_2 亚单位结合而表现为耐药。rpoB 基因突变一般是单个碱基突变或数个碱基联合突变。约 95% 的突变发生在 507~533 位密码子,其中有 80%~86% 的碱基突变发生在 3 个氨基酸位点上,最常见的突变位点是 531 位和 526 位。531、526 和 513 位点的突变一般导

致高度耐药,514、533、511、516 和 518 位点的突变一般产生的是低度耐药。有
3%～5%的利福平耐药株未发现 rpoB 基因突变。在耐多药结核分枝杆菌临床分
离株中,75%rpoB 和 kat G 基因均有突变。因此有人提出,rpoB 基因突变可作为耐
多药结核菌的代表性分子标志。

　　结核分枝杆菌耐链霉素是由于核糖体蛋白 S12 编码基因 rpsL 和 16s rRNA 基
因 rrs 突变所致。约80%的耐链霉素菌株有 rpsL 或 rrs 基因的突变,其中 rpsL 的
突变率高于rrs。rpsL 基因突变主要位于 43 位和 88 位密码子,其中 43 位密码子突
变率最高。rrs 基因突变通常发生在 513 位碱基,还可见于 905、491、512、516 和 904
位碱基。约 1/3 的临床链霉素耐药株没有 rrs 基因和 rpsL 基因的突变,表明尚存
在其他未知的分子机制。

　　结核分枝杆菌耐吡嗪酰胺的分子机制基本指向 pncA 基因。该基因的突变造
成吡嗪酰胺酶(PZase)活性降低或丧失,是结核分枝杆菌对吡嗪酰胺产生耐药的主
要原因。现已发现 pncA 基因至少有 175 种突变,突变位点主要分布在 3～17 位、
61～85 位和132～142 位 3 个区域,尤以第 78、79 和 143 位的移码突变较常见。最
常见的突变位点是 211 位点 A2G。有些耐吡嗪酰胺临床株没有发生 pncA 基因突
变,有部分菌株 pncA 基因发生突变但吡嗪酰胺仍然保持活性。这说明还存在其他
的耐药机制,需要进一步研究。

　　目前认为,结核分枝杆菌耐乙胺丁醇与 embC、embA 和 embB 等基因的过量表
达有关。其中 embB 基因突变是耐乙胺丁醇的主要原因,以发生在 306 位密码子的
突变最为常见。此外,发生在第 285、313、319、330、406 以及第 630 位的氨基酸置换
也可引起对乙胺丁醇的耐药。有报道第 306 位密码子突变具有相当的普遍性,可作
为快速测定乙胺丁醇耐药株的标准。也有学者认为 embB306 位的突变与乙胺丁醇
耐受之间关系不平行。有部分乙胺丁醇耐药分离株未发现 embB 基因的变化,说明
可能存在其他机制。有报道 embC 的第 394、738 位氨基酸置换,embA 的第 462、
913 位氨基酸置换以及位于 embC2 和 embA 之间区域的第 1、12、16 位点的突变可
能与乙胺丁醇耐药有关。另有发现,embR 突变可能与乙胺丁醇耐受有关,其确切
机制需进一步研究。

　　氟喹诺酮类抗生素的耐药机制主要与菌体内 DNA 解旋酶 A 和 B 亚单位的编
码基因 gyrA 和 gyrB 的突变有关。gyrA 突变可导致高度耐药,突变率为 75%～
94%。突变主要集中在 gyrA 的保守区,即第 67～106 位氨基酸,此处被认为是氟

喹诺酮类耐药的决定区。目前已经发现耐药株的第 94、90、88、91、87 和 83 位氨基酸有发生突变或氨基酸置换。有报道认为,gyrA 基因的第 90、94 位密码子的突变是导致结核分枝杆菌对氟喹诺酮类药物耐受的主要原因。对于 gyrB 基因突变是否能引起结核分枝杆菌对氟喹诺酮类耐药说法不一。有人认为 gyrB 的突变率很低,且仅导致低度耐药(表 10-2)。对此尚待进一步研究。其他药物的耐药分子机制也有研究,但不是主流。

表 10-2　结核分枝杆菌相关部分耐药基因及其突变位点

药物	耐药相关基因	突变位点
异烟肼	katG	315 位
	inhA	215、94 位
利福平	rpoB	531、526、513 位(高度耐药),514、533、511、516 和 518 位(低度耐药)
链霉素	rpsL	43、88 位
	rrs	513、905、491、512、516 和 904 位
比嗪酰胺	pncA	78、79 和 143 位常见,211 位 A2G 最常见
乙胺丁醇	embB	306 位最常见,285、313、319、330、406 及 630 位较多
	embA	462、913 位
	embC	394、738 位
氟喹诺酮	gyrA	94、90、88、91、87 和 83 位
	gyrB	不肯定

六、结核分枝杆菌耐药分子检测方法

随着结核分枝杆菌耐药分子机制的不断澄清,使得我们有可能通过分子生物学技术直接检测上述基因突变位点,进而确定细菌耐药性。近 10 年出现了基因芯片技术,又称 DNA 芯片(DNA chips)或 DNA 微阵列(DNA mircoarray),它是生物芯片技术中的一种。其特点是高度平行性、多样性、微型化和自动化。它利用核苷酸探针技术,能在很短的时间内同时分析成千上万个基因,可将所有突变的探针固定到一个芯片上,只需一次杂交,即可获得某一菌株对所有药物的敏感性结果,可迅速用于指导临床用药。有关详细的分子生物学方法请参阅"多重耐药菌的检测新技术"。

上述分子生物学技术的最大问题是不能像标准药物敏感性试验那样对所有药物全面筛查,而其所对照或参照的药物敏感性均来自于经典技术的鉴定结果,两者吻合率一般在 70%。对于耐多药或广泛耐药的结核分枝杆菌,尚未发现一种标志基因,使得临床应用非常困难。基因芯片技术本身也有许多难题有待解决,如成本高、检测灵敏度较低,重复性差、分析范围较狭窄等,表现在样品的制备、探针合成与固定、分子的标记、数据的读取与分析等方面。基因芯片的特异性还有待提高。上述问题不仅是当前和今后一段时期内学界研究的焦点,同时也是基因芯片能否走出实验室推向临床应用的关键。芯片诊断成本高昂和芯片诊断配套仪器价格昂贵等将是影响其在基层单位开展应用的主要原因。总之,耐药基因的研究远未达到临床应用水平,未来的工作任重道远。

第三节　耐药结核病的诊断

耐药尤其耐多药结核病(MDR-TB)的出现,在许多国家已成为重大的公共卫生问题和有效控制全球结核病疫情的障碍。世界卫生组织对此非常重视,并制定了监测目标。而在一些结核病疫情和 HIV 疫情均十分严重的贫困国家和地区如非洲等,却并不清楚结核杆菌的耐药程度。多数不发达国家的耐药情况及耐药结核病的治疗尚处于空白或不规范的放任状态。纵观全球,各国和各地区对耐药结核病的诊治和管理工作极不平衡。

一、耐药结核病的临床分类

原始耐药(primitive resistance):即天然耐药性、自然耐药性,是指从未接触过某种抗结核药物的患者,其体内分离株显现出对该药物敏感性下降或耐受的情况。自然状况下,结核分枝杆菌野生菌群中总有一定数量的菌株对抗结核药物天然耐药,如异烟肼天然耐药率约为 10^{-4}。一般必须通过单药治疗的筛选,在杀死敏感菌株后方能呈现出耐药性状。如果这种天然耐药菌株优势明显,便会形成原始耐药状况。理论上,这种状况应当存在并可以显现。但在实际工作中,由于采用联合化疗方案,这种原始耐药菌往往不等被筛选出来便首先被其他敏感药物所杀灭了。因此,这种原始耐药性在临床上一般对抗结核疗效没有影响。大部分非结核分枝杆菌确对抗结核药物天然耐受。

初始耐药(initial resistance):是指患者在抗结核治疗前便被确定体内感染的结核分枝杆菌已具有某种耐药性。这些结核分枝杆菌的感染源应为那些已经具有耐药性的结核病患者体内所携带的病原体而非天然野生菌株。

原发耐药（primary resistance）：在临床实践中，由于传染源的隐蔽性和结核病发病过程的缓慢、隐袭，初始耐药性与原始耐药性的细菌学、临床学界限均不明确，非常容易混淆。鉴于当前大部分结核分枝杆菌的感染源来自开放性肺结核患者而非天然野生菌，实验室技术也无法区别天然野生株感染与人间感染菌株，故临床上人们多将两者一并考虑，统称为"原发耐药性"，这是一个与继发耐药性相对应的概念。出于可操作性的考虑，通常将化疗不超过 4 周的患者体内分离株具有耐药性者称为原发耐药。

继发耐药（secondary resistance）：是指经过化学治疗结核分枝杆菌感染株出现的敏感性下降或耐受性现象，临床常以化疗 4 周为界限。它与学界常用的另一名词"获得性耐药"（acquired resistance）同义。其原因主要是不规律化疗导致耐药株的自然筛选或基因突变。这是当前绝大多数菌株产生耐药性的根源，也是 DOTS 所要解决的重点问题。

二、耐药结核病产生的原因

耐药结核病的产生有细菌、临床以及规划方面的原因，其本质是人为造成的负性结果。从微生物学的角度看，耐药性是基因突变引起药物靶位结构改变，使得药物对细菌的效力下降。而从临床以及规划角度观察，正是不充分或不正确的治疗方才导致结核病患者体内的耐药突变菌株经筛选逐渐突显成为优势菌。

不正确治疗的原因有来自医方的如：资金不足；医生缺少培训而不懂得如何正确制定抗结核化疗方案，用错了药物剂量或药物组合；对病人的有效沟通和宣教不足，致使患者不能正确接受诊疗信息，不能配合治疗；未对患者的治疗进行有效督导。也有来自药物生产和供应方的如：药物质量差或剂量不足；缺少某些药物；药物储存或保管失误致药物失效等。来自患者方面的主要问题是依从性差，病人缺乏必要的结核病诊疗知识，没有坚持服满疗程；药物不良反应等导致治疗被迫终止；药物吸收障碍导致体内药物浓度不足；病人大量吸烟、嗜酒等引起机体代谢功能紊乱，也可以直接影响药物在体内的代谢。当然，耐药菌株在人群中的播散也是新耐药患者的重要来源。

短程化疗（SCC）可使感染了耐药菌株的结核病患者对所使用的药物产生更严重的耐药性。这一现象已被定义为短程化疗的"放大效应"。

三、耐药结核病的发现和诊断

在临床实际工作中,由于各种结核病的漫长治疗过程和疗效的不确定,人们通常按照治疗时间和疗效又将结核病患者分成初治和复治病例。临床医生将根据病例的具体情况分别选择不同的抗结核化疗方案。

初治病例:从未进行过抗结核治疗,或规则化疗尚未满疗程以及不规则化疗未满 1 个月的病人。

复治病例:①不规则化疗 1 个月以上者;②初治失败,规则化疗 3 个月(也有规定 5 个月)以上痰中抗酸杆菌(AFB,仍未转阴者);③疗程结束后任何时间痰 AFB 复阳者。

根据初治病例的定义,我们可以初步判断:这部分患者不是耐药结核病的主要人群。即便是原发耐药病例,只要未感染耐多药或广泛耐药菌株,其治疗方案应当不受影响。相对于复治病例而言,初治结核病的临床特征是症状和其他临床表现比较经典,病灶范围和菌量可以有很大的差别。病灶的发现可以通过健康体检主动发现,也可以因合并其他感染或咯血、胸膜炎等就诊时被动发现。病灶可以是局限的、以增生性为主,也可以是弥漫的、以干酪坏死和渗出为主;痰 AFB 可以从阴性直至满视野(卌)。只要坚持正规抗结核化疗并完成全部疗程,部分菌量大、病灶多、病情复杂的特殊病例结合其他治疗如抗感染等,并适当延长强化期至 3 个月,其疗效均应令人满意。对于初治病例,如条件允许,则仍应当进行体外药物敏感性测试,以便将来进行药物敏感性对照。而对于普通基层单位,则不必进行药物敏感试验。

复治病例历来是耐药结核病的"发源地"和"重灾区"。其中除规则用药疗程结束后痰 AFB 复阳者外,其他患者都是耐多药结核病的重点关注对象。

在全身各脏器结核病的排名中,肺结核由于具有开放性,是重要传染源,应当成为重点观察对象。而身体其他部位的结核病,由于多种原因均足以导致病变成为难治性,细菌学检查阳性率偏低,故不是耐药结核病的重点观察对象。肺外结核出现耐药、耐多药的情况比较少见。按照世界卫生组织的标准,肺结核是指肺实质的结核病灶,其他部位和脏器如胸膜、纵隔淋巴结以及所有肺外器官的结核病均属于肺外结核病。当然,合并活动性肺结核的肺外结核病也属于肺结核的观察范畴。通过肺结核这一窗口,就可以轻易地观察全身结核病的预后。

在规则化疗情况下,只要有证据证明患者痰 AFB 转阴(尤其培养阴转),则可以认为化疗方案是有效的。至于病灶和临床表现等,由于受其他许多因素的影响,不能单纯被视作化疗疗效的判定标准。在此前提下,即便将来疗程结束后痰 AFB 复阳,也可以应用原有化疗方案再次对患者进行治疗,并达到预期的疗效。

如若不规则化疗 1 个月以上,或经过规则化疗 3 个月以上痰 AFB 仍未转阴,则应高度怀疑病原体耐药;如果复治失败,则基本可以认定为耐药病例;如果应用含 HR 的化疗方案失败,则应高度怀疑耐多药甚至广泛耐药。此时,应尽早进行体外药物敏感性测试,并根据测试结果修正化疗方案。

当前临床化疗普遍存在两种倾向:一种倾向是只要治疗效果不够满意,均被认定为耐药甚至耐多药。其结果就是不断更换抗结核化疗方案,病人受到药物的各种不良反应的打击,严重者甚至发生肝衰竭等导致死亡。加上一部分诊断不明的患者,滥用抗结核药物的现象已经变得越发严重。这在缺少检测条件的基层单位和综合医院等发生率较高,应当引起医务人员的广泛重视;另一种倾向是对抗结核化疗的长期性没有足够的认识,用药过于随意,不进行全程 DOTS,必然引发继发性耐药。这在患者中经常出现,应当通过加强宣教给予纠正。

耐药结核病例的最大特点就是体内结核杆菌始终或反复阳性;在排除如感染、咯血、糖尿病等其他干扰因素后,治疗过程中肺部病灶反复增多,空洞反复增多或扩大。此时患者的临床表现可能并不突出,甚至缺乏相应的阳性症状和体征,化验指标如血沉等也趋于正常。由于目前人们生活水平的普遍提高,营养不良、恶病质等极端情况已很少出现。因此,除痰 AFB 持续或反复阳性外,其他临床情况均不能作为耐药病例的诊断依据。

四、耐药结核病的诊断标准

根据上述临床特性以及有关国家标准,耐药结核病的诊断标准应当是:①有明确的结核病灶尤其肺部空洞性病灶,化疗治疗 3 个月无效或疗程结束后病灶再次恶化;②临床标本中 AFB 涂片、培养等结果始终或反复阳性;③临床分离株经实验室鉴定为结核分枝杆菌复合群或已经排除非结核分枝杆菌(NTB)感染;④临床分离株经体外药物敏感性标准检定方法验证,达到规定的耐药标准。

第四节　抗结核药物

尽管结核病是一类重要的传染性疾病,但人类研发的对结核分枝杆菌有效的药物充其量也就是 20 余种,临床常用的也不过 10 余种。自 1940 年链霉素被发明以后,陆续又出现了异烟肼、利福平等药物。人们习惯性地将对结核病治疗产生重要影响的三个重要事件定义为结核病领域的三个里程碑,即:1882 年郭霍发现结核病的病原体——结核杆菌;1950 年异烟肼开创了结核病的化疗时代;1970 年利福平迎来了结核病的短程化疗时代。

一、部分抗结核药物介绍

1.异烟肼　是最常用也是最早发明的特异性抗结核药物,只对分枝杆菌包括结核分枝杆菌有效。它通过结核分枝杆菌体内过氧化氢酶-过氧化物酶激活,作用于 enovl-ACP 还原酶,抑制细菌细胞壁分枝菌酸的生物合成,造成细胞壁的破损,使分枝杆菌抵抗氧化和侵袭的屏障受到损害。它还可以阻断 99% 的分枝杆菌、分枝菌酸即细胞壁长链脂肪酸的生物合成。口服后迅速自胃肠道吸收,胃肠道吸收率达 90% 以上。其分子量小,在人体各组织、器官和体液中分布良好,包括脑脊液、胸水、腹水、皮肤、肌肉、乳汁和干酪样坏死物,并可穿过胎盘屏障。服药后 1～2h 血清药物浓度达高峰,蛋白结合率为 0%～10%。对结核分枝杆菌的 MIC 为 0.02～0.05mg/L。正是由于其低 MIC、低分子量的特点,以及在人体各器官、体液及血液中的浓度均超过其 MIC 值 10 倍以上,故被定为结核分枝杆菌的杀菌药,在各种抗结核药物中其杀菌作用名列第 2。异烟肼可以方便地透过血-脑屏障,是治疗中枢神经系统结核病的核心药物。又由于其在细胞内外均有杀菌作用,被定为全效杀菌剂。它是肝药酶抑制药,其主要不良反应是肝毒性、胃肠道反应、周围神经炎、血液系统改变等。应全程应用。

2.利福平　又名甲哌利福霉素,是利福霉素类半合成广谱杀菌药,对多种病原微生物均有抗菌活性。对结核分枝杆菌和部分非结核分枝杆菌(包括麻风分枝杆菌等)在宿主细胞内外均有明显的杀菌作用。对结核分枝杆菌的 MIC 是 0.01～0.5mg/L,是有史以来最强的全效杀菌药,是结核病短程化疗的核心药物。利福平对需氧革兰阳性菌具有良好的抗菌作用,包括葡萄球菌产酶株及甲氧西林耐药株、肺炎链球菌、其他链球菌属、肠球菌属、李斯特菌属、炭疽杆菌、产气荚膜杆菌、白喉杆菌、厌氧球菌等。对需氧革兰阴性菌如脑膜炎奈瑟球菌、流感嗜血杆菌、淋病奈瑟球菌亦具高度抗菌活性。对军团菌属作用良好，对沙眼衣原体、性病、淋巴肉芽肿及鹦鹉热等的病原体均具抑制作用。细菌对利福霉素类抗生素有交叉耐药。利福平与细菌依赖 DNA 的 RNA 多聚酶的 β 亚单位牢固结合，抑制细菌 RNA 的合成，防止该酶与 DNA 连接，从而阻断 RNA 转录过程，使 DNA 和蛋白的合成停止。该药口服吸收良好，服药后 1.5～4h 血药浓度达峰值。成年人 1 次口服 600mg 后血药峰浓度为 7～9mg/L，6 个月至 5 岁小儿 1 次口服 10mg/kg，血药峰浓度为 11mg/L。在大部分组织和体液中（包括脑脊液）分布良好，脑膜炎时脑脊液内药物浓度增加；唾液中亦可达有效治疗浓度；可以穿过胎盘。蛋白结合率为 80%～91%。进食后服药可使药物的吸收减少 30%。在肝脏中可被自身诱导的微粒体氧化酶作用而迅速去乙酰化，成为具有抗菌活性的代谢物 25-去乙酰利福平，水解后形成无活性的代谢物由尿排出。主要经胆和肠道排泄，可进入肠肝循环，但其去乙酰活性代谢物则无肠肝循环。60%～65% 的药物经粪便、6%～15% 以原型、15% 为活性代谢物经尿、7% 以无活性的 3-甲酰衍生物排出体外。亦可经乳汁排出。肾功能减退的患者无积聚。由于自身诱导肝微粒体氧化酶的作用，在服用利福平的 6～10d 或以后其排泄率增加；用高剂量后由于胆道排泄达到饱和，本品的排泄可能延缓。利福平不能经血液透析或腹膜透析清除。新一代利福霉素利福布汀与其作用机制相同，体外试验中与利福平交叉耐药。利福布汀的不良反应大于利福平，但约 30% 的耐多药肺结核患者应用利福布汀仍有效。利福霉素类药物是肝酶诱导剂。不良反应以消化道反应最多见，口服可出现厌食、恶心、呕吐、上腹部不适、腹泻等，发生率 1.7%～4.0%，但均能耐受。肝毒性为本品的主要不良反应，发生率约 1%。在疗程最初数周内，少数患者可出现血清氨基转移酶升高、肝大和黄疸，大多为无症状的血清氨基转移酶一过性升高，在疗程中可自行恢复，老年人、酗酒者、营养不良、肝病等肝功能异常者较易发生。与异烟肼配伍肝毒性增加 2～4 倍。大剂量间歇疗法偶可出现"流感样症候群"，表现为畏寒、寒战、发热、不适、呼吸困难、头晕、嗜睡及肌肉疼痛等，发生频率与剂量大小及间歇时间有明显关系。偶发急性溶血或肾衰竭，产生机制属过敏反应。该药应全程应用。

3. 利福喷汀　其产品的商品化是首先在我国完成的。为半合成广谱杀菌药，体外对结核杆菌有很强的抗菌活性，MIC 为利福平的 2～10 倍；在小鼠体内抗结核作用优于利福平。麻风杆菌和其他分枝杆菌如堪萨斯分枝杆菌、蟾分枝杆菌也对本品敏感，但鸟分枝杆菌耐药。对多数革兰阳性球菌有高度抗菌活性，MIC<0.025mg/L。与异烟肼联合，对结核杆菌的协同作用远远超过利福平与异烟肼的联合。其作用机制与利福平相同，为与依赖 DNA 的 RNA 多聚酶的亚单位牢固结合，抑制细菌 RNA 的合成，防止该酶与 DNA 连接，从而阻断 RNA 转录过程，使 DNA 和蛋白的合成停止。有一定的肝毒性，对胎儿可能有致畸作用。胃肠道吸收缓慢且不完全，健康成年人单次口服 4mg/kg，血药峰浓度(Cmax)平均 5.13mg/L，血药消除半衰期($t_{1/2}\beta$)为 14.1h；单次口服 8mg/kg，则血药峰浓度(Cmax)平均 8.5mg/L，血药消除半衰期($t_{1/2}\beta\beta$)为 19.9h。其蛋白结合率>98%，口服 5~15h 血药浓度可达高峰。在体内分布广，尤其肝组织中分布最多，其次为肾，其他组织中亦有较高浓度，但不易透过血-脑屏障。主要在肝内酯酶作用下去乙酰化，成为 25-去乙酰利福平；后者在肝脏内去乙酰化比利福平慢，其蛋白结合率显著降低，水解后形成无活性的 3-甲酰利福霉素。在体内代谢时形成肝、肠循环，故由胆汁排入肠道的原药部分可被再吸收。其代谢产物主要经胆汁入肠道随粪排出，仅部分由尿中排出。其不良反应与利福平相同，但较之轻微。与利福平呈交叉耐药，但在临床上可通过加大剂量等方法治疗耐多药肺结核，有一定的疗效。

　　4. 注射类药物 链霉素为代表，与卡那霉素、阿米卡星、卷曲霉素一道被归为第 2 组抗结核药物，是一组作用机制和用药途径相似的抗生素。其中链霉素是人类最早发现的抗生素和抗结核药物之一。链霉素、卡那霉素、阿米卡星属于氨基糖苷类抗生素，卷曲霉素属于环多肽类。它们均作用于细菌核糖体 30S 亚基，诱导遗传密码的错读，抑制 mRNA 翻译的开始，干扰翻译过程中的校对，抑制蛋白质的合成。链霉素对结核分枝杆菌的 MIC 是 0.5~8mg/L，与卡那霉素和阿米卡星为单向交叉耐药。肌内注射 1g 链霉素 30min 血药浓度可达到 30~40mg/L，有效血药浓度可维持 12h。由于分子量大，组织渗透性差，它们在酸性和细胞内环境中的功能受到抑制，只能在细胞外起杀菌作用，故被称为半效胞外杀菌药。它们均仅在脑膜炎时有渗透脑脊液的作用。链霉素和卷曲霉素只能肌内注射，注射部位极易产生硬结，除疼痛外，还影响药物的进一步吸收和排泄。本组药物均具有前庭神经、耳、肾等的毒性反应，以链霉素最为突出，故当前已经较少全身给药，尤其对老人、孕妇和儿童应慎用或禁用。阿米卡星、卷曲霉素的不良反应均小于链霉素，组织穿透性强于链霉素，杀菌活性强于链霉素数倍，阿米卡星可以静脉输注，故当前它们较链霉素更多地被用于全身抗结核治疗。但丁胺卡那霉素可引发蛋白尿和低钾、低镁血症,须注意。我们利用链霉素胞外杀菌作用强和浓度高的特点,将其直接注入表浅淋巴结等组织内,大大提高病灶内药物浓度,避免了全身用药的不良反应,对表浅组织结核病的治疗效果很好。

5. **吡嗪酰胺** 是烟酰胺的类似物。其体内作用机制尚不十分明确。一般认为是结核分枝杆菌体内的吡嗪酰胺酶(PZase)将其转化成具有活性的吡嗪酸(POA)而发挥作用。它在酸性环境中(pH5.5)的 MIC 是 20mg/L,而在中性及碱性培养基中没有抑菌作用。它在细胞内酸性环境中可达 10 倍以上的 MIC 浓度,而在细胞外作用差,因此属于半效胞内杀菌药。因其需要在酸性条件下发挥作用,故其药物敏感性鉴定十分困难。吡嗪酰胺是较早发现的抗结核药物,因其明显提高血尿酸浓度,并有比较严重的肝脏损害作用,故长期未得到重用。20 世纪 70 年代短程化疗开始实施后,鉴于其胞内杀菌作用强,而将其列入了抗结核化疗方案。目前主要用于短程化疗的强化期。因巩固期后细胞内酸性环境消失,吡嗪酰胺的杀菌作用将明显下降。近期世界卫生组织建议:如无吡嗪酰胺耐药的证据,应当尽量全程使用该药治疗耐多药肺结核。

6. **乙胺丁醇** 是一种阿拉伯糖类似物。其作用的靶分子是阿拉伯糖基转移酶。通过抑制阿拉伯糖基转移酶来阻断阿拉伯聚糖的合成,造成阿拉伯半乳聚糖和脂阿拉伯甘露聚糖的合成障碍,导致细菌无法合成完整的细胞壁并造成分枝菌酸的积累,从而引发细菌的死亡。它的体外 MIC 是 1～5mg/L,乙胺丁醇在体内的有效血药浓度达不到 MIC 的 10 倍,故它被认为是一种抑菌药。但它对结核分枝杆菌和其他分枝杆菌均有较强的抑菌作用,口服吸收率约 80%,血药浓度达峰时间 2～4h,蛋白结合率约 40%。与其他抗结核药物无交叉耐药性。在抗结核化疗方案中与其他药物有协同杀菌作用。同时,它可以延缓异烟肼、利福平等抗结核药物耐药性的产生。其主要不良反应是球后视神经炎,正常剂量下发生率为 0.8%,停药后部分可缓慢缓解。可以全程应用。

7. **左氧氟沙星** 属于氟喹诺酮类,为氧氟沙星的左旋体,是一种广谱抗生素,近年来已逐渐用于抗结核化疗,其抗菌活性是氧氟沙星的 2 倍。该类药物的主要作用靶位是菌体内 DNA 解旋酶(一种 II 类拓扑异构酶)的 A 亚单位,该酶是细菌 DNA 复制的基础。它对于结核分枝杆菌的 MIC 是 0.25mg/L,而血药峰浓度可达 6.27mg/L,是一种杀菌药。口服吸收完全,连续应用时 24～48h 血药浓度呈稳态。

肺泡和肺组织中分布良好,也广泛分布于肾、胆囊、女性生殖器、肝、前列腺等,脑膜炎时,脑脊液中的浓度是血清的 30%～50%,环丙沙星的渗透率可达 50%～90%。根据体外试验和动物实验结果,最有效的氟喹诺酮类药物强度依次递减顺序是:莫西沙星＝加替沙星＞左氧氟沙星＞氧氟沙星,与其他抗生素无交叉耐药。由于氟喹诺酮类药物的耐药性显现早,部分品种不良反应严重,故加替沙星等已较少用作抗结核化疗。当前临床主要应用的是左氧氟沙星和莫西沙星。由于其 87% 在 48h 内以原型从肾排出,故对泌尿系结核作用较强,可全程应用。其主要不良反应是腹部不适、静脉炎,少数抑制血液系统。尽管对小儿的安全性不明,但世界卫生组织认为,在被选择用于抗结核治疗时利大于弊。

8. 对氨基水杨酸　是一种较常见的二线抗结核抑菌药,其 MIC 为 1mg/L。主要作用是与异烟肼、利福平等合用,以延缓耐药性产生。

9. 丙硫异烟胺(乙硫异烟胺)　为异烟酸衍生物,其抗结核作用机制不明,可能通过对肽类合成的抑制作用抑制结核杆菌分枝菌酸的合成。对结核分枝杆菌具有抑菌作用,抗菌活性仅为异烟肼的 1/10,是一种抑菌药。单独使用很快产生耐药性。其作用强度取决于感染部位的药物浓度,低浓度时仅具有抑菌作用,高浓度具有杀菌作用。与乙硫异烟胺完全交叉耐药,与氨硫脲部分较差耐药。其不良反应类似异烟肼,与剂量有关,发生率较异烟肼高。

10. 对氨基水杨酸异烟肼片　是一种较新型的抗结核药物,主要成分为对氨基水杨酸异烟肼,化学名称为 4-吡啶甲酰肼-4-氨基水杨酸,为异烟肼与对氨基水杨酸的化合物,并非两者的单纯复方组合。按重量计,每 100mg 中含有异烟肼 47.3mg,对氨基水杨酸 52.7mg。对于结核分枝杆菌的作用机制与异烟肼相同。对氨基水杨酸能有效延缓和阻滞异烟肼在体内的乙酰化过程,进而能使异烟肼在血液中维持较高、较久的浓度,并且降低了对肝的毒性,也是一种杀菌药。临床分别服用等量的异烟肼和对氨基水杨酸异烟肼片后,12h 异烟肼血浓度仅有 0.03mg/L,该药却有 2.6mg/L;14h 异烟肼血浓度已为 0,本品仍到达 2mg/L,为 MIC 的 2 倍。这不仅增强了药物的杀菌作用,同时也延迟了细菌耐药性的产生。临床证实,在与其他抗结核药联合应用中,该药的抗结核疗效显著优于异烟肼,其不良反应与异烟肼相同,但发生率显著低于异烟肼。动物实验表明,对人工感染的小白鼠,该药抗结核效力约为异烟肼的 5 倍。该药 10mg/(kg·d)的治疗效果显著优于异烟肼[20mg/(kg·d)]＋对氨基水杨酸[200mg/(kg·d)]的物理混合制剂。它是耐异烟肼菌株的替代治疗产品,主要用于异烟肼耐药或耐多药结核病的治疗,可全程应用。

二、抗结核药物的分组

传统意义上,根据药物的抗菌活性、应用广泛程度及不良反应等,将抗结核药物分成一线药和二线药。但随着结核杆菌耐药性的出现、新药的推出以及结核病疫情的变化,一、二线的分类已经不能满足临床实际工作的需求,耐药病例的增多也逐渐将一线药物和二线药物的界限混淆、模糊。为此,世界卫生组织根据新的结核病疫情和耐药情况,于2008年将抗结核药物重新划分成5组(表10-3)。这与以往传统分类方法有很大的不同,更加适应了耐多药(MDR-TB)和广泛耐药菌(XDR-TB)的概念。其中最为明显的是根据近年来氟喹诺酮类药物的临床应用大大增加的实际情况,将其列为第3组,突出了该类药物在抗结核化疗方案中的地位。增加了疗效不确切的抗结核药物为第5组,这其中很多药物价格昂贵,其经济性和易获性均很差,在许多国家和地区尚未有应用的报道,个别临床报道也缺少严密的循证医学证据。这显然是为将来对耐多药和广泛耐药肺结核的治疗引领方向。对照这一分组,目前我国临床抗结核治疗用药的现状与之基本吻合。

表 10-3　世界卫生组织抗结核药物分组情况

组别		药物(缩写)
第1组	一线口服抗结核药物	异烟肼(H),利福平(R),乙胺丁醇(E),吡嗪酰胺(Z),利福布汀(Rfb)
第2组	注射用抗结核药物	卡那霉素(K),阿米卡星(Am),卷曲霉素(Cm),链霉素(S)
第3组	氟喹诺酮类药物	莫西沙星(Mfx),左氧氟沙星(Lfx),氧氟沙星(Ofx)
第4组	口服抑菌二线抗结核药物	乙硫异烟胺(Eto),丙硫异烟胺(T),环丝氨酸(Cs),特立齐酮(Trd),对氨基水杨酸(PAS)
第5组	疗效不确切的抗结核药物(未被 WHO 推荐为 MRD 常规药物)	氯法齐明(Cfz),利奈唑胺(Lzd),阿莫西林/克拉维酸(Amx/Clv),氨硫脲(Thz),亚胺培南/西司他丁(Ipm/Cln),大剂量异烟肼(high-dose H),克拉霉素(Clr)

三、各组抗结核药物建议应用剂量

在制定抗结核化疗方案时,人们大多只依据医生个人的经验和对结核病的一

7％。根据 2008 年公布的全球 72 个国家和地区的耐药监测结果：从初治涂阳肺结核患者分离的菌株总耐药率为 0.0％～56.3％，其中超过 30％的国家和地区有 13 个；耐多药率为 0.0％～22.3％，其中超过 5％的国家和地区有 16 个。复治涂阳肺结核患者分离株的总耐药率为 0.0％～85.9％，其中超过 50％的国家和地区占 16 个；耐多药率 0.0％～62.5％，其中超过 25％的国家和地区有 16 个。到 2008 年年底，全球已有 45 个国家报道存在广泛耐药结核病病例。

一、我国最新耐药结核病疫情

2007 年 4 月 1 日至 12 月 31 日，国家卫生部和中国疾病预防控制中心组织实施了全国首次结核病耐药性基线调查，共纳入 3 929 例涂阳肺结核样本。

结果显示：结核分枝杆菌总耐药率为 37.79％，其中初治肺结核患者总耐药率 35.16％，复治肺结核为 55.17％。据此估算，全国每年新发耐药肺结核患者 56 万例，其中初治患者 45.9 万例，复治患者 10.1 万例。

总耐多药（MDR-TB）率为 8.32％，其中初治肺结核患者总耐多药率 5.71％，接近世界卫生组织估算的我国初治涂阳肺结核 5.0％的总耐多药率；复治肺结核患者总耐多药率 25.64％，也接近世界卫生组织估算的我国复治涂阳患者耐多药 26％的发生率。据此估算，全国每年新发耐多药肺结核患者 12.1 万例，其中初治患者为 7.4 万例，复治患者为 4.7 万例，初治患者病例数多于复治患者。

结核分枝杆菌总广泛耐药（XDR-TB）率为 0.68％，其中初治患者 0.47％，复治患者为 2.06％。据此估算，全国每年新发广泛耐药肺结核患者 1 万例，其中初治患者 0.6 万例，复治患者 0.4 万例，广泛耐药占耐多药肺结核的 7.23％，与全球情况（7％）相似。

耐多药肺结核患者分布以农村为主，青壮年患者比例较高，耐药结核病的性别差异无统计学意义。不规范抗结核治疗以及患者依从性差是耐药性产生的主要危险因素。

按照耐药谱计算，涂阳肺结核患者结核分枝杆菌分离株对链霉素的耐药率最高，总耐药率为 28.93％，其中初治耐药率为 27.69％，复治耐药率为 37.20％。其次是异烟肼，总耐药率 18.96％，其中初治耐药率为 16.01％，复治耐药率为 38.51％。利福平位居第三，总耐药率为 9.63％，其中初治为 6.65％，复治为 29.40％。多耐药株共有 22 种不同耐药谱组合，无论初治还是复治患者的分离株，耐药组合顺位的前3位均为HS、HSE和SK。耐多药组合谱中以耐HRS和HRES组合最为常见。相比之下，无论任一耐药、异烟肼耐药还是耐多药的发生率，我国均高于全球平均水平。

二、耐药结核病的预防

由于大部分耐药结核病属于继发性耐药，控制继发性耐药的产生就成为了当今预防耐药结核病产生的重要措施。其中主要包括化疗方案的正确制定和治疗管理过程中的严格督导两个方面。

抗结核化疗原则应遵照我国长期制定的"早期、联合、全程、规律、适量"的十字方针进行。其中全程的概念应当是按月计算疗程，以6个月方案为例：患者服药够6个月就算用满疗程，多几天或少几天均应算作规律用药，而非必须服满完整的180d。所谓"适量"也应当引起注意。以往人们在使用链霉素过程中发现0.75g/d与1.0g/d的疗效完全相同，便将原有"足量"二字改为"适量"。在当前的临床实际工作中，又往往局限于免费发放的固定剂量板式药物，无论体重40kg还是80kg，一律采用"异烟肼0.3g/d，利福平0.45g/d，乙胺丁醇0.75g/d，吡嗪酰胺1.5g/d"的方案，其结果使得许多高体重患者每千克体重药物剂量明显低于一般患者，严重影响最终疗效。这是否为我国结核分枝杆菌耐药率、耐多药率高于全球平均水平的一个原因尚不得而知。因此，应尽快恢复原有方针中的"足量"用药原则，按照患者的不同体重，采用有差别的个体化治疗方案。"联合"指在任何情况下都不能单独使用异烟肼、利福平等药物，无论预防治疗还是治疗结束之前的巩固期，必须保证2种以上药物的同步使用。

除遵循上述抗结核化疗原则外，化疗方案的制定还应注重"有效性、顺应性、经济性、易获性、便利性"的化疗方案制定原则进行规划。其中后3项与各地区经济状况、医疗资源、个人或家庭经济条件以及药品供应保障情况有直接的关联。便利性不仅为方便患者用药和督导，也可以减少不同剂型导致的过敏反应和其他药物不良反应，保证患者顺利完成长达6个月以上的漫长疗程，减少复发和耐药性的产生。

预防耐药性的产生，首先要对初治患者进行正规化疗。如无特殊情况，6个月的短化疗程足矣，当然其前提是结核病诊断正确。在整个治疗过程中，医务人员要尽力进行全面的督导。首先要向患者进行有关结核病系统治疗的知识的介绍，要让患者在思想上打牢坚持正规治疗和完成全部疗程的意识基础。短程化疗也是积极争取患者主动配合治疗的重要因素。因为任何人要始终如一地坚持完成 6 个月的化疗已属十分不易,更何况将疗程延至 1 年甚至 1 年以上。对不同文化背景和不同教育程度的患者利用多种有效手段进行宣教是非常重要的。在治疗过程中,必须每月进行一次复查,严密动态观察患者痰 AFB、X 线胸片、各种症状和血沉、体温、肝肾功能等一系列相关指标的变化。随时对各种不良反应进行处置。

治疗过程中要想避免化疗的中断,就需要根据患者的具体病情合理选用几种一线抗结核药物进行有效组合。在达到疗程后也要及时停药,以免因疗程过长而出现严重不良反应。须知,抗结核药物的惟一目标就是体内结核分枝杆菌,而非病灶或病人的症状等。一旦结核分枝杆菌被彻底消灭,痰 AFB 转阴,就意味着抗结核化疗任务的基本完成,再经过必要的巩固治疗就可以停药了。残余的病灶必须经过的体内吞噬细胞等的充分消化才可以清除,而非抗结核药物的作用。即便残留个别结核杆菌,也可以依靠人体免疫功能的逐渐恢复加以限制和消灭。

疗程结束后还须进行 6 个月以上的追踪随访。一般在停药后第 1 个月、第 3 个月和第 6 个月进行,共计 3 次。主要目的是观察病变有无复发。只要病灶稳定 6 个月以上,复发的可能性就将越来越小。

三、耐药肺结核化疗策略

耐药肺结核的重点对象是复治病例。即便针对部分复治病例,也可以预先采用与初治相同的方案进行抗结核化疗,同时进行药物敏感性试验。在制定科学合理的化疗方案前,应当通过详细的病史询问,了解患者的完整治疗史,尤其对既往用药情况要全面掌握。要判断出耐药的原因,如治疗失败、复发、恶化等。在未得到确切的药物敏感试验结果之前,根据用药史和当地的结核杆菌耐药形势制定合理的抗结核药物化疗方案。一旦化疗方案有效,就应当继续该方案治疗,而无论其药物敏感性试验结果是否与之相符(适当情况下也可以进行微调)。只要经过正规、有效的抗结核化疗,复治患者通过原有方案治愈也是有可能的。

耐药结核病化疗方案的设计应遵循下述原则:应当建立在患者用药史基础上;应当参考我国常用药物和方案以及全国和当地的耐药状况;方案中应当包括至少 4 种有效或基本有效的药物,如果 4 种药物疗效不确切,就要依据药物不确切的程度应用 5~7 种药物;药物剂量应根据体重而定,尽可能采取每日顿服用药,注射剂至少使用 6 个月;治疗疗程应为培养阴转后继续巩固 18 个月;治疗全程必须在直接督导下进行。耐药结核病的早期诊断和及时治疗是取得成功的重要因素。

1. 单耐药肺结核　必须采取四联化疗方案,严格全程督导治疗。当前的抗结核化疗方案全部为三联以上的抗结核药物组成,其中至少包含 2 种以上杀菌药。因此,一般情况下,单耐药结核杆菌并不影响抗结核治疗的最终结果,也不对细菌的毒力构成影响。只是在制定具体化疗方案和临床用药时必须注意药物剂量要足够,同时动态监测痰 AFB 和结核杆菌培养结果,观察细菌阴转时间。尽量避免使用已经产生耐药性的药物。如无特殊原因,经过 2 个月的强化期和 4～6 个月的巩固期,短程化疗方案应当足以治愈单耐药结核病。

2. 多耐药肺结核　应以药物敏感试验结果为指导,个体化制定化疗方案。首先选择第 1 组中的异烟肼和(或)利福平以及乙胺丁醇、吡嗪酰胺等有效杀菌药物 2～3 种作为核心药物,并根据"至少 4 种敏感药物"的原则选取未用过的第 2 组、第 3 组及第 4 组药物组成强化期化疗方案。该方案应能保证在前 3 个月内杀灭大部分结核杆菌,使得痰 AFB 转阴,肺部病灶好转。此后还必须巩固治疗 6 个月以上,部分甚至需要延长至 18 个月,直至痰培养阴转 6 个月以上,病灶稳定方能结束化疗。在使用异烟肼、利福平等药物时,应当注意用药剂量要充足,适当增加药量可以取得很好的效果。大多多耐药患者预后良好,可以治愈。但也有少数患者发展为耐多药结核病(MDR-TB)。

3. 耐多药肺结核　当前对于耐多药肺结核化疗方案的制定,通常采用 3 种方式。

(1)标准化治疗:在缺乏个体化药物敏感试验的情况下,根据当地有代表性的患者群体耐药监测数据设计出的化疗方案,同一组或同一类别的所有患者使用同一化疗方案。标准化方案能避免临床医生根据不可靠的药敏试验结果设计方案。

(2)经验性治疗:根据患者既往抗结核治疗史以及当地有代表性的患者群体耐药监测资料分别设计每一位患者的化疗方案。经验性治疗通常会根据随后获得的药敏试验结果进行调整,从而最终形成个体化方案。而在获得药敏试验结果之前,若高度怀疑是耐药结核病的患者应采用经验性治疗方案。

(3)个体化治疗:根据患者的抗结核治疗史和个体药敏试验结果确定每位患者的化疗方案。但世界卫生组织强调,不建议根据乙胺丁醇、吡嗪酰胺和第 4、5 组中的药物敏感试验结果设计个体化治疗方案;设计方案时也不应完全依据二线药物的敏感试验结果。这是因为,在很多情况下,部分一线药物和二线药物的敏感试验结果难以解释。

　　三种策略通常会被混合应用。如在治疗初期,由于没有药敏试验结果作为参照依据,首先应根据已经掌握的当地人群中耐药结核分枝杆菌分布情况和药敏监测结果,在已经经过临床观察取得较满意疗效的基础上,按照事先设计好的一个共同方案标准化方案进行初步治疗。当得到药敏试验结果后,再根据这一试验结果,针对每一位患者制定出详细有效的(个体化)化疗方案。这些化疗方案的实施,必须按照世界卫生组织推荐的 DOTS-Plus 策略,在全程督导下进行。

　　强化期 3～6 个月。首先根据药敏试验结果选择一种第 2 组注射剂;根据药敏试验结果选择一种第 3 组氟喹诺酮类药物;并根据用药史选择 1 种可能有效或基本有效的第 1 组一线药物如乙胺丁醇或吡嗪酰胺。再根据"至少需要 4 种可能有效药物"的原则选择两种以上第 4 组二线口服抗结核抑菌药。集中 5～6 种药物组成强化期化疗方案。在选择第 2 组药物注射剂时,应当避免使用链霉素,因其在我国的耐药谱中位居首位,且不良反应严重,当前的首选是阿米卡星。第 3 组药物首选左氧氟沙星。新一代氟喹诺酮类药物对耐氧氟沙星的菌株可能有效。第 4 组药物首选丙硫异烟胺(乙硫异烟胺)或对氨基水杨酸。如果未能在前 4 组中选择到可能有效的 4 种药物,在咨询专家后使用第 5 组药物。世界卫生组织建议至少选用 2 种,药敏试验不是选择该组药物的依据。应当十分重视新药的应用,如对氨基水杨酸异烟肼片等,它可以和对氨基水杨酸等合用。巩固期需要 18 个月,应挑选副作用小的药物组成方案主体,尽量避免应用注射剂。总疗程 24 个月。有条件者,可以通过血药浓度监测及时调整药量,以获得更好的疗效并最大限度地减少药物不良反应的发生。

　　4.广泛耐药肺结核　对于广泛耐药结核病(XDR-TB)而言,其治疗更加困难,合并 HIV 感染患者尤其如此。目前尚无统一完整的针对广泛耐药结核病的临床治疗方案和资料。世界卫生组织总结了最新的关于广泛耐药结核病专家的意见,制定了处理指南。

　　(1)使用可能有效的第 1 组药物。

　　(2)使用敏感的注射剂,考虑延长用药时间(12 个月,尽可能全程使用)。如果对所有的注射剂耐药,建议使用患者以前从未用过的注射剂。

　　(3)使用新一代的氟喹诺酮类药物,如莫西沙星。

　　(4)使用所有以前方案中没有广泛使用过的第 4 组药物,或可能有效的药物。

(5)从第 5 组药物中选择 2 种或更多种药物。

(6)如果对低浓度异烟肼耐药,可考虑使用大剂量异烟肼进行治疗。

(7)如果病变局限,可考虑外科辅助治疗。

(8)确保有力的感染控制措施的实施。

(9)治疗 HIV 感染。

(10)提供综合监测和全程依从性支持。

在药物的选择中,还应注意不使用可能存在交叉耐药的药物,不使用对患者不安全的药物。根据药效的强弱顺序,选择第 1～5 组中的药物。

在整个治疗过程中,对于各种继发体内感染、糖尿病等重要基础疾病的控制都是十分重要的,这些疾病可能会加重患者免疫功能的障碍,产生许多不可预料的并发症,导致结核病的难治化。肝、肾功能的保护和积极防止药物过敏等药物不良反应,对于这些长期接受抗结核化疗的患者也是十分重要的,一旦发生将会迅速加重病情,甚至导致不治。给予积极的营养支持治疗,改善患者全身营养状况,对于维护患者尤其长期慢性消耗者的免疫功能以及减轻和避免各种抗结核药物的不良反应非常必要。

可以针对空洞等范围较局限的病灶采取多种介入方式,将高浓度抗结核药物直接送达病灶局部,以图利用高浓度药物在短期内迅速杀死结核分枝杆菌并避免全身用药的不良反应。手术切除病灶和空洞是一种最后的选择,前提是病灶局限,肺部其他部位无播散,支气管内无病变。即便如此,术后病灶播散、支气管瘘以及病情恶化等情况仍十分常见,需尽量避免。对于各种免疫调节药或增强药的使用应谨慎,因为目前为止所有免疫制药的安全性和疗效均没有明确的循证医学的有力支持。中医在治疗肺结核方面有一些积累的经验和方剂。目前,中医药治疗肺结核也正在进行研究,但效果如何尚待临床验证。

(王仲元)

参 考 文 献

[1]　中华人民共和国卫生部新闻办公室.2010 年 1 月及 2009 年度全国法定传染病疫情.2010.02.
　　　10,http://www.chinacdc.cn

[2]　World Health Organization. Global tuberculosis control: surveillance, planning, financing. Ge-

neva，Switzerland：World Health Organization；2008．http：//www．who．int/tb/publication/global_report/2008/pdf/fullreport. pdf

［3］ Centers for Disease Control and Prevention （CDC）. Trends in tuberculosis--United States，2008. MMWR Morb Mortal Wkly Rep，2009；58（10）：249-253

［4］ 中华人民共和国卫生部.全国结核病耐药性基线调查报告（2007～2008 年）.北京：人民卫生出版社，2010；4-100

［5］ 中国疾病预防控制中心结核病防治临床中心，世界卫生组织结核病研究培训中心，中华医学会结核病学分会翻译.耐药结核病规划管理指南（2008 年紧急修订版）.世界卫生组织，2008

［6］ 谢惠安，阳国太，林善梓，等.现代结核病学.北京：人民卫生出版社，2000；66-90

［7］ 张小刚，何秀云，陈红兵，等.耐多药结核分支杆菌基因突变在耐药性检测中的应用.广东医学，2002；23（5）：483-484

［8］ 俞森洋，蔡柏蔷.呼吸内科主治医师 660 问.北京：中国协和医科大学出版社，2009；501-555

［9］ 马玙，朱莉贞，潘毓萱.结核病学.北京：人民卫生出版社，2006；1-32

［10］ Raviglione MC，Uplekar MW．WHO's new Stop TB Strategy．Lancet，2006；367（9514）：952-955

［11］ 中国防痨协会.结核病诊断细菌学检验规则.中国防痨杂志，1996；18（2）：80-85

［12］ 徐龙强.结核分支杆菌耐药的分子机制研究进展.检验医学与临床，2009；6（11）：887-890

［13］ 张俊仙.基因芯片技术及其在结核分支杆菌菌种鉴定及耐药性检测方面的研究进展.实用医学杂志，2009；25（21）：3718-3720

［14］ 吴雪琼，张琼，张俊仙，等.应用基因芯片分析结核分支杆菌常见耐药基因型的研究.中国防痨杂志，2006；28（1）：4-10

［15］ 吴雪琼.耐药性结核分枝杆菌的分子生物学研究现状.中华结核和呼吸杂志，2006；29（12）：837-840

第11章 抗菌药物的合理应用

抗菌药物发明至今已有 70 多年历史,是目前临床应用最广泛、品种最多、消耗量最大的一类药物,临床就医病人有 60%~70% 在使用抗菌药物。然而由于不合理应用、滥用,临床危害后果尤为严重。因此,加强临床用药过程中的监督和合理使用抗菌药物对减少临床不良反应和药源性疾病的发生具有特别重要的意义。

第一节 抗菌药物临床应用的基本原则

一、"3R"原则

"3R"原则,就是要选择恰当的时机(right time)、合适的患者(right patient)、正确的抗菌药物(right antibiotic)。执行"3R"原则,可以提高治愈率,降低细菌耐药的发生,减轻患者负担。执行"3R"原则要做到:①掌握本地区、本医院内感染致病菌的流行分布及主要致病菌的耐药状况、病原微生物类型等;②了解各种主要抗菌药物的抗菌活性、抗菌谱、药代动力学、药效学特点、不良反应等,最大限度地发挥各类抗菌药物的作用;③完善各类感染疾病的感染程度分级,针对不同程度的感染患者合理选用抗菌药物;④完善医院药事管理委员会、医院感染委员会的组织机构,并做到有领导、有组织地落实和抗菌药物合理应用有关的各项规章制度,对医院抗菌药物使用进行宏观调控;⑤定期开展抗菌药物合理使用知识的全员教育;⑥定期向医务人员公布医院感染致病菌的耐药监测结果。

二、尽早明确感染性疾病病原

在给予抗菌药物前应尽早确立所感染的病原体,此点至关重要。一般如葡萄球菌属常引起皮肤软组织感染,肠球菌属常引起皮肤软组织、血流、尿路及腹腔感染,淋球菌引起淋病,肠杆菌科细菌常引起尿路、腹腔等感染,铜绿假单胞菌及不动杆菌属引起各种感染,流感嗜血杆菌常引起肺部、泌尿系统感染,脆弱拟杆菌常引起腹腔、盆腔感染。为提高病原菌检出率,通过多次抽血、胸腹水培养可提高感染性心内膜炎、胸腹腔感染和血流感染的病原菌检出率。痰中杂菌多,并常混有唾液,很难确定何者为致病微生物,可清洁口腔、鼓励深咳嗽,气溶吸入高渗盐水等以获得较满意的痰标本,并做涂片和送培养。血流感染患者的皮疹,特别是瘀斑、瘀点的涂片中也有查见病原菌的机会,不可忽视。对某些感染如引起肺部感染的支原体、衣原体、组织胞浆菌等也可采用血清学检测,有助于感染的诊断。

三、尽早明确病原耐药谱

抗菌药物应用前确立所感染的病原体尽管非常重要,但尽早明确病原耐药谱更为重要,因为不了解目前感染部位病原耐药谱,可能会按经验性治疗,导致延误病情或不必要的浪费。但目前菌检及药敏试验这方面工作并不到位。如一家医院骨科抗菌药物的统计分析,抗菌药物使用之前做药敏的只有 16.66%,大多数都为经验性用药,特别是临床一线用药,不做药敏的现象可能更加严重。虽然经验用药也有循证的基础,但抗菌药物的耐药性已是一个不容忽视的问题。不同的地区,抗菌药物对细菌的敏感性也不同,甚至同一家医院在不同的时期,细菌对抗菌药物的敏感性不同,耐药菌谱也有较大差异。如龚文胜等对某医院 2001—2003 年分离出的 317 株铜绿假单胞菌选用 12 种抗菌药进行药敏实验,结果 2001—2003 年铜绿假单胞菌对环丙沙星耐药率呈上升趋势;2001—2002 年对头孢噻肟耐药呈直线上升,2003 年稍有下降;2001—2003 年对哌拉西林、哌拉西林/他唑巴坦、庆大霉素、阿米卡星、头孢吡肟、氨曲南、头孢他啶耐药率呈下降趋势;2001—2002 年对亚胺培南、美罗培南耐药率呈显著下降趋势,2002—2003 年稍有上升。谢芬等 2010 年报道鲍曼复合不动杆菌对头孢哌酮/舒巴坦的耐药率为 12%;亚胺培南的耐药率为 27%,美罗培南的 15%;对其他抗菌药物的耐药率均超过 60%,其中对氨苄西林、哌拉西林、头孢唑林、呋喃妥因的耐药率已达 100%。这时若按经验用药就可能不会取得良好的治疗效果。因此,为取得及时、有效、合理的抗菌治疗效果,注意细菌培养和药敏,这是循证医学的要求,也是患者药物治疗的需要。

当然,经验治疗是病原菌未明确,需要根据以往临床经验分析可能的致病菌拟定的初步治疗方案,危重患者在未获知病原菌及药敏结果前,可根据患者的发病情况、发病场所、原发病灶、基础疾病等推断最可能的病原菌,并结合当地细菌耐药状况先给予抗菌药物经验治疗,不必等待病原检查和药敏试验结果。获知细菌培养及药敏结果后,对疗效不佳的患者调整给药方案。当然,在临床上并不少见的是虽然有时获得了阳性培养结果,但如皮肤、呼吸道等感染部位有不少定植菌存在,即使培养阳性有时也不能排除定植菌存在的可能,甚至有可能引起混合感染的主要致病菌由于培养条件所限未能发现,培养获得的致病菌可能是混合感染中的非主要致病菌。因此,即使有阳性的培养结果也需结合临床表现综合分析是否是主要致病菌。

常见感染的经验治疗见表 11-1。

表 11-1 常见感染的经验治疗

感染疾病	可能致病菌	抗菌药物	
		首选药物	可选药物
皮肤软组织感染、疖,痈	金黄色葡萄球菌(甲氧西林敏感株)	苯唑西林或氯唑西林	头孢唑林等第一代头孢菌素单用或加氨基糖苷类、林可霉素、红霉素
淋巴管炎,急性蜂窝织炎,丹毒	A组溶血性链球菌	青霉素,阿莫西林	第一代头孢菌素,红霉素等大环内酯类
创面,手术后切口感染,压疮感染	金黄色葡萄球菌(甲氧西林敏感株)	苯唑西林或氯唑西林	第一代或第二代头孢菌素、磷霉素,克林霉素
	金黄色葡萄球菌(甲氧西林耐药株)	万古霉素或去甲万古霉素或替考拉宁	磷霉素,复方磺胺甲噁唑
	大肠埃希菌,肺炎克雷伯菌等肠杆菌科细菌	氨苄西林/舒巴坦,阿莫西林/克拉维酸	氟喹诺酮类,第二代或第三代头孢菌素
	消化链球菌等革兰阳性厌氧菌	青霉素,克林霉素,阿莫西林	甲硝唑
	脆弱拟杆菌	甲硝唑	克林霉素,氨苄西林/舒巴坦,阿莫西林/克拉维酸
大面积烧灼伤	葡萄球菌属、铜绿假单胞菌、肠杆菌科细菌、化脓性链球菌、真菌等	万古(去甲万古)霉素或替考拉宁＋哌拉西林或头孢他啶或头孢哌酮	万古(去甲万古)霉素或替考拉宁＋氨基糖苷类;氟喹诺酮类注射剂±氨基糖苷类;哌拉西林/三唑巴坦;头孢哌酮/舒巴坦;碳青霉烯类

（续　表）

感染疾病	可能致病菌	抗菌药物	
		首选药物	可选药物
牙周炎,冠周炎	厌氧菌、草绿色链球菌和白念珠菌	阿莫西林,甲硝唑	乙酰螺旋霉素,交沙霉素
急性根尖周围炎		同上	大环内酯类,克林霉素
急性牙周脓肿		阿莫西林,甲硝唑	
口腔黏膜白念珠菌感染		制霉菌素局部应用	氟康唑
气管切开、呼吸器、慢性肺部感染	肠杆菌科细菌、铜绿假单胞菌、金黄色葡萄球菌	哌拉西林±氨基糖苷类;第二或第三代头孢菌素±氨基糖苷类	同上
吸入性肺炎	口腔厌氧菌肠杆菌科细菌、厌氧菌	大剂量青霉素;克林霉素哌拉西林＋甲硝唑;氨苄西林/舒巴坦;阿莫西林/克拉维酸	氨苄西林/舒巴坦、阿莫西林/克拉维酸、甲硝唑、庆大霉素＋克林霉素或甲硝唑;哌拉西林/三唑巴坦;头孢哌酮/舒巴坦;第二代或第三代头孢菌素＋甲硝唑或克林霉素
保留导尿、尿路手术操作、前列腺肥大等	肠杆菌科细菌、铜绿假单胞菌、肠球菌属	哌拉西林或头孢他啶＋氨基糖苷类	氨基糖苷类＋氟喹诺酮类;哌拉西林/三唑巴坦;头孢哌酮/舒巴坦;碳青霉烯类
妇科手术后、流产分娩后	脆弱拟杆菌、无乳链球菌、肠球菌属、大肠埃希菌	哌拉西林＋甲硝唑、氨苄西林/舒巴坦、阿莫西林/克拉维酸	氨基糖苷类＋甲硝唑或克林霉素;第二代或第三代头孢菌素＋甲硝唑
胆管、肠道手术	肠杆菌科细菌、脆弱拟杆菌	哌拉西林或第三代头孢菌素＋甲硝唑	氟喹诺酮类＋甲硝唑
败血症、肺炎等严重感染	金黄色葡萄球菌、肺炎链球菌	苯唑西林或氯唑西林＋氨基糖苷类	第三代头孢菌素或氟喹诺酮类注射剂＋氨基糖苷类;万古(去甲万古)霉素或替考拉宁
人工瓣膜置换术后心内膜炎	葡萄球菌属、肠杆菌科细菌、铜绿假单胞菌、类白喉杆菌、念珠菌属	苯唑西林或氯唑西林＋氨基糖苷类、万古(去甲万古)霉素或替考拉宁＋哌拉西林或第三代头孢菌素	万古(去甲万古)霉素或替考拉宁＋氨基糖苷类

感染疾病	可能致病菌	抗菌药物	
		首选药物	可选药物
静脉注射毒品	金黄色葡萄球菌、假单胞菌属、D 组链球菌	苯唑西林（ 或氯唑西林)氨基糖苷类	万古(去甲万古)霉素或替考拉宁＋氨基糖苷类
静脉补液（保留静脉导管）	葡萄球菌属、铜绿假单胞菌、肠杆菌科细菌、念珠菌属	同上	万古(去甲万古)霉素或替考拉宁、第三代头孢菌素注射剂±氨基糖苷类
急性肾盂肾炎	大肠埃希杆菌、奇异变形菌、埃希肠球菌属	氨苄西林/舒巴坦、阿莫西林/克拉维酸、头孢呋辛	头孢噻肟、头孢曲松、氟喹诺酮类、哌拉西林
反复发作性尿路感染	大肠埃希杆菌、变形菌属、克雷伯菌属、肠球菌属	氨苄西林/舒巴坦;阿莫西林/克拉维酸	第三代头孢菌素、氟喹诺酮类、头孢克洛、头孢呋辛、磷霉素
复杂性尿路感染	肠杆菌科细菌、铜绿假单胞菌、肠球菌属等	阿莫西林/克拉维酸、氨苄西林/舒巴坦、氟喹诺酮类、头孢呋辛	第三代头孢菌素、哌拉西林/三唑巴坦
前列腺炎（急性）	大肠埃希菌、肠杆菌科细菌、淋病奈瑟球菌、沙眼衣原体	氟喹诺酮类、头孢曲松（单剂)＋多西环素	SMZ/TMP、多西环素、头孢呋辛、第三代头孢菌素
前列腺炎（慢性）	肠杆菌科细菌、肠球菌属、铜绿假单胞菌	氟喹诺酮类	SMZ/TMP
附睾,睾丸炎	淋病奈瑟球菌、沙眼衣原体、肠杆菌科细菌	头孢曲松(单剂)＋多西环素、氟喹诺酮类	氨苄西林/舒巴坦、第二代或第三代头孢菌素
输卵管炎、盆腔炎	拟杆菌属、肠杆菌科细菌、链球菌属、淋病奈瑟球菌、衣原体属、支原体属	氟喹诺酮类＋甲硝唑,头孢曲松＋甲硝唑	克林霉素（或甲硝唑)＋氨基糖苷类
胆道感染	大肠埃希菌等肠杆菌科细菌、肠球菌属、厌氧菌	氨苄西林/舒巴坦、第三代头孢菌素或氟喹诺酮类±甲硝唑(或克林霉素)	哌拉西林/三唑巴坦、头孢哌酮/舒巴坦
感染性腹泻	志贺杆菌属、肠道侵袭性大肠埃希菌(EIEC)、空肠弯曲杆菌、沙门菌属	成年人:氟喹诺酮类;儿童:氨苄西林/舒巴坦、阿莫西林/克拉维酸	SMZ/TMP、磷霉素、红霉素

（续　表）

感染疾病	可能致病菌	抗菌药物	
		首选药物	可选药物
旅游者腹泻	产肠毒素性大肠埃希菌（ETEC）、沙门菌属、志贺菌属、弯曲杆菌属、气单胞菌、轮状病毒、溶组织阿米巴原虫	对症治疗	
原发性腹膜炎	肠杆菌科细菌、肺炎链球菌、肠球菌属	哌拉西林或头孢噻肟或头孢曲松	氟喹诺酮类
继发性（肠穿孔等）	肠杆菌科细菌；肠球菌属、拟杆菌属	第三代头孢菌素＋甲硝唑；氨苄西林/舒巴坦	氟喹诺酮类＋甲硝唑或哌拉西林/三唑巴坦；或头孢哌酮/舒巴坦；危及生命的感染用亚胺培南或美罗培南
直肠周围脓肿	肠杆菌科细菌、拟杆菌属、肠球菌属、假单胞菌属	第三代头孢菌素＋克林霉素（或甲硝唑）	氨基糖苷类或氟喹诺酮类＋甲硝唑
产褥期乳腺炎、乳腺脓肿	金黄色葡萄球菌	苯唑西林或氯唑西林	头孢唑林、林可霉素
成年人化脓性关节炎	金黄色葡萄球菌、淋病奈瑟球菌、化脓性链球菌、肠杆菌科细菌（少）	苯唑西林（或氯唑西林）＋第三代头孢菌素	苯唑（氯唑）西林＋氟喹诺酮类
人工关节、手术后、关节腔内注射	表皮葡萄球菌、金黄色葡萄球菌、肠杆菌科细菌、铜绿假单胞菌	万古（去甲万古）霉素或替考拉宁＋氟喹诺酮类	氟喹诺酮类＋利福平
成年人急性骨髓炎	金黄色葡萄球菌、化脓性链球菌	苯唑西林（或氯唑西林）或第一代或第二代头孢菌素	克林霉素，如有 MRSA 流行，用万古（去甲万古）霉素
	金黄色葡萄球菌、肠杆菌科细菌、铜绿假单胞菌	苯唑西林（或氯唑西林）＋哌拉西林（或氟喹诺酮类）或根据细菌培养及药敏试验结果用药	克林霉素＋氨基糖苷类；万古（去甲）霉素或替考拉宁＋氟喹诺酮类；有死骨形成者应去除死骨急性发作患者按急性骨髓炎处理

（续 表）

感染疾病	可能致病菌	抗菌药物	
		首选药物	可选药物
慢性骨髓炎	金黄色葡萄球菌、肠杆菌科细菌、铜绿假单胞菌	苯唑西林（或氯唑西林）＋哌拉西林（或氟喹诺酮类）或根据细菌培养及药敏试验结果用药	克林霉素＋氨基糖苷类；万古（去甲）霉素或替考拉宁＋氟喹诺酮类

四、优化 PK/PD 相关性及根据 PAE 制定抗生素使用策略

抗菌药物 PK/PD 是决定临床疗效的重要参数，根据 PK/PD 特点抗菌药物可分为浓度依赖性和时间依赖性两大类。三个重要的 PK/PD 参数：抗生素血药浓度超过致病菌的 MIC 的时间（T＞MIC）、血药浓度峰值与 MIC 之比（$Cmax$/MIC）、血药浓度峰值与 MIC 之比（$Cmax$/MIC）和血药浓度－时间曲线下面积（AUC）与 MIC 之比（AUC/MIC、AUIC）。

1. **浓度依赖性抗菌药物** 有喹诺酮类、氨基糖苷类、四环素、克拉霉素、阿奇霉素、甲硝唑。这类药物抗菌疗效与药物在体内浓度高低有密切关系，即与血浆峰浓度，AUC 参数及 MIC、药效动力学（PD）的相互关系密切相关。可用 AUC/MIC 表示（AUIC），也可用 $Cmax$/MIC 来表示，如 AUIC≥125 或 $Cmax$/MIC≥10～12.5 是浓度依赖性药物能到达满意疗效的指征。专家认为 AUIC 参数是抗生素恰当治疗最有价值的参数，是根据 PK/PD 相互关系来评价浓度依赖性抗生素使用是否合理，治疗方案是否恰当的重要指标。

2. **时间依赖性抗菌药物** β内酰胺类抗生素、林可霉素类、天然大环内酯类如红霉素、糖肽类抗生素。评价治疗方案是否恰当的指标为 Time＞MIC，超过 MIC90 浓度维持时间占给药间隔时间的百分率，若 Time＞MIC≥40％～50％，可认为该方案能达到满意杀菌效果。若 Time＞MIC≥60％～70％表示杀菌作用很满意。如某 β-内酰胺类药物每次 0.5g，3/d，给药时间间隔为 8h，致病菌 MIC90 值 2mg/L，从 0.5g 药时曲线与 MIC90 值横切线尚可求出该浓度维持时间为 4.4h，超过 MIC90 浓度维持时间占给药间隔时间为 4.4h，则超过 MIC90 浓度维持时间占给药间隔时间的百分率（T＞MIC％）4.4×100＝55％，可达到有效杀菌要求。若 2/d 给药，则 T＞MIC％＝36.7％，抗菌作用就不能达到预期要求，应加大剂量或增加给药次数，将

细菌对临床有效的品种同时发展为高度耐药,可有计划交替使用或有目的地保护某个品种不作常规使用,使耐药性发展速度延缓,或使耐药程度下降,甚至恢复其敏感性。国外研究报道有医院对三代头孢耐药率已明显增高的肠杆菌科在一段时间停用三代换四代或酶抑制药联合制剂。

九、抗菌药的联合使用

联合使用抗菌药的目的是提高抗感染疗效,减少耐药性,有时可以降低不良反应发生。但不顾及病情需要,盲目联合,会使致病菌有更多机会接触多种抗菌药,反而使致病菌有机会发展多重耐药性。

一般有几种联合模式:①酶抑制药与其作用底物联合制剂。②有协同作用的二药联合使用:如 β-内酰胺类与氨基糖苷类联合。③有相同抗菌作用的药物 2 种或 3 种联合相加作用:如抗结核四联;对某种高耐药的难治致病菌引起的深部感染单一使用,作用不够强,病变部位浓度达不到控制感染要求,如 MRSA 重症感染、铜绿假单胞菌或肠杆菌耐药菌重症感染。④分别针对混合感染中某些致病菌,如革兰阳性球菌与革兰阴性杆菌混合感染,金黄色葡萄球菌与肺炎杆菌混合引起的肺部感染,需选用一种对金黄色葡萄球菌有效与广谱抗革兰阴性杆菌为主的抗菌药联合治疗;需氧菌与厌氧菌混合感染,选择广谱抗阴性杆菌为主的抗菌药联合抗厌氧菌抗菌药如林可霉素类或二代头孢霉素类或抗厌氧菌药如甲硝唑或替硝唑;细菌与真菌混合感染,需 1~2 种抗菌药与广谱抗真菌药物氟康唑联合使用。⑤细菌培养为阳性,但单药治疗无把握的重症感染,如重症呼吸道感染或腹腔感染,培养虽只培养出一种致病菌,但不能排除混合感染。⑥病原体不明的危重感染:有危及生命的危重感染在病原体尚未证实前需联合用药,且应覆盖阳性球菌、阴性杆菌、厌氧菌与真菌,常选碳青霉烯类对金黄色葡萄球菌、肠杆菌科与厌氧菌均有效、联合糖肽类抗菌药(不能除外 MRSA)与广谱抗真菌氟康唑。

十、综合性治疗

在应用抗菌药物治疗细菌感染的过程中,必须充分认识到人体免疫功能的重要性,过分依赖抗菌药物的功效而忽视人体内在因素常常会是抗菌药物治疗失败的重要原因之一。因此,在应用抗菌药物的同时,必须尽可能使人体全身状况有所改善,各种综合性治疗措施如纠正水、电解质和酸碱平衡失调,改善微循环,补充血容量,输血、血浆、血清白蛋白或氨基酸,处理原发病和局部病灶等,均不可忽视。

十一、密切关注药物不良反应

抗菌药物由于其在临床上应用广泛、品种多、用量大、更新快、各类药物间相互作用以及联合用药、预防用药等日趋普遍,造成抗菌药物的不良反应报道不断增加。国家药品不良反应监测中心监测到的病例报道显示:抗菌药物的不良反应病例报道数占所有中西药病例报道总数的50%,其数量和严重程度都排在各类药品之首。在临床药物治疗实践中发现,有些患者只是一些普通的感染性疾病,却应用价格昂贵的广谱抗菌药物,部分患者存在抗菌药物应用时间明显过长,用药起点明显偏高,联用药物不合理等现象。这些均为抗菌药物 ADR 的发生提供了条件。有研究表明,对感染患者若初始治疗不当,即使后来换用敏感的抗菌药物,也不能提高生存率。这提示在经验性治疗的开始选用有效的广谱抗菌药,一旦明确了致病菌和药物敏感试验结果,即可有针对性的选用窄谱抗菌药物,继而减少由于长期使用广谱抗菌药物引起的 ADR。抗菌药物不良反应几乎遍及所有的器官和系统,轻微的如恶心、呕吐、腹痛、腹泻、皮疹等,严重的可引起过敏性休克、剥脱性皮炎、继发感染或多器官衰竭而死亡,应用广谱抗菌药物导致菌群失调,引发二重感染,耐药菌株在体内迅速繁殖,成为导致重症患者死亡的直接原因,也增加了 ADR 的发生和患者的经济负担。据文献报道静脉滴注抗菌药物 ADR 的发生率明显高于其他途径。因此,从循证药学实践、减少抗感染药物 ADR 和减轻患者经济负担节约医药资源的角度,应严格抗感染药物的使用指征,适时进行合理的抗菌药物序贯治疗,提高疗效,防止药物滥用和耐药性的产生,从而降低不良反应的发生。

同时要定期召开合理使用抗菌药物讲座、论坛和报告会等,使广大医务人员熟悉最新抗菌药物发展动态和合理使用抗菌药的重要性,提高医务人员业务水平。医院药物治疗和医院感染管理委员会,应定期对医院抗菌药物使用情况、医院感染、细菌耐药动态进行调查公布并作出分析,制订相应管理措施,尽可能降低因不合理使用抗菌药物等而引起的医源性疾病。

第二节 抗菌药物的预防性应用

抗菌药物的预防性应用据国内外有关报道占 30%～40%,有的甚至达 70%。

三、抗菌药物的适应证

抗菌药物的选择应依据体外抗菌活性、药动学参数、临床治疗效果、细菌耐药性以及药物供应、价格等方面来综合考虑，同时也要考虑包括年龄（如婴幼儿、老人、孕妇、产妇等）、免疫状况等患者自身因素。主要病原菌的抗菌药物选择见表11-3。

表 11-3　主要病原菌的抗菌药物选择

病原	宜选药物	可选药物	备注
金黄色葡萄球菌、表皮葡萄球菌等凝固酶阴性葡萄球菌（甲氧西林或苯唑西林敏感）	苯唑西林或氯唑西林	头孢唑啉等第一代头孢菌素，头孢呋辛等第二代头孢菌素，克林霉素，磷霉素钠	有青霉素类抗生素过敏性休克史者不宜选用头孢菌素类
甲氧西林或苯唑西林耐药	万古霉素或去甲万古霉素或替考拉宁联合磷霉素钠或利福平	复方磺胺甲噁唑，异帕米星，阿米卡星	氨基糖苷类不宜单用，需联合用药
肠球菌属	氨苄西林或青霉素 G＋氨基糖苷类	万古霉素或去甲万古霉素或替考拉宁	
肺炎链球菌	青霉素敏感者选青霉素 G；青霉素耐药者选头孢曲松、头孢噻肟，左氧氟沙星	阿莫西林，头孢噻吩，头孢唑啉，头孢呋辛，红霉素，克林霉素或万古霉素、美罗培南	肺炎链球菌系青霉素敏感株，该菌对红霉素或克林霉素耐药者多见，需注意药敏试验结果。有青霉素类抗生素过敏性休克史者不宜选用头孢菌素类
大肠埃希菌	氨苄西林/舒巴坦或阿莫西林/克拉维酸	头孢噻肟、头孢曲松等第三代头孢菌素，氟喹诺酮类，氨基糖苷类	菌株之间对药物敏感性差异大，需根据药敏试验结果选药，并需注意对氟喹诺酮类耐药者多见

（续 表）

病原	宜选药物	可选药物	备注
肺炎克雷伯菌等克雷伯菌属	第三代头孢菌素	氟喹诺酮类，氨基糖苷类，β-内酰胺类/β-内酰胺酶抑制药	菌株之间对药物敏感性差异大，需根据药敏试验结果选药
肠杆菌属、柠檬酸菌属，沙雷菌属	头孢吡肟或氟喹诺酮类	氨基糖苷类，碳青霉烯类，β-内酰胺类/β-内酰胺酶抑制药合剂	同上
不动杆菌属	氨苄西林/舒巴坦	氨基糖苷类，头孢哌酮/舒巴坦，碳青霉烯类，氟喹诺酮类	同上
铜绿假单胞菌	头孢他啶、头孢哌酮、头孢吡肟、哌拉西林等抗假单胞菌/β-内酰胺类＋氨基糖苷类	头孢哌酮/舒巴坦，哌拉西林/三唑巴坦，环丙沙星等氟喹诺酮类＋氨基糖苷类，碳青霉烯类＋氨基糖苷类	同上，一般均需联合用药
脆弱拟杆菌	甲硝唑、替硝唑	氯霉素，克林霉素，碳青霉烯类	
艰难梭菌	甲硝唑、替硝唑	万古(去甲万古)霉素口服(用于甲硝唑、替硝唑无效时)	
念珠菌属	两性霉素 B	氟康唑，氟胞嘧啶	氟胞嘧啶宜联合用药

四、抗菌药物的降阶梯给药和序贯治疗

降阶梯治疗包括两个阶段：第一阶段是在开始抗感染治疗时，首先选用一种广谱、强效的抗生素，防止病情进一步恶化，同时避免造成细菌耐药；第二阶段则是在用药48～72h或以后，当病情得到控制、临床情况稳定时，再根据微生物检查和药物敏感试验结果，降级更换为敏感的窄谱抗生素。应用广谱抗菌药物应及时并给予足够剂量，以防止感染蔓延。临床医生应该关注病原学诊断，治疗前留取病原菌培养标本，一旦病原菌及药物敏感试验结果明确，就果断换用敏感的窄谱抗菌药物，避免长

期应用广谱抗菌药物引起细菌耐药、菌群失调、诱发真菌感染等严重后果。

降阶梯治疗降低了医疗费用,避免了因细菌耐药而反复调试抗生素,尽可能保障了抗感染治疗的最佳疗效,特别适用于严重或危及生命的感染患者。实施降阶梯治疗应注意:高度怀疑患者为耐药菌感染及明显具有死亡的危险因素,选择抗生素应充分考虑本地区细菌流行病学和药物敏感试验资料等具体情况,起始治疗不当将导致病死率增加,降级使用窄谱抗生素时应综合考虑细菌培养、药物敏感结果及临床转归而定。降阶梯治疗法不适于所有感染性疾病,特别是初次使用抗生素的获得性感染或轻度感染患者,仅适用于以下重症感染者:既往有抗生素治疗史;有侵袭性处置操作史;长期住院,有耐药菌产生的危险因素;自身性或获得性免疫功能缺陷(肿瘤、血液病、HIV 感染者、应用免疫抑制药者、应用化疗放疗者、重要器官移植术后、老年患者等);合并多脏器衰竭以及有休克表现者。其适应证包括呼吸机相关肺炎、医院获得性肺炎、血行性感染、重度社区获得性肺炎、脑膜炎、严重的继发性和自发性腹膜炎等。降阶梯治疗应选择最强效、耐酶、不良反应小的抗生素,目前临床应用的有碳青霉烯类、第四代头孢菌素类、β-内酰胺类与 β-内酰胺酶抑制药联合制剂,其中碳青霉烯类较常用。

序贯疗法指对于急性或中、重度感染的住院患者,先胃肠外给予(多为静脉给药)抗菌药物,待临床症状或体征有明显改善后(一般为 3～5d)及时改为口服抗菌药物。序贯疗法的本质是在确保抗感染疗效的前提下,同种药物或抗菌谱相仿的抗菌药物之间用药途径或剂型的及时转换,因此更符合合理使用抗菌药物的指导原则。目前认为药物的抗菌谱、药代动力学特性以及临床疗效符合序贯疗法的药物有大环内酯类(红霉素、阿奇霉素、克拉霉素);青霉素类(青霉素、氨苄西林/舒巴坦、阿莫西林/克拉维酸);头孢菌素类(头孢噻肟、头孢他啶、头孢曲松、头孢呋辛及头孢呋辛酯);喹诺酮类(氧氟沙星、左氧氟沙星、加替沙星、环丙沙星,此类药物尚不被推荐用于小于 18 岁患者),其他药物(复方磺胺甲噁唑、甲硝唑、多西环素)等。这些药物多数有同一种口服制剂,对少数无相同口服制剂的可转换为作用相近的抗生素,如头孢噻肟/头孢呋辛酯(静脉/口服,以下相同),头孢噻肟/头孢克肟,头孢曲松/头孢布烯、头孢氨苄、头孢地尼,氨苄西林舒巴坦/阿莫西林克拉维酸,头孢他啶/阿莫西林克拉维酸,头孢他啶/环丙沙星或左氧氟沙星,红霉素/阿奇霉素等。

五、抗菌药的策略性换药和短程治疗策略

当一种抗菌药物使用较长时间后,由于耐药菌产生,其临床效果会明显降低,

这时应考虑换用另一种抗菌药物,称为策略性换药。这样不仅可使临床疗效提高,而且会明显减少耐药菌株,这是目前国际上控制和预防耐药菌产生的一种有效方法。策略性换药主要是针对第三代头孢菌素,特别是头孢他啶对肠杆菌科细菌耐药率不断增高且常引起医院内暴发流行的情况下,采用抗菌活性和抗菌谱与第三代头孢菌素相当且没有明显耐药的抗生素,如哌拉西林他唑巴坦及第四代头孢菌素(头孢吡肟)、碳青霉烯类及头霉素类抗生素。头孢吡肟或哌拉西林他唑巴坦不仅有以上特点,而且能够抵抗 AmPC 酶或超广谱 β-内酰胺酶(ESBLs),具有较好的稳定性。碳青霉烯类的泰能和头霉素类也具有较好的稳定性,但用药久易致菌群失调和二重感染,前者还有诱导铜绿假单胞菌感染的危险。

近年来研究发现,不适当延长疗程、增加抗菌药物暴露时间是 ICU 患者出现耐药菌感染或定植的重要危险因素,因此提出了一种新的抗菌治疗策略,即短程治疗,旨在缩短抗菌药物暴露时间,以减少其耐药菌。国外众多学者研究了社区获得性肺炎、医院感染肺炎、呼吸机相关肺炎等疾病短疗程和常规疗程的临床疗效,证明无显著性差异。短程治疗的必要条件是宿主免疫机制健全、单一敏感菌感染、不存在影响抗菌药物作用的局部组织因素(如过低 pH、脓肿形成或包裹),并应选择快速起效和穿透强的杀菌药。

六、防突变浓度和突变选择窗治疗

防突变浓度(MPC)是指防止耐药突变株被选择性富集扩增所需的最低抗菌药物浓度,是限制耐药突变株选择的抗菌药物浓度阈值。突变选择窗(MSW)是指 MIC99 与 MPC 之间的抗菌药物浓度范围。如果抗菌药物浓度在 MSW 内,可杀灭敏感菌株,但不能阻止耐药突变菌株(自发耐药突变频率约为 10^{-7})增殖。根据传统理论,依据 MIC,AUC(AUC/MIC),$Cmax$/MIC 等参数设计的治疗剂量,药物浓度很可能落在 MSW 内,虽可杀灭敏感菌控制感染,但细菌只要发生一次耐药突变,就可被选择出来富集扩增成为优势生长菌,导致细菌耐药。若将抗菌药物浓度提高至 MPC 以上,细菌必须发生两次或多次耐药突变才能出现选择性富集扩增成为优势生长菌,但同时发生两次耐药突变的频率约为 10^{-14},人体内感染菌量可达 10^{10},但不可能达 10^{14},因此,耐药菌不可能出现。传统的 MIC 治疗策略着眼点是控制感染,但不能防止耐药。MPC 与 MSW 治疗策略既要控制感染,又要防止耐药,这有可能改变目前的某些用药原则和方法。例如,某种药物的 MPC 较高,使用时就应加大剂量或增加每日使用次数;某种药物 MPC 太高,突变选择窗太宽,就应联合用药,以利于关闭或缩小 MSW,减少耐药突变菌选择性富集扩增的概率,延长抗菌药物的使用寿命。

第四节　抗菌药物的联合使用

抗菌药物的联合使用始终是医务人员所关注的问题,如果联合使用合理,可以起到提高抗感染效果,减少细菌耐药性的产生。但不顾病情是否需要,联合用药掌握不当,往往可能会导致不必要的浪费和不良反应增多,同时也会因病原菌有更多机会接触多种抗菌药物,反而使致病菌有机会发展成多重耐药菌。临床上多数感染用一种抗菌药物即可获得控制,即无联合用药的必要。联合使用抗菌药物的目的主要在于获得协同作用,至少也应取得累加作用。

一、抗菌药物联合使用的结果

抗菌药物联合使用存在“无关”“累加”“协同”和“拮抗”4 种结果,我们的目的就是要争取获得协同作用,或至少也应取得累加作用。目前协同作用的联合用药有以下几种模式。

1. 酶抑制药与其作用底物联合制剂,如 β-内酰胺类抗菌药与 β-内酰胺酶抑制药的联合制剂(头孢哌酮/舒巴坦、哌拉西林/他唑巴坦、替卡西林/克拉维酸等),磺胺药与四氢叶酸还原酶抑制药联合制剂(SMZ/TMP)。

2. 抗菌作用机制不同的二药联合使用:如 β-内酰胺类抗菌药与氨基糖苷类抗菌药物联合使用(从经典的青霉素/链霉素,发展到现在一种青霉素类或头孢菌素类与氨基糖苷类的某一种联合)。

3. 有相同抗菌作用的抗菌药联合:如抗结核三联、四联化疗,把有抗结核菌作用的抗菌药物相加使抗菌活性增强,降低耐药性的发展,同时也会避免其中一种药物大剂量长期使用造成不良反应的增加。

4. 对某些高耐药的难治致病菌所致的深部感染,有时单一药物使用,病变部位抗菌药物浓度很难达到控制感染的要求,可以选用有不同作用的药物联合使用,如 MRSA 重症感染、铜绿假单胞菌、肠球菌等耐药菌重症感染。

5. 多种致病菌混合感染,如需氧菌与厌氧菌混合感染(腹腔感染),需要使用抗广谱抗革兰阴性杆菌为主抗菌药物联合抗厌氧菌药物如甲硝唑或替硝唑。细菌与真菌混合感染,需使用1~2种抗菌药物与广谱抗真菌药物如氟康唑、伊曲康唑等。

6. 病原体不明的危重感染,在某些危及生命的重症感染,当病原菌未明确前也需联合用药,同时应覆盖革兰阴性菌、革兰阳性菌、厌氧菌与真菌。选用碳青霉烯如亚胺培南、美罗培南联合糖肽类抗菌药物(当不能排除 MRSA 感染时)与广谱抗真菌药物。

二、联合疗法的适应证

为使抗菌药物联合在体内达到满意的协同或累加作用,用于治疗的药物最好具备下列条件:①抗菌谱尽可能广,这点尤其对病因未明的严重感染非常重要;②联合应用的两者中至少一种对致病菌有相当活性,另一种也不宜产生高度耐药者,尽量避免出现交叉耐药性;③两药有相似的药代动力学特性,吸收、分布、排泄等规律基本一致,以利两者在体内发挥协同作用。需注意的是一味地强调联合用药,可能不一定达到好的治疗效果,可能还会增加耐药菌的产生。

联合使用抗菌药物的适应证应较单独用药更为严格,一般要求在下列情况下可以考虑使用:①病因未明的严重感染;②单一抗菌药物不能控制的严重感染;③单一抗菌药物不能有效地控制的混合感染;④较长期用药细菌有可能产生耐药性者;⑤联合用药使毒性较大药物的剂量用量减少。临床可能有效的抗菌药物联合使用见表11-4。

表 11-4　抗菌药物可能有效的联合应用

病原菌	可能有效的抗菌药物联合	备　注
草绿色链球菌	青霉素＋链霉素(或庆大霉素)	
肠球菌属	氨苄西林＋庆大霉素;万古霉素＋链霉素(或庆大霉素)	用于心内膜炎或血流感染患者
金黄色葡萄球菌	氯唑西林或头孢唑林＋庆大霉素;β-内酰胺类＋β-内酰胺酶抑制药;万古霉素＋磷霉素或利福平	适用于血流感染及心内膜炎患者 用于 MRSA 感染
李斯特菌属	氨苄西林(或青霉素)＋庆大霉素	青霉素过敏患者可用 SMZ/TMP ±氨苄西林(或青霉素)

（续　表）

病原菌	可能有效的抗菌药物联合	备　注
结核分枝杆菌	利福平＋异烟肼;链霉素＋异烟肼	强化期宜加用吡嗪酰胺、乙胺丁醇等
布鲁菌属	四环素＋链霉素（或庆大霉素、SMZ/TMP＋氨基糖苷类	布鲁菌病易复发,宜用多个疗程
肺炎克雷伯菌	氨基糖苷类＋头孢菌素类	适于严重感染患者
铜绿假单胞菌	氨基糖苷类＋哌拉西林;氨基糖苷类＋头孢他啶（或头孢哌酮）;氨基糖苷类＋亚胺培南	适于严重感染患者
其他革兰阴性杆菌（主要为肠杆菌科	氨基糖苷类＋哌拉西林;氨基糖苷类＋头孢菌素类;β-内酰胺类＋β-内酰胺酶抑制药	联合药敏有重要参考价值
各种深部真菌	两性霉素 B＋氟胞嘧啶	两性霉素 B 剂量宜酌减
卡氏肺孢菌	SMZ＋TMP	

第五节　抗菌药物的使用方法及疗程

抗菌药物的使用方法如给药途径、给药间隔时间、给药方法,如饭前或饭后给药、静脉滴注时间快慢、剂量和疗程等均会影响治疗效果,因此,在采用任何抗菌药物前必须充分了解其药物的临床药理特性,尤其是药代动力学特性和可能产生的一些不良反应。由于个体差异,在应用毒性较大抗菌药物时应尽可能做到用药的个体化,必要时可定时监测血药峰、谷浓度,并据此作出给药方案,如万古（去甲万古）霉素。

1. 抗菌药物的给药途径

（1）全身应用:包括静脉推注（静注）和静脉滴注（静滴）、肌内注射和口服。

（2）局部应用包括气溶吸入（也称气雾吸入）、鞘内和脑室内注射、滴鼻、滴耳、滴眼、皮肤和黏膜应用、胸、腹腔和关节腔内应用等。局部用药应注意:①选用能杀灭或抑制局部细菌而毒性较小的抗菌药物;②选用的药物应没有或极少刺激性,以免损伤局部组织;③药物应不易导致过敏反应;④宜多采用主要供局部应用的药物,如新霉素(也有发生过敏反应的报道)、杆菌肽、莫匹罗星、SD—银盐等,尽可能少用供全身使用的抗菌药物,以免细菌对这些药物产生耐药性;⑤用于大面积烧伤或创伤时,要注意抗菌药物因创面吸收过多而发生不良反应的可能。

2. 给药间隔 抗菌药一般多以每 6～12 小时给药 1 次,即 1 日量平分 2～4 次居多。以往的"白天给药、晚间停用"方案不符合抗菌药物药代动力学要求。目前大多抗菌药物的 1 日量可平分 2～3 次,2 次者 8 时及 20 时各给 1 次,3 次者 6 时、14 时及 22 时分别给药 1 次,少数半衰期长的抗菌药如头孢曲松可用每天 1～2 次,抗菌药一般不必要 24h 持续静脉滴注。口服抗菌药多以空腹(饭前 1h 或饭后 2h)服用为宜,以求血峰浓度及早到达和获得较高的生物利用度。进食后服用抗菌药酯化物可增加其生物利用度。应用抗菌药物口服制剂时应密切注意胃肠道反应、菌群交替性腹泻、与其他药物发生相互作用等的可能。抗菌药物静滴如喹诺酮类容易引起静脉炎或某些神经系统损害等严重不良反应,因此静脉滴注时间也要求在 1h 以上。

3. 剂量和疗程 药物剂量应依据药效学与药代动力学参数来考虑:①给药后药时曲线下面积与抗菌药物对致病菌的最低抑菌浓度的比值(AUC/MIC);②血药峰浓度与最低抑菌浓度的比值(Cmax/MIC);③血药浓度超过最低抑菌浓度的时间(T>MIC)。

根据药效学特性可将抗菌药物分为浓度依赖性抗菌药(如氨基糖苷类、氟喹诺酮类)以及时间依赖性抗菌药(如 β 内酰胺类、万古霉素)。浓度依赖性抗菌药的杀菌作用主要取决于 Cmax/MIC、AUC/MIC 的比值,一般治疗轻、中度感染时 Cmax/MIC 比值需达到 4～8,严重感染时以 8 以上为宜。如无条件进行 Cmax 与 MIC 的测定时亦可进行血清杀菌活性(serum bactericidal activity,SBA)试验。效价在 1:8 以上时提示预后良好;在 1:4 或以下,则需考虑调整给药方案。时间依赖性抗菌药的杀菌作用主要取决于血药浓度超过最低抑菌浓度持续的时间,一般认为血药浓度超过 MIC 持续的时间应至少≥40%～50%的两次给药间隔时间,才能达到较满意的疗效。

采用普通剂量后,抗菌药物在血中的浓度很快到达有效水平,Cmax 与 MIC 之比可达数倍至数十倍以上,甚至更高。因此,以常用量治疗敏感菌所致的各种感染,当可迅速获得较好效果,一般无检测血药浓度的必要。但在肾功能减退患者中,因浓度过高会引起耳、肾毒性,过低则不易控制感染。虽药效学和药代动力学的一些数据可供用药时的参考,但个体间差异较大,故有条件单位仍宜定时检测血中峰、谷浓度,并依此而调整剂量。

早产儿和新生儿的肝、肾功能尚未发育健全,抗菌药物的每日用量需适当减少,儿童的每日用量较成年人量相应略增,老年人则应相应减少。

抗菌药物的疗程因不同感染而异,一般宜用至体温降达正常、症状消退后 72～96h,但血流感染、骨髓炎、感染性心内膜炎、化脓性脑膜炎、伤寒、布鲁菌病、溶血性链球菌咽峡炎、结核病等往往需要时间更长。常见感染性疾病疗程见表 11-5。

表 11-5　感染性疾病的疗程

感染部位	临床诊断	疗程(d)
菌血症	菌血症,局部病灶可去除者	10～14
骨髓炎	成年人急性	42
	成年人慢性	直至血沉恢复正常(通常 3 个月以上)
	儿童,急性(金黄色葡萄球菌及肠杆菌科细菌引起)	21
	儿童,急性(链球菌、脑膜炎奈瑟球菌、流感嗜血杆菌)	14
胃肠道	细菌性痢疾、旅游者腹泻	3
	伤寒 头孢曲松	10～14
	氟喹诺酮类	10～14
	氯霉素	14
	幽门螺杆菌	7～14
	假膜性小肠结肠炎(难辨梭菌)	10
生殖道	非淋菌性尿道炎或化脓性宫颈炎	7～10(阿奇霉素单剂)
	盆腔炎	14
心脏	心包炎(化脓性)	28
关节	化脓性关节炎(非淋菌性)	14～28
	婴儿及儿童	与骨髓炎同
关节	淋菌性关节炎,播散性淋菌感染	7
尿道	膀胱炎	3～5
	肾盂肾炎	14
	复发性[经 14d(1 个疗程)后]	42
肺	肺炎链球菌肺炎	7～14
	肺炎(肠杆菌科细菌或铜绿假单胞菌)	21～42
	肺炎(葡萄球菌)	21～28
	卡氏肺孢菌(AIDS)	21
	其他免疫缺陷患者	14
	军团病、衣原体,支原体肺炎	14～21
	肺脓肿	通常 28～42

（续 表）

感染部位	临床诊断	疗程(d)
脑膜炎	流感嗜需血杆菌、脑膜炎奈瑟球菌	7
	肺炎链球菌	10～14
	产单核细胞李斯特菌脑膜脑炎，B组链球菌，肠杆菌属	14～21（免疫缺陷者需较长）
多系统	布鲁菌病	42（开始治疗的7～14d加链霉素或庆大霉素）
	土拉伦斯病	7～14
肌肉	气性坏疽（梭状杆菌）	10
咽	A组链球菌咽炎及扁桃体炎	10
	白喉	7～14
	白喉带菌者	7
前列腺	慢性前列腺炎（SMZ-TMP）	30～90
	氟喹诺酮类	28～42
耳	分泌性中耳炎	10
窦	急性窦炎	10～14
系统性	落矶山热	热退后2d
皮肤	蜂窝织炎	急性炎症退后3d

第六节 抗菌药物在特殊情况下的应用

一、肝功能减退时抗菌药物的应用

　　肝是人体最大的腺体，其功能十分复杂。许多药物包括抗菌药物经肝生物转化、解毒和清除。肝功能损害时药物的体内过程将受到不同程度的影响。由于肝疾病时多种病理改变均可发生，诸如肝细胞受损、胆汁排泄、肝血流量的改变和药物蛋白结合率的改变等复杂因素的影响，加之肝本身功能复杂，且又有较强的代偿能力，因此，至今发生肝病后对药物代谢的影响，以及抗菌药物的药代动力学的改变尚缺乏全面、详细地了解，抗菌药物在肝功能减退时的应用资料亦少。

　　目前，临床常用的肝功能试验不能反映肝对药物的代谢清除能力，也不能作为肝功能损害程度判断的指标，从而据此制定给药方案。在重症病毒性肝炎病人中，抗菌药物在肝内代谢明显减退，而分布容积和血浆蛋白尚属正常，因此血药浓度常呈现升高；但在肝硬化腹水病人中则不同，由于大量腹水的存在使细胞外液明显增多，同用的某些药物又可激活肝酶系统，加速抗菌药物在体内的代谢，结果肝硬化病人的抗菌药物浓度并未增高,有时尚可较肝功能正常者为低。

1. 肝病时的药代动力学变化　药物在肝内的代谢有两个期。第一期是药物在肝氧化还原酶或水解酶的作用下被氧化还原或水解,所产生代谢物的生物活性与母药不同,并可产生毒性。药物代谢的第二期则是在肝转移酶的作用下代谢物与葡萄糖醛酸、醋酸、氨基酸、谷胱甘肽等形成极性大、可溶解的代谢物,自胆汁或尿中排泄,此过程产生的代谢物大多毒性较低。药物代谢可属第一期,也可属第二期,或二期兼有。

由于肝具有较大的代偿能力,因此仅在肝功能严重受损时才发生上述药动学的明显改变:①严重的病毒性肝炎伴肝实质明显损害时,肝自身代谢和清除能力的降低,如重症肝炎;②肝硬化门脉高压侧支循环的建立,减少了药物经肝的代谢和解毒作用;③肝病时药物与蛋白质的亲和力降低,肝损害时血白蛋白合成减少均使药物游离部分增加,即具抗菌活性的药物游离部分增多;④肝硬化大量腹水时细胞外液量增加,致药物的分布容积增大;⑤肝硬化门脉高压时胃肠道淤血、水肿、并常伴炎症而增厚,食管、胃底静脉曲张破裂等情况均明显影响口服药物的吸收过程。

另外,肝损害的部位不同,其对药物代谢影响程度亦不同。如在原发性胆汁性肝硬化的早期,病变主要累及肝的门脉区,并无明显影响药物的肝内代谢,直至终末期肝实质受损时才表现为肝药物代谢能力的减退。某些药物对肝药物代谢酶有诱导作用,如利福平在疗程中血药浓度可由于药物肝内代谢加速而降低,但在肝功能损害者,对肝药酶的诱导作用减少,致血药浓度较正常人明显为高。

2. 肝功能减退时抗菌药物的应用　由于肝功能试验并不能很好地反映肝对药物代谢清除能力,而不能将其作为调整给药方案的依据,所以抗菌药物的选用及其给药方案的制定可根据肝功能减退对该类药物的药动学影响、肝病时药物发生不良反应的可能性进行参考。但由于药物在肝内的代谢受到多方面因素的影响,且对不少药物的体内代谢过程尚缺乏全面了解,因此大致可将肝病时抗菌药物的应用分为以下几种情况:①主要由肝清除的药物,肝功能减退时清除明显减少,但并无明显不良反应发生,故肝病患者仍可应用,但需谨慎,必要时减量给药;②主要经肝或有相当量药物经肝清除,肝功能减退时药物清除或代谢物形成减少,导致不良反应发生,此类药物在肝病时宜避免应用;③药物经肝、肾两种途径清除,肝功能减退时血药浓度升高,如同时有肾功能损害时则血药浓度升高尤为明显。此类药物

在严重肝病时需减量应用;④药物主要由肾排泄,肝功能减退时不需调整剂量(表
11-6)。

表 11-6 肝功能减退时抗菌药物的应用

抗菌药物	对肝作用和药动学改变	肝病时应用
氧氟沙星	肾清除为主	严重肝功能不全者减量慎用
培氟沙星	肝硬化患者中消除半衰期明显延长	减量使用
诺氟沙星、环丙沙星	肾肝清除,重度肝功能减退(肝硬化腹水)时药物清除减少	正常剂量应用,重度肝功能减退减量慎用
氟罗沙星	肝硬化腹水时药物清除减少	肝硬化伴腹水者减量应用
氨基糖苷类	肾清除为主,无明显肝毒性	正常剂量应用
青霉素、头孢唑林、头孢他啶	肾清除为主,无明显肝毒性	正常剂量应用
万古霉素、多黏菌素类	肾清除为主,无明显肝毒性	正常剂量应用
利奈唑胺	非肾清除为主,无明显肝毒性	轻、中度肝损正常剂量应用,严重肝损无资料
红霉素、阿奇霉素、罗红霉素	肝硬化患者中消除半衰期延长,酯化物具有肝毒性	按原量慎用或减量应用,酯化物避免使用
克拉霉素		中、重度肝功能减退时,如伴有肾功能损害时需调整剂量
克林霉素	肝病时半衰期延长,消除减慢,可致 ALT 增高	仅在严重肝衰竭时需减量使用
林可霉素	肝病时清除减少	减量使用
氯霉素	肝病时代谢减少,血液系统毒性	避免使用
利福平	肝毒性,与胆红素竞争酶结合致高胆红素血症	避免使用,尤应避免与异烟肼同用
异烟肼	异烟肼清除减少,具肝毒性	轻-中度肝损害时慎用,同时需监测肝功能,急性肝病或以往有与异烟肼相关的肝损害病史者禁用
两性霉素 B	肝毒性、黄疸	避免使用
磺胺药	肝内代谢、高胆红素血症	避免使用

（续　表）

抗菌药物	对肝作用和药动学改变	肝病时应用
四环素	肝病时药物清除或代谢物形成减少，导致不良反应发生	避免使用
酮康唑、咪康唑	肝内代谢灭活，肝病时灭活减少	避免使用
奈韦拉平	大部分在肝内代谢	减量使用
安普那韦	肝功能中度损害者 AUC 显著增高肝功能重度损害者 AUC 和 Cmax 均显著增高	肝中度损害 450mg，2/d，重度损害 300mg，2/d
衣非韦仑	大部分在肝内代谢	严重肝病减量使用
美洛西林	肝肾清除，肝病时清除减少	严重肝病减量 50% 使用
阿洛西林、哌拉西林	肝肾清除，肝病时清除减少	严重肝病减量使用
羧苄西林	肾清除为主，小部分经胆道排泄，2% 肝内代谢	严重肝肾功能不全者最大剂量不超过 2g/d
头孢噻肟、头孢噻吩	肾肝清除，严重肝病清除减少	严重肝病时减量使用
头孢哌酮	肝肾清除，严重肝病时清除减少	最大剂量不超过 4g/d，合并肾功能不全时最大剂量为 1~2g/d
氨曲南	肾清除为主，但有 7%~8% 在肝内代谢	减量使用，减 20%~25%
齐多夫定	肝病时清除减少	200mg 2/d
去羟肌苷	有引起肝大、肝脂肪变性的报道	减量使用
金刚乙胺	严重肝病时半衰期增加 1 倍	严重肝病时半量应用

二、肾功能减退时抗菌药物的应用

许多抗菌药物是主要经过肾排泄的，某些药物有肾毒性，当肾损害肾功能减退时该类药物易发生不良反应，因此需要调整给药方案。

肾功能减退患者使用抗菌药物时，其剂量的调整需注意：①肾功能损害程度；②抗菌药物对肾毒性的大小；③药物的体内过程；④抗菌药物经血液透析或腹膜透析后可清除的程度。由于个体差异的存在，不同患者的血半衰期相差甚大，因此有条件时应对有肾损害的患者进行血药浓度监测，并据此拟定个体化给药方案。在肾功能减退时药物的选用有以下 4 种情况。

1.抗菌药物维持原量或剂量略减 属此类者主要包括由肝代谢或主要自肝胆系统排泄的大环内酯类、利福平、多西环素、茚地那韦等。青霉素类和头孢菌素类的部分品种以肾肝为重要清除途径或肝胆系统为主要清除途径者亦属此类药物。

2.剂量需适当调整者 此类药物无明显肾毒性或仅有轻度肾毒性,但由于排泄途径主要为肾,肾功能减退时药物可在体内明显积聚,血半衰期显著延长,因此在肾功能轻、中和重度减退时均需根据肾功能减退情况适当调整药物剂量。

3.剂量必须减少者 此类药物均有明显肾毒性,且主要经肾排泄。氨基糖苷类、万古霉素、多黏菌素类等均属此类。多黏菌素类肾毒性大,肾功能减退时可减量应用,但宜以毒性低、抗菌作用相仿的药物如第三、四代头孢菌素等替代。氨基糖苷类是在肾功能减退时需调整给药方案的主要药物。该类药物在体内的积聚、血药浓度的升高与耳、肾毒性的发生密切相关,因此即使肾功能损害属轻度亦需减量应用。血液透析可清除大部分的氨基糖苷类,因此在透析后可加用全量或半量。腹膜透析后亦需补上剂量。

4.肾功能损害时不宜应用者 包括四环素类(多西环素除外)、呋喃类、萘啶酸等。四环素、土霉素的应用可加重氮质血症;呋喃类和萘啶酸可在体内明显积聚,产生对神经系统毒性反应。故不宜应用,可选用其他抗菌活性相当、毒性较低的药物替代(表 11-7)。

表 11-7 肾功能减退者感染时抗菌药物的选用

药物	血半衰期(h)		药物	血半衰期(h)	
	正常	肾衰竭		正常	肾衰竭
Ⅰ可选用原治疗量或略减量者			Ⅱ可选用,剂量需减少者		
红霉素	1.4	5～6	青霉素	0.5	6～20
克拉霉素	5～7	22	羧苄西林	1	13～16
利奈唑胺	6.4	7.1	阿洛西林	1.0	5.0
利福平	1.5～5	1.8～11	替卡西林	1.2	13
多西环素	14～25	15～36	替卡西林/克拉维酸	1/1	13/4
克林霉素	2～2.5	2～3.5	头孢唑林	1.9	40～70
氨苄西林	1	7～20	头孢噻吩	0.5	3～18
阿莫西林	1.0	5～20	头孢氨苄	0.9	5～30
哌拉西林	1.0	3.3～5.1	头孢拉定	0.7～2	8～15
美洛西林	1.1	2.6～5.4	头孢孟多	0.5～2.1	10

（续　表）

药物	血半衰期（h）		药物	血半衰期（h）	
	正常	肾衰竭		正常	肾衰竭
Ⅱ 可选用,剂量需减少者			**Ⅱ 可选用,剂量需减少者**		
苯唑西林	0.5	1.0	头孢西丁钠	0.8	13～23
阿莫西林/克拉维酸	1.3/1	5～20/4	头孢呋辛	1.2	17
氨苄西林/舒巴坦	1/1	9/10	头孢他啶	1.2	13～25
哌拉西林/三唑巴坦	1/1	3/4	头孢唑肟	1.7	15～35
头孢哌酮	1.9～2.5	2～2.5	头孢吡肟	2.2	18
头孢曲松	6～9	12～15	氨曲南	2.0	6～8
头孢噻肟	1.7	15～35	拉氧头孢	2.2	19
氯霉素	2.5	3～7	亚胺培南	1.0	4
两性霉素 B	24	24	美罗培南	1	6～8
氟康唑	37	100	厄他培南	4	＞4
异烟肼	0.7～4	8～17	氧氟沙星	7	28～37
乙胺丁醇	4	7～15	左氧氟沙星	4～8	76
乙硫异烟胺	2.1	无资料	司氟沙星	15～20	38.5
吡嗪酰胺	9	26	加替沙星	7～14	36
甲硝唑	6～14	7～21	磺胺甲噁唑	10	20～50
环丙沙星	4	6～9	甲氧苄啶	11	20～49
酮康唑	1～4	1～4	阿昔洛韦	2.5	20
依法韦仑	40～55	40～55	泛昔洛韦	2.3～3	10～22
			拉米夫定	5～7	15～35
Ⅲ 避免使用,确有指征应用时在 TDM 下显著减量应用			**Ⅳ 不宜应用者**		
庆大霉素	2～3	20～60	四环素	6～10	57～108
妥布霉素	2～3	20～60	呋喃妥因	0.5	1.0
奈替米星	2～3	35～72	萘啶酸	1.5	21
阿米卡星	1.4～2.3	17～150	特比萘芬	36～200	无资料
卡那霉素	2～3	27～30	金刚烷胺	12	500
链霉素	2～3	30～80	金刚乙胺	13～65	延长
万古霉素	6	200～250			
替考拉宁	45	62～230			
氟胞嘧啶	3～6	75～200			
膦甲酸钠	3	延长			
更昔洛韦	2.9	30			

　　患者肾功能损害程度是调整剂量的重要指标。肾功能试验中以内生肌酐清除率最具参考价值。肌酐几乎全部经肾小球滤过排泄,其排出量不受饮食、蛋白分解等因素的影响,肌酐清除率与肾小球滤过率基本呈平行关系,可以定量正确地反映患者肾功能状态。血清肌酐值对检测肾功能也有一定价值,肾小球滤过率约为正常的 50%,但在肾损害早期,肾小球滤过率为正常的 50%～75% 时,血清肌酐值可能仍在正常范围,老年人尤易发生此种情况;反之,在肾损害后期,肾小球滤过率低

于正常的 25％时,在此基础上若稍有降低,即可引起血肌酐值急骤升高,而此时肌酐清除率仍可呈比例下降。肾功能损害程度见表 11-8。

肾功能损害时给药方案的调整可以减少剂量如给药间期不变,每次给药量减少或延长给药间期如使血药浓度波动幅度增大,可能影响对严重感染的疗效,因此以应用减量法更为合宜。也可两种调整方法结合应用。无论应用上述方法中的任何一种,首次负荷量仍应按正常治疗量使用。

(1)根据内生肌酐清除率、血肌酐及尿素判断肾功能损害程度,调整各类抗菌药的剂量及给药间期。

$$内生肌酐清除率(ml/min)(男)=\frac{(140-年龄)\times 标准体重(kg)}{血肌酐值(mg/dl)\times 72}$$

$$内生肌酐清除率(女)=内生肌酐清除率(男)\times 0.85$$

表 11-8　肾功能损害的程度

肾功能试验	正常值	肾功能减退		
		轻度	中度	重度
内生肌酐清除率(ml/min)	90～120	＞50～80	10～50	＜10
血肌酐(μmol/L)	53～106	133～177	177～442	＞442
血尿素(mmol/L)	2.5～6.4	7.1～12.5	12.5～21.4	＞21.4

注:本表中化验指标自新到旧系数换算如下:①血肌酐值×0.011 3,mg/dl;②血尿素值×2.8,mg/dl

(2)根据血药浓度监测结果制定个体化给药方案对于毒性较大的氨基糖苷类抗菌药、万古霉素、氯霉素等是最为理想的调整给药方案的方法。常用氨基糖苷类抗菌药肾功能减退时剂量调整见表 11-9。

表 11-9　氨基糖苷类每天 1 次给药法:肾功能减退者的剂量调整

药物	正常治疗量	肾功能减退(Ccr ml/min)时调整剂量					
	＞80	60～80	40～60	30～40	20～30	10～20	＜10
		q24h(mg/kg)				q48h(mg/kg)	
庆大霉素	5.1	4	3.5	2.5	4	3	2
妥布霉素	5.1	4	3.5	2.5	4	3	2
阿米卡星	15	12	7.5	4	7.5	4	3
异帕米星	8	8	8	8mg/kgq48h	8	8mg/kgq72h	8mg/kgq96h
奈替米星	6.5	5	4	2	3	2.5	2.0

（3）肾衰竭血液净化治疗时抗菌药物剂量的调整：目前对于肾衰竭患者，临床上常用的血液净化方法包括腹膜透析、血液透析和血液滤过，其对药物清除的影响与药物的分子量、蛋白结合率、水溶性和主要排泄途径有关（表 11-10）。

表 11-10　透析治疗时抗感染药物剂量的调整

药物	血液透析结束时补充剂量[①]	腹膜透析时调整剂量[②]	连续动静脉血液滤过时调整剂量[③]
青霉素	不加药仅调整给药时间	正常剂量的 20%～50%	正常剂量的 75%
氨苄西林	不加药仅调整给药时间	0.25g q12h	
阿莫西林	不加药仅调整给药时间	0.25g q12h	
哌拉西林	不加药仅调整给药时间	3～4g q8h	3～4g q6～8h
替卡西林	3g	1～2g q12h	1～2g q8h
阿莫西林/克拉维酸	含阿莫西林 0.25～0.5g q12h，透析后加量		
氨苄西林/舒巴坦	不加药仅调整给药时间	3g q24h	2.25g q12h
哌拉西林/三唑巴坦	2.25g q8h，透析后加用 0.75g	2.25g q8h	
替卡西林/克拉维酸	3.1g	3.1g q12h	
头孢氨苄	0.25～1g	0.25g q8h	
头孢唑林	0.5～1g	0.5g q12h	1～2g q12h
头孢拉定	0.5g	0.25g	
头孢克洛	0.25g	0.25～0.5g q8～12h	
头孢丙烯	250～500mg	250mg q12～24h	
头孢呋辛	不加药仅调整给药时间	0.75～1.5g q24h	首剂 1.5g，以后 0.75q 24h
头孢噻肟	1.0g	0.5～1.0g qd	2g q12～24h
头孢唑肟	1.0g	0.5～1.0g qd	2g q12～24h
头孢哌酮	不加药仅调整给药时间	1～2g q6～12h	
头孢他啶	1.0g	0.5g/d	2g q24～48h
头孢泊肟	200～400mg 3×/wk		
头孢吡肟	1.0g	1～2g q48h	
氨曲南	0.5g	0.5g q8h	1～1.5g q8h

（续 表）

药物	血液透析结束时补充剂量[①]	腹膜透析时调整剂量[②]	连续动静脉血液滤过时调整剂量[③]
头孢西丁钠	1g	1g qd	2g q8～12h
亚胺培南	不加药仅调整给药时间	125～250mg q12h	250mg q6～12h
美罗培南	不加药仅调整给药时间	0.5g qd	1g q12h
厄他培南	0.5gq24h,如在透析前 6h 内给药,透后加 0.15g		
庆大霉素	肾功能正常剂量的 50%	3～4mg/(L・d)[④]	0.51～1.19mg/kg q12h
妥布霉素	肾功能正常剂量的 50%	3～4mg/(L・d)	0.51～1.19mg/kg q12h
奈替米星	肾功能正常剂量的 50%	3～4mg/(L・d)	0.4～1.2mg/kg q12h
阿米卡星	肾功能正常剂量的 50%	15～20mg/(L・d)	2.25～5.25mg/kgq12～18h
克拉霉素	不加药仅调整给药时间		
环丙沙星	2 50mg po 或 200mgIV q12h	250mgpo 或 200mgIVq8h	200mgIV q12h
氧氟沙星	100～200mg	200mg q24h	300mg qd
左氧氟沙星	0.5g×1,以后 0.25g q48h	0.5g×1,以后 0.25g q48h	500mg×1,然后 250mg q24～48h
司氟沙星	200mg×1,以后 100mg q48h		
加替沙星	200mg q24h 透后给药	200mg q24h	200mg q24h
万古霉素	1g q4～7d	1g q4～7d	500mg q24～48h
利奈唑胺	0.6g q12h 透后给药		
替考拉宁	6mg/kg q72h	6mg/kg q72h	6mg/kg q48h
磺胺甲噁唑	1g	1g qd	1g q18h
甲氧苄啶	不加药仅调整给药时间	100～200mg q24h	100～200mg q18h
甲硝唑	不加药仅调整给药时间	7.5mg/kg q12h	7.5mg/kg q6h
异烟肼	不加药仅调整给药时间	5mg/(kg・d)(最高 300mg)	5mg/(kg・d)(最高 300mg)
乙胺丁醇	不加药仅调整给药时间	15～25mg/kg q48h	15～25mg/kg q24h
利福平		300～600mg q24h	300～600mg q24h
吡嗪酰胺	25～35mg/kg	25mg/kg q24h	

（续　表）

药物	血液透析结束时补充剂量①	腹膜透析时调整剂量②	连续动静脉血液滤过时调整剂量③
两性霉素 B		0.4～1.0mg/kg q24～48h	0.4～1.0mg/kg q24h
含脂两性霉素 B（Amphotec，AB-CD）		3～6mg/kg q24～48h	3～6mg/kg q24h
含脂两性霉素 B（Abelcet，ABLC）		5mg/kg q24～48h	5mg/kg q24h
含脂两性霉素 B（AmBisome，LAB）		3～5mg/kg q24～48h	3～5mg/kg q24h
氟胞嘧啶	不加药仅调整给药时间	0.5～1.0g q24h	37.5mg/kg q12～24h
氟康唑	100mg	100～200mg q24h	100～200mg q24h
奎宁	不加药仅调整给药时间	650mg q24h	650mg q8～12h
阿昔洛韦	不加药仅调整给药时间	2.5mg/kg q24h	3.5mg/(kg·d)
更昔洛韦（静脉用药）	诱导剂量不变，仅调整给药时间；维持量透析后加用 0.6mg/kg	诱导剂量 1.25mg/kg3×/wk，维持量 0.625mg/kg 3×/wk	
拉米夫定	不加药仅调整给药时间		

注：①每次血液透析后补充剂量；②CAPD 期间给药剂量；③CAVH 期间给药剂量；④mg/(L·d)为每日每升腹膜透析液需给予剂量

三、抗菌药物在老年人和儿童中的应用

老年人和新生儿具有与成年人不同的生理特点，体内各组成部分亦出现较大变化，因此抗菌药物的体内过程也有相应改变。老年人和新生儿各具有药物代谢动力学（药动学）的特点，故需根据其特点合理应用抗菌药物。

1.老年人的药动学特点　与青壮年者相比，老年人体内各组成成分，血流量和生理功能均有较大的变化。除脂肪组织增多外，其他各方面均见减低或减退，因而抗菌药物的体内过程，包括吸收、分布、代谢和排泄均可在老年期发生某些变化，其中以对清除过程的影响为大，并已为较多的研究资料所证实。

2.老年人的感染特点　老年人因组织器官呈退行性变，免疫防御功能降低，易患各种感染。老年人中呼吸系统疾病、心血管疾病和恶性肿瘤等发病的增多,以及免疫功能的低下、白细胞吞噬功能减弱等均是菌血症发生率增高的重要因素,继菌血症增多,败血症、感染性心内膜炎等的发病率亦相应升高。老年人胆汁中亦常带菌,胃酸减少后胃液和胃黏膜中亦易有细菌生长,为胆系感染、胃肠道感染易于发生的重要原因。

老年人感染临床表现常不典型,常出现非特异性症状,如无力、软弱、精神状态改变,多无发热。因此,对老年患者,无发热者亦需警惕感染之可能,以早期诊断。

老年人常患有如慢性支气管炎、心血管疾病、肝硬化、糖尿病、恶性肿瘤等各种慢性疾病;老年人免疫防御功能的降低亦易致感染。由于老年人感染的临床表现不典型,又常为基础病症状所掩盖,需详细询问病史及体检,并进行病原学检查,以免贻误诊治。

老年人感染的常见病原菌常为革兰阴性杆菌,如大肠埃希菌、克雷伯菌属、流感嗜血杆菌、肠杆菌属、变形杆菌属、沙雷菌属和铜绿假单胞菌等,此外也可为金黄色葡萄球菌、肠球菌属、肺炎链球菌、草绿色链球菌、溶血性链球菌等,其他尚有真菌及厌氧菌等。

3. 老年人感染时抗菌药物的应用　①避免使用毒性大的抗菌药物:氨基苷类抗生素、万古霉素和去甲万古霉素以及两性霉素 B 等抗菌药物应尽可能避免应用,如确有指征应用该类药物时需调整给药方案。此类药物一般治疗浓度范围狭窄,即治疗药物体液浓度与中毒浓度相差小,且个体差异亦大。因此老年患者应用时需进行血药浓度监测,据此调整给药方案,或测定患者的内生肌酐清除率,根据其结果减量用药,但如前所述,不宜以血肌酐值作为减量的依据。万古霉素及去甲万古霉素,其治疗浓度范围亦狭窄,并具明显耳肾毒性,主要经肾排泄,老年患者应用时亦需进行血药浓度监测以调整剂量。②尽量减少使用毒性低的 β-内酰胺类抗菌药物青霉素类、头孢菌素类。但大多 β-内酰胺类抗菌药主要自肾排泄,老年患者的药物清除明显减少,血半衰期延长。一般无肾病史的 70 岁以上患者可予以减半量用药,必要时亦可进行治疗药物浓度监测以调整剂量。③老年人感染宜使用杀菌剂。由于老年人免疫功能降低和组织器官功能退化,病灶内细菌的清除更有赖于抗菌药物的杀菌作用,青霉素类和头孢菌素类均为可选药物,必要时氨基糖苷类亦可选用,但仍应按患者肾功能情况调整给药剂量和间期。同时治疗老年人感染的疗程必须充足。

4.儿童药物代谢特点　儿童处于生长发育的重要阶段,在解剖、生理、病理方面有明显的特点,肝、肾功能尚未发育成熟,肝药酶不足(如氯霉素是通过肝葡萄糖醛酸转移酶的作用与葡萄糖醛酸结合而灭活,儿童此酶不足,导致氯霉素游离血浓度增高,造成循环衰竭)、血浆蛋白及白蛋白总量均大大低于成年人(血中游离药物浓度高于成年人,药物的游离部分易进入组织中),尤其是新生儿、早产儿,对许多药物极为敏感,如用药稍有不慎,轻则产生不良反应,重则致病、致残、致畸,甚至致死。

5.儿童感染时抗菌药物的应用　儿童具有与成年人不同的生理、代谢过程,随着年龄的增长,对抗菌药物的药理性质起着重大的影响。尤其是在新生儿感染时的抗菌治疗需按照日龄变化而调整给药剂量和间期,并不能简单地将成年人治疗量机械地推算用于新生儿。否则将导致治疗的失败或毒性反应的发生。

由于儿童生理学和药理学的特点,抗菌药物在儿童中的应用需注意:①药物在新生儿体内的分布容积和新生儿的体表面积均较成年人大,因此,新生儿抗菌药物用量较按体重计算者略高,但由于其肾发育不成熟,药物半衰期可较成年人长数倍,因此给药间期一般较成年人长,可以使用毒性低、主要经肾排泄的 β-内酰胺类抗菌药,如青霉素类、头孢菌素类等。②儿童期由于肝酶系统的不足,肾排泄能力的不完备,一些毒性大的抗菌药物均应尽量避免应用,如磺胺类、氯霉素等。主要经肾排泄的药物如氨基糖苷类、万古霉素、多黏菌素类、四环素类等均应避免使用。若确有用药指征使用氨基糖苷类、万古霉素药物,需进行必要的血药浓度监测,达到个体化给药。四环素、氯霉素、磺胺类药物、多黏菌素类因可引起骨骼发育不良、核黄疸、灰婴综合征,一般不宜选用。③氟喹诺酮类药物对幼年动物软骨有损害作用,可致软骨坏死,尽管人类没有损害的证据,但小儿骨骼处于生长发育阶段,应尽量避免使用。④新生儿体重和组织器官的成熟与日俱增,药动学过程不断随日龄的增长而变化,因此需按照日龄的不同而调整给药方案,如日龄 0～7d 和 >7d,剂量酌减 1/2～1/3,且延长给药间隔,3～4/d 减少 1～2/d。新生儿应用抗菌药后可能发生的不良反应见表 11-11。

表 11-11　新生儿应用抗菌药物后可能发生的不良反应

抗菌药物	不良反应	发生机制
氯霉素	灰婴综合征	肝酶不足,氯霉素与其结合减少,肾排泄功能又差,使游离氯霉素浓度升高
磺胺药	核黄疸	磺胺药替代胆红素与蛋白的结合位置
氟喹诺酮类	软骨损害(动物)	
四环素类	齿及骨骼发育不良,牙齿黄染	药物与钙络合沉积在牙齿和骨骼中
氨基糖苷类	耳、肾毒性	肾清除能力差,药物浓度个体差异大
万古霉素	耳、肾毒性	同氨基糖苷类
磺胺药及呋喃类	溶血性贫血	新生儿红细胞中缺乏葡萄糖-6-磷酸脱氢酶

四、抗菌药物在妊娠期和哺乳期患者中的应用

妊娠期间免疫力较为低下,T 淋巴细胞、自然杀伤细胞、中性粒细胞、巨噬细胞和特异性抗体等有利于宿主防御的细胞因子有所减少,而黄体酮、甲胎蛋白、皮质醇等有潜在免疫抑制的激素水平有所上升,妊娠期间孕妇感染机会增多,除常见细菌感染外,孕妇罹患真菌感染的机会亦增多。抗菌药物是常用药物之一,孕妇接受抗菌药物时必须考虑到药物对母体和胎儿两方面的影响,既能治愈母体的感染,对胎儿也必须安全。哺乳期母体需药物治疗时,往往会与哺乳产生矛盾。因为几乎所有的药物都能通过血浆乳汁屏障转运至乳汁。产后妇女的免疫功能降低,某些组织器官的功能障碍、分娩时期产道损伤及失血等因素会降低产妇的防护功能,故她们对抗菌药物的反应有所不同,用药不当不仅会给产妇造成不同程度的损伤,而且还可通过母乳喂养对乳儿造成影响。哺乳期患者应用抗感染药物时对乳儿的影响与以下两方面因素有关,即药物分泌至乳汁中的量,以及乳儿可自乳汁中摄入的药量,后一因素取决于药物是否可自胃肠道吸收以及吸收的量。

1. 妊娠期抗菌药物的分级　1979 年美国食品和药品管理局(FDA)根据药物对人类所具有的不同程度致畸危险将其分为 5 个等级标准。A 类:在人类进行过病例对照研究,证明对胎儿无危害。B 类:动物实验对胎儿无危害,但尚无人类的研究;或动物实验有不良作用,但在人类尚缺乏很好的对照研究。C 类:尚无很好的动物实验及人类的研究,或已发现对动物有不良作用,但在人类尚无资料说明问题。D 类:对胎儿有危险,但对于孕妇因其利大于弊,又必须使用。X 类:已证明对胎儿的危险弊大于利,可致畸形或产生严重的不良作用。至今尚无 A 类抗菌药物。

2.妊娠期间可选用的药物

(1)妊娠期可选用的抗菌药物（B 类）：B 类药物比较安全，对母体和胎儿基本无危害：青霉素类，该类抗生素的杀菌原理是阻碍细菌细胞壁的合成，哺乳类动物无细胞壁，故该类抗生素对人体毒性最小，不致胎儿畸形，对母体肝肾功能影响小。但其缺点是抗菌谱较窄，对细菌产生的 β-内酰胺酶不稳定易产生耐药性，对酸不稳定，不能口服，易出现过敏反应。但现在投入使用的半合成复合青霉素类制剂已从多方面弥补了这些缺点，既耐酸或耐酶又为广谱抗生素，还不易产生过敏反应。虽然每一种制剂的抗菌谱有所不同，但共同点是无致畸胎作用，该类药物妊娠全过程可予应用。如注射用青霉素钠，口服阿莫西林胶囊等。头孢菌素类（第三代）：该类抗生素在化学结构、理化特性、生物活性、作用原理及临床应用方面与青霉素类极为相似，对母体及胎儿的影响也比较小。比青霉素类更为优越的是其抗菌谱广，对酸及各种细菌产生的 β-内酰胺酶稳定，过敏反应发生率低，第一代头孢菌素有一定的肾毒性，第二代肾毒性较低，第三代对肾已基本无毒性，妊娠全过程可予应用，如头孢哌酮钠、头孢他啶钠等。大环内酯类（除酯化物）：该类抗生素是抑菌药，抗菌谱与青霉素相似，但有其特点：对一般细菌引起的呼吸道感染很有用，对支原体、衣原体、弓形虫等也有效；血药浓度不高，但组织分布与细胞内移行性良好，毒性低，变态反应少，是孕期可安全使用的抗生素，妊娠全过程可予应用，特别对青霉素过敏合并呼吸道感染的孕妇可首选此类药物，如阿奇霉素、麦迪霉素、罗红霉素等。抗厌氧菌及抗滴虫药：该类药物经动物实验证明，对细菌有致突变作用，故对人类亦有危险，妊娠头 3 个月内要避免应用，以防引起胎儿畸形，如甲硝唑、替硝唑。

(2)妊娠期慎用的抗菌药物（C 类）：C 类药物仅在动物实验研究时证明对胎儿致畸或可杀死胚胎，未在人类研究证实，对孕妇用药需权衡利弊，确认利大于弊时方能应用。氯霉素类：该类抗生素可通过胎盘在胎儿体内蓄积，因胎儿肝中缺乏葡萄糖醛酸转移酶，故对此类药物的解毒功能受到影响；孕后期用药，新生儿出生后呕吐、厌食、腹胀，最终可导致循环衰竭，称为灰婴综合征，故孕早、中期慎用，孕晚期禁用。喹诺酮类：该类药的毒性低，无致畸致突变作用，但可引起年幼动物的关节病变，影响软骨发育；对神经精神方面也有影响，故妊娠期避免应用，如诺氟沙星、环丙沙星等。磺胺药：该类药物可通过胎盘进入胎体，与胎儿血中胆红素竞争血浆蛋白的结合部位，使血浆游离型胆红素增高，血浆游离型胆红素为脂溶性胆红素,可渗入血-脑屏障,致胎儿脑损伤或出生后新生儿核黄疸,故妊娠期避免应用如磺胺嘧啶、复方新诺明等。抗菌中草药:大青叶有直接兴奋子宫平滑肌的作用,故量大可导致早产孕妇应慎用;板蓝根和大青叶属同株植物,也应慎用。

(3)妊娠期禁用的抗菌药物(D类):D类药物对胎儿危害有确切证据,除非孕妇用药后有绝对效果,否则不考虑应用。氨基糖苷类:有耳、肾毒性,肾清除能力差,药物浓度个体差异大,易致血药浓度升高;内耳淋巴液中药物浓度高。婴儿出现听力障碍主要与用药量有关,与妊娠月份的关系不大,但其发生率为3%~11%,该类药物妊娠全过程避免应用,如链霉素、庆大霉素、卡那霉素等。四环素类:该类药物是典型的致胎儿畸形药物。孕早期使用可致胎儿四肢发育不良和短肢畸形;孕中期可致牙蕾发育不良,先天性白内障;孕后期可引起孕妇肝衰竭,故整个孕期应禁用四环素类抗生素,如四环素、土霉素等。红霉素酯化物:该类抗生素可导致孕妇肝内胆汁淤积症和肝实质损害,引起转氨酶升高、肝大及阻塞性黄疸等;其发生率高达40%,这可能与酯化物的高敏反应有关,该类药物妊娠全过程避免应用,如依托红霉素(无味红霉素)、琥乙红霉素等。抗菌中(成)药:穿心莲可对抗孕酮,抑制绒毛滋养细胞生成,可导致流产,孕早期禁用,如穿心莲片、穿王消炎片等。六神丸是清热消肿药,其有效成分为蟾酥,有洋地黄样的毒性作用,还有麝香成分,可引起子宫收缩,引起流产或早产,故孕妇禁用(表11-12)。

表 11-12　妊娠各期避免应用或可选用的抗菌药物

妊娠早期避免应用	妊娠后期避免应用	妊娠全过程避免应用	权衡利弊后谨慎使用	妊娠全过程可应用
TMP	磺胺药	四环素类	氨基糖苷类	青霉素类
甲硝唑	氯霉素	红霉素酯化物	异烟肼	头孢菌素类
乙胺嘧啶		氨基糖苷类	氟胞嘧啶	其他β-内酰胺类
利福平		喹诺酮类	氟康唑	大环内酯类(除外酯化物及克拉霉素、磷霉素)
金刚烷胺		万古霉素、去甲万古霉素异烟肼	万古霉素、去甲万古霉素	
		磺胺药+TMP		
		呋喃妥因		
		碘苷		
		阿糖腺苷		

3.哺乳期间可选用的药物　抗菌药物可通过主动或被动机制分泌至乳汁中，大多数情况下母乳中药物总含量不多，较少超过给予乳妇每日药量的 1%。口服不吸收或吸收差的药物乳儿(新生儿)摄入量甚少，如药物易自胃肠道吸收，则乳儿摄入量增多。乳汁中抗菌药物浓度的个体差异甚大，此与母体的血药浓度、乳汁 pH、脂肪含量和乳汁分泌量均有关，因此对乳儿的影响程度亦不同。

某些抗菌药物在乳汁中浓度虽高，但不一定对乳儿产生不良影响，而某些抗生素在乳汁中仅含微量(如青霉素)也可引起过敏反应，甚至危及生命。磺胺药和异烟肼分泌至乳汁中的量较多，其在乳汁中的浓度约与母体血药浓度相等。氯霉素、红霉素和四环素也有相当量分泌至乳汁中，乳汁浓度约为母体血药浓度的 50%。青霉素类和头孢菌素类在乳汁中的分泌量少。

乳母应用链霉素等氨基苷类抗生素可导致乳儿耳聋，氯霉素可抑制乳儿骨髓而影响造血功能，乳母应用氨苄西林可引起乳儿皮疹，磺胺甲噁唑(SMZ)、磺胺嘧啶(SD)等口服吸收良好，乳儿自乳汁中摄入的药量约相当于乳儿自服药量的 1/3，此药量足可影响血清蛋白与胆红素的结合，从而使游离胆红素增高，也有可能发生核黄疸。在具有先天性葡萄糖-6-磷酸脱氢酶缺乏症的乳儿，则有导致溶血性贫血的可能。乳儿摄入的四环素量亦可较多，可引起乳齿黄染及牙釉质损害。

总之，哺乳期母亲用药将影响到乳儿的生长发育，乳母必须权衡利弊合理使用抗菌药物。为了减少药物对乳儿的影响，选择哺乳期用药应注意：①可用可不用的抗菌药物不用。②对成年人产生严重不良反应的药物，乳妇慎用(如氯霉素、四环素等)。如确有绝对指征应用，则需停止哺乳。③婴儿能单独使用的抗菌药物，乳妇可用。如青霉素、第三代头孢菌素等。这些药物一般不会造成婴儿危险，除非该婴儿为特异个体。④尽量单剂量、短疗程使用抗菌药物。同时选用半衰期短的，乳汁中分泌少的抗菌药物(磺胺类、四环素、异烟肼、大环内酯、氯霉素乳汁浓度均高)。⑤给药途径：如为静脉途径给药，则哺乳后再给抗菌药物。如为口服途径给药，在哺乳后 30～60min 或下次哺乳前 3～4h 服药，这段时间大部分药物能在母体血中被清除，乳汁中的药物浓度将相对低些，必要时乳母暂停授乳。

事实上很少有药物通过母乳作用于婴儿，产生一系列不良后果。在哺乳期使用药物时，应把握的原则是：多数药物分布到哺乳妇女体内时都进入乳汁；多数药物在乳汁有微量存在；少数药物与哺乳矛盾。随着药学研究水平的不断提高，人们对抗菌药物在特殊生理情况下的使用十分关注，应对哺乳期合理使用抗菌药物及如何测定抗菌药物在乳汁中的浓度加以研究,使临床用药趋于合理,以保障母婴安全。

结论与展望:WHO 将抗菌药的合理应用定义为:应用抗菌药需符合成本-效益原则,最大限度地发挥其临床治疗作用,并将药物相关不良反应和细菌耐药性的发生降低到最低限度。美国卫生保健流行病学会(SHEA)和美国感染病学会(IDSA)将抗菌药合理使用内涵明确为:抗菌药的合理应用包括最佳选择、最佳剂量和最佳疗程,以预防或延缓细菌耐药的产生。面对临床耐药及多重耐药问题的日益突出,个体化治疗势在必得,"合理用药"已不能完全满足现有的抗菌治疗要求。由此,优化抗菌治疗的概念应运而生。Qwens Jr Rc 等主编的《优化抗生素治疗临床实践:概念和策略》(New York:Marcel DeKKer 出版社)作为《感染性疾病与治疗》系列丛书第 33 卷于 2005 年出版,首次提出了抗生素优化治疗的概念。抗生素优化治疗原则可归纳为"2RDM",即 Right patient(有指征的病人)、Right antibiotic(合适的抗生素)、Dose(适当而足够的剂量和给药次数)、Duration(合适的疗程)、Maximal outcome(尽可能好的疗效)、Minimal resistance(尽可能低的耐药)。2RDM 强调的不仅是选用合适的药物,而是优选药物,并综合考虑"病原体-药物-人体"三个关键因素。要真正做到合理用药,应时刻遵守相应的规则和指南,从经验治疗向证据治疗转化。

(魏振满)

参 考 文 献

[1] Finch R,Greenwood D,Norrby SR,et al. Antibiotic and chemotherapy. Anti-infective agents and their use in therapy. 8th ed, UK Churchill Livingstone. 2003;59-66,120-122

[2] World Health Organization. WHO Global strategy for containment of antimicrobial resistance. 2001. http://www. who. int/entity/csr/resources/publications/drugresist/en/EGlobal_Strat. pdf

[3] Martone WJ, Nichols RL. Recognition, prevention, surveillance, and management of surgical site infections: introduction to the problem and symposium overview. Clin Infect Dis,2001;33 (Suppl 2):S67-S68

[4] Torella JP, Chait R, Kishony R. Optimal drug synergy in antimicrobial treatments. PLoS Comput Biol,2010;6(6):e1000796

[5] Yeh PJ, Hegreness MJ, Aiden AP,et al. Drug interactions and the evolution of antibiotic resist-

ance. Nat Rev Microbiol,2009;7(6):460-466

[6]　Chait R，Craney A，Kishony R. Antibiotic interactions that select against resistance. Nature,
　　　2007;446(7136):668-671

[7]　Hegreness M，Shoresh N，Damian D,et al. Accelerated evolution of resistance in multidrug en-
　　　vironments. Proc Natl Acad Sci U S A,2008;105(37):13977-13981

[8]　孙蕾,田碧文,庞雪云,等.23 株多重耐药嗜麦芽窄食单胞菌感染的实验和中西医结合治疗分
　　　析.实用医技杂志,2007;14(2):139-141

[9]　孙晓平,张春兰.785 例儿童抗菌药物应用的合理性分析.中国现代药物应用,2010;4(18):132-
　　　133

[10]　凌保东.鲍曼不动杆菌抗生素多重耐药性:耐药机制和感染治疗对策.中国抗生素杂志,2010;35
　　　(4):241-254

[11]　磨国鑫,佘丹阳,陈良安.多药耐药鲍氏不动杆菌的药物治疗.中华医院感染学杂志,2010;20
　　　(8):1195-1198

[12]　徐俊芳,吴菊芳.多重耐药铜绿假单胞菌感染.中国感染与化疗杂志,2007;7(2):141-144

[13]　廖为志,许广宏,张伟标,等.儿科住院患者抗菌药物合理应用情况调查分析.今日药学,2010;20
　　　(1):44-46

[14]　李红健,蒋玉风,曹丽蒙.儿科住院患者抗菌药物应用情况分析和合理性评价.药学服务与研
　　　究,2010;10(1):72-74

[15]　杨亚敏,李强,阚志超,等.泛耐药菌预防与治疗研究进展.中华医院感染学杂志,2010;20(7):
　　　1042-1044

[16]　田华,黄毓娟.关注抗菌药物在儿科的合理应用问题.现代中西医结合杂志,2010;19(8):1037-
　　　1038

[17]　岳阳,董玉莹,于芝颖,等.抗甲氧西林耐药金黄色葡萄球菌和耐万古霉素肠球菌药物的临床研
　　　究进展.中国新药杂志,2010;19(13):1131-1151

[18]　李加.抗菌药物在老年病人中的合理应用.西南军医,2008,10(1):113-115

[19]　刘蕾,缪竞智,傅得兴.抗菌药在老年患者中的合理应用.中国全科医学,2008;11(16):1429-
　　　1433

[20]　杨应虹,罗有福,李子成.抗耐药金黄色葡萄球菌新药的研究进展.华西药学杂志,2010;25(4):
　　　494-496

[21]　陶勇,姚杰,贾建安,等.老年人下呼吸道感染肠杆菌科细菌超广谱 β-内酰胺酶检测及相关因素
　　　分析.中国临床保健杂志,2009;12(3):265-267

[22]　钟澜.老年住院患者抗菌药物使用分析.浙江中西医结合杂志,2008,18(8):521-523

[23]　邹涛.临床合理应用抗菌药物的现状及管理.基层医学论坛,2010;14(8):758-759

[24] 羊梅兰,陈康德.妊娠期抗菌药物的合理应用.浙江中医药大学学报,2006;30(5):485-488

[25] 鲁炳怀,朱凤霞,李雪清.我院 2008 年临床分离菌株分布和耐药趋势与临床对策.中国实验诊断学,2010;14(3):397-401

[26] 易洁梅.小儿抗菌药物的应用与分析.广西医学,2008,30(3):405-406

[27] 赵喜荣,王瑞,连坡,等.1170 例住院患者抗菌药物使用情况分析.中国医院用药评价与分析,2010;10(5):419-420

[28] 马勇.常用抗生素的注意事项及禁忌症.中国医疗前沿,2010;5(11):70-73

[29] 王瑛琦,张业象,江静.对抗生素不良反应监测的报告分析.今日药学,2009;19(3):11-13

[30] 刘金英,许恒忠.抗菌药物给药策略.中国药业,2009;18(10):87-88

[31] 司可意.某院 5315 例门诊处方抗菌药物应用分析.中国医药指南,2009;7(15):84-86

[32] 杨立仙.浅淡抗菌药物不良反应与合理应用.哈尔滨医药,2010;30(1):42

[33] 贾秀杰.浅析抗生素的不良反应与合理选用.中国现代药物应用,2010;4(3):146-147

[34] 吴惠妃,邱雄泉,李崉蕙.我院抗感染药物不良反应报告分析.中国医疗前沿,2009;4(4):92-93

[35] 胡忠杰,苗佩宏.循证药学与合理使用抗菌药物.医药导报,2008;27(6):721-723

[36] 李冬冬,张碧玫.哺乳期抗菌药物的应用.天津药学,2004;16(5)51-53

[37] 许荣海,黄美虹,许幼仕.妊娠期抗菌药物的合理应用.海峡药学,2010;22(3):184-185

[38] 王雅坤,邱维彬,陈爽.抗菌药物在特殊生理情况下的使用.中国医学研究与临床,2004;2(2):51

[39] 乔福元,刘大艳.哺乳期抗菌药物的合理应用.中国实用妇科与产科杂志,2003;19(7):521

[40] 谭志霞,苏振静.孕妇应合理应用抗生素.哈尔滨医药,2005;25(2):272-281

[41] 江南.特殊情况下抗菌药物的应用.四川医学,2003,23(5):529

[42] Peleg AY,Seifert H,Paterson DL. Acinetobacter baumannii:emergence of a successful pathogen. Clin Microbiol Rev,2008;21(3):538-582

[43] Livermore DM. Has the era of untreatable infections arrived. J Antimicrob Chemother,2009;64 (Suppl 1):i29-36

[44] Tien HC,Battad A,Bryce E A,et al. Multi-drug resistant Acinetobacter infections in critically injured Canadian forces soldiers. BMC Infect Dis,2007;7:95

[45] Poirel L,Nordmann P. Carbapenem resistance in Acinetobacter baumannii:mechanisms and epidemiology. Clin Microbiol Infect,2006;12(9):826-836

[46] 汪复,张婴元.实用抗感染治疗学.北京:人民卫生出版社.2004:80-92

[47] Mandell GL,Bennett JE,Dolin R,et al. Principles and Practice of Infectious Diseases. 5th ed. USA. Churchill Livingstone. 2000:233-235

[48] Gilbert DN,Moelering RC,Sande MA,et al. The Sanford Guide to Antimicrobial Therapy. 33rd. Antimicrobial Therapy Inc. USA. 2002:2-4,119-122

表 12-1　WHO 推荐的细菌耐药控制和干预措施简表

目标人群	干预建议
患者和大众	教育合理用药,杜绝自我用药
	卫生和疾病传播教育
医生和药师	合理用药教育
	教育推广
	专业培训
	监测和监督
	制定决策支持工具如指南和规范
卫生保健系统	成立抗生素使用委员会
	成立感染控制委员会
	建立抗生素应用指南
	微生物耐药常规监测
	建立实验室微生物耐药监测网络
政府的政策、策略和规范	负责国家耐药监测任务预算
	国家药物政策(基本药物清单、标准治疗方案)
	市场各种药品的登记和监管(通过对抗生素处方人员资质的授权)
	抗微生物药物的质量保证程序
	药物审批需结合耐药资料
	本科继续教育包括耐药知识
	获取循证药物信息和监测推广
	抗生素使用和耐药数据监测和链接
药厂	激励新药研究和开发
	按照良好规范标准生产
	药物推广的监测和管理
非人类使用抗微生物药物	耐药和使用的监测
	禁止和淘汰生长促进剂
	农业和兽医工作者教育

　　执行策略重要的是优先考虑怎样解决问题,首先介绍耐药控制某些成功的干预措施,相关研究见表 12-2。

表 12-2　干预措施及效果

策　略	干预措施	描　述	研究地
治疗策略	联合治疗	青蒿酯-甲氟喹联合应用可降低恶性疟疾甲氟喹耐药的发生率	泰国
	轮换策略	磺胺多辛＋乙胺嘧啶替代氯喹8年内降低氯喹耐药率至较低水平,可重新使用氯喹	马拉维
	药物非均质性	模拟研究显示,不同患者应用不同抗生素与所有患者应用同一抗生素比较,具有优势和较好的成本效益	NA
	直接督导策略(DOT)	直接督导策略减少治疗失败与常规治疗比较,结核直接督导策略药物便宜2.8倍,疗效提高2.4～4.2倍。	印度喀拉拉、南非
	儿童疾病综合管理(IMCI)	IMCI能减少抗微生物药物处方	巴西、乌干达、坦桑尼亚、尼日利亚
降低选择性压力	培训机构	医学培训使抗生素处方由42%减少到34%,处方药物选择和剂量也有改善	卢萨卡、赞比亚
		一对一处方教育干预和处方研讨会分别能降低处方抗生素用药率为17%和10%($P<0.001$)	印尼日惹和中部爪哇省
	药商培训	培训药师与患者沟通技巧,患者抗微生物药物治疗方案的依从性改善	加纳西部地区Dangme
	治疗指南	患者用吸塑包装的氯喹依从性由对照组83%提高到97%	中国湖南
	教育患者	新信息介绍,如非苦味抗疟药片能有效改善孕妇抗疟预防方案的依从性,有效率自83%提高到97%,通过视频、收音机和印刷公告等教育形式,婴幼儿水样腹泻患者过度使用药物(抗生素和止泻药、下降11%,而对照组降低仅7%)	马拉维利马,秘鲁
减少耐药传播	手卫生	护理人员洗手、婴幼儿处理和静脉输液无菌培训,菌血症发病率降低40%	阿根廷
	预防接种	针对临床上最常见的肺炎球菌疫苗接种,更易产生耐药	南非

三、职能科室的管理

(一)临床微生物室的管理

1. **加强微生物专业管理的必要性**　细菌培养和敏感性检测是合理应用抗微生物药物的重要组成部分,许多发展中国家开展并不理想,而且感染的诊断性检查不够完善,也不可靠,诊断主要依靠临床症状和体征。一些临床医生懂得可使用化疗作为诊断工具(治愈可确认诊断)。在发展中国家医生常缺乏可靠的实验室诊断,即使在马来西亚所有医院均配备了可靠的检测设备,但是仅 20% 的具有抗微生物药物治疗适应证的患者得到了检测。

在很多发展中国家,医生常结合时间和空间上不一致的病历资料进行不合理的抗微生物药物处方是惯常做法。肯尼亚的一项研究显示,51% 的胃肠道感染的经验性处方使用的抗微生物药物后来被确诊为耐药。报告和修改经验性抗微生物药物处方、设计和监测耐药、控制干预措施须进行局部地区、区域和全球的全面监测。人口监测数据积累和发布要求具有病原分离敏感性检测、人口数据、数据库和信息发布渠道等功能的高质量实验室。很多发展中国家实验室缺乏多种必需的功能,因而缺乏许多病原的监测数据。

由于全球缺乏统一的监测方法,很难比较不同国家间耐药趋势。如果实验室改变标准方案或设计自己的检测方法,这种情况更为复杂。为改变这种局面,WHO 支持开发了 WHONET 软件用于常规数据管理和敏感性检测结果分析。该软件使用统一的方式呈报数据,有助于上报和追踪本地和全球耐药趋势。

2. **临床微生物实验室的条件**

(1)三级医院必须建立微生物实验室;二级医院应创造和逐步完善条件,在具备相应的专业技术人员及设备后,也应建立临床微生物实验室,正确开展病原微生物的培养、分离、鉴定和规范的细菌药物敏感试验。

(2)微生物实验室应有相对独立空间,配备血培养仪、细菌鉴定仪、生物安全柜、高压蒸汽灭菌锅等相应设备。

3. **临床微生物室职责**

(1)医院应重视病原微生物检测能力,加强对 MDR 实施目标性监测,及时发现、早期诊断 MDR 感染患者和定植者,切实提高病原学诊断水平。建立正确的病原微生物培养、分离、鉴定技术和规范的细菌药物敏感试验条件与方法,并及时报告细菌药敏试验结果。加强微生物实验室对 MDR 对抗菌药物敏感性监测、耐药模式的建立,并扩大对 MDR 的抗生素药敏范围,对于 PDR 建立联合药敏试验,根据监测结果指导临床对 MDR 医院感染的控制工作,作为临床医师正确选用抗菌药物的依据。

(2)微生物实验室应保留临床分离菌对抗菌药物敏感性试验的结果,每年要将主要目标细菌对抗菌药物的敏感、耐药情况做年度总结分析,必要时将细菌耐药情况与抗菌药物使用情况进行关联分析,在全院通报总结分析结果。并将分析结果及时反馈给管理部门和临床科室。

(3)必要时参加所在地区和全国的耐药监测网,为当地和全国的细菌耐药监测做出贡献。

(4)加强质量控制,确保细菌鉴定及药敏的准确性。负责对病原学检查及细菌耐药监测结果进行统计,至少每半年进行一次细菌耐药性的综合分析。

(5)微生物室负责医院感染的病原学筛查及确诊,有特殊耐药菌或 MDR 的暴发及时通报给临床及感染控制科,以便及时采取控制措施。

(二)临床科室的管理

1.临床各科室提供感染的信息和标本,应重视病原菌检测的标本留取注意事项,要提高病原学检测标本的送检合格率,在使用抗菌药物之前,及时正确地采集的标本做病原学检查及药敏试验。临床科室收到病原学检查结果后,要根据药敏试验结果,合理选用或调整抗菌药物。发现医院感染病例及时与检验科和感染控制科沟通,特别是短期内有多例同种耐药菌感染的发生时,应引起重视,明确病原,并积极隔离和针对性治疗。

2.临床医师也要关注本地区、本院和本科室的耐药细菌的流行趋势和监测结果,并根据细菌耐药监测的分析合理经验使用抗菌药物。

3. 重症监护室(ICU)是 MDR 的高发区域,患者的医院感染发病率高达 30%,属高危人群。为避免由 MDR 传播导致的各种不良后果及医疗资源的浪费,尤其要加强 ICU 的医院感染管理。

(1)ICU 病房的设置更严格,整体布局应该使放置病床的医疗区域、医疗辅助用房区域、污物处理区域和医务人员生活辅助用房区域等有相对的独立性,以减少彼此之间的干扰和医院感染的传播。ICU 具备的感应式洗手设施和手部消毒装置,单间每床 1 套,开放式病床至少每 2 床 1 套。三级甲等医院及有条件的医院可设置负压床单元。ICU病房要具有合理的包括人员流动和物流在内的医疗流向，有条件的医院可以设置不同的进出通道。

（2）人员的防感染与无菌观念更强，ICU的严格执行手卫生规范及对特殊感染病人的隔离。对呼吸机相关性肺炎、血管内导管所致血行感染、留置导尿管所致感染实行监控。

（3）ICU病房应具备良好的通风、采光条件。医疗区域内的温度应维持在（24±1.5）℃。ICU的建筑应该满足提供医护人员便利的观察条件和在必要时尽快接触病人的通道。装饰必须遵循不产尘、不积尘、耐腐蚀、防潮防霉、防静电、容易清洁和符合防火要求的总原则。

（三）感染控制科的管理

感染控制科负责医院环境设施、医疗环境、人员卫生的监督，定期抽查，对重点部位加强监督。

医院感染控制科负责定期分析医院感染菌及MDR的分布特征，将统计结果向业务副院长、药事委员会以及抗菌药物合理应用指导小组报告，并向医务部门、药剂科和各临床科室反馈。

加强医院环境卫生管理、对收治多重耐药菌感染的患者病房，应当对其使用的物品进行清洁和消毒。对患者经常接触的物体表面、设施设备表面，应当每天进行清洁和擦拭消毒。患者外出检查时，应有工作人员陪同，并向接收方说明使用接触传播预防措施，用后的器械设备清洁消毒。患者出院后进行终末消毒。

（四）药学部门的管理

药学部门监测本院抗菌药物用量：每年2次定期公布抗菌药物用量的有关记录和报告；日常抗菌药物用量动态监测原始记录；找出抗生素用量与耐药菌产生率的关系。

四、抗菌药物分级管理

医院为合理使用抗菌药而实行分级管理，根据各种抗菌药物的作用特点、疗效和安全性以及药品价格等因素，将抗菌药物分为非限制使用、限制使用与特殊使用三类情况进行分级管理。

需要说明：一是将抗菌药分为三类进行分级管理完全不同于临床的一、二、三线用药的概念。二是限制使用类药物是指适应证的限制，适用患者人群的限制等，所列限制的适应证不等同于该药的临床适应证。非限制使用类是指在分级管理时不设定处方医师的权限,但仍需按各种药物适应证用药。三是各级医疗机构可参照"抗菌药临床应用分级管理目录"制订本院的处方集。

(一)分级原则

1. 非限制使用　经临床长期应用证明安全、有效,对细菌耐药性影响较小,价格相对较低的抗菌药物。

2. 限制使用　与非限制使用抗菌药物相比较,这类药物在疗效、安全性、对细菌耐药性影响、药品价格等某方面存在局限性,不宜作为非限制药物使用。

3. 特殊使用　不良反应明显,不宜随意使用或临床需要倍加保护以免细菌过快产生耐药而导致严重后果的抗菌药物;新上市的抗菌药物;其疗效或安全性任何一方面的临床资料尚较少,或并不优于现用药物者;药品价格昂贵。

(二)分级管理

1. 临床选用抗菌药物应遵循《抗菌药物临床应用指导原则》,根据感染部位、严重程度、致病菌种类以及细菌耐药情况、患者病理生理特点、药物价格等因素加以综合分析考虑,参照"各类细菌性感染的治疗原则及病原治疗",一般对轻度与局部感染患者应首先选用非限制使用抗菌药物进行治疗;严重感染、免疫功能低下者合并感染或病原菌只对限制使用抗菌药物敏感时,可选用限制使用抗菌药物治疗;特殊使用抗菌药物的选用应从严控制。

2. 临床医师可根据诊断和患者病情开具非限制使用抗菌药物处方;患者需要应用限制使用抗菌药物治疗时,应经具有主治医师以上专业技术职务任职资格的医师同意并签名;患者病情需要应用特殊使用抗菌药物,应具有严格临床用药指征或确凿依据,经抗感染或有关专家会诊同意,处方需经具有高级专业技术职务任职资格医师签名。

3. 紧急情况下临床医师可以越级使用高于权限的抗菌药物,但仅限于1d用量。

(三)门诊抗菌药物使用原则

1. 门诊只应选择非限制类抗菌药物。确因病情需要使用限制类抗菌药物的,住院医师应经具有中级及以上任职资格的医师同意,并在处方上签名。禁止在门诊使用特殊类抗菌药物。

2. 门诊应使用单一抗菌药物治疗。需要联合应用的,原则上只能选择两种非限制类抗菌药物。严禁三种抗菌药物联合应用(抗结核、抗麻风等治疗除外)。

3. 门诊抗菌药物使用时间不得超过 1 周(特殊感染、慢性阻塞性肺部疾病等慢性感染性疾病除外)。使用时间超过 1 周,病情未得到有效控制的,原则上收住院或留门诊观察室治疗,并应进行病原体检测和药敏试验,根据检查结果选择有效抗菌药物治疗。

4. 门诊抗菌药物应以口服或肌内注射为主,严格控制静脉输液或静脉推注。因病情需要通过静脉滴注或静脉推注的,应执行序贯治疗策略,尽快采取静脉转口服治疗。

五、抗耐药干预和研究的相关经验

(一)控制抗菌药物耐药策略

为应对日益严重的耐药问题,WHO 2001 年发表了全球抗菌药物耐药控制策略。广义上讲,该报告建议不断降低传染病负担,改善目前抗微生物药物的获取和使用方式,加强卫生保健系统的监测能力,严格规范、开发新型预防和治疗药物。对于需要优先考虑紧缩财政政策的发展中国家来说,目前尚缺乏可用数据资料。有些国家有可信的干预研究数据资料,但缺乏成本效益研究数据,因而很难做出优先选择。的确,目前发展中国家尚缺乏良好设计的成本效益干预研究。发展中国家这类指导性研究只是近年才开始进行,干预研究为数不多。WHO 指导东地中海区域办事处、东南亚区域办事处和尼泊尔独立的卫生官员等进行独立优先实践,为该策略提供实践指南。不同人群意见有很大差异,但有 3 种干预措施值得高度重视:①教育干预,如处方和配药培训、编制指南和规范;②本科生和研究生抗微生物药物使用培训;③建立感染控制委员会和抗微生物药物应用指南;④建立国家药物政策、基本药物清单和标准治疗指南;⑤确保药物质量。

尽管应按照本地实际情况确定管理重点,但是许多发展中国家可参考这项管理指南。与 WHO 和许多致力于抗微生物耐药控制的政府和非政府机构建立合作伙伴关系有助于制定相关策略。

WHO 与美国国际开发署资助的合理用药管理增补项目组(RPM)联合提供药物和治疗委员会(Drug and Treatment Committee,DTC)课程的培训材料。接受 DTC 培训人员能较好地设计、检测和执行教育干预措施,有助于配合医生的合理应用抗微生物药物。为促进抗微生物药物的合理应用,RPM 有助于优先执行 WHO

耐药控制策略干预,通过国际药物合理应用网(INRUD)发挥作用。INRUD 整合科学和行为干预措施,鼓励合理应用基本药物,包括抗微生物药物。INRUD 中心分布于 6 个非洲国家、7 个亚洲国家、1 个南美国家和 3 个工业化国家。谨慎使用抗生素联盟(APUA)是一个非营利性组织,分布于 50 多个国家,致力于抗微生物药物的合理应用。其他不同国家的政府和非政府组织的工作目标是药物的合理使用和微生物控制,绝大多数的主要工作就是抗生素耐药的控制。国际卫生行动(Health Action International)是代表患者利益的合理用药促进会。研究和预防新出现耐药的国际网络(INSPEAR)目标是早期耐药监测和及时信息发布。INSPEAR 也致力于鼓励和促进发展中国家的微生物检测、流行病学监测和感染控制能力。

为加快新型抗微生物药物的开发,尤其在市场前景小的国家或地区,公私合作伙伴关系(the public-private partnership,PPP)越来越受到关注。在研究者、生物科技和医药公司、双边或多边机构等均不能单独解决问题的时候,出现了 PPP 形式。自从这种方法应用 5 年以来,已经达到了最高的政策水平,并符合学术界和广大公众的利益。考虑研究和开发成本,优先目标平衡了科学的成熟度和社会的需求度之间的关系。典型的 PPP 形式是现实的、非盈利组织,结合私营部门的优势和公共部门的资助,以利用最佳时机加快产品的开发为社会使命。目前的 PPP 形式包括疟疾药物事业会(medicines for malaria venture)和肺结核药物开发全球联盟(Global Alliance for TB Drug Development)。

解决全球抗微生物药物耐药问题,需要国际社会的共同努力,包括发达国家和发展中国家。全球各个利益集团精诚合作才能达到这个目标。

(二)控制社区耐药微生物的传播

感染管理的干预措施产生的积极效果是多方面的,在某些可获得洁净水的地区,保持手卫生是相对廉价的干预措施,可将腹泻发病率降低 47%,同时对急性呼吸道感染和其他社区获得性感染有良好的预防效果。同样,纯母乳喂养幼儿对预防这些感染有辅助作用,在分娩室中的医院感染控制措施效果明显,表现为预防了耐药菌医院内传播。

(三)控制选择性压力预防耐药微生物

1. 教育干预　主要需要本地人力资源而不需要昂贵的物质投入,因而比较适合发展中国家。相当一部分医生开处方行为不能通过教育干预来改变,可通过多种干预措施来加强。在发展中国家和发达国家,在医学生教育培训中将药物治疗学整合到标准的医疗和相关医疗课程是灌输合理而循证的医疗处方行为的有效措施。另外,由于医生总是依赖医药公司提供的常与合理用药不一致的用药信息,因而不要忽视医生的继续教育。在印度尼西亚研究发现专业论坛和大型研讨会具有同等效益,具有较好的适应性。

WHO 和美国卫生管理科学中心全面总结了发展中国家教育干预研究结果发现,发展中国家医生教育的成功规划能提高诊断质量、消除患者的思想压力、减少不合理的抗菌药物使用、降低私营和公共卫生机构(包括非医生)的用药。尽管这些研究重点未体现效益成本,但是减少药物使用直接节省了成本。教育干预措施的重点是长期教育和进修课程,也希望配合其他辅助干预措施。为保证药物的合理使用,对社区卫生保健者来说,不管资历或水平如何,都需要经常性的进修来更新知识。

配药人员也需要更多的教育规划,包括药剂师和药店服务员、有资质但没有培训的医药供应商(专利药厂商)、流动的药品零售商等。越南研究显示,药品销售中的 72% 是配药人员销售的无处方药品,也是广大发展中国家老百姓初级卫生保健的重要渠道。患者倾向于方便就医,常在药品零售处自行购买。很多药品销售商在疾病诊断和治疗方面没有接受过正规的培训,而药物销售本身需要不同程度的能力。开处方时,药品销售人员通常应根据病情调整治疗方案并销售药品,包括合适的剂量,且符合患者的购买力。尽管药店可能损失利润,但教育干预措施能有效地增加处方的合理性,患者管理和药物使用得到改善,推动治疗建议。秘鲁药品销售人员选择小型互动小组讨论会,通过支持性鼓励如午餐和客户资料来引导人员参与。

2. 其他干预措施　美国应用多价疫苗预防肺炎链球菌多种血清型感染,使耐药肺炎链球菌感染率降低。在发展中国家应用肺炎球菌疫苗可获得相似的结果。许多发展中国家监测显示,尽管血清型众多,但相当一部分感染是由少数几种血清型引起的,因此须注重流行血清型的监测。

处方评价的知识和实践之间存在很大差距。能提高专业问责的同行和监督性监测有助于处理这类问题。发展中国家管理环节应包括事先咨询感染科医生,获准使用某种药物、自动终止医嘱、书面证明使用昂贵广谱抗菌药物、微生物实验室上报选择性(限制性)抗生素敏感性检测、抗生素轮换使用等。儿童疾病综合管理(ICMI)、基本药物清单、抗生素订单和药典说明、政策文件等指南是教育干预措施的基础。抗菌药物滥用的根本原因是诊断不明确,因此指南应强调开处方和诊断并重,学会指南能有效控制医院内抗菌药物的使用,在发展中国家和发达国家均被证实能降低多重耐药医院内感染的发病率。尽管节省药物成本是需要考虑的一个方面,但是,减少耐药问题是重中之重。药事医疗委员会或外部顾问提出的标准治疗指南已经在发展中国家得到应用,结果有较大差异。成功的案例包括肯尼亚二线抗疟药物保护、斐济和泰国呼吸道感染抗生素药物治疗减少50%等。但是在一些研究中,标准治疗指南不能改变处方模式。专家认为,必须非医师处方人员执行标准治疗指南,同时进行跟踪观察更有效。

国家标准如基本药物清单是方案的必备条件。1977年WHO基本药物示范目录首次发布,是合理用药的重要一步。其目的是促进某些基本抗微生物药物包括抗菌药物的有效利用,并帮助各国建立本国的基本药物目录。这些基本药物目录不仅有利于药品采购、贮存、分布,而且促进了处方和配药的合理性。120多个国家实行了基本药物目录。埃塞俄比亚引入基本药物目录后,回顾研究表明,非基本药物的处方明显减少。

许多研究显示,尽管过度规范指南(如预先印制医嘱单或事先包装药品试剂盒)结合教育干预取得了很大成功,但其并不是一种有效的干预措施。1991年一份研究报告显示,在尼日利亚一家大型教学医院中引入基本药品目录未能对处方行为产生影响,主要原因是大多数医师没意识到基本药品目录的重要意义。教育和培训是规范执行治疗指南的重要组成部分,发布处方指南是继续教育的重要补充,但是不能替代继续教育。

(四)规范的治疗方案

患者抗菌药物的依从性差的问题不只是出现在发展中国家,发达国家状况同样不容乐观。一项墨西哥研究显示,60%的患者不能坚持服药,一个重要的因素是开处方者与患者间缺乏有效沟通,在发展中国家主要表现为少医生多患者的状况。有研究发现孟加拉国医疗机构患者平均就诊时间为54s,可推测如此短就诊时间既不能保证患者的正确诊断和治疗,更不能保证患者对治疗方案的理解。专家推测在加纳改善医生和患者之间的交流有助于提高患者抗疟治疗方案的依从性。公立医护人员(如医务助理、护士和配药员)和私立医护人员(病房清洁工,偶尔客串配药员)均接受2d的患者沟通培训课程。该干预以形象化的标志系统为特征,结果显示6所诊所中5所诊所中的患者依从性大幅上升。

　　针对患者的治疗方案调整措施也对患者依从性有重要影响。在马拉维的一项研究中,规范的抗疟方案结合患者沟通教育能将孕妇抗疟预防的依从性提高 57%。研究显示,在合理的用药指导下吸塑包装能适度提高依从性,尤其是长期治疗(如伯氨喹)者。设计这种包装,能清楚注明用药方案,因而初级卫生保健工作者有更多时间为患者提供用药咨询。另外,这种包装也能预防药物的损坏或丢失。吸塑包装须清楚标示用药说明,但是有误食引发损伤的案例报道,应加以注意。

(五)优化药物分配

　　改善药物供应和获取:优化治疗和耐药控制规划如抗菌药物轮换和短程督导化疗方案(directly observed short-course therapy,DOTs)见表 12-3。结核的治疗疗程较长,即使医师免费咨询,患者也可能难以承担必要的药费。抗菌药物短缺导致用药剂量不足、替代品的应用、来源不明药物甚至假药等并不合理的药物。因此为避免姑息治疗和耐药产生,在某些情况下,抗生素应该联合应用并给予有效的治疗剂量。

表 12-3　DOTs 组成部分——WHO 结核控制策略

组成部分	描　述
病例检测	患者自行痰涂片镜检
短程督导治疗方案	涂片阳性患者接受 6~8 个月抗生素治疗
药物供应	抗结核药物不间断供应系统
记录和报告	标准方案评估系统
政府支持	在国家层面上,上述各项指标的启动、支持和维护

　　Gupta 等设计了低价二线抗结核药物供应方案,建立起试验性 DOTs＋项目,可应用于其他抗菌药物,其六步方案为:

　　1. 具体药物及合适的发展采购策略的市场状况评价。

　　2. 综合需求的谈判,并使用单一集中采购。

　　3. 市场利益以最大的需要和承诺为前提。

　　4. 招标的方式采取直接谈判,争取到每种药物的最便宜的产品。

　　5. 对供应商的优势介绍:优化采购流程宣传,进入其他市场的潜力并防止出现耐药性。

　　6. 确保遵守合理应用抗生素使用指南的利益监测和评价。

(六)非法医疗从业者和患者自行用药的挑战

在发展中国家,除医生、护士和药剂师外,其他人都可以申请销售抗菌药物,如助产士、社区医务工作者和配药助理。但是,这些抗菌药物也能从非法小摊贩处获得,通常是患者获得药物的第一站。药物供应商(有时是专利药品销售商)申请销售预先包装的非处方抗微生物药物如抗疟药物(但通常是非抗菌药物)但是不配发或提供药物治疗建议。专利药品销售商通常和药厂或医院具有同样的权利,包括配药、诊断、静脉给药和临床护理。

应严加管理非法药品供应商,也不能忽视合法药品供应商的管理,由于私立供应商的竞争压力,很多不合理的抗菌药物处方来自合法药品供应商。

(七)抗微生物药物供应的监管

监管对耐药的控制有着重要影响。选择性压力控制策略(如抗微生物药物轮换或联合用药时禁止搭档药物分开单药治疗)在于遵守药物使用规定。2001 年肯尼亚政府为选择磺胺乙胺嘧啶替换原来的抗疟药物而禁止使用氯喹。不幸的是,尽管颁布了禁令,却出现广泛耐药菌,因为氯喹非法进口、使用和分销一直延续至 2003 年。自磺胺乙胺嘧啶正式使用以来,就已经出现了针对这种联合药物的耐药,只要存在非法供应链压力,氯喹耐药就可能同时存在。在儿童疟疾流行率和病死率最高的国家,两种成本效益最优的抗疟方案同时无效是人类最不愿意看到的结果。

(八)卫生保健设施

难以企及是发展中国家社区获得性耐药病原产生的原因之一。最常见的是卫生保健人员非首诊。有学者在中国台湾医院急诊室检测超过 55.2% 的患者尿液具有耐药性,提示患者近期服用过抗微生物药物。随访研究表明,自行服用抗生素的患者不大可能正确诊断传染病或非传染病。

患者还可能未完成疗程而将剩余的抗微生物药物贮存下来,甚至还有的可能过期,后来自行诊断自行服药或者将药物给家庭成员和朋友使用。超过 60% 的中国父母亲给他们的子女或被监护人使用非医生开具的抗微生物药物,50% 以上这些药物治疗是不合理的。尽管经济条件和缺乏卫生保健是患者自行服用抗微生物药物的重要因素,但是不仅仅只有这些因素。高收入和高学历患者,甚至有良好就医条件的居民普遍存在滥用医生开的处方药(包括抗微生物药物)的现象。

目前尚无最佳途径告知患者懂得更多的耐药后果,可根据不同文化的需求分别对待。有报道,在哈瓦那两个研究地区处理急性呼吸道感染患者的医务人员接受继续教育能将抗生素开药量降低 9%～19%,但是社区教育项目单独或与处方培训结合未见明显益处。相反,另一项研究表明,在柬埔寨村民中单独海报宣传或与视频教育配合,疟疾患者合理应用奎宁和四环素方案有效率分别提高了 5% 和20%。

在发达国家,也存在自行使用抗微生物药物的想法,但由于医生处方用药是强制性的,因而极大地限制了自行用药。尽管国家强制性限制自行用药具有积极意义,但很难实现。在抗生素免费供应地区,处方立法供应执行不力,很少见有抗生素使用降低的报道。有专家提出强制执行前需要大量经济投入和政治干预,否则会出现药品黑市,尤其是那些需求量大的药品。只要抗微生物药物需求越大,非法销售利润就越大。值得推荐的办法是通过各相关部门的咨询、教育和合作才能保证强制性执行。这种方法可能是理想的,普及规范还需要一定水平。

(九)消除供应链中的假冒伪劣药品

保证患者获得临床试验证实为安全和有效的剂量,抗微生物药物的质量控制至关重要。患者使用低于规定剂量药物,体内血液循环中药物达不到最佳浓度,可导致耐药菌选择甚至治疗失败。在所有销售药品中,假冒药估计占 6%～20%,假冒药物中抗微生物药物最多。

假冒药品(也包括过期药品)仅仅是一种类型的不合格药品。其他药品包括质量不合格或由于贮存问题药品变质部分或完全失去抗菌活性的产品。很多抗生素怕热、易潮,因此在周边热环境中容易变质。在热带地区妥善贮存抗生素费用高,并需要相关培训,在某些情况下热带发展中国家需要特别的剂型。目前尚无质量和耐药间关系评估相关研究。

(十)缩短疗程

在发展中国家,一些老的抗微生物药物是治疗传染病的基石,最常用的治疗方案几十年前就得到了评估。在那个时代,减少耐药是最后才考虑的次要因素。有必要对这些方案在临床试验中进行评估,以明确是否在减少耐药的情况下保证药物的疗效。Schrag 等研究显示应用高剂量短程阿莫西林方案可减少患者全身菌群暴露抗微生物药物。在一项对照试验中,接受 90mg/kg(疗程 5d)治疗方案的患者青霉素耐药和复方新诺明耐药的肺炎球菌检出率低于接受 40mg/kg(疗程 10d)治疗方案的患者。患者短程治疗方案的依从性更好。

附录 12A 卫生部办公厅关于加强多重耐药菌医院感染控制工作的通知

(卫办医发〔2008〕130 号)

近年来,多重耐药菌(MDRO)已经逐渐成为医院感染的重要病原菌。为加强多重耐药菌的医院感染管理,有效预防和控制多重耐药菌在医院内的传播,保障患者安全,现将有关要求通知如下:

1. 重视和加强多重耐药菌的医院感染管理 医疗机构应当高度重视医院感染的预防与控制,贯彻实施《医院感染管理办法》的各项规定,强化医院感染管理责任制。针对多重耐药菌医院感染监测、控制的各个环节,制定并落实多重耐药菌医院感染管理的规章制度和有关技术操作规范,从医疗、护理、临床检验、感染控制等多学科的角度,采取有效措施,预防和控制多重耐药菌的传播。

2. 建立和完善对多重耐药菌的监测 医疗机构应当加强对耐甲氧西林金黄色葡萄球菌(MRSA)、耐万古霉素肠球菌(VRE)、产超广谱 β-内酰胺酶(ESBLs)的细菌和多重耐药的鲍曼不动杆菌等实施目标性监测,及时发现、早期诊断多重耐药菌感染患者和定植患者,加强微生物实验室对多重耐药菌的检测及其对抗菌药物敏感性、耐药模式的监测,根据监测结果指导临床对多重耐药菌医院感染的控制工作。

医疗机构发生多重耐药菌感染的暴发时,应当按照《医院感染管理办法》的规定进行报告。

3. 预防和控制多重耐药菌的传播 医疗机构应当采取措施,有效预防和控制多重耐药菌的传播。

(1)加强医务人员的手卫生:医务人员对患者实施诊疗护理活动过程中,应当严格遵循手卫生规范。医务人员在直接接触患者前后、对患者实施诊疗护理操作前后、接触患者体液或者分泌物后、摘掉手套后、接触患者使用过的物品后以及从患者的污染部位转到清洁部位实施操作时,都应当实施手卫生。手上有明显污染时,应当洗手;无明显污染时,可以使用速干手消毒剂进行手部消毒。

(2)严格实施隔离措施:医疗机构应当对多重耐药菌感染患者和定植患者实施隔离措施,首选单间隔离,也可以将同类多重耐药菌感染患者或者定植患者安置在同一房间。不能将多重耐药菌感染患者或者定植患者与气管插管、深静脉留置导管、有开放伤口或者免疫功能抑制患者安置在同一房间。

医务人员实施诊疗护理操作中,有可能接触多重耐药菌感染患者或者定植患者的伤口、溃烂面、黏膜、血液和体液、引流液、分泌物、痰液、粪便时,应当使用手套,必要时使用隔离衣。完成对多重耐药菌感染患者或者定植患者的诊疗护理操作后,必须及时脱去手套和隔离衣。

(3)切实遵守无菌技术操作规程:医务人员应当严格遵守无菌技术操作规程,特别是实施中心静脉置管、气管切开、气管插管、留置尿管、放置引流管等操作时,应当避免污染,减少感染的危险因素。

(4)加强医院环境卫生管理:医疗机构应当加强诊疗环境的卫生管理,对收治多重耐药菌感染患者和定植患者的病房,应当使用专用的物品进行清洁和消毒,对患者经常接触的物体表面、设备设施表面,应当每天进行清洁和擦拭消毒。出现或者疑似有多重耐药菌感染暴发时,应当增加清洁和消毒频次。

4. 加强抗菌药物的合理应用　医疗机构应当认真落实《抗菌药物临床应用指导原则》和《卫生部办公厅关于进一步加强抗菌药物临床应用管理的通知》要求,严格执行抗菌药物临床应用的基本原则,正确、合理地实施抗菌药物给药方案,加强抗菌药物临床合理应用的管理,减少或者延缓多重耐药菌的产生。

5. 加强对医务人员的教育和培训　医疗机构应当对全体医务人员开展有关多重耐药菌感染及预防、控制措施等方面知识的培训,强化医务人员对多重耐药菌医院感染控制工作的重视,掌握并实施预防和控制多重耐药菌传播的策略和措施,保障患者的医疗安全。

6. 加强对医疗机构的监管　地方各级卫生行政部门应当高度重视多重耐药菌的医院感染预防与控制工作,加强对医疗机构的监督、管理和指导,促进医疗机构切实实施预防、控制多重耐药菌感染的各项工作措施,保障医疗安全。

附录 12B　卫生部关于进一步做好抗菌药物临床应用和细菌耐药监测工作的通知

(卫办医发〔2006〕133 号)

为加强对医疗机构抗菌药物临床应用的指导、监督和管理,促进临床合理用药、保护患者用药权益,卫生部、国家中医药管理局和总后卫生部于 2005 年 8 月下发《关于建立抗菌药物临床应用及细菌耐药监测网的通知》在全国建立了"抗菌药物临床应用监测网"和"细菌耐药监测网"。中国医院协会药事管理专业委员会和北京大学临床药理研究所受主管部门委托,在多数监测网络成员单位的支持下及时组织完成了第一次监测,向成员单位反馈了监测结果,向卫生行政部门提供了监测数据。但是,部分医院未充分认识到监测工作的重要意义,未按照有关要求完成人员培训、数据上报等工作,影响了监测的顺利进行和监测结果的质量。为加强抗菌药物临床应用监测和细菌耐药监测网成员单位的管理,切实做好监测工作,保证监测质量,特提出如下要求:

1. 各级卫生行政部门和监测网络成员单位要高度重视两项监测工作。

卫生行政部门要督促辖区内成员单位及时完成监测各个环节的工作。各成员单位的领导要加强对监测工作的支持和领导,积极为监测工作创造条件。相关部门要按照监测方案的要求认真、及时、准确做好数据的搜集、处理和上报工作。

2. 为扩大监测网络,更加准确地反映我国抗菌药物临床应用情况,所有部属部管医院均列入两个监测网的成员单位。

所有部属部管医院要按照《通知》的要求带头做好监测网络的相关工作,同时认真开展本单位的抗菌药物临床应用和细菌耐药监测。通过加强抗菌药物临床应用的管理,不断提高医疗质量,降低医疗费用,更好地为人民健康服务。

3. 抗菌药物临床应用监测网和细菌耐药监测网所有成员单位要在中国医院协会药事管理专业委员会和北京大学临床药理研究所的组织下进一步做好监测各个阶段的工作,保证监测工作的及时顺利完成。对于不按要求完成相关工作的,我部将予以通报批评。

4. 中国医院协会药事管理专业委员会和北京大学临床药理研究所要认真组织监测各项工作,及时总结经验,不断改进监测方法和方案,提高监测结果的准确性。在工作时遇到的困难和问题请及时报告我部医政司。

2006 年 7 月 7 日

(施建飞 庄英杰)

第二节　实验室感染与生物安全管理

一、实验室生物安全概况

实验室感染是由实验室病原微生物引起的实验室和非实验室人员感染。20 世纪 50 年代,全世界共报告 5 000 余所实验室发生感染事件 1 342 起,到 20 世纪 80 年代已经累计达 4 079 起,其中感染的微生物涉及细菌 30 多种,包括布氏杆菌、伤寒杆菌、痢疾杆菌、土拉杆菌、鼠疫杆菌、霍乱弧菌、结核杆菌、炭疽杆菌等,病毒包括 Polio 病毒等 80 多种,另外,还有梅毒螺旋体、真菌和寄生虫等,而近 30 多年又发现了 40 多种新病原体,如埃波拉病毒、汉坦病毒、尼帕病毒、SARS 病毒和高致病性禽流感病毒等。在实验室感染事件被感染者中,研究人员占 60%,检验师和生产人员占 40%。实验室感染主要通过以下几个途径:①吸入,可通过产生气溶胶的实验步骤如离心、混合、搅拌、开盖等过程。气溶胶是造成实验室感染的主要危险因子,因为气溶胶容易产生、容易吸入、不容易察觉、传播率高、感染剂量小,因而危害性大。据研究认为,有 80% 实验室感染是因为气溶胶吸入所致。②摄入,溅入口中、实验室内吃食物、饮水、渗漏污染物等因素均可造成感染。③损伤性接种,在实验室操作过程中,如被污染的注射器刺伤,被带菌破碎玻璃刺伤,被污染的金属锐器损伤等,都有可能造成损伤暴露性感染。④接触暴露,实验人员由于技术不熟练或违反操作规程,造成误食误服事故而发生感染,或污染的器材消毒不彻底就进行洗刷,使污染物扩散,造成接触感染。

实验室感染源、感染途径以及感染现状提示我们每一个在医学实验室工作人员,为了保证不发生实验室感染事件,我们必须树立生物安全防护观念,建立生物安全管理体系,掌握生物安全相关法律法规和防护技术。

实验室生物安全(laboratory biosafety)是指在从事病原微生物实验活动的实验室中避免病原微生物对工作人员和相关人员的危害,对环境的污染和对公众的伤害,同时为了保证实验活动的科学性还要保护被检测对象免受污染。

实验室的生物安全条件和状态应不低于容许水平,生物安全管理应依据各主管部门及本行业制定的相关法规、标准等对实验室保证生物安全责任的要求。其中,美国疾病预防控制中心发布的《微生物和医学实验室生物安全手册》第 5 版

(2007)、GB 19489—2008《实验室生物安全通用要求》、卫生部《医疗机构临床实验室管理办法》(2006)以及国务院《病原微生物实验室生物安全管理条例》(2004)是医学实验室进行生物安全管理的重要依据。特别是《微生物和医学实验室生物安全手册》第5版及 GB 19489《实验室生物安全通用要求》,其中《实验室生物安全通用要求》2004版是我国第一部关于实验室生物安全的国家标准,刚刚出台的2008版在2004版的基础上又有了更好的可操作性,它主要参考了 ISO15190《医学实验室—安全要求》、WHO《实验室生物安全手册》第3版从以下几个方面规定了医学实验室和进行生物因子操作的各类实验室的生物安全管理基本要求:①风险评估及风险控制;②实验室生物安全防护水平分级;③实验室设计原则及基本要求;④实验室设施和设备要求;⑤管理要求。

除此之外,国务院《医疗废物管理条例》、卫生部《医疗卫生机构医疗废物管理办法》、GB50346——2004《生物安全试验室建筑技术规范》《可感染人类的稿致病性病原微生物(毒)种或样本运输管理规定》卫生部《人间传染病的病原微生物名录》、WS 233-2002《微生物和生物医学实验室生物安全通用准则》和 WHO2004《实验室生物安全手册》(第3版)都可以作为实验室进行生物安全管理和活动的依据。

各临床实验室可根据这些要求建立生物安全管理体系,有的放矢的对本实验室进行生物安全管理和活动。

二、实验室风险评估及风险控制

临床实验室应事先对所有拟从事活动的风险进行评估,建立并维持实验室风险评估和风险控制程序,以持续进行危险识别、风险评估和实施必要的控制措施。

1. 评估内容 包括对生物因子、化学、物理、辐射、电气、水灾、火灾、自然灾害等的风险进行评估。主要包括:

(1)传染性微生物致病能力的程度、传播途径、稳定性、感染剂量、操作时的浓度和规模、实验对象的来源、有效的预防和治疗方法。

(2)设施、设备等相关的风险。

(3)临床实验室常规活动和非常规活动过程中的风险。

(4)人员相关的风险,如身体状况、能力、可能影响工作的压力等。

(5)临床实验室本身或相关实验室已发生事故的分析;或意外事件、事故带来的风险。

(6)风险的范围、性质和时限性;危险发生的概率评估;可能产生的危害及后果分析。

(7)消除、减少或控制风险的管理措施和技术措施,及采取措施后残余风险或新带来风险的评估。

(8)运行经验和所采取的风险控制措施的适应程度评估。

(9)应急措施和预期效果评估。

2. **评估策略** 生物风险评估是对实验室操作过程可能遇到的具有感染潜在危险的各个因素的评价过程,目前尚无标准的评估程序可供参考,一般来说可分为以下 5 个步骤。

(1)鉴定和评估病原微生物的风险程度,包括其感染能力、对宿主的致病能力、消毒处理措施、传播途径、感染剂量,环境抵抗力和宿主免疫反应等方面,但是临床样本病原的未知性或新发病原的出现使对病原的鉴定和风险评估存在很大难度。

(2)评价实验室操作过程中可能存在的风险,包括气溶胶的危害、样本溅洒、锐器伤害,动物实验中被叮咬等危害。

(3)确定生物安全等级并根据评估制定预防措施,选择合适的生物安全防护设备和器材。

(4)评价工作人员操作规范性和生物安全设备的构成,在对病原微生物的操作中,安全的保证主要取决于工作人员的熟练程度和自我防范的意识,实验室负责人必须对工作人员进行必要的培训并配备相应的安全防护设施。

(5)采用专业权威的生物安全操作指南指导风险评估的结果。

3. **评估目的** 通过微生物危害评估确定防护屏障的设置,人员应在哪一级的生物安全防护实验室中进行操作,使每个工作人员都明确各自岗位的生物风险,进行相应的生物安全防护。

4. **评估依据** 风险评估所依据的数据及拟采取的风险控制措施、安全操作规程等应以国家主管部门和世界卫生组织、世界动物卫生组织、国际标准化组织等机构或行业权威机构发布的指南、标准等为依据,如:卫生部《人间传染的病原微生物名录》。

5. **评估形式** 实验室生物风险评估最后应以评估报告的形式体现,风险评估报告是临床实验室采取风险控制措施,建立安全管理体系和制定安全操作规程的依据。

6. 评估机构 如果有可能,实验室生物风险评估最好是由具有权威部门认可资质的第三方专业机构或专业人士来完成,如国家CDC等机构,并由评估机构出具实验室风险评估报告。

三、实验室生物安全防护水平分级

根据对所操作生物因子采取的防护措施,将实验室生物安全防护水平分为4级,1级防护水平最低,4级防护水平最高。

以BSL-1、BSL-2、BSL-3、BSL-4(BSL,bio-safety level)表示从事体外操作的实验室的相应生物安全防护水平。实验室的生物安全防护水平,是在风险评估的基础上,依据国家相关主管部门发布的病原微生物分类名录来确定的,不同的生物安全防护水平所要求的操作水平,安全装备和场所设计等要素见表12-4。

临床医学实验室主要负责接收各种临床样本以提供诊断及支持服务,但是所接收的临床样本往往具有潜在的感染风险,并且,这类样本需要进行多方面的检测(例如痰标本需要进行常规检测、抗酸染色和真菌培养等项目),所以实验室主管或主任有责任制定标准操作程序以防范样本带入的感染风险。除了某些特殊情况(如怀疑出血热),多数临床样本(如血液传播源性的HBV,HIV)只需要在BSL-2水平下进行处理,该安全水平着重防止皮肤或黏膜直接与样本接触,例如使用生物安全柜进行样本前处理操作,以防止样本悬浮物携带感染性物质对操作者造成威胁。

表 12-4 不同实验室生物安全等级的操作技术、安全装备和场所设计

生物安全级	定 义	常见微生物	操作技术	安全装备	场所设计
BSL-1	操作目前为止对健康或人无致病作用的微生物 对人体和环境有极低潜在危害性	枯草杆菌 非致病性阿米巴 犬肝炎病毒 非致病性大肠埃希菌 乳酸菌 酵母	标准微生物操作 用机械移液装置 洗手禁止进食、饮水和抽烟 消毒工作台面和废弃物 控制昆虫和啮齿类动物	工作服 手套 附加对脸和眼的个人防护装置	洗手水池 工作台面易于清洁和消毒 专用台面 坚固的实验室器具 窗户装有纱窗

（续　表）

生物安全级	定　义	常见微生物	操作技术	安全装备	场所设计
BSL-2	操作对个体和环境具有中等潜在危害的微生物 微生物与人类疾病有关但极少导致严重疾病 现有免疫预防和抗菌药物治疗措施	致病性大肠埃希菌 沙门菌属 链球菌属 各型肝炎病毒 麻疹病毒 弓形虫	锐利用具废弃桶 进入实验室规章制度 生物危害警告标志 针对本实验室制定的生物安全操作手册 每年定期培训 免疫预防 血清本底样本 对液体溢出和事故的报告	在生物安全柜中操作可能发生气溶胶、溅出、大体积高浓度的材料 注意气流、设备布置和操作技术	高压消毒设施 具备眼冲洗装置
BSL-3	操作可严重致病或致死的微生物 可能有预防性或治疗性措施 对个体危害极高 对群体危险性低 通常是经吸入引起危害	HIV-1 结核分枝杆菌 圣路易斯脑炎病毒 Q热病原体	采用或论证的生物安全柜 使用不产生气雾设备 对溢出物进行正确的消毒 制定准入标准 严格限制进入 建立规章制度 培训实验室工作人员	采用二级或三级生物安全操作规范 可以使用呼吸器	密封可产生气雾的设备 防水的墙壁、地板和天花板 单独的房屋或隔离的区间 空气的流动方向是由室内的双门进入 单方向空气流动 房间穿透性缝隙要密闭 保护抽真空的管道
BSL-4	最大的污染性实验室 微生物能引起严重或致死性疾病 一般无预防或治疗性措施 危险或怪异的微生物	不包括细菌和真菌 汉坦病毒 依波拉病毒 天花病毒 马尔堡病毒 SARS病毒	只允许专人进入 在所有通道门上张贴有危害性警告标志 人员的出入须更换衣服并淋浴 实验室工作人员获适当的培训 实验室所需物质和材料要经过双门高压消毒或气锁带入 除非经过高压或消毒处理，一切物品不得拿出实验室	所有操作都是在三级或二级生物安全柜中进行 穿正压"太空服" 带有生命支持系统装置	单独的房屋建筑或隔离的区间 内外更衣间由淋浴间隔开 带有警报器及备用空气瓶的生命支持系统 用密封门的气锁进入 在进行"个人"淋浴前要进行化学淋浴 具有通讯设施

为帮助临床实验室更好地执行生物安全措施和满足实验室环境需求,国际组织制定了以病原微生物种类为依据的风险分级标准(表12-5),该分级标准是:第一级为不能导致人类疾病的病原;第二级可导致人类疾病,可能会对实验室工作人员身体健康产生危害但不会在社区内传播,消毒措施或处理可消除威胁;第三级生物病原可导致严重人类疾病,对工作人员危害较大,但消毒处理措施仍然有效;第四级病原导致严重疾病,危害极大,并可导致社区传播,消毒处理措施无效。

表 12-5 病原微生物风险分级

级别	细菌	病毒	真菌	寄生虫
1	无临床病原			
2	芽胞杆菌属(不包括炭疽杆菌)	腺病毒	隐球菌属	所有临
	棒状杆菌属	杯状病毒	念珠菌属	床重
	白喉杆菌	冠状病毒(不包括 SARS 冠状	皮肤癣菌	要的
	大肠埃希菌	病毒)	曲霉菌属	寄生
	肠杆菌科	疱疹病毒		虫
	分枝杆菌(除结核分枝杆菌)	流感病毒		
	葡萄球菌属			
	链球菌属			
3	炭疽杆菌	淋巴细胞脉络丛脑炎病毒	粗球孢子菌	
	布鲁菌属	汉坦病毒	组织胞浆菌	
	贝纳特立克次体	路易斯脑炎病毒	皮炎芽生菌	
	结核分枝杆菌	乙型脑炎病毒	巴西副球孢子菌	
	鸟分枝杆菌	西部马脑炎病毒		
		西尼罗河病毒		
		SARS 冠状病毒		
		朊病毒		
4		拉沙热病毒		
		马尔堡病毒		
		依波拉病毒		
		猴疱疹病毒		

实验室操作必须符合实验室生物安全水平的要求,尤其在对待特殊病原体时,必须按照 BSL-2 或以上级别所规定的要求进行操作。

四、实验室整体布局与设计

(一)实验室整体布局与设计原则

实验室的整体布局应符合医学实验室生物安全标准,在科室内部应划分污染区、半污染区和清洁区。同时流程科学合理,根据检验专业特色,污染程度不同,实验仪器的环境条件不同,合理规划分布。清洁区、半污染区、污染区之间的标示应清晰明显。电梯分清洁与污染,人流、物流、信息流分开,做到无交叉污染。

(二)空间要求

1. 保证不影响工作质量、质量控制程序、人员安全和对患者的医疗服务。

2. 应有足够的空间和台柜摆放实验室设备、样本、和物品(检验样品、标准品、微生物菌种、各种文件、手册、设备、试剂、实验室用品、记录以及检验结果等)。

3. 具有持续可发展实验室资源空间。

(三)实验室布局要求

1. 结合各实验室工作流程,利于有效运行、提高工作效率。

2. 保证采样和样品的环境不影响检验结果和质量。

3. 使工作人员感到合理、舒适。

4. 在采集原始样品的地方,应考虑患者的行动能力、舒适度及隐私。

5. 将感染疾病的风险降到最低,并保护患者、员工和来访者免于受到某些已知危险的伤害。

6. 应根据工作性质和流程合理摆放实验室设备、台柜、物品等,避免相互干扰、交叉污染,并应不妨碍逃生和急救。

(四)举例:符合生物安全要求的实验室布局

实验室的整体布局应符合医学实验室生物安全标准,在科室内部严格划分污染区、半污染区和清洁区。同时流程科学合理,根据检验专业特色,污染程度不同,实验仪器的环境条件不同,合理规划分布。清洁区、半污染区、污染区之间的标示应清晰明显。电梯分清洁与污染,人流、物流、信息流分开,做到无交叉污染。

图 12-1 是解放军某医院临床检验中心实验室平面布局示意图。绿色区域是清洁区,包括:办公室、学习室、会议室、休息室、资料室和库房。蓝色区域为半污染区,主要为实验室的公共走廊,工作人员及送检标本人员必须穿工作服在此区域行走,通过次区域的标本必须密封,并且必须尽快在交接窗口进行标本交接。红色区

域为污染区,包括各实验室、洗消室。工作人员进入实验室必须微生物安全二级防护,非工作人员未经允许不得进入实验室。

整个检验科人流、物流和信息流各为一体,尽量减少交叉重叠。人流路线为:进入:清洁电梯—清洁走廊—清洁更衣区(一次更衣)—污染更衣区(二次更衣)—半污染区—污染区(实验室);出:正好与进入路线相反。物流路线。待检标本:待检标本经污染电梯或真空物流管道—标本接收处—分检离心—各工作站;废弃标本及实验后器械:置于耐用、防漏密闭的容器中,通过实验室进入洗消室,高压消毒后方可由污染电梯运送到医院医疗废物处理站统一销毁。信息流:标本接收处条码枪识别条码,医生检验申请信息(患者姓名、年龄、病区、临床诊断、申请检测项目、采血时间等)进入 LIS 系统,根据不同检测项目发送到不同工作站,各工作站自动化检测仪器(如全自动生化分析仪、全自动血细胞分析仪、全自动凝血分析仪、全自动免疫分析仪等)接收所需检测的项目,检测完成后将检测结果传输到 LIS,经审核签字确认后通过 HIS 传输到门诊和各临床科室的医生、护士工作站,医生护士可直接查询检查结果,也可直接打印报告单。

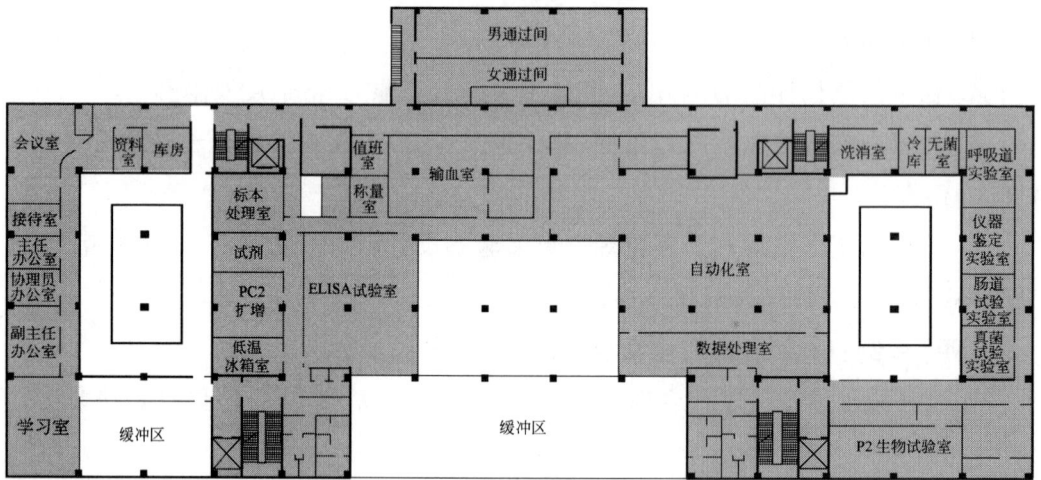

图 12-1 解放军某医院临床检验中心平面分布

五、实验室设施和设备要求

不同生物安全级别的实验室对设施设备的要求各不相同,医学实验室多为生

物安全二级水平,其设施设备要求应同时满足 BSL-1 和 BSL-2,实验室设施要求具体体现在以下方面:

1. 实验室的门应有可视窗并可锁闭,门锁及门的开启方向应不妨碍室内人员逃生。实验室主入口的门、放置生物安全柜实验间的门应可自动关闭。

2. 实验室应设洗手池(靠近出口处)。

3. 在实验室门口处应设存衣或挂衣装置,可将个人服装与实验室工作服分开放置。

4. 实验室围护结构内表面应易于清洁、不渗水、耐化学品和消毒剂的腐蚀。地面应平整、防滑,不应铺设地毯。

5. 实验室中的家具应牢固,边角应圆滑,应有足够的空间和台柜等摆放实验室设备和物品,应有专门放置生物废弃物容器的台(架)。

6. 实验台表面应不透水,耐腐蚀、耐热。

7. 应根据工作性质和流程合理摆放实验室设备、台柜、物品等,避免相互干扰、交叉污染,并应不妨碍逃生和急救。

8. 实验室可以利用自然通风。如果采用机械通风,应避免交叉污染。

9. 实验室如有可开启的窗户,应安装可防蚊虫的纱窗。

10. 在实验室所在的建筑内应配置高压蒸汽灭菌器,并按期检查和验证,以保证符合要求。

11. 应在操作病原微生物样本的实验间内配备生物安全柜。应按产品的设计要求安装和使用生物安全柜。如果生物安全柜的排风在室内循环,室内应具备通风换气的条件;如果使用需要管道排风的生物安全柜,应通过独立于建筑物其他公共通风系统的管道排出。

12. 若操作刺激或腐蚀性物质,应在 30m 内设洗眼设施,必要时应有应急喷淋装置。

13. 有可靠的电力供应和应急照明。必要时,重要设备如培养箱、生物安全柜、冰箱等应配置备用电源。

14. 实验室出口应有在黑暗中可明确辨认的标识。

15. 应有足够的固定电源插座,避免多台设备使用共同的电源插座。应有可靠的接地系统,应在关键节点安装漏电保护装置或监测报警装置。

16. 供水和排水管道系统应不渗漏,下水应有防回流设计。

17. 应配备适用的应急器材,如消防器材、意外事故处理器材、急救器材等。

18. 应配备适用的通讯设备。

19. 实验室应有相应的通风设施保证室内空气的流向,必须有空气处理系统以消除病原微生物的危害,有条件的可配备气门锁。

20. 实验室应有单独隔离的建筑或房间。

实验室生物安全设备选择原则应该以生物风险评估为依据,注重:①实用性:实验室设备应与所提供的服务相适应;②有效性:只要是实验室使用的设备都应得到控制;③科学性:在选择设备时,要考虑能源消耗和将来的发展(注意保护环境)。

六、实验室生物安全管理体系

实验室生物安全管理体系的建立和运行应包括以下内容:组织和管理;管理责任;个人责任;安全管理体系文件;文件控制;安全计划;安全检查;不符合项的识别和控制;纠正措施;预防措施;持续改进;内部审核;管理评审;实验室人员管理;实验室材料管理;实验室活动管理;实验室内务管理;实验室设施设备管理;废物处置;危险材料运输;应急措施;消防安全;事故报告。其中,安全管理体系文件的建立是实验室生物安全管理体系正常有序运行的重要保证。

临床实验室安全管理体系文件包括安全管理手册、程序文件、操作规程和规章制度、安全手册、记录等文件,所有文件中的安全要求应以国家卫生部、世界卫生组织、国际标准化组织等机构以及行业权威机构发布的指南、标准等为依据,并符合国家相关法规和标准的要求。

1. 安全管理手册　内容应包括:质量方针,质量目标;实验室的组织结构;人员岗位、权限、职责;安全管理体系、体系文件规定和描述,如管理人员的权限和责任,工作人员遵守安全管理体系要求的责任等。其中安全要求不能低于国家和地方的相关规定及标准的要求。

2. 程序文件　明确规定实施具体安全要求的责任部门、责任范围、工作流程及责任人、任务安排及对操作人员能力的要求、与其他责任部门的关系、应使用的工作文件等。满足实验室实施所有的安全要求和管理要求的需要,工作流程清晰,各项职责得到落实。程序文件应涵盖主要的生物安全管理过程,要体现出 4W1H,即:做什么、什么时候做、由谁做、在哪做、怎么做。

3. 规章制度　详细说明使用者的权限及资格要求、危险因子、设施设备的功能、具体操作步骤、安全防护方法、应急措施、文件制定的依据等。规章制度的编制每一步应体现安全操作的细节,描述出可能的危害及应对、处置措施,表 12-6 为标准微生物实验室规章制度。

表 12-6　标准微生物实验室规章制度(BSL-2 或以上)

1. 生物安全手册适用于所有工作人员
2. 所有可能接触危险病原微生物的工作人员必须经过培训并采取相应措施预防暴露于感染性病原
3. 不允许在实验室内进食、饮水、吸烟,储存食物或私人物品及化妆
4. 不得用嘴进行吸样
5. 留长发者应将头发束于脑后
6. 未经授权不得进入实验室
7. 实验室工作区门应朝左向开放
8. 伤口应采用防水材料包裹
9. 实验室应保持清洁
10. 所有工作人员和进入实验室的来宾应着防护服和穿鞋套
11. 当空气中可能存在危险飞溅物品时,必须将脸部和眼睛保护起来
12. 在与生物危险因子进行皮肤直接接触时必须戴手套,完成工作离开实验室时必须摘掉手套
13. 防护服不得在实验室以外的区域穿戴
14. 如果知道或怀疑暴露的风险,污染的衣物在清洗前必须进行消毒
15. 针头、注射器等锐器应严格限制使用,使用后应放置在锐器专用容器中处理
16. 手套摘除后必须使用含乙醇的灭菌或消毒肥皂洗手
17. 工作区表面在工作完成后或被污染物污染后必须使用合适的消毒剂进行消毒处理
18. 污染物或被污染的设备在被处理或维修前必须消毒
19. 高压灭菌设备在进行消毒工作时必须进行监控
20. 被污染的物品在被丢弃或再使用前必须进行消毒
21. 运送污染物的容器必须是密封的
22. 飞溅污染或暴露于感染性物质的突发事件必须及时报告实验室管理人员
23. 实验室必须经常进行灭虫及灭鼠

4. 安全手册　实验室安全手册是以安全管理体系文件为依据,包括(不限于)以下内容:紧急电话、联系人;实验室平面图、紧急出口、撤离路线;实验室标识系统;生物危险;化学品安全;辐射;机械安全;电气安全;低温、高热;消防;个体防护;危险废物的处理和处置;事件、事故处理的规定和程序;从工作区撤离的规定和程序。

安全手册应简明、易懂、易读,保证所有员工在工作区可方便使用,每年至少对安全手册评审和更新。

5. 记录 实验室应根据生物安全相关程序的要求建立实验室记录以及记录的管理程序。原始记录应真实并可以提供足够的信息,保证可追溯性。记录的管理程序至少包括应记录的内容、记录的要求、记录的档案管理、记录使用的权限、记录的安全(索引、访问、存放、维护)、记录的保存期限及安全处置的程序等。

6. 标识 标识是实验室用于标示危险区、警示、指示、证明等的图文标识,它也是管理体系文件的一部分,常见的生物安全标识包括:实验室危险区标识;危险材料标识;实验室入口处标识;紧急撤离路线标识;仪器设备使用状态标识;清洁区、半污染区、污染区标识等。

7. 安全计划 实验室安全负责人应负责制定年度安全计划,安全计划应经过管理层的审核与批准。

8. 安全检查 实验室管理层应负责实施安全检查,每年应至少根据管理体系的要求系统性地检查一次,保证与实验室生物安全相关活动正常有序。

(王传礼 毛远丽 李 波)

参 考 文 献

[1] 胡必杰,郭燕红,高光明.医院感染预防与控制标准操作规程(参考版).上海:上海科学技术出版社,2010:100-108

[2] 曹务春.传染病流行病学.北京:高等教育出版社,2008:3-19

[3] 朱士俊.新编实用医院感染学.太原:山西科学技术出版社,1994:8-200

[4] 钟秀玲,程棣妍.现代医院感染护理学.北京:人民军医出版社,1995:10-23

[5] 杨华明,易滨.现代医院消毒学.北京:人民军医出版社,2009:2-36

[6] 张文福.医学消毒学.北京:军事医学科学院出版社,2002:7-56

[7] 吕占秀.现代传染病医院管理学.北京:人民军医出版社,2010:1-45

[8] 汪复.实用抗感染治疗学.北京:人民卫生出版社,2004:11-43

[9] Okeke IN. Antimicrobial resistance in developing countries. Part I: recent trends and current status. Lancet Infect Dis. 2005;5(8):481-493

[10] Okeke IN. Antimicrobial resistance in developing countries. Part II: strategies for containment. Lancet Infect Dis,2005,5(9):568-580

[11] Christiansen K, Carbon C, Cars O. et al. Moving from recommendation to implementation and audit: part 2. Review of interventions and audit. Clin Microbiol Infect,2002;8(Suppl 2):107-128

[12] Mah MW, Memish ZA. Antibiotic resistance. An impending crisis. Saudi Med J,2000;21(12):
1125-1129

[13] Akhter J, Frayha HH, Qadri SM. Current status and changing trends of antimicrobial resist-
ance in Saudi Arabia. Obes Rev,2006;7(Suppl 1):7-66

[14] Johnson DM, Stilwell MG, Fritsche TR, et al. Emergence of multidrug-resistant Streptococcus
pneumoniae: report from the SENTRY Antimicrobial Surveillance Program (1999-2003). Diagn
Microbiol Infect Dis,2006;56(1):69-74

[15] Kunin CM. Resistance to antimicrobial drugs--a worldwide calamity. Ann Intern Med,1993;118
(7):557-561

[16] Bertagnolio S, Derdelinckx I, Parker M,et al. World Health Organization/HIVResNet Drug
Resistance Laboratory Strategy. Antivir Ther,2008;13(Suppl 2):49-57

[17] API Consensus Expert Committee. API TB Consensus Guidelines 2006: Management of pulmo-
nary tuberculosis, extra-pulmonary tuberculosis and tuberculosis in special situations. J Assoc
Physicians India,2006;54:219-234

[18] Planta MB. The role of poverty in antimicrobial resistance. J Am Board Fam Med,2007;20(6):
533-539

[19] Byarugaba DK. A view on antimicrobial resistance in developing countries and responsible risk
factors. Int J Antimicrob Agents,2004;24(2):105-110

[20] Richet HM, Mohammed J, McDonald LC,et al. Building communication networks: internation-
al network for the study and prevention of emerging antimicrobial resistance. Emerg Infect Dis,
2001;7(2):319-322

[21] Nathwani D. Health economic issues in the treatment of drug-resistant serious Gram-positive in-
fections. J Infect,2009;59(Suppl 1):S40-S50

[22] Lankowski AJ, Hohmann EL. Killed but metabolically active Salmonella typhimurium: applica-
tion of a new technology to an old vector. J Infect Dis,2007,195(8):1203-1211Pittet D. The
Lowbury lecture: behaviour in infection control. J Hosp Infect,2004;58(1):1-13

[23] Ross TL,Merz WG,Farkosh M,Comparison of an automated repetitive sequence-based PCR mi-
crobial typing system to pulsed-field gel electrophoresis for analysis of outbreaks of methicillin-
resistant Staphylococcus aureus. J Clin Microbiol,2005;43(11):5642-5647

[24] Lankowski AJ,Hohmann EL. Killed but metabolically active Salmonella typhimurium: applica-
tion of a new technology to an old vector. J Infect Dis,2007;195(8):1203-1211

[25] Perez F,Hujer AM,Hujer KM,Global challenge of multidrug-resistant Acinetobacter bauman-
nii. Antimicrob Agents Chemother,2007;51(10):3471-3484

[26] Deplano A,Denis O,Poirel L,et al. Molecular characterization of an epidemic clone of panantibi-otic-resistant Pseudomonas aeruginosa. J Clin Microbiol,2005;43(3):1198-1204

[27] Jones AM,Govan JR,Doherty CJ,et al. Identification of airborne dissemination of epidemic mul-tiresistant strains of Pseudomonas aeruginosa at a CF centre during a cross infection outbreak. Thorax,2003;58(6):525-527

[28] Jones AM,Govan JR,Doherty CJ,et al. Spread of a multiresistant strain of Pseudomonas aerugi-nosa in an adult cystic fibrosis clinic. Lancet,2001;358(9281):557-558

[29] Squier C,Yu VL,Stout JE. Waterborne Nosocomial Infections. Curr Infect Dis Rep,2000;2(6): 490-496

[30] Boutiba-Ben Boubaker I,Boukadida J,et al. Outbreak of nosocomial urinary tract infections due to a multidrug resistant Pseudomonas aeruginosa. Pathol Biol (Paris),2003;51(3):147-150

[31] Cripps AW,Peek K,Dunkley M,et al. Safety and immunogenicity of an oral inactivated whole-cell pseudomonas aeruginosa vaccine administered to healthy human subjects. Infect Immun, 2006;74(2):968-974

[32] DiGiandomenico A, Rao J, Harcher K, et al. Intranasal immunization with heterologously ex-pressed polysaccharide protects against multiple Pseudomonas aeruginosa infections. Proc Natl Acad Sci U S A,2007;104(11):4624-4629

[33] Dagan R. Use of pneumococcal conjugate vaccine to decrease rates of bacterial meningitis. Clin In-fect Dis,2008;46(11):1673-1676

[34] Center for Disease Control and National Institutes of Health. Biosafety in micro-biological and Bi-omedical Laboratories,5th Edition,2007. http://www. cdc. gov/ biosafety/publications/bmbl5/ index. htm

[35] 周惠琼,汤一苇. 科学认识生物医学实验室安全. 中华传染病杂志,2007;25(3):129-131

[36] 国家标准. (GB 19489-2008)实验室生物安全通用要求. 2008

[37] 中华人民共和国卫生部. 医疗机构临床实验室管理办法. 2006

[38] 国务院. 病原微生物实验室生物安全管理条例. 2004

[39] ISO15190:医学实验室-安全要求. 2003

[40] 世界卫生组织. 实验室生物安全手册. 第 3 版. 2004

[41] 中华人民共和国卫生部. 人间传染的病原微生物目录. 2006

第二篇　真　菌

第13章 多重耐药真菌的流行及防治对策

近年来,由于广谱抗菌药物、抗肿瘤化疗、皮质激素与免疫抑制药在临床的广泛应用,器官移植和各种侵入性诊疗技术的普遍开展,人口的老龄化,特别是重症患者生存期的延长,免疫缺陷患者,尤其是艾滋病患者的不断增加,侵袭性真菌感染(invasive fungal infection)的发病率不断升高,侵袭性真菌感染已成为一个重要的公共卫生问题。侵袭性真菌感染已经成为免疫缺陷患者和重症患者常见的危及生命的感染,是患者住院和死亡的重要原因。侵袭性真菌感染患者的病死率高,一方面,由于侵袭性真菌感染临床表现缺乏特异性,临床上早期诊断困难;另一方面,随着抗真菌药物在临床的广泛使用,尤其是使用氟康唑(fluconazole)来预防高危人群的真菌感染,耐药真菌不断出现,同时对抗真菌药物敏感性低的非白念珠菌以及一些少见真菌在临床的检出率也在增多,在目前抗真菌药物非常有限的条件下,真菌耐药性的出现无疑给临床抗真菌治疗带来巨大挑战,真菌耐药性已经成为影响临床抗真菌疗效的一个主要问题。耐药检测数据显示近年来真菌耐药性呈上升趋势,真菌耐药性已引起人们的关注和重视。如何防治多重耐药真菌感染是临床医生和研究人员所共同面临的重大课题。

第一节 真菌的耐药性与耐药机制

一、真菌的流行现状

引起侵袭性真菌感染的致病真菌种类几乎包含了所有已发现的致病性真菌和某些条件致病性真菌。常见的致病性真菌包括申克孢子丝菌(*Sporotrichum schenchii*)、巴西副球孢子菌(*Paracoccidiodies brasiliensis*)、荚膜组织胞浆菌(*Histoplasma capsultum*)、粗球孢子菌(*Coccidides immitis*)、芽生菌等。常见的条件致病菌包括念珠菌(*Candida*)、隐球菌(*Cryptococcus*)、曲霉菌(*Aspergillus*)、毛霉菌

(*Mucor*)、马尔尼菲青霉菌(*Penicillium Marneffei*)等。临床上侵袭性真菌感染主要由条件致病性真菌所引起。近年来由于世界各地人口流动的增多,一些地方性真菌病在非流行区也可有病例出现,一些相对较为少见的真菌近年来也有增多趋势,如镰刀霉属(*Fusarium*)、赛多孢菌属(*Scedosporium*)真菌等。

念珠菌是引起侵袭性真菌感染的主要致病菌,在美国,念珠菌是血行感染的第四位病因。白念珠菌(*Candida albicans*)是引起念珠菌感染的主要病原菌,近年来的流行病学调查显示白念珠菌在临床的分离率有所下降,而对氟康唑敏感性差的光滑念珠菌(*C. glabrata*)、近平滑念珠菌(*C. parapsilosis*)、热带念珠菌(*C. tropicalis*)与克柔念珠菌(*C. krusei*)的分离率有所升高。既往人们认为光滑念珠菌是人体黏膜组织的非致病性的共生菌,只是偶尔引起机会感染,然而,随着免疫抑制药在临床的广泛使用以及免疫缺陷人群的增多,尤其是艾滋病疫情的蔓延,光滑念珠菌在临床的检出率明显增加,在某些地区光滑念珠菌已成为仅次于白念珠菌的第二位或第三位的常见念珠菌。临床上念珠菌感染最为常见,其次为曲霉病,后者主要发生于粒细胞缺乏和免疫缺陷患者。隐球菌感染已经成为免疫缺陷患者重要的真菌感染,主要见于艾滋病以及接受化疗、免疫抑制药治疗者。

近年来,随着艾滋病发病率的上升,侵袭性真菌感染的发病率与病死率逐年增加。艾滋病合并的侵袭性真菌感染主要有:念珠菌病、曲霉菌病、隐球菌病、组织胞浆菌病及马尔尼菲青霉菌病等。艾滋病患者在其病程中患真菌感染的可能性为90%。念珠菌是引起侵袭性真菌感染的主要致病菌。艾滋病患者并发曲霉菌病并不常见。Holding 等报道艾滋病患者合并曲霉菌病的发生率为 0.35%。Moreno 等报道艾滋病患者肺曲菌病的发生率为 1.12%。新生隐球菌主要感染脑和肺,20 世纪 80 年代后期,隐球菌病是艾滋病常见的并发症,发病率为 10%～25%,病死率为35%。肺隐球菌病为艾滋病的主要并发症之一,欧洲、北美和澳洲的艾滋病患者肺隐球菌病发病率为 5%～10%,在非洲可高达 15%～30%,Ratanasuwan 等报道泰国的发病率为 13.11%。组织胞浆菌病主要流行于美洲(北部、中部及南部)、非洲和亚洲,这些流行区发病率可达 5%,在美国流行区未接受抗 HIV 治疗的艾滋病患者中的发病率为 2%～5%。

二、真菌的耐药性

目前临床治疗真菌感染的常用药物为氟康唑、伊曲康唑(itraconazole)、两性霉素 B(amphotericin B)以及氟胞嘧啶(flucytosine)。近年来新型高效广谱药物如伏立康唑、泊沙康唑、卡泊芬净、米卡芬净、阿尼芬净的出现为临床抗真菌治疗提供了新的选择。然而,随着抗真菌药在临床的广泛应用,真菌耐药性不断产生和传播,真菌对药物的敏感性正逐渐下降,而真菌的耐药率不断增高。另一方面,一些真菌如镰刀霉属、赛多孢菌属天然对药物的敏感性低,临床抗真菌治疗面临挑战,真菌耐药性已经成为影响临床抗真菌疗效的主要因素。

真菌耐药性可有多种表现形式:①经典耐药性即在感染部位有高浓度药物的情况下,病原体仍会侵害机体,引起临床疾病。②原发耐药性即病原体在没有接触药物之前就已存在的耐药性。③继发或获得性耐药性即病原体接触药物之后产生的耐药性。④临床耐药性:有些致病真菌尽管体外药敏试验显示对药物敏感,但它引起的感染靠临床用药不能有效控制或停药一段时间后能复发。真菌的临床耐药性通常是指在适当的抗真菌治疗的情况下真菌感染继续存在或加重。真菌耐药性仅是临床耐药性的原因之一,其他导致临床耐药性的因素包括:药物的药物代谢动力学、宿主因素、感染部位以及真菌本身的生物学特性等。真菌可对药物表现为固有耐药(原发性耐药)或在接触抗真菌药物之后产生耐药性(继发或获得性耐药)。真菌耐药性可以是真菌固有的抗药能力或真菌耐药株自然选择的结果或真菌敏感株变异的结果。抗真菌药物的使用可能使耐药菌株选择性生长,促使带菌状态形成,增加耐药菌株传播的机会,某一地区某一特定人群中耐药菌株出现与应用某种抗真菌药物的频度有关。提高用药的针对性,减少真菌的药物暴露对于减少真菌耐药性的产生具有重要意义。

机体通常通过三种机制感染耐药真菌:患者体内定植或感染的真菌发生基因突变而产生耐药性;由于化疗药物的选择压力作用,使患者体内定植或感染的固有耐药的非优势菌成为优势菌;患者一开始就被耐药的真菌感染。但是在临床上,常常难于判断耐药性的出现。有很多因素可能导致抗真菌治疗失败:如患者的 CD4+ T 淋巴细胞计数、中性粒细胞数量、有否用过免疫抑制药、药物之间的相互作用、药物剂量、疗程和血药浓度,以及其他造成感染持续的因素等。因此判断真菌耐药时要慎重,只有排除了其他可能造成治疗失败的因素,确认这种抗真菌药对某一患者的真菌感染治疗无效,并从患者体内分离出与最初感染相同的真菌(具有相同的生物型、基因型或基因亚型),而且治疗失败后分离的真菌对该抗真菌药物的最低抑菌浓度(MIC)较治疗前明显升高。这时才能确定耐药性产生。此外,真菌的药敏方法还不如细菌的药敏方法准确和完善,有些抗真菌药物的药敏试验结果与临床疗效的相关性还有待进一步确定。真菌的药敏试验结果受许多因素的影响:菌液接种液浓度、培养基的成分及 pH、孵育时间及温度及不同的终点判定方法等。这些因素均使真菌药敏试验结果的差异很大。近年来,真菌的药敏检测方法得到了不断改进和完善,目前真菌药敏检测方法主要有:美国临床和实验室标准协会(CLSI)系列方案(如 M27、M38、M38-P、M38-A、M44-A 等方案)、浓度梯度法(E-test)法、纸片扩散法、葡萄糖消耗法、比色法、生物细胞追踪仪(Biocell-Tracer,BCT)、ATP Fungus 药敏板法及流式细胞仪等。这些方法的出现和使用,使真菌的药敏检测更为精确和标准化。

临床上对常见抗真菌药物敏感性较低的真菌种类多。非白念珠菌是临床常见分离菌,对常用抗真菌药物的敏感性低,其中主要是克柔念珠菌和光滑念珠菌,克柔念珠菌对氟康唑天然耐药,一般认为克柔念珠菌对三唑类药物的耐药性为原发性耐药。光滑念珠菌可对两性霉素 B 产生继发耐药。尽管氟胞嘧啶在体外对念珠菌有抗菌活性,但光滑念珠菌对氟胞嘧啶原发或继发耐药也较为多见。光滑念珠菌对三唑类抗真菌药物的 MIC 值偏高,可对三唑类药物原发耐药,也可出现继发耐药,临床以继发耐药多见,珠菌对三唑类药物存在交叉耐药。研究表明,光滑念珠菌在接触氟康唑后能迅速产生耐药性,在接受氟康唑治疗过程中,有 20% 的菌株可出现耐药。光滑念珠菌对三唑类药物的敏感性具有"双峰"特征,即一部分菌株可以对三唑类药物表现为耐药,而另一些菌株则可以表现为敏感。近年来光滑念珠菌对氟康唑的耐药率呈上升趋势,光滑念珠菌对三唑类药物的耐药率具有明显地区差异。据报道,光滑念珠菌对氟康唑的耐药率在美国为 7%～14%,在欧洲为 3.7%～40%,在巴西为 4.3%～5.7%。2001－2003 年期间亚太地区光滑念珠菌对氟康唑的耐药率为 10.6%。研究表明,大多数葡萄牙念珠菌(*C. lusitaniae*)和部分季也蒙念珠菌(*C. guilliermondii*)对两性霉素 B 原发耐药。尽管氟胞嘧啶在体外对念珠菌有抗菌活性,但念珠菌对氟胞嘧啶原发或继发耐药也较为多见。

大多真菌对氟康唑耐药。曲霉菌中烟曲霉菌对两性霉素 B 通常是敏感的,对氟康唑天然耐药,对伊曲康唑敏感,但近年来对伊曲康唑耐药的烟曲霉呈增多趋势。土曲霉对两性霉素 B 的 MIC 值高,常表现为耐药。曲霉对伏立康唑、卡泊芬净敏感。

隐球菌对氟康唑及氟胞嘧啶原发耐药少见,但已有对这两种药物继发耐药的报道,隐球菌对两性霉素 B 耐药尚未见报道。棘白菌素类抗真菌药物如卡泊芬净对隐球菌无抗菌活性。

　　结合菌对两性霉素 B 敏感,对三唑类药物和棘白菌素类抗真菌药物通常表现为耐药,但研究显示泊沙康唑治疗结合菌病有较好疗效。赛多孢菌属(*Scedosporium*)感染治疗困难,其原因之一就是赛多孢菌属对多种抗真菌药物天然耐药,尤以多育赛多孢(*Scedosporium prolificans*)为明显。尖端赛多孢(*Scedosporium apiospermum*)对两性霉素 B、伊曲康唑以及酮康唑耐药,体外研究显示一些新型抗真菌药物如伏立康唑及泊沙康唑对尖端赛多孢具有抗菌活性,但多育赛多孢对于多种抗真菌药物耐药。体外研究显示棘白菌素类抗真菌药物对尖端赛多孢具有抗菌活性,但是多育赛多孢仍对棘白菌素类抗真菌药物耐药。

三、真菌的耐药机制

　　1.白念珠菌耐药机制　国内外对念珠菌耐药机制的研究主要集中在白念珠菌,研究表明,白念珠菌对三唑类药物的耐药机制主要包括:①真菌细胞内的药物外排增强导致细胞内药物积聚减少,此机制与多药耐药蛋白(multidrug resistance protein,MRP)有关,MRP 包括 ATP 结合转运蛋白(ABC-transporters)和主要易化扩散载体超家族(major-facilitor superfamily)。研究表明,白念珠菌对氟康唑耐药性的形成与 MRP 的编码基因过度表达有关。白念珠菌 CDR(Candida drug resistance)基因编码一种 ATP 结合转运蛋白,目前发现,CDR1 和 CDR2 基因与三唑类药物耐药有关。在主要易化扩散载体超家族中,目前比较明确的与白念珠菌耐药有关是 MDR1 基因。②药物作用靶酶改变。三唑类药物作用的靶酶为细胞色素 P450羊毛固醇 14-α 去甲基化酶(14-DM),其编码基因是 ERG11 基因。导致靶酶改变的机制包括靶酶基因突变、靶酶基因过度表达及靶酶缺乏等。③膜甾醇合成通路发生改变。④真菌细胞壁组成发生改变。⑤生物被膜形成。不同的真菌,不同的药物机制有所不同,而真菌的高度耐药性是多种机制共同作用的结果。Perea 等调查分离自 HIV 感染者的白念珠菌的耐药性发现:85%的耐药菌株外排泵过度表达,65%和 35%的耐药菌株为药物靶酶改变或过度表达,75%的耐药菌株为多因素联合耐药。念珠菌对三唑类抗真菌药的耐药是临床上最为普通的真菌耐药类型。

　　2.光滑念珠菌的耐药机制　麦角固醇合成旁路中相关酶的编码基因发生突变导致真菌细胞膜中麦角固醇减少或缺乏是真菌对多烯类抗真菌药物耐药形成的重

要机制。Vandeputte 等研究发现:对两性霉素 B 耐药的光滑念珠菌的细胞膜中麦角固醇缺乏而麦角固醇合成过程中的一些中间产物则明显增多。进一步检测发现耐药光滑念珠菌 ERG6 基因中存在点突变,引起所编码的氨基酸发生改变,而催化一些中间产物合成的酶的编码基因的 mRNA 的表达明显上调。可见,ERG6 基因突变可以导致光滑念珠菌对两性霉素 B 耐药。光滑念珠菌对三唑类药物敏感性低的机制主要包括以下几点(表 13-1)。

(1)真菌细胞内药物外排增强:研究显示耐氟康唑光滑念珠菌细胞内药物浓度降低,与此同时能量依赖性药物外排增加。因此,目前认为光滑念珠菌对三唑类药物耐药的机制之一就是药物在真菌细胞内的积聚减少,而细胞内药物浓度降低主要是由细胞内的药物外排增强所致,后者与具有药物外排功能的多药耐药蛋白(multidrug resistance protein,MRP)有关,与光滑念珠菌药物外排有关的 MRP 是 ATP 结合转运蛋白(ABC-transporters)。与光滑念珠菌耐药密切相关的 ATP 结合转运蛋白是 Cdr1p 和 Cdr2p,分别由 CDR1 和 CDR2 基因编码。研究表明,光滑念珠菌对氟康唑耐药性的形成与 CDR1、CDR2 基因的过度表达有关。CDR1 和 CDR2 基因在耐药形成中的作用大小不同。Sanglard 等对光滑念珠菌的耐药机制研究发现:耐药株 CDR1 基因 mRNA 的表达量明显上调,而 CDR2 基因 mRNA 的表达量变化不大,笔者认为,CDR1 基因对光滑念珠菌的获得性耐药起决定作用,CDR2 基因在耐药性形成中的作用不及 CDR1 基因。CDR1 基因与光滑念珠菌的耐药性的关系更为密切,在耐药形成中的作用更大。研究表明,CDR1 与 CDR2 基因所编码的转运蛋白在氨基酸序列上有 70% 以上的同源性,所转运的底物也大致相似,但 Cdr1p 的药物外排能力更强,故在光滑念珠菌耐药性形成中所发挥的作用较 Cdr2p 大。

(2)药物作用靶酶发生改变:三唑类抗真菌药物主要通过抑制真菌细胞膜麦角固醇合成通路上的细胞色素 P450 羊毛固醇 14α-去甲基化酶(14-DM)的催化活性来发挥抗真菌作用。14-DM 由 ERG11 基因编码,研究表明光滑念珠菌 ERG11 基因 mRNA 的上调表达与光滑念珠菌耐药有关。Marichal 等发现,耐药光滑念珠菌 ERG11 基因 mRNA 的表达量比敏感株增加了 8 倍。ERG11 基因表达上调引起 14-DM 发生改变,三唑类药物在光滑念珠菌细胞内必须有更高的药物浓度才能发挥其阻断靶酶合成的作用,药物由于不能充分发挥其阻断作用而形成耐药性。

(3)线粒体功能的缺失:光滑念珠菌耐药的另一机制就是在氟康唑的作用下光

滑念珠菌出现线粒体功能的缺失。线粒体缺失的突变株对氟康唑耐药,但线粒体功能的缺失是可逆的,突变菌株能在线粒体功能缺失(氟康唑耐药状态)与功能正常(氟康唑敏感状态)之间频繁转换,有些菌株体外药敏试验表现为对氟康唑敏感,但在氟康唑的作用下,光滑念珠菌在体内可以发生表型转换,转换为对氟康唑耐药,因此,临床上使用氟康唑治疗仍无效。呼吸缺陷型光滑念珠菌由于线粒体功能的缺失可出现对氟康唑耐药,法国学者 Brun 等对其耐药机制进行研究后发现:突变体 CDR1 基因表达明显上调,CDR2 基因表达仅轻度上调,而 ERG11 基因表达无变化,故认为 CDR1 基因上调表达是呼吸缺陷型光滑念珠菌耐药形成的主要机制。

(4)光滑念珠菌耐药形成机制的多样性和复杂性:目前研究表明,光滑念珠菌的耐药性主要与 ERG11、CDR1 及 CDR2 基因有关,但是这些耐药相关基因和机制均不能解释临床上所有的耐药现象。Redding 等研究发现,分离自同一患者的两株耐氟康唑光滑念珠菌中,一株耐药菌 ERG11、CDR1 以及 CDR2 基因 mRNA 的表达明显上调,而另一耐药株相应基因 mRNA 的表达却正常。尽管目前认为 ERG11 基因表达上调与耐药有关,但很多研究显示,耐药光滑念珠菌 ERG11 基因表达并无上调。由此可见,单个耐药相关基因或单一耐药机制均不能解释光滑念珠菌全部的耐药现象。目前认为,光滑念珠菌耐药性的形成是一个涉及多种机制的复杂过程,其耐药性常是多种机制共同作用的结果。

3.克柔念珠菌的耐药机制　克柔念珠菌对三唑类药物的耐药性为原发性耐药,对两性霉素 B 耐药机制主要是真菌细胞膜麦角固醇成分的减少或改变。

4.曲霉的耐药机制　曲霉的耐药机制研究较少。有研究认为烟曲霉对伊曲康唑的耐药机制为其作用靶酶细胞色素 P450 羊毛固醇 14α-去甲基化酶突变或真菌细胞内抗真菌药物积聚减少。

5.隐球菌的耐药机制　隐球菌对氟康唑耐药机制包括:作用靶酶曲霉细胞色素 P450 羊毛固醇 14-α 去甲基化酶突变;外排泵编码基因 MDR 上调表达。对两性霉素 B 耐药机制是:甾醇去饱和酶的基因发生突变,使其细胞膜中的麦角甾醇结构发生改变,导致细胞膜的流动性改变,降低了药物对细胞膜的亲和力。隐球菌对氟胞嘧啶的天然耐药多是由于胞嘧啶脱氨酶或鸟苷磷酸核糖基转移酶的缺失引起,而获得性耐药多由于编码胞嘧啶透性酶,胞嘧啶脱氨酶或 UMDP 的基因发生点突变,即降低了渗透酶的活性,减少了药物的吸收产生。

表 13-1　真菌对常用抗真菌药物耐药的分子机制

真菌	氟康唑		伊曲康唑		两性霉素 B		氟胞嘧啶	
	药敏	耐药机制	药敏	耐药机制	药敏	耐药机制	药敏	耐药机制
白念珠菌	S	14-DM 基因突变或过度表达；MDR 和 CDR 基因上调表达	S	-	S	细胞膜麦角固醇含量下降或发生变化	S S-DD R	尿嘧啶磷酸核糖转移酶活性下降
光滑念珠菌	S-DD R	CDR 基因上调表达	S-DD R	-	S I	细胞膜麦角固醇含量下降或发生变化	S	-
克柔念珠菌	R	原发耐药	S-DD R	-	S I R	细胞膜麦角固醇含量下降或发生变化	I R	-
烟曲霉	R	-	R	14-DM 突变或细胞内药物积聚减少	R	-	R	-
新生隐球菌	S	14-DM 基因突变；MDR 基因上调表达	S	-	S	甾醇去饱和酶的基因发生突变，使其细胞膜中的麦角甾醇结构发生改变	S	编码胞嘧啶透性酶，胞嘧啶脱氨酶或 UMDP 的基因发生点突变

注：R. 耐药；S. 敏感；I. 中介；S-DD. 剂量依耐性敏感

第二节　耐药真菌感染的防治对策

一、克服真菌耐药性的策略

真菌耐药性的出现已引起各国学者的高度重视，近年来人们对真菌耐药性的研究给予了极大的关注。目前认为克服真菌耐药性的基本策略包括：①调节机体免疫功能：改善感染者的免疫功能是防止真菌耐药性产生的主要措施。对于艾滋病患者，在抗真菌治疗的同时，积极给予抗 HIV 治疗不仅对于提高抗真菌疗效有利，而且对于减少真菌耐药性的产生也是极为重要的。②合理用药：合理确定药物的剂量和疗程，避免盲目用药和滥用药。间断性或持续低剂量用药有利于真菌耐药性产生。在临床实践中，临床医师应减少不必要的抗真菌药物的使用，降低患者对抗真菌药物的暴露，尽可能减少抗真菌药物使用的时间。③加大药物剂量：药物的耐药性是针对药物的常规治疗剂量而言的，也就是说，在保证用药安全的情况下，如果提高药物的剂量，真菌仍有可能被高剂量的同一种药物清除。有研究表明，将两性霉素 B 的剂量加大，高于临床常用水平，可以提高疗效。另有临床研究提示，高剂量氟康唑（日剂量超过 12 mg/kg）用于剂量依赖性敏感念珠菌感染的治疗是一种安全有效的选择。④联合用药：由于真菌感染的治疗较困难，联合治疗作为增强抗真菌效果、减少耐药发生并潜在性减少毒性作用的一种方法，日益受到重视。临床研究发现，对于艾滋病合并隐球菌性脑膜炎患者，先联合应用两性霉素 B 和氟胞嘧啶治疗 2 周，然后用氟康唑或伊曲康唑巩固治疗 8 周，最后用氟康唑长期维持。此方案能迅速杀灭脑脊液中的真菌，减少真菌对氟胞嘧啶产生继发性耐药的机会，提高疗效。近年来侵袭性真菌感染的发病率呈上升趋势，但临床抗真菌疗效仍有待提高，为了提高抗真菌疗效，临床医生常联合应用各种抗真菌药物，抗真菌药物的联合应用在临床上已呈增多趋势。不同的联合治疗方案在不同的侵袭性真菌感染治疗中的价值不尽相同。随着新型高效低毒抗真菌药物的出现和应用，临床上出现了多种可能的联合用药方案，但联合用药的确切价值尚需通过临床试验来加以验证，联合用药不宜作为侵袭性真菌感染最初的常规治疗方案，联合用药应遵循个体化原则。⑤改变药物剂型。⑥新药研究：控制真菌耐药性产生的最重要措施是研究开发新的药物。新药伏立康唑、泊沙康唑和拉诺康唑在体外对耐氟康唑和伊曲康唑的酵母菌等真菌菌株有较好的活性；棘白菌素（echinocandins）及其衍生物通过抑制葡萄糖合成酶从而抑制真菌细胞壁的合成，它们对念珠菌包括对三唑类抗真菌药耐药的念珠菌均具有抗真菌作用。棘白菌素对曲霉表现出良好的抗菌活性，已被批准用于曲霉病的一线治疗药物。近年来，从中药和中药有效成分中寻找新的抗真菌药物以及针对真菌耐药机制开发新型抗真菌药物也成为研究热点。

二、真菌药敏检测的应用价值

真菌耐药监测不仅可指导临床合理使用抗真菌药物,也为制定控制真菌耐药性产生和传播的措施提供科学依据,同时还为研发新型抗真菌药物提供参考。美国临床和实验室标准协会自 1997 年开始先后公布了酵母菌、丝状真菌肉汤稀释法及酵母菌纸片扩散法抗真菌药物敏感性试验参考方法。参考方法对抗真菌药物敏感性试验方法中的影响因素进行了标准化,提高了药敏试验方法的准确性和重复性,从而有利于真菌药敏的广泛开展。

尽管真菌药敏检测对于指导临床抗真菌治疗具有重要作用,但是真菌的药敏检测方法还有待进一步完善,有些抗真菌药物的药敏试验结果与临床疗效的相关性还有待进一步确定。真菌的药敏试验结果受许多因素的影响:菌液接种液浓度、培养基的成分及 pH、孵育时间与温度以及不同的终点判定方法等,这些因素均影响真菌药敏检测结果的准确性。另外,抗真菌治疗效果与多种因素有关,其中宿主因素发挥重要作用,而真菌耐药性仅是其中因素之一。有些真菌在菌种水平即可判断其对药物的敏感程度,从而无需进行药敏检测即可选择适当药物进行治疗。因此,对于临床分离的真菌并不建议统一进行药敏检测,但定期对各地真菌感染的耐药状况进行监测对于控制真菌感染也是必要的。对于真菌而言,菌种与其药敏密切相关,临床上将真菌鉴定至"种"的水平对于提高抗真菌药物使用的针对性是极为重要和必不可少的。

三、耐药真菌感染的治疗

1. **念珠菌感染的治疗** 念珠菌对抗真菌药物的敏感性与菌种有关,临床上可通过菌种鉴定初步预测念珠菌对常用抗真菌药物的敏感性。对于克柔念珠菌不宜选用氟康唑和伊曲康唑,宜首选伏立康唑、卡泊芬净进行治疗;对于光滑念珠菌,亦不宜选用氟康唑,可选用伏立康唑、卡泊芬净进行治疗。如果念珠菌对抗真菌药物存在交叉耐药性时,这些新型三唑类药物的选择也需慎重,也应注意念珠菌对其耐药的可能,这种情况下,可选用两性霉素 B 治疗,且两性霉素 B 的剂量宜偏大。葡萄牙念珠菌、季也蒙念珠菌、光滑念珠菌对药物的敏感性低,在治疗过程中应密切观察,注意有无继发耐药性的出现,治疗这些感染常需较大剂量的抗真菌药物来进行治疗。氟胞嘧啶单用易诱导念珠菌对其耐药,因此,通常氟胞嘧啶不单用于念珠菌感染的治疗。

棘白菌素类抗真菌药物强大的杀菌作用及其较低的肾毒性,该类抗真菌药物在治疗念珠菌病中将发挥重要作用。临床研究显示卡泊芬净治疗念珠菌病作用并不亚于两性霉素 B,且卡泊芬净的耐受性较好。卡泊芬净已被批准用于治疗念珠菌血症和各种念珠菌感染,包括腹腔脓肿、腹膜炎、胸膜炎以及食管念珠菌病。此类药物的作用机制是抑制真菌细胞壁的合成,真菌对此类药物的耐药率低,此类药物尤其适用于治疗耐氟康唑的真菌感染。然而,已有卡泊芬净耐药的报道。因此,随着此类药物在临床的使用,应对其耐药性进行监测。

研究显示,联合用药可提高侵袭性念珠菌病的疗效。与单用氟康唑相比,两性霉素 B 与氟康唑联合用药能更为快速地清除血液中的念珠菌,但联合用药方案并未能降低住院患者的病死率。两性霉素 B 联合氟康唑可作为念珠菌病的首选经验性治疗方案。念珠菌病治疗指南中指出:念珠菌败血症,由念珠菌感染引起的心内膜炎、心包炎、化脓性静脉炎、眼内炎、腹膜炎以及脑膜炎可联合应用两性霉素 B(或氟康唑)和氟胞嘧啶进行治疗。在严重或难治性念珠菌感染病例也常加用氟胞嘧啶。从目前研究情况来看,绝大多数侵袭性念珠菌病只需单药治疗而无需联合用药,但对于病情较重而难以治疗的患者如肝脾念珠菌病、心内膜炎、脑膜炎及复发性感染等可考虑联合用药。

2. 曲霉病的治疗　大多真菌对氟康唑耐药,故不宜使用氟康唑进行治疗。土曲霉对两性霉素 B 的 MIC 值高,常表现为耐药,对新型抗真菌药物的 MIC 值高。伏立康唑是目前唯一获得 FDA 批准的第二代三唑类抗真菌药物,具有抗菌谱广、副作用少的特点,已经被批准用作治疗曲霉病的一线药物。卡泊芬净为第一个获 FDA 批准的棘白菌素类抗真菌药物,该药在临床研究中很少发生药物之间相互作用,患者对其耐受性好,FDA 已批准用于侵袭性曲霉菌病的补救治疗,即主要用于治疗其他抗真菌药治疗失败的患者。泊沙康唑是新型三唑类抗真菌药,抗菌谱广,抗菌效力强,本品对曲霉和其他很多真菌都有杀菌作用,尤其是对多烯类和其他三唑类抗真菌药耐药的难治性或侵袭性曲霉感染有效。临床使用这些新型抗真菌药物时应密切观察疗效。

目前研究未能证实两性霉素 B 与三唑类抗真菌药的联合应用可以提高侵袭性曲霉病的疗效。伏立康唑与卡泊芬净这两种药物作用于真菌细胞的不同部位,通过不同的作用机制发挥抗真菌作用,理论上这两种药物联合应用具有协同效应,因而可联合应用来治疗侵袭性曲霉病。体外研究表明,新型三唑类药物与棘白菌素类药物联合应用治疗侵袭性曲霉病时具有协同效应,有时可产生无关作用,但不出现拮抗作用。一项回顾性研究显示:对于两性霉素 B 治疗失败的曲霉病患者,联合使用伏立康唑和卡泊芬净与单独使用伏立康唑相比,联合用药方案的 3 个月存活率明显高于单独用药方案,作为补救治疗方案,联合用药可降低病死率。对于两性霉素 B 治疗无效的侵袭性曲霉病,联合应用卡泊芬净与三唑类药物是治疗的良好选择。

3. 隐球菌病的治疗 目前认为隐球菌脑膜炎需要联合应用抗真菌药物治疗,联合用药应为隐球菌脑膜炎患者的首选治疗方案。2010 年美国感染病协会(IDSA)公布的隐球菌病治疗指南中推荐两性霉素 B 联合氟胞嘧啶作为隐球菌脑膜炎初始治疗的首选方案。如不能使用两性霉素 B 作为诱导阶段的治疗而只使用氟康唑进行治疗,那么氟康唑的剂量不应低于 800 mg/d。新型三唑类抗真菌药物的出现为治疗隐球菌病提供了新的选择。伏立康唑是第二代三唑类抗真菌药物,具有抗真菌谱广、生物利用度高、安全等特点,并可以通过血脑屏障,在脑组织中可达到有效治疗浓度,可作为隐球菌脑炎补救治疗选择。一项研究显示:在接受伏立康唑治疗的 18 人中,7 人(39%)治愈,在其余对治疗反应不满意的 11 人中,10 人在疗程结束时病情稳定。体外研究显示泊沙康唑具有较强的抗隐球菌活性。泊沙康唑治疗 39 例 HIV 感染合并隐球菌脑膜炎患者的结果显示:每日使用泊沙康唑 800mg 进行治疗后,59%的患者获得临床治愈,这些患者在疗程结束时脑脊液中无菌。另一研究显示,29 例隐球菌脑膜炎患者(其中绝大多数患者存在难治性疾病或 HIV 感染)接受泊沙康唑治疗 1 年后,14 例(48%)病人治愈。棘白菌素类抗真菌药如卡泊芬净和米卡芬净抗隐球菌活性差,因此不推荐用于隐球菌病的治疗。目前有研究初步提示,三联治疗(氟胞嘧啶+两性霉素 B+伏立康唑或伊曲康唑)也可作为隐球菌脑膜炎的治疗选择,但是目前尚未证实三联治疗比二联治疗具有更高杀菌活性。

4. 其他真菌感染的治疗 镰刀霉属是引起免疫缺陷患者侵袭性真菌感染最多见的真菌之一。镰刀霉属感染的临床经过取决于感染的途径以及宿主的免疫功能。本病应给予以下两方面的治疗:抗真菌治疗和增强宿主的免疫功能。由于两性霉素 B 在体外有良好的抗镰刀霉活性,因此,抗镰刀霉治疗方案中通常应包含两性霉素 B,临床上尽可能使用机体能够耐受的最大剂量,为了减少肾毒性,可选用两

第14章 耐药与多重耐药乙型肝炎病毒的防治

核苷(酸)类似物是临床治疗慢性乙型肝炎的重要药物,其疗效已经得到肯定,但由于其对乙型肝炎病毒(HBV)共价闭合环 DNA(covalent close circular DNA,cccDNA)无直接作用,需要长期使用,导致 HBV 产生耐药变异,在一定条件下,还可以导致 HBV 对多种药物的耐药产生抗药性。临床医师需要了解各种核苷(酸)类似物的特点,合理制定抗病毒治疗方案,减少 HBV 耐药和多重耐药变异的发生概率。同时,通过监测病毒耐药变异,及时采取有效措施避免或减轻临床耐药和多重耐药带来的副作用。

第一节 HBV 耐药的产生机制

一、HBV 耐药的产生机制

HBV 复制过程中由于存在反转录过程,其多聚酶/反转录酶(RT)缺乏纠错能力,产生变异的概率较其他 DNA 病毒高约 100 倍;但由于 HBV 基因组各读码框架间存在编码基因共用,使变异对病毒产生损害的概率增加,因而 HBV 变异株的产生概率又低于 HCV 及 HIV 等 RNA 病毒。根据 HBV 基因组的差异程度,将病毒分为不同的基因型(差异>8%)和基因亚型(差异>4%),更小的差异构成病毒准种。一些病毒变异可以影响病毒复制力、感染力、蛋白表达与分泌水平、抗原表位的亲和力等。例如 HBV 前 C 区的 G1896A 变异,使 HBeAg 产生终止,临床可表现为 HBeAg 阴性肝炎;HBV S 基因 sP120S 和(或)sG145R 变异可以引起 S 抗原表位特性改变,临床可表现为 S 抗原阴性的隐匿性肝炎。核苷(酸)类药物长期应用,可以使病毒获得适应性变异或使已存在于准种群中的极少量变异株获得选择性扩增,产生耐药病毒而引起临床耐药性。

　　HBV 的耐药类型按发生顺序依次为：①基因型耐药（genotypic resistance），指HBV 基因组出现某种特定的变异，这些变异已通过体内外实验证实与耐药密切相关；②病毒学突破，指在基因型耐药基础上 HBV DNA 反跳大于一个 log10；③生化突破，指在前两种耐药基础上，出现了 ALT 升高或肝组织学损伤加重（图 14-1）。从实验室角度还可以将耐药类型分为表型耐药（phenotypic resistance）和交叉耐药（cross resistance），前者指在体外药敏检测体系中，基因变异引起病毒株对药物的敏感性显著下降，后者指由一种药物引起的表型耐药引起了对其他抗病毒药物的表型耐药。病毒变异引起的临床耐药有以下几个特征：①与使用治疗药物相关；②临床上出现病毒反弹和（或）病情反复；③表型耐药分析能证明变异病毒对治疗药物的敏感性降低；④可能出现在多个病例；⑤停药后病毒有可能恢复为野生型。

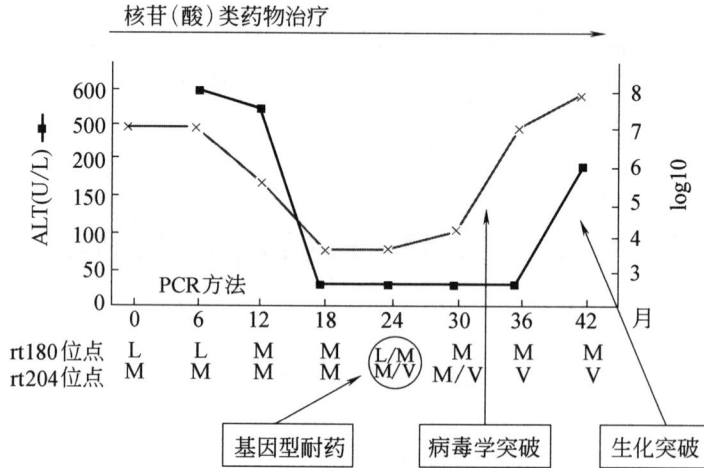

图 14-1　HBV 耐药发生的三个阶段

二、HBV 耐药的类型

　　目前临床使用的抗 HBV 药物大致有 3 类：①干扰素类；②核苷（酸）类似物；③特异性免疫球蛋白。目前尚未证实病毒变异与干扰素耐药有直接关系，干扰素的应答主要与机体的反应差异有关，与病毒基因型也有一定关系。特异性免疫球蛋白的应用可以引起 HBV S 基因变异引起耐药，但该药临床主要用于移植肝和母婴传播的 HBV 感染预防，临床应用并不广泛。核苷（酸）类药物属于口服类药物，服用方便，副作用小，为目前治疗 HBV 感染应用最多的药物。核苷（酸）类药物针对的靶位为 HBV 的多聚酶/反转录酶,通过抑制病毒的反转录和复制发挥作用,但不能直接作用于肝细胞核中的 HBV 复制原始模板 cccDNA,需要长期应用,容易引起病毒变异产生耐药。核苷(酸)类似物目前主要有拉米夫定、阿德福韦、恩替卡韦、替比夫定和替诺福韦,其中前 4 种药物在我国被批准进入临床使用,替诺福韦在欧美国家已经进入临床。其他在某些国家批准应用的还有恩曲他滨、克拉夫定以及 truvada(替诺福韦与恩曲他滨的合剂)。对前 4 种药物的疗效和副作用已有不少文章进行了总结,通过对多项大型多中心临床试验结果的总结表明,4 种药物治疗一年时 HBV DNA 转阴率(<300 或 400 拷贝/ml)对 HBeAg 阳性患者分别为36%～40%,25%,67% 和 60%,对 HBeAg 阴性患者分别为 71%～72%,51%,90% 和 88%。对初治患者替诺福韦的疗效与恩替卡韦相仿。总体来讲,在对核苷(酸)类似物初治患者的 HBV 抑制效果上,恩替卡韦、替比夫定和替诺福韦较强,拉米夫定次之,阿德福韦较弱。但对拉米夫定耐药患者阿德福韦疗效较好,恩替卡韦也有一定疗效,替诺福韦最好。

　　药物耐药基因屏障(genetic barrier)高低是决定耐药发生率的关键因素之一。所谓耐药基因屏障是指病毒耐药所需要产生的耐药变异的难易程度,与需要产生变异的数目和变异对病毒复制力的影响密切相关。耐药基因屏障由低向高依次为拉米夫定、替比夫定、阿德福韦、恩替卡韦和替诺福韦。相应地临床上耐药变异发生率在核苷(酸)类药物初治患者中由高向低依次为拉米夫定、阿德福韦、替比夫定、恩替卡韦和替诺福韦,但对于已经产生拉米夫定耐药的患者恩替卡韦的耐药发生率很高(表 14-1),这是因为拉米夫定耐药变异是恩替卡韦耐药变异的一部分,使药物的耐药基因屏障明显降低。目前尚未发现替诺福韦的病毒耐药,但有报道阿德福韦耐药对替诺福韦治疗的病毒学应答率有一定影响。

表 14-1　核苷(酸)类似物治疗患者耐药变异出现率(%)

药　　物	用药时间				
	1 年	2 年	3 年	4 年	5 年
拉米夫定(初治)	24	38	49	67	70
阿德福韦(初治)	0	3	11	18	29
替比夫定(初治)	4	17			
恩替卡韦(初治)	0.2	0.5	1.2	1.2	1.2
恩替卡韦(拉米夫定耐药)	6	16	36	47	51
替诺福韦(初治)	0	0	0		

三、HBV 耐药的变异位点

HBV 耐药相关变异包括直接降低药物敏感性的原发耐药变异和增加病毒复制力的继发补偿变异。前者中经典（classic）或公认（well-recognized）的变异如下：拉米夫定（LAM）为 rtM204I 和 rtM204V（即 YIDD 和 YVDD），阿德福韦酯（ADV）为 rtN236T 和 rtA181V，替比夫定为 rtM204I，恩替卡韦（ETV）为在 rtM204I/V 基础上同时出现 rt184，rt202 或 rt250 位点的变异。有一些变异虽有与耐药相关的报道但未被公认，被称为提议（proposed）或次要（minor）变异，多与 ADV 耐药相关，主要有 rtV84M，rtV214A，rtQ215S，rtL217R，rtI233V 等，因为 ADV 对药物的敏感性下降约 3 倍（其他 3 种药物均在 50 倍以上）即可引起临床耐药，使表型耐药分析结果不易判断；rtA194T 是与替诺福韦酯耐药相关的提议变异。复制力补偿变异主要有 rtV173L、rtL180M（常与 rtM204V 共同出现）和 rtL80I/V（常与 rtM204I 共同出现），有研究认为，上述几种次要突变可能是复制力补偿变异而非原发耐药变异。基本核心启动子区的 A1762T＋G1764A 双联变异对一些 RT 区的耐药变异株也有复制力补偿作用。此外，rtA181T 是一种比较特殊的变异，其产生与使用 LAM 和 ADV 相关，虽然对耐药的贡献较小，但可引起 S 基因表达提前终止的无义变异（sW172stop），被称为非典型耐药相关变异。

如前所述，多重耐药 HBV 产生了针对 2 种或多种药物抗性的变异。广义地讲恩替卡韦耐药变异也是多重耐药的一种，因其同时也对拉米夫定、替比夫定等核苷类药物产生耐药。但严格意义上的多重耐药 HBV 指以下两种情况：一种是病毒基因组产生了同时针对核苷和核苷酸两类药物的变异，报道的变异形式有±rtV173L＋rtL180M＋rtA181V＋rtM204V，±rtV173L＋rtL180M＋rtM204＋rtN236T，rtL180M＋rtA181V＋rtM204V＋rtS202＋rtN236T，rtL180M＋M204V＋S202G＋N236T 等；另一种是病毒基因组产生了针对核苷（酸）类药物和抗 HBV 免疫球蛋白的变异，报道的变异形式有 rtV173L＋rtL180M＋rtA181V＋rtN236T＋sP120S。

各种主要 HBV 耐药相关变异对抗 HBV 核苷（酸）类药物的影响见表 14-2。

表 14-2　抗 HBV 核苷(酸)类似物的交叉耐药

	L180M+M204V	M204I	N236T	A181V	T184[1]、S202[1]、M250I[1]
活性明显降低	拉米夫定、恩曲他滨、替比夫定、克拉米夫定	拉米夫定、恩曲他滨、替比夫定	阿德福韦	阿德福韦	恩替卡韦、拉米夫定、替比夫定
活性有所降低	恩替卡韦	恩替卡韦	替诺福韦	拉米夫定	
活性保持不变	阿德福韦、替诺福韦	阿德福韦、替诺福韦	拉米夫定、恩替卡韦、替比夫定、恩曲他滨	恩替卡韦、替诺福韦	阿德福韦、替诺福韦

(1)rtT184 位点的变异包括 rtT184A,G,F,I,L,S,rtS202 位点的变异包括 rtS202C,G,I,M250 位点的变异包括 I,L,V,这 3 个位点中任何一个位点上发生变异且同时发生 rtM204 位点的变异(通常是 rtL180M＋rtM204V)可引起恩替卡韦耐药

在上述药物中,阿德福韦和替诺福韦属于核苷酸类(nucleotide analog),其他药物属于核苷类(nucleoside analog),两类药物的耐药谱有较大互补性,因此针对两类药物的多重耐药病毒需要同时产生针对两类不同药物的变异,且仍然保持一定的复制竞争力。我们的研究表明,长期序贯用药治疗容易引起多重耐药病毒,常见于拉米夫定和(或)恩替卡韦耐药后换用阿德福韦长期治疗的患者。此外,国外有报道有联合应用核苷类药物和特异性免疫球蛋白引起的多重耐药病毒。

第二节　耐药与多重耐药 HBV 的检测与监测

一、HBV 的基因变异检测

目前应用最广的检测方法是分析 HBV 基因变异,其基本原理是通过分析药物作用靶位即 HBV RT 区的基因序列改变,推导出相应氨基酸的改变,确定病毒是否产生基因型耐药,其前提是所检测的变异已被证实可以引起耐药。目前随着抗 HBV 核苷(酸)类药物种类的增多,HBV 耐药变异的位点数量和变异形式也在增加,临床检测 YMDD 变异常用的实时荧光 PCR 法难以同时进行多位点基因变异检

测。目前常用的方法为 PCR 产物直接测序法(direct or population sequencing)和反向线性杂交法(INNO LiPA 法,比利时 Innogenetics 公司研发),这两种方法也是目前得到公认的可用于临床的检测方法。前者的优点是提供的信息量丰富,可以检测已知与未知的变异,缺点是检测灵敏度较低,往往需要血清病毒载量$>10^4$ U/ml,病毒变异株比例达到 20%;后者的优点是检测灵敏度较高,可检测到$\geq 5\%$的变异株,但只能检测已知变异,且目前技术上对同一变异位点(如 rt184 位点)中的多种变异形式分辨力有限。此外,使用 INNO LiPA 法的试剂和配套仪器成本较高。其他检测多位点变异的方法还有 DNA 芯片法、限制性片段长度多态性分析法、克隆测序法、焦磷酸测序法、基质辅助激光解吸附电离飞行时间质谱测定法(MALDI-TOF MS)等,这些方法各有优缺点,在临床检测 HBV 多位点耐药相关变异中的应用还比较有限。

我们创建了一种高度灵敏特异的单管巢式 PCR 技术,使灵敏度较常规 HBV 测序法的病毒载量检测下限10^4 U/ml 提高 2 个数量级以上,对标准样品的最低检测下限可达 20U/ml,对大样本的临床样本检测到10^2 U/ml 水平,可以做到对基因型耐药的早期发现。通过对大样本患者 HBV 耐药的检测和对其中部分患者动态样本的 HBV 耐药监测,证实不适当的用药方式是引起病毒耐药的重要原因,例如 LAM 耐药后换用与加用 ADV 相比,引起 ADV 耐药变异的概率明显增高;ETV 耐药和多重耐药多与长期序贯用药相关,联合应用核苷和核苷酸类药物有助于抑制耐药和多药病毒的复制;HBV 基因型和基因亚型与耐药变异发生相关,C2 型 HBV 感染患者的拉米夫定耐药发生率显著高于 B2 型 HBV 感染患者。虽然目前我国只有 4 种核苷(酸)类抗 HBV 药物上市,但各种用药方式多达 40 余种,以往缺少对 HBV 基因耐药变异的有效检测手段是引起临床用药不规范的重要原因之一。

在分析 HBV 基因耐药变异检测结果时应注意以下几点:①在基因型耐药期或病毒反跳早期检出耐药变异意义重要,可以帮助临床及时采取措施,减少病情反复。②变异株在治疗前可能已经存在,可来源于自然传播和交叉耐药,我们发现在未使用抗病毒药物的急性乙肝患者中,有约 7%感染了 HBV 耐药变异株,一些 LAM 耐药患者还可直接检出 ETV 耐药相关变异。因此应考虑在使用核苷(酸)类药物前和改变治疗用药前进行 HBV 基因耐药变异检测。③疗效不理想或在治疗过程中出现病毒和生化指标反跳并不一定是因为产生了耐药病毒,可能因药物代谢等其他因素引起,这种情况在 ADV 治疗患者中较为常见。④一些变异与耐药的关系尚有争议,新的变异表现形式需要经过表型耐药分析证实。

二、HBV 的表型耐药分析

如上所述,表型耐药检测为确定某种基因变异是否与耐药相关的重要手段,其基本原理是比较野生病毒株和变异病毒株对药物的敏感性是否有差异。基本方法是将变异与野生株病毒基因组分别转染肝癌细胞系(如 Huh7 或 HepG2),加入不同浓度的药物,进行病毒复制力检测,比较二者的半数有效剂量(EC_{50}),计算出变异病毒株相对于野生病毒株对药物敏感性变化的倍数。临床上,抗病毒药物耐药通常被分为重度(增加超过 100 倍)、中度(增加 10~99 倍)和轻度(增加 3~9 倍)3个水平。不同药物引起临床耐药所需的表型耐药改变程度是不同的,如拉米夫定耐药变异病毒引起重度表型耐药敏感度下降,而阿德福韦耐药变敏感性的轻度降低(EC50 增加 3~9 倍)可能会引起体内对它的耐药。

目前用于表型耐药分析的系统主要有三种:无载体 HBV 瞬时转染系统、有载体 HBV 瞬时转染系统和 HBV 稳定复制细胞系。无载体 HBV 瞬时系统是利用 SapI 酶切 HBV 全基因组并使其自身环化,形成不带外源基因的 1.0 倍体 HBV cccDNA 样基因组,转染细胞进行复制力测定,其优点是构建简单,不受外源载体序列影响;缺点是产生的病毒复制力较低。有载体 HBV 瞬时转染系统是将构建的＞1.0 倍体 HBV 基因组与载体重组,在载体的强启动子作用下进行复制,产生的病毒复制力较高,是目前常用的方法,但实验操作比较繁琐。我们以我国患者 C 基因型 HBV 基因组为模板,构建了 1.1 倍长重组载体,转染肝癌细胞后产生了高水平的 HBV 复制,优化了 HBV 复制力检测方法,建立了比较灵敏和稳定的实时荧光定量 PCR 法。瞬时转染系统的共同缺点是容易产生批间结果差异,构建变异病毒株的稳定复制细胞系可以克服这一缺点,已有少数实验室利用这一系统对多种变异病毒株的耐药特性进行了分析,我们在"十一五"国家传染病防治重大专项课题的支持下,分别建立了我国流行的 C 基因型 HBV 野生、耐药和和多重耐药的稳定复制细胞系,为研究 HBV 耐药机制和筛选抗 HBV 新药提供了细胞模型。但细胞建系费时较长,技术难度较高。理论上讲表型耐药分析与耐药相关基因变异检测相比具有独特的优点,因为病毒基因变异并不一定都引起耐药,而表型耐药分析可以直接确定临床获得的病毒基因组对药物敏感性的改变。然而,由于目前表型耐药分析过程繁琐,技术要求和成本较高,尚不适用于临床常规应用。建立灵敏、简便、经济的表型耐药分析技术是今后 HBV 耐药检测的一个重要课题。

三、HBV 的耐药监测

一方面,应加强对 HBV 耐药患者进行动态跟踪。对所有接受核苷(酸)类药物治疗的慢性乙型肝炎患者,治疗期间都应密切监测病毒学应答与突破,停药以后也应监测应答持续和病情复发情况。治疗开始前应该检测血清 HBV DNA,治疗过程中至少每 3 个月检测 1 次。对发生病毒学突破的患者,应考虑其依从性,同时尽可能进行病毒耐药变异的检测,以确定基因型耐药的存在和病毒耐药变异的模式。目前越来越多的患者接受一种以上药物治疗,对病毒耐药变异的检测显得尤其重要。随着越来越多治疗方法的出现,耐药变异更加复杂,初始和补救治疗的选择也逐渐增加,总的原则一是补救治疗要早实施;二是联合应用核苷与核苷酸两类药物。另一方面,应建立和完善医院间协作共享的 HBV 耐药监测机制和耐药 HBV 数据库,以监控 HBV 耐药变异株的流行传播情况,更有效地管理 HBV 耐药。“十一五”国家传染病防治重大专项设置了专项课题,在全国建立 HBV 耐药数据库和监控网络平台,实现资源共享和数据标准化,实时监控我国 HBV 耐药发生情况及其特点。HBV 基因数据库的建立具有重要意义,我们在北京市自然科学基金重点项目等课题的支持下,建立了以我国患者 HBV 基因数据库,目前已收录近万例患者的 HBV 序列 13 000 多条,HBV 基因克隆 2 000 余个,对包括耐药变异在内的各种 HBV 变异序列具有广泛的代表性。

第三节 耐药和多重耐药 HBV 感染的治疗与预防

一、治 疗

对 HBV 耐药患者的治疗依赖于对既往治疗史的了解、既往疗法的应答情况、病毒突破时检测到的突变模式以及耐药突变株对不同药物敏感性的体外实验资料。最近的研究显示,与病毒反弹和生化突破才应用补救治疗相比,在病毒学突破时就开始补救治疗更加有效。

(一)拉米夫定、替比夫定和其他左旋核苷类药物耐药

阿德福韦、替诺福韦和恩替卡韦对拉米夫定和其他左旋核苷类药物耐药 HBV

突变株仍保持抗病毒活性,但与野生株相比,恩替卡韦对突变株的活性有实质性下降。对拉米夫定耐药病人的研究表明,在血清 HBV DNA 下降程度上,阿德福韦单药治疗与拉米夫定和阿德福韦联合治疗类似,然而,联合疗法能更有效地降低后续阿德福韦耐药发生率。1 项对 738 例拉米夫定耐药患者的治疗表明,加用(add-on)阿德福韦治疗 3 年未出现阿德福韦耐药变异,而换用(switch)阿德福韦耐药变异发生率则逐年增加,我们通过大样本的 HBV 耐药变异检测也发现拉米夫定加用阿德福韦与换用阿德福韦相比,阿德福韦耐药变异发生率显著下降。这些结果支持临床治疗对拉米夫定耐药的慢性乙肝患者时应考虑同时使用这 2 种药物。相比阿德福韦,替诺福韦能更有效地抑制拉米夫定耐药 HBV 突变株,因而单独用药即可。对于拉米夫定耐药 HBV 患者,换用恩替卡韦并不是合理的选择。

(二)阿德福韦

拉米夫定和恩替卡韦对于阿德福韦耐药 HBV 突变株有效。病例研究证明,拉米夫定能有效地降低阿德福韦耐药 HBV 患者的血清 HBVDNA 水平。但是应答的持续性,尤其对于先前出现过拉米夫定耐药的病人尚不明确。此外,重新使用拉米夫定可能使病人较快地出现拉米夫定耐药突变。在病例研究中还发现,对于阿德福韦原发性无应答的病人,改用替诺福韦能促进病毒抑制。这是因为在临床应用中,替诺福韦的剂量较大。如果替诺福韦不可得,也可考虑联合应用恩替卡韦(或替比夫定、拉米夫定)和阿德福韦,特别是对于已有拉米夫定耐药史的患者。在阿德福韦耐药的 HBV 病人中,替诺福韦仍能在较大程度上抑制病毒,但由于两者在体外实验有交叉耐药,故其效力受到一定影响。

(三)恩替卡韦

体外研究显示,阿德福韦和替诺福韦对恩替卡韦耐药 HBV 突变株有抗病毒活性,替诺福韦的效力强于阿德福韦,但在替诺福韦不可得时,且单独应用阿德福韦疗效不显著时,可联合应用阿德福韦和恩替卡韦(或替比夫定、拉米夫定)。

(四)多重耐药

对多重耐药 HBV 感染的治疗国外首推 truvada(替诺福韦与恩曲他滨的合剂),在国内目前尚只有采用联合应用恩替卡韦(或替比夫定、拉米夫定)和阿德福韦。

以下是美国肝病研究学会慢性乙肝临床指南对 HBV 耐药感染的治疗推荐(图 14-2)。在我国由于替诺福韦和 truvada 均未上市用于治疗 HBV 感染,可以用阿德福韦或阿德福韦加恩替卡韦(或拉米夫定、替比夫定)代替。

耐药类型	2009 年	2007 年
拉米夫定耐药	• 加用阿德福韦酯或替诺福韦 • 停用拉米夫定，改用 truvada[(1)]	• 加用阿德福韦酯或替诺福韦 • 停用拉米夫定，改用 truvada • 停用拉米夫定，改用恩替卡韦(既往存在拉米夫定耐药突变者易于发生恩替卡韦耐药)[(2)]
阿德福韦酯耐药	• 加用拉米夫定 • 停用阿德福韦脂，改用 truvada • 加用或改用恩替卡韦	• 加用拉米夫定[(2)] • 停用阿德福韦脂，改用 truvada • 加用或改用恩替卡韦[(2)]
恩替卡韦耐药	• 改用替诺福韦或 truvada	• 加用或改用阿德福韦酯或替诺福韦
替比夫定耐药	• 加用阿德福韦脂或替诺福韦 • 停用替比夫定，改用 truvada	• 加用阿德福韦酯或替诺福韦 • 停用替比夫定，改用 truvada • 停用替比夫定，改用恩替卡韦(既往存在替比夫定耐药突变者易于发生恩替卡韦耐药)

(1) 含 200mg 恩曲他滨和 300mg 替诺福韦的一种合剂；(2) 抑制病毒的持久性尚不清楚，特别是既往存在拉米夫定耐药者

图 14-2　美国肝病研究学会治疗耐药 HBV 感染的推荐方案

目前对耐药 HBV 感染的疗程和停药指征尚无专门规定，可参照我国中华医学会肝病分会、传染病与寄生虫病分会 2005 年发布的《慢性乙型肝炎防治指南》中对核苷(酸)类药物治疗慢性乙肝的治疗原则，即对 HBeAg 阳性患者在 HBV DNA 阴转、HBeAg 血清转换和 ALT 复常后，经监测 2 次(每次至少间隔 6 个月)保持上述疗效时可考虑停药；对 HBeAg 阴性患者在血清 HBV DNA 阴转和 ALT 复常后，经监测 3 次(每次至少间隔 6 个月)保持上述疗效时可考虑停药；当在治疗过程中出现临床耐药时，如 HBV DNA 反跳超过治疗前的基线水平并伴有 ALT 升高时，可考虑改用其他抗病毒药物。实际应用时可根据情况延长治疗时间，特别是对有肝硬化基础的患者停药要慎重。由于慢性乙肝是一个复杂的、进展性的疾病，临床医师在选择药物和制定治疗方案时要根据患者、病毒、宿主、治疗应答、药物的特性等各种因素全面考虑，综合分析作出决断，治疗期间和停药后密切监察和随访。

二、预　防

预防耐药与多重耐药 HBV 最有效的方法是通过慎重使用核苷(酸)类药物和避免使用单药序贯疗法减少其发生,另据研究表明,有相当比例患者治疗失败与依从性不好相关。因此,病变轻微的患者和那些不太可能获得持续应答的病人(如非激活状态的携带者以及处于免疫耐受阶段的 HBeAg 阳性患者)不应接受核苷(酸)类药物治疗,特别是上述年轻患者。如果可能,要尽量使用高效低耐药的核苷(酸)类药物,并加强患者依从性。要密切监测应答,出现原发性无应答时应更换药物。一旦检出病毒耐药变异应及时采取措施,因为一旦病毒反跳到较高水平,除了会引起病情反复外,也不利于新的抗病毒治疗手段发挥作用,增加了对新的抗 HBV 治疗方案产生耐药和多药耐药的风险。与拉米夫定单药相比,拉米夫定和聚乙二醇干扰素或阿德福韦的起始联合治疗的病毒突破率较低,但并不能完全阻止耐药的发生。以下几点可供参考:①对核苷(酸)类似物初治患者,如果经济条件允许,应考虑首选恩替卡韦进行抗病毒治疗;②进行规范的长期治疗;③定期检测 HBV 病毒载量,出现 HBV DNA 反跳大于一个 log10,或由阴性转为阳性时,应考虑发生病毒耐药的可能;④有条件时应针对性地进行耐药基因变异检查;⑤对已经发生核苷(酸)类似物耐药的患者,应及时换用/加用与已用药物无明显交叉耐药的其他抗病毒药物;⑥可通过监测短期治疗后病毒载量降低情况预测疗效,及时判断患者是否适用于继续用该药物进行抗病毒治疗;⑦通过合理的联合用药减少耐药发生。

第四节　多重耐药病例分析

临床上发生多重耐药 HBV 并不常见,这是因为多重耐药 HBV 需要发生 RT 区多个位点的变异,对病毒的复制力会产生负面影响。除了病毒发生耐药变异的原因外,临床上对多种药物治疗效果不佳,还可以是由于患者对药物的反应性、依从性及一些未知因素引起的。但多重耐药 HBV 仍然需要引起足够的重视,因为一方面这些患者的治疗难度加大,容易引起疾病重症化;另一方面多重耐药病毒还可能在自然界传播,引起公共卫生安全问题。目前对多重耐药 HBV 感染的诊治的病例报道不多,我们在此选择了 4 例发生了多重耐药的病例供读者参考,其中前 3 例来源于我们实验室跟踪的在 302 医院诊治的病例,另 1 例为法因里昂大学报道的病例。

一、多重耐药 HBV 感染病例 1

男性,现年 46 岁,慢性乙型肝炎。该患者在经过 18 个月 LAM 和 29 个月 ADV 序贯治疗后分别产生了 LAM 和 ADV 耐药病毒,随后产生了多重耐药 HBV(同时具有 LAM 耐药变异 rt180M＋rtM204V 和 ADV 耐药变异 rtA181V)。换用恩替卡韦(ETV)后病毒被抑制,但在 ETV 治疗 25 个月后出现病毒学反跳,检出了 ETV 耐药变异(图 14-3)。此例患者的情况提示 LAM 耐药后换用 ADV 序贯治疗可以产生针对两种药物的多重耐药病毒,用 ETV 治疗虽然可以抑制多重耐药病毒,但因该患者有 LAM 耐药基础,长期 ETV 单药治疗容易引起 ETV 耐药。

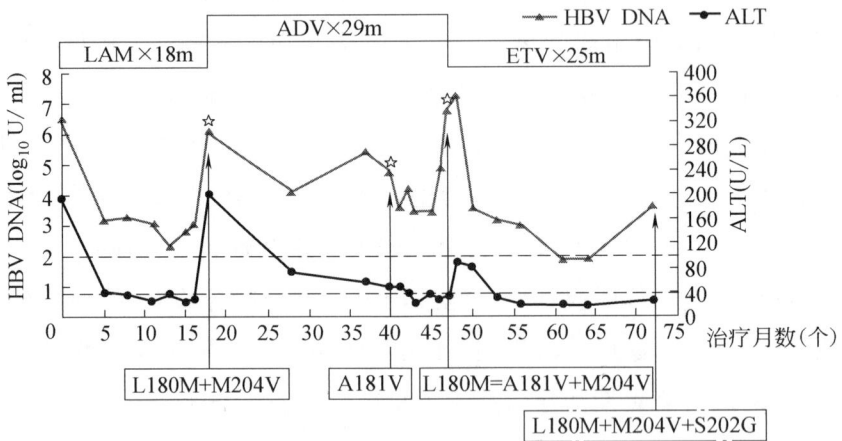

图 14-3　多重耐药 HBV 演变与治疗分析(病例 1)

二、多重耐药 HBV 感染病例 2

女性,现年 52 岁,乙型肝炎肝硬化,肝功能一度失代偿。患者在经过 ADV、LAM 治疗后产生了 LAM 耐药变异,换用 ETV 治疗 20 个月后产生了多重耐药变异(rt180M＋rtA181V＋rtM204V)。加用 ADV 治疗多重耐药病毒被有效抑制,跟踪 25 个月未出现病毒反跳(图 14-4)。此例患者的情况提示联合应用 ADV 和 ETV 是有效抑制多重耐药 HBV 感染的治疗方法。

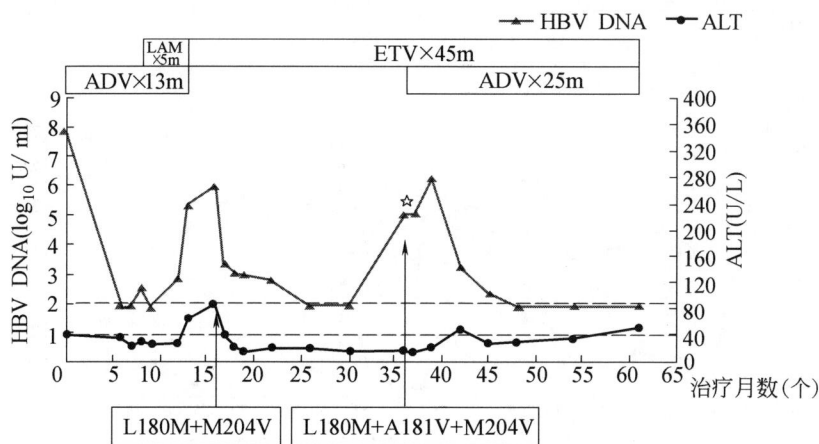

图 14-4　多重耐药 HBV 演变与治疗分析（病例 2）

三、多重耐药 HBV 感染病例 3

男性，现年 45 岁，慢性乙型肝炎。患者在经过 LAM、ADV、ETV 反复长期贯治疗后，分别产生了 LAM、ADV 和 ETV 耐药变异，并随后产生了 3 种多重耐药 HBV 株，分别是 rt180M＋rtA181V＋rtS202G＋rtM204V＋rtN236T 和 rt180M＋rtS202G＋rtM204V＋rtN236T，患者在经过一段时间的 ADV 联合 LAM 治疗后，多重耐药病毒被有效抑制，HBV DNA 阴转，ALT 复常，但病毒耐药检测仍可检测到 ETV 耐药变异和 LAM 耐药变异（图 14-5）。此例患者的情况提示联合应用 ADV 和 LAM 也可以作为治疗多重耐药 HBV 感染选择，HBV 耐药变异的演变是一个复杂的动态过程，治疗过程中需要密切监测。

四、多重耐药 HBV 感染病例 4

男性，慢性乙型肝炎合并严重肝硬化，开始治疗时 43 岁。患者经 LAM 治疗后接受了肝移植，随后联用抗 HBV 免疫球蛋白（HBIg）和 ADV 治疗，病毒载量明显下降，但治疗约 2 年后出现病毒学突破，检测发现患者体内产生了多重耐药变异病毒 rtV173L＋rtL180M＋rtA181V＋rtN236T＋sP120S，其中 sP120S 变异可干扰

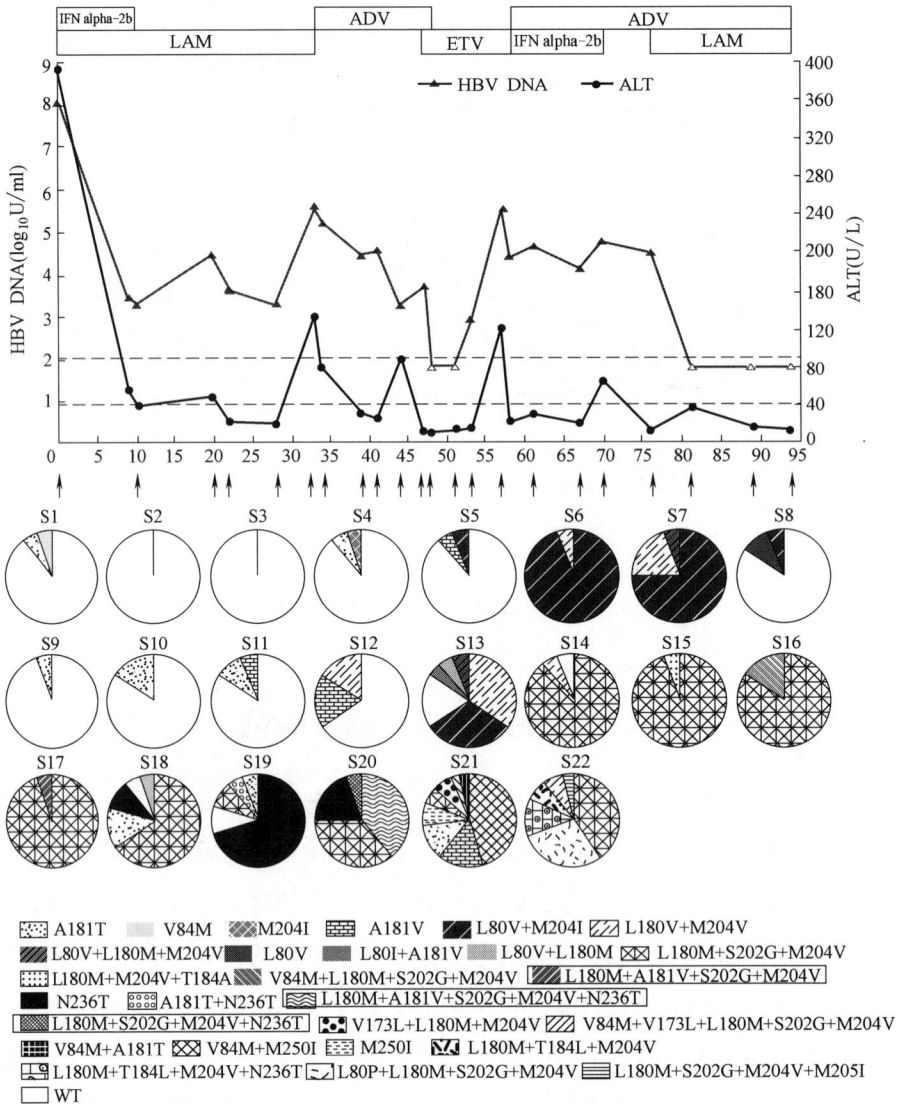

图 14-5　多重耐药 HBV 演变与治疗分析（病例 3）

HBIg 的结合活性。患者随后接受替诺福韦（TDF）治疗，多重耐药病毒感染被有效
抑制（图 14-6）。此例患者的情况提示长期联合应用 ADV 和 HBIg 可以引起针对两
种药物的多重耐药 HBV 产生，TDF 可以有效治疗这类多重耐药 HBV 感染。

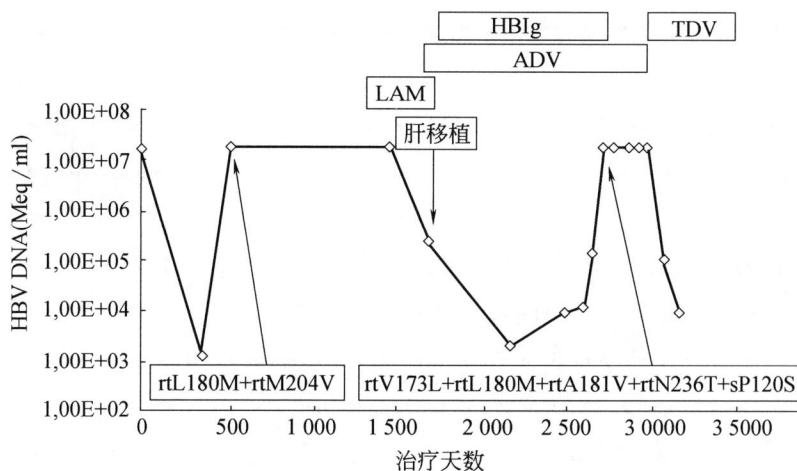

图 14-6　多重耐药 HBV 演变与治疗分析（病例 4）

五、小　结

总之,通过合理用药可以防止或减少耐药和多重耐药 HBV 的产生,通过临床监测可以及时发现耐药病毒,采取干扰措施。对初治患者应选用强效高耐药基因屏障的药物治疗(如恩替卡韦),对耐药患者应考虑采用核苷类药物与核苷(酸)类药物进行联合治疗(如恩替卡韦联合阿德福韦),并尽可能在基因型耐药或病毒学突破早期就采取有效的干预措施,避免或减轻临床耐药引起的肝细胞再损伤。同时应该进一步提高 HBV 耐药检测的技术水平,规范检测方法,加强对耐药的监测,实现资源共享,以提高我国耐药 HBV 感染的诊治水平。

（徐东平）

参 考 文 献

[1]　Soriano V,Perelson AS,Zoulim F. Why are there different dynamics in the selection of drug resistance in HIV and hepatitis B and C viruses. J Antimicrob Chemother,2008;62(1):1-4

[2]　中华医学会肝病分会、传染病与寄生虫分会. 慢性乙型肝炎防治指南. 中华肝脏病杂志,2005;13(12):881-889

[3]　徐东平,李进,张玲霞. 恩替卡韦治疗慢性乙型肝炎的研究进展. 中华医学杂志,2006;86(28):

2014-2016

[4] 徐东平,周先志.核苷(酸)类似物治疗慢性乙型肝炎耐药研究进展.传染病信息,2007;20(2): 68-70

[5] Keeffe EB,Dieterich DT,Han SH,et al. A treatment algorithm for the management of chronic hepatitis B virus infection in the United States:2008 update. Clin Gastroenterol Hepatol,2008; 6(12):1315-1341

[6] European Association for the Study of the Liver. EASL Clinical Practice Guidelines:management of chronic hepatitis B. J Hepatol,2009;50(2):227-242

[7] Lok AS,Zoulim F,Locarnini S,et al. Antiviral drug-resistant HBV:standardization of nomenclature and assays and recommendations for management. Hepatology,2007;46(1):254-265

[8] Degertekin B,Hussain M,Tan J,et al. Sensitivity and accuracy of an updated line probe assay (HBV DR v.3) in detecting mutations associated with hepatitis B antiviral resistance. J Hepatol,2009;50(1):42-48

[9] Amini-Bavil-Olyaee S,Herbers U,Sheldon J,et al. The rtA194T polymerase mutation impacts viral replication and susceptibility to tenofovir in hepatitis B e antigen-positive and hepatitis B e antigen-negative hepatitis B virus strains. Hepatology, 2009;49(4):1158-1165

[10] Warner N,Locarnini S. The antiviral drug selected hepatitis B virus rtA181T/sW172 * mutant has a dominant negative secretion defect and alters the typical profile of viral rebound. Hepatology,2008;48(1):88-98

[11] Lok AS,Zoulim F,Locarnini S,et al. Antiviral drug-resistant HBV:standardization of nomenclature and assays and recommendations for management. Hepatology,2007;46(1):254-265

[12] 徐东平,刘妍,成军,等.340例慢性乙型肝炎患者乙型肝炎病毒多位点耐药相关变异分析.中华肝脏病杂志,2008;16(10):723-726

[13] Liu Y,Wang C,Zhong Y,et al. Genotypic resistance profile of hepatitis B virus (HBV) in a large cohort of nucleos(t)ide analogue-experienced Chinese patients with chronic HBV infection. J Viral Hepat,2011 ;18(4):e29-e39

[14] Li X,Wang L,Zhong Y,et al. Hepatitis B virus (HBV) subgenotypes C2 and B2 differ in lamivudine-and adefovir-resistance-associated mutational patterns in HBV-infected Chinese patients. J Clin Microbiol,2010;48(12):4363-4369

[15] Xu Z,Liu Y,Xu T,et al. Acute hepatitis B infection associated with drug-resistant hepatitis B virus. J Clin Virol,2010,2010(48):270-274

[16] Zoulim F. In vitro models for studying hepatitis B virus drug resistance. Semin Liver Dis,2006; 26(2):171-180

456

［17］ Brunelle MN,Jacquard AC,Pichoud C,et al. Susceptibility to antivirals of a human HBV strain with mutations conferring resistance to both lamivudine and adefovir. Hepatology,2005;41(6): 1391-1398

［18］ Villet S,Pichoud C,Villeneuve JP,et al. Selection of a multiple drug-resistant hepatitis B virus strain in a liver transplanted patient. Gastroenterology,2006;131(4):1253-1261

［19］ Villet S,Ollivet A,Pichoud C,et al. Stepwise process for the development of entecavir resistance in a chronic hepatitis B virus infected patient. J Hepatol,2007;46(3):531-538

［20］ Shim JH,Suh DJ,Kim KM,et al. Efficacy of entecavir in patients with chronic hepatitis B resistant to both lamivudine and adefovir or to lamivudine alone. Hepatology,2009;50(4):1064-1071

［21］ Santantonio T,Fasano M,Durantel S,et al. Adefovir dipivoxil resistance patterns in patients with lamivudine-resistant chronic hepatitis B. Antivir Ther,2009;14(4):557-565

［22］ Inoue J,Ueno Y,Yuta W,et al. Emergence of multiple drug-resistant mutants of hepatitis B virus with long-term lamivudine and adefovir bitherapy. Hepatology,2009;50(S4):518A

［23］ Yang H,Qi X,Sabogal A,et al. Cross-resistance testing of next-generation nucleoside and nucleotide analogues against lamivudine-resistant HBV. Antivir Ther,2005;10(5):625-633

［24］ Liu Y,Wang C,Zong Y,et al. Evolution and suppression of HBV strains with multidrug resistance to lamivudine, adefovir dipivoxil and entecavir in a patient with chronic hepatitis B. Antivir Ther,2010;15(8):1185-1190

［25］ Qi X,Xiong S,Yang H,et al. In vitro susceptibility of adefovir-associated hepatitis B virus polymerase mutations to other antiviral agents. Antivir Ther,2007;12(3):355-362

［26］ 李晓东,徐东平,张玲霞. 乙型肝炎病毒序列数据库的发展现状. 传染病信息,2010;23(2):122-125

第 15 章　多重耐药 HIV 的流行及防治

在过去的 20 多年里,由于抗反转录病毒治疗(antiretroviral therapy,ART)的广泛应用,HIV 感染已逐渐成为慢性疾病。用于 ART 的药物也不断涌现。目前,美国食品和药物监督管理局(FDA)已经批准六大类 32 种药物用于治疗 HIV 感染,包括核苷类反转录酶抑制药(NRTI)、非核苷类反转录酶抑制药(NNRTI)、蛋白酶抑制药(PI)、融合抑制药、进入抑制药以及整合酶抑制药。然而,伴随抗反转录病毒治疗的长期应用,HIV 耐药问题也逐渐突显,并且成为严重影响和威胁 HIV 感染者治疗和生存的重要因素。

一、HIV 耐药产生的机制

HIV 耐药可分为诱导型耐药(induced resistance)和原发型耐药(primary resistance)两种。

诱导型耐药是指在药物等因素作用下,HIV 发生变异,最终导致 HIV 耐药发生。未接受治疗的 HIV 感染者,每天产生 $10^8 \sim 10^9$ 个病毒拷贝,受染细胞高达 1 亿。而 HIV 反转录病毒复制过程缺乏校正功能,精确度较低,结果导致每一轮 HIV 复制中都会出现随机约 10 个变异。在不能完全抑制病毒复制的药物浓度下,由于药物的压力最终导致对药物敏感性下降的病毒株被选择出来。不同的药物有不同的耐药屏障:有些药物 HIV 基因单点突变就可导致高水平的耐药,有的则可能需要多位点变异。

联合抗反转录病毒治疗(combined antiretroviral therapy,cART)可抑制上述的选择作用。cART 药物方案由多个分别针对 HIV 复制过程中不同阶段和机制的药物组成,HIV 需针对每种药物产生不同的数个突变,才可能使其对该方案中的所有药物耐药。其次,cART 比单药治疗能更加有效地抑制 HIV 复制。随着 HIV 复制的减少,其产生突变的概率也减小。一般情况下,若患者同时应用少于 3 种有效的抗反转录病毒治疗药物则可迅速导致耐药的发生。另一方面,若患者停药数天,便可能导致体内药物浓度低于有效抑制病毒复制的所需浓度,若反复发生则可最终导致耐药的出现。在药物压力消失后,耐药变异株又可能被野生株取代,被认为是耐药变异株向野生病毒基因型株的转化,使得病毒贮存库中野生型病毒大量复制。同样,耐药变异株也可种植于贮存库(例如被感染的静止的 T 细胞),一旦再次应用该药物,就会将耐药变异株重新选择。

原发型耐药是指未经治疗的 HIV 感染者体内的 HIV 已对一种或几种抗反转录病毒药物耐药的现象。早在 1993 年即发现了首例感染原发对齐多夫定(zidovudine,AZT)耐药 HIV 病毒株的患者。自从高效抗反转录病毒治疗(highly active antiretroviral therapy,HAART)出现后,已有大量关于 HIV-1 原发耐药株感染的报道。大多数的原发耐药病毒株是由治疗失败的 HIV 感染者传播至其他患者所致,但是一些 HIV 毒株天然就对一些抗反转录病毒药物耐药。如 HIV-2 对大多数 NNRTIs 天然耐药;某些 HIV-1 亚型对 PIs 和 NNRTIs 的敏感性较美国和欧洲流行的 B 亚型低。

二、HIV 耐药的检测方法

目前有 2 种检测耐药的方法:基因型耐药检测,即检测耐药变异的存在;表型耐药检测,即检测培养的病毒对各种药物的敏感性。耐药检测可为药物的选择进行指导,可以帮助更好地管理患者,而且可以提高治疗的效果。一些前瞻性随机研究已经证实了基因型耐药检测的临床意义。这些研究评价了 HIV 感染者不同阶段耐药的发生情况,得到了一些相互矛盾的结果,但大多数都表明基因型耐药检测对临床有一定的指导意义。

基因型耐药检测目前有两种经 FDA 认证的试剂盒,即 TruGene HIV-1 genotyping kit (Visible Genetics)和 ViroSeq genotyping system (PE Applied biosystems),以及多种仅用于实验室的检测方法。有研究对这两种商用检测方法进行对比,发现两者具有良好的一致性并且敏感性无明显差异。但是两者对耐药突变具有不同的判读标准,建议对同一患者的进行随访时采用同一种检测方法,以方便比较。对于目前实验室中的检测方法,根据对扩增后 HIV 基因片段中突变位点检测方法的不同,又可分为直接测序法、异源双链轨迹试验(HTA)、聚合酶链反应(PCR)连续酶测定试验、线性探针试验、限制性内切酶酶切试验、引物特异的 PCR 测定、Rnase A 错配剪切试验等。在进行基因测序后,将测序结果与标准病毒株比较可获得耐药变异结果。目前供参考的数据库有美国斯坦福大学耐药数据库及 Los Alamos HIV 耐药数据库。与表型耐药相比，基因型耐药检测的优点是费用较便宜，可提供交叉耐药资料，时间较短（几天或几小时），并且有大量前瞻性临床试验所得的数据可供参考。但基因型耐药检测也存在着明显的缺点，耐药检测只能针对目前已知的位点；出现多个耐药突变时，耐药位点之间可能对 HIV 的敏感性有不同的作用，导致结果难以合理解释；基因型耐药也不直接提供药物的耐受程度，无法定量；此外基因型耐药数据库的数据主要来源于 HIV-1 B 亚型，其他亚型的 HIV 基因耐药数据较少。

传统的表型耐药检测需病毒培养，再通过与无耐药性个体减少 50% 或 90% HIV 复制所需的药物水平比较来分级耐药程度。重组病毒检测（recombinant virus assays，RVAs）的出现极大的便利了表型耐药的检测。RVAs 通过将从扩增患者血浆中的 HIV 蛋白酶和反转录酶基因，并将与实验室中标准株 HIV 的基因骨架组成重组病毒，再将该病毒转染到哺乳动物细胞中，从而复制产生出表达患者体内 HIV 蛋白酶和反转录酶的新病毒，最后再对该病毒进行药物敏感性检测。该方法只有在从患者血浆 HIV 中扩增出的片段包含耐药基因时方可准确反映耐药情况，因此，目前相关研究正在开发针对融合抑制剂的 RVA。目前已有两种试剂盒可用于临床，分别为 Antivirogram（Virco NV，Belgium）和 PhenoSense assay（LabCorp，Burlington，NC），两者通过不同的方法将患者中分离到的 HIV 中的病毒基因（包括蛋白酶，反转录酶或整合酶）与 HIV 骨架整合，并且对判读耐药结果有不同的临界值。这两种检测试剂都具有良好的重复性，并且两者之间的一致性也较高。表型耐药是耐药检测的金标准，直接提供药物的耐受情况，并可定量，也可对目前尚未发现的耐药基因突变和多个基因突变的综合作用也可判断。但其缺点也很明显，即实验室要求高、费时、费用高昂。此外，目前有些 ART 药物的表型耐药的耐药临界尚未确定，也为表型耐药的广泛应用造成了一定的困难。

但是基因型耐药和表型耐药检测均不能检测出低含量的耐药病毒株（低于总病毒群的 20% 时）。当患者停止 ART 时，体内的耐药毒株将迅速被野生株取代。若此时进行耐药检测，则很可能获得阴性结果。因而在解释停止 ART 的患者的耐药检测结果时应当慎重。此外，在药物的选择性压力下即使是少量的耐药病毒株也会被迅速选择出来，并影响 ART 效果。因此，低含量的耐药病毒株的检测也有十分重要的意义。目前已有包括点突变检测法（point mutation assays），克隆测序法(clone sequencing assays),Ultradeep 焦磷酸测序法(ultradeep pyrosequencing,UDPS)等方法的报道。其中,有临床研究发现,UDPS 的耐药突变检出率显著高于传统的基因型耐药检测方法,并且 UDPS 显示出现 NNRTIs 耐药的所有患者均在长期随访中出现病毒学治疗失败,提示 UDPS 的应用可对降低病毒学失败比率起到一定作用。

三、主要耐药位点

(一) NRTIs 耐药位点

对于 NRTIs,目前已发现 3 种类型的 HIV-1 反转录酶编码区的变异与多重 NRTIs 耐药相关。第一种为 Q151M 突变复合体,由 Q151M,A62V,V75I,F77L 和 F116Y 共同组成。Q151M 复合体的出现,可导致 HIV-1 对目前临床除 tenofovir 外的所有 NRTIs 耐药。欧洲的资料显示,该复合体在用过 NRTIs 并且治疗失败的患者中的比例有 $1.6\%\sim3.8\%$。第二种为胸腺嘧啶类似物相关突变(thymidine analogue-associated mutations,TAMs),包括 M41L,D67N,K70R,L210W,T215Y/F,以及 K219Q/E 等。该类突变是由早期应用 zidovudine 和 stavudine 诱导所致。出现该类突变,可使 HIV-1 对临床上所有 NRTIs 有不同程度的耐药。第三种为 69 插入复合体,由 69 位氨基酸出现突变(多为 T69S),伴随两个氨基酸(S-S,S-A,S-G 或其他)插入。如 HIV-1 出现 69 插入复合体同时在 41,210 或 215 出现 TAMs,则对目前市面上所有 NRTIs 耐药。对于合用 lamivudine 和 stavudine 或者 zidovudine 的患者,最常出现的是 M184V 的突变,其可使 HIV-1 对 lamivudine 和 emtricitabine 高度耐药,对 abacavir 和 didanosine 的敏感性也降低,但可延迟 TAMs 的发生,并增加其对 zidovudine,stavudine 以及 tenofovir 的敏感性,同时可降低 HIV 复制能力。因此,有学者在患者出现该突变时,仍建议使用 lamivudine 或 emtricitabine 以"稳定"该突变,并增加 HIV 对 zidovudine,stavudine 以及 tenofovir 的敏感性。K65R 突变也可增加 HIV-1 对 zidovudine 的敏感性,同时使其对其他 NRTIs 有不同程度的耐药。然而,与 M184V 类似,K65R 也可降低 HIV 复制能力。此外尚有 L74V 和 Y115F,可降低 HIV-1 对 abacavir 和 dianosine 的敏感度。

(二)NNRTIs 耐药位点

常见的 NNRTIs 耐药突变发生在 103,190,188 和 106 点位上。其中 K103N 最为常见,通常见于用含 efavirenz 或 nevirapine 治疗方案且治疗失败的患者。该突变可致 HIV-1 对 efavirenz、nevirapine 以及 delavirdine 的敏感度降低 25～50 倍。此外,V106A/M,Y188L 和 G190A/S 都可使 HIV 对 efavirenz 和 nevirapine 呈高水平耐药。目前发现的针对 NNRTIs 的主要耐药突变还有 L100I,K101P,V108I,V181C/I 以及 P225H 等。详细的耐药位点及其相关临床意义在 International AIDS Society-USA 网站以及 Stanford HIV 耐药数据库中不定期更新,读者可查询。

(三) PIs 耐药位点

HIV 的蛋白酶(protease)基因发生突变,可能会导致其对 PIs 类药物耐药的耐药。PIs 的耐药屏障较高,由于现在市场上使用的 PIs 多联合 ritonavir 使用(PI/r),一般 HIV 需同时出现数个耐药突变,才会对 PIs 耐药。目前发现的 atazanavir 的主要耐药突变有 I50L,I84V 和 N88S;fosamprenavir 的主要耐药突变为 I50V,I84V 和 N88S;indinavir 的主要耐药突变为 M46I/L,V82A/F/T 和 I84V;lopinavir 的主要耐药突变为 V32I,I47V/A,L76/V 和 V82A/F/T/S;nelfinavir 的主要耐药突变为 D30N 和 L90M;saquinavir 的主要耐药突变为 G48V 和 L90M;tipranavir 的主要耐药突变为 L33F,V82L/T 和 I84V。PIs 还有许多次要突变,一般出现晚于主要突变,并且对 HIV 表型耐药无明显影响,但是如同时伴有主要耐药突变时,可促进 HIV 复制。

(四)进入抑制药耐药位点

Maraviroc 是目前唯一一个通过 FDA 认证的进入抑制药。该药物通过抑制 HIV 与 CCR5 结合起作用。针对该药物的耐药突变主要发生在 gp120 的 V3 环上,但目前针对该类药物的耐药突变尚未得到认可。

(五)融合抑制药耐药位点

目前通过 FDA 认证的融合抑制剂只有 enfuvirtide。针对该药的耐药突变主要发生在 env 上。目前已发现 G36D/S,I37V,V38A/M/E,Q39RQ40H,N42T 和 N43D 与该药耐药相关。

(六)整合酶抑制药耐药位点

目前通过 FDA 认证的融合抑制药只有 raltegravir。针对该药的耐药突变主要发生在整合酶基因上。目前已发现的耐药突变包含 Y143R/H/C,Q148H/K/R 以及 N155H 上。

四、HIV 耐药的流行情况

HIV 耐药流行情况在不同的时间、不同的地区、不同的人群、采用不同的检测方法等均有较大的差别。

对于经过治疗的患者,由于数据大多来源于治疗失败或者临床提示耐药的患者,研究所得该人群的耐药发病率不应推广到所有 HIV 感染者。美国 HCSUS 研究发现在 HIV 病毒载量高于 500 copies/ml 的患者中,76％出现了耐药。其中 NRTIs 耐药率最高(71％),其次为 PIs(41％)和 NNRTIs(25％)。加拿大的研究显示,在 1998－2001 年间 1 220 位治疗失败的患者中,约 78％的患者发生了至少对一类 ART 药物耐药。2007 年中国艾滋病防治联合评估报告指出:治疗人群中总耐药突变率大约为 17％。深圳市 38 例治疗失败者中,所有患者均出现了对 NNRTIs 的高中度耐药,超过 50％的患者出现了对临床上目前常用的 NRTIs 的高中度耐药,仅发现极少数治疗失败患者对 PIs 的高中度耐药,且病毒耐药变异通常发生在 ART 后 2～3 年。柳州和南宁的研究显示,经治疗的 HIV 感染者中耐药率分别为 8.7％和 27.5％。另一项分析了在 2003－2004 年间共获得了 44 例来自河南、安徽和上海的正在进行 ART 的 HIV 感染者体内分离到的 HIV-1 病毒株的 pol 基因序列,其中有 34％的标本发现了针对 NRTIs 的耐药性突变;有 68％的标本发现了针对 NNRTIs 的耐药性突变;仅有 2％的标本发现了对 PIs 类药物的主要耐药性突变。可以看到,在我国,由于 PIs 应用得较晚,目前接受 HIV 治疗的患者中,耐药突变主要发生在 NRTIs 和 NNRTIs。并且随着治疗时间的延长,针对这两类药物的耐药突变可能逐渐增加。研究显示,湖北地区 102 例治疗失败的患者中,治疗 3～6 个月后的 NRTIs 和 NNRTIs 相关耐药突变率为 24.3％,而在治疗 9～12 个月和 20～24 个月以后分别上升至 57.1％和 63.3％。

对未经治疗的 HIV 感染者,原发耐药的发生率在不同的国家和不同的时段也有较大差别(表 15-1)。

2005 年时中国 HIV 耐药监测网络在全国范围内大规模用药之前开展的第一次耐药性调查研究显示,0.61％样本存在 PIs 主要相关突变,99.39％样本存在 PIs 次要耐药相关突变;5.80％具有 NRTI 耐药相关突变,1.45％存在 NNRTIs 耐药相关突变。我国 2004－2005 年间未治疗 HIV 感染者总的耐药率为 3.8％,其中 PIs 为 0.4％,NRTIs 为 1.6％,NNRTIs 为 2.1％。虽然 2004 年和 2005 年之间的原发耐药发生率无显著差异,但是高水平耐药率有上升趋势。另一项研究显示,1998—2006年间来自全国20个省市的237例患者中,仅3人分别对NNRTIs,NRTIs和PIs出现了原发耐药。

表15-1　国外报道的HIV-1原发耐药发生率

作者	国家和地区	病例数	NRTIs(%)	NNRTIs(%)	PIs(%)	时间
Wong	中国香港	731	8	3	16	2003—2007
Ross	美国	317	1	7	1	2003
Descamps	法国	466	5.8	2.8	4.7	2006—2007
Sagir	德国	831	5.4	3.0	2.4	2001—2005
Carrie	美国	114	11	5	4	1999—2003
Sprinz	巴西	400	1.3	4	1	2007
Hattori	日本	2 573	3.7~5.2	0.8	2.5	2003—2008
Vercauteren	欧洲	2 687	4.7	2.3	2.9	2002—2005
Wheeler	美国	2 030	5.6	7.8	4.5	2006
Kim	美国	10 496	6	8	4	2007

然而,我国不同省市的原发耐药流行情况也有较大差异。2008年北京61份未经治疗患者的样本共获得50个有效pol区序列,其中针对NRTIs和PIs相关耐药突变检出率均为2%,未见针对NNRTIs类药物的耐药突变。上海市55例未治HIV感染者中,仅见1例(1.8%)存在原发耐药。上海的另一研究显示,14例未治疗HIV感染者中仅有1例出现NNRTIs相关主要耐药突变(K103N),但是5例患者存在大量NRTIs和NNRTIs相关的次要耐药突变,且所有患者均存在针对PIs的次要耐药突变。在广东省50例HIV-1感染者未用药前做的耐药检测中,只有2例患者对NRTIs和NNRTIs存在低中度耐药性突变,其比例为4%,无高度耐药相关突变。河南69份调查样本中,扩增并测序成功50份,仅发现1份样本出现针对NNRTIs高度耐药(K103N突变),蛋白酶区未检测到对蛋白酶抑制药的高度耐药。根据HIV耐药警戒线监测抽样表,河南省HIV-1耐药毒株的流行率<5%。云南省2005—2006年间的49份自愿献血的HIV感染者中,虽有多个样本存在NRTIs,NNRTIs和PIs耐药耐药突变,但有1例(2.0%)可能导致对PIs类药物耐药。来自广西的研究显示,柳州和南宁的未治HIV感染者中原发HIV耐药率分别为3.3%和1.4%。2004—2008年间,辽宁省13份未治疗的HIV感染者中4份样本(30.8%)存在NNRTIs耐药相关突变,1份样本(7.7%)出现PIs主要耐药突变,而

络;③对 HIV 感染者进行宣教,减少高危行为发生以减少 HIV 以及耐药 HIV 传播;④对 HIV 感染孕妇进行母婴阻断,减少 HIV 以及耐药 HIV 传播;⑤普及 HAART 在 HIV 感染人群的应用;⑥医务人员需根据治疗指南、当地 HIV 耐药病毒株流行情况、患者的耐药检测结果等选择正确的治疗方案;⑦提高患者对一线方案的坚持,勿随意更换药物;⑧保证患者按时服药;⑨提高患者规律随访率;⑩有条件的地区应定期开展 HIV 病毒载量检测以及时评价抗反转录病毒治疗效果;⑪有条件的地区应对虽进行抗反转录病毒治疗,但未能有效抑制 HIV 病毒复制的患者进行 HIV 耐药检测;⑫对发生 HIV 耐药的患者,及时更换有效的治疗药物;⑬有条件的地区应对将进行抗反转录病毒治疗的患者进行 HIV 耐药检测;⑭有条件的地区可开展治疗药物浓度监测,对体内抗反转录病毒药物不能达到有效治疗浓度的患者更改剂量。

八、HIV 耐药的治疗

对于在进行 ART 的患者,首先应根据患者治疗后病毒载量情况判断患者是否属于病毒学治疗失败。病毒学治疗失败的定义是在持续进行 ART 的患者中,开始治疗(启动或调整)后 12 个月时血浆 HIV RNA >50 拷贝/ml 或出现病毒反弹。

对于病毒学治疗失败的患者,治疗目标是使其血浆 HIV RNA 低于检测下限(<50 拷贝/ml)。随着新药和新的治疗方案的出现,目前绝大多数患者,包括多重耐药的患者也能达到该治疗目标。然而在更换治疗药物或方案之前,需评估其他影响治疗效果的因素影响,如患者服药依从性、药物相互作用、机会性感染等。此外,患者还应在 1~2 个月后复查 HIV RNA 以避免检测误差以及自限性的低病毒血症。在重新制定治疗方案时,需考虑患者疾病严重程度,CD4 细胞计数,并发症,治疗史,HIV 耐药检测结果以及合并用药等情况。二线方案的选择原则是使用至少 2 种,最好 3 种具有抗病毒活性的药物(可以是之前使用的药物种类中具有抗病毒活性的药物)。新的治疗方案应在 3 个月后使患者 HIV RNA<400 拷贝/ml,6 个月后 HIV RNA<50 拷贝/ml。如不能获得 2 种具有抗病毒活性的药物,除非患者 CD4<100 cells/mm³ 或者临床症状恶化,一般建议推迟换药,也可考虑参加有关 ART 新药的临床试验,但是不建议中断治疗。

对于出现 NNRTIs 耐药的患者,应尽早停用 NNRTIs 以减少其他 NNRTIs 突变的出现。在 PI/r 可用的情况下,可选用两个有活性的 NRTIs 药物和其联用;在

PI/r 不可用的情况下,也可选择一种未曾使用过的药物类型,如 raltegravir,mara-viroc(嗜性检测明确为 R5 型 HIV)和 etravirine 等。

PI/r 类药物的耐药屏障较高,对于使用该类药物而出现病毒学治疗失败的患者,该类药物或可继续使用,但是应进行耐药检测以明确。如出现低度的 PI 耐药,可选用 darunavir/r,因其较 lopinavir/r 和 tipranair/r 拥有更高耐药屏障和更少的副作用,而与其他药物之间的相互作用较 tipranavir/r 少。如之前患者未用过 NNRTIs,在排除药物相互作用的情况下也可使用。

对于出现多重耐药(同时出现 NNRTIs 和 PI/r 耐药)的患者,仍应选用 3 个有抗病毒活性的治疗药物。一般情况下,darunavir/r 或 tipranavir/r 仍可选用。然而,不建议使用含有两个 PI/r 的治疗方案。在 NNRTIs 耐药突变位点较少的情况下,etravirine 也可与 darunavir/r 合用。治疗方案应包含至少 1 个未曾用过的药物类型。尽管 enfuvirtide 需要皮下注射,若无法使用其他新的类型药物时,也可考虑使用。

对于原发型耐药的患者,可根据耐药检测结果,选择 3 种具有抗病毒活性的药物同时治疗。

因此,对于 HIV 耐药的治疗,目前已有多种药物可供选择,可使绝大多数患者达到治疗目标。然而,目前面临的主要问题是,如何使资源有限的国家能获得并应用这些新的药物。

(陈　军　卢洪洲)

参 考 文 献

[1] Haase AT. Population biology of HIV-1 infection: viral and CD4$^+$ T cell demographics and dynamics in lymphatic tissues. Annu Rev Immunol,1999;17:625-656

[2] Roberts JD, Bebenek K, Kunkel TA. The accuracy of reverse transcriptase from HIV-1. Science,1988;242:1171-1173

[3] Erice A, Mayers DL, Strike DG, et al. Primary infection with zidovudine-resistant human immunodeficiency virus type 1. N Engl J Med,1993;328(16):1163-1165

[4] Witvrouw M, Pannecouque C, Van Laethem K, et al. Activity of non-nucleoside reverse transcriptase inhibitors against HIV-2 and SIV. AIDS,1999;13(12):1477-1483

[5] Clavel F, Hance AJ. HIV drug resistance. N Engl J Med,2004;350(10):1023-1035

［6］　刘莉,卢洪洲.人类免疫缺陷病毒耐药性的研究进展.检验医学,2009;9(24):638-641

［7］　Erali M, Page S, Reimer LG, et al. Human immunodeficiency virus type 1 drug resistance testing: a comparison of three sequence-based methods. J Clin Microbiol,2001;39(6):2157-2165

［8］　Collin G, Descamps D, Telles F, et al. Differences in protease and reverse transcriptase sequences between the TruGene HIV-1 genotyping kit (Visible Genetics) and the ViroSeq genotyping system (PE Applied biosystems). Antivir Ther,2000; 5:53

［9］　Halvas EK, Wiegand A, Boltz VF, et al. Low frequency nonnucleoside reverse-transcriptase inhibitor-resistant variants contribute to failure of efavirenz-containing regimens in treatment-experienced patients. J Infect Dis,2010;201(5):672-680

［10］Paredes R, Lalama CM, Ribaudo HJ, et al. Pre-existing minority drug-resistant HIV-1 variants, adherence, and risk of antiretroviral treatment failure. J Infect Dis,2010;201(5):662-671

［11］Kuritzkes DR, Lalama CM, Ribaudo HJ, et al. Preexisting resistance to nonnucleoside reverse-transcriptase inhibitors predicts virologic failure of an efavirenz-based regimen in treatment-naive HIV-1-infected subjects. J Infect Dis,2008;197(6):867-870

［12］Shafer RW. Low-abundance drug-resistant HIV-1 variants: finding significance in an era of abundant diagnostic and therapeutic options. J Infect Dis,2009;199(5):610-612

［13］Simen BB, Simons JF, Hullsiek KH, et al. Low-abundance drug-resistant viral variants in chronically HIV-infected, antiretroviral treatment-naive patients significantly impact treatment outcomes. J Infect Dis,2009;199(5):693-701

［14］Whitcombe JM, Paxinos W, Huang M, et al. The presence of nucleoside analogue mutations (NAMs)is highly correlated with reduced suceptibility to all NRTIs. 9th Conference on Retroviruses and Opportunistic Infections. Seattle, WA, 24-28 February 2002. Abstract 569

［15］Nicastri E, Sarmati L, d'Ettorre G, et al. Replication capacity, biological phenotype, and drug resistance of HIV strains isolated from patients failing antiretroviral therapy. J Med Virol,2003; 69(1):1-6

［16］Underwood MR, Ross LL, Irlbeck DM, et al. Sensitivity of phenotypic susceptibility analyses for nonthymidine nucleoside analogues conferred by K65R or M184V in mixtures with wild-type HIV-1. J Infect Dis,2009;199(1):84-88

［17］Richman DD, Morton SC, Wrin T,et al. The prevalence of antiretroviral drug resistance in the United States. AIDS,2004;18(10):1393-1401

［18］Recsky MA, Brumme ZL, Chan KJ, et al. Antiretroviral resistance among HIV-infected persons who have died in British Columbia, in the era of modern antiretroviral therapy. J Infect Dis, 2004;190(2):285-292

［19］国务院防治艾滋病工作委员会办公室,联合国艾滋病中国专题组.中国艾滋病防治联合评估报告(2007).北京,2007:12

［20］王辉,张红梅,蒋强,等.抗病毒治疗失败的艾滋病患者 HIV-1 基因型耐药变异的研究.中华医学杂志,2010;90(9):584-587

［21］苏齐鉴,周平,闭志友,等.柳州和南宁 HIV-1 亚型分布及耐药情况调查.病毒学报,2010,26(4):290-294

［22］尹春煜,卢洪洲,娄国强,等.中国部分地区应用高效抗逆转录病毒治疗 HIV-1 患者的耐药性检测.中华传染病杂志,2006;24(3):164-167

［23］Luo M, Liu H, Zhuang K, et al. Prevalence of drug-resistant HIV-1 in rural areas of Hubei province in the People's Republic of China. J Acquir Immune Defic Syndr,2009;50(1):1-8

［24］Wong KH, Chan WK, Yam WC, et al. Stable and low prevalence of transmitted HIV type 1 drug resistance despite two decades of antiretroviral therapy in Hong Kong. AIDS Res Hum Retroviruses,2010;26(10):1079-1085

［25］Ross L, Lim ML, Liao Q, et al. Prevalence of antiretroviral drug resistance and resistance-associated mutations in antiretroviral therapy-na ve HIV-infected individuals from 40 United States cities. HIV Clin Trials,2007;8(1):1-8

［26］Descamps D, Chaix ML, Montes B, et al. Increasing prevalence of transmitted drug resistance mutations and non-B subtype circulation in antiretroviral-naive chronically HIV-infected patients from 2001 to 2006/2007 in France. J Antimicrob Chemother,2010;65(12):2620-2627

［27］Sagir A, Oette M, Kaiser R, et al. Trends of prevalence of primary HIV drug resistance in Germany. J Antimicrob Chemother,2007;60(4):843-848

［28］Dykes C, Mukherjee AL, Bosch RJ, et al. Prevalence of primary resistance at baseline in acutely and recently infected subjects enrolled in AIDS clinical trials group protocol 371. J Acquir Immune Defic Syndr,2010;55(1):132-134

［29］Sprinz E, Netto EM, Patelli M, et al. Primary antiretroviral drug resistance among HIV type 1-infected individuals in Brazil. AIDS Res Hum Retroviruses,2009;25(9):861-857

［30］Hattori J, Shiino T, Gatanaga H, et al. Trends in transmitted drug-resistant HIV-1 and demographic characteristics of newly diagnosed patients: nationwide surveillance from 2003 to 2008 in Japan. Antiviral Res,2010;88(1):72-79

［31］Vercauteren J, Wensing AM, van de Vijver DA, et al. Transmission of drug-resistant HIV-1 is stabilizing in Europe. J Infect Dis,2009;200(10):1503-1508

［32］Wheeler W, Ziebell R, Zabina H, et al. Prevalence of transmitted drug resistance associated mutations and HIV-1 subtypes in new HIV-1 diagnoses, U. S. -2006. AIDS,2010;24(8):1203-

470

1212

[33] Kim D，Wheeler W，Ziebell R，et al. Prevalence of transmitted antiretroviral drug resistance among newly-diagnosed HIV-1 infected persons，United States，2007. In：17th Conference on Retroviruses and Opportunistic Infections. San Francisco，CA：CROI；2010. Abstract 580

[34] 司雪峰,黄海龙,魏民,等.我国 HIV-1 感染者耐药突变的流行性研究.中华实验和临床病毒学杂志,2002;18(4):308-311

[35] Liao L，Xing H，Shang H，et alThe prevalence of transmitted antiretroviral drug resistance in treatment-naive HIV-infected individuals in China. J Acquir Immune Defic Syndr,2010;53(Suppl 1):S10-S14

[36] 韩扬,匡季秋,李太生,等.我国 237 例未接受抗病毒治疗的 HIV/AIDS 患者中原发性基因型耐药监测和病毒亚型分析.中华检验医学杂志,2008;31(10):1095-1100

[37] 黑发欣,李洋,廖玲洁. 2008 年北京市 HIV-1 耐药株传播调查.中华微生物学和免疫学杂志,2009;29(6):499-502

[38] Zhong P，Pan Q，Ning Z,et al. Genetic diversity and drug resistance of human immunodeficiency virus type 1（HIV-1）strains circulating in Shanghai. AIDS Res Hum Retroviruses,2007;23(7):847-856

[39] 欧强,顾士民,卢洪洲,等.未经高效抗反转录病毒治疗的 HIV-1 感染者耐药性检测和分析.中华预防医学杂志,2009;43(3):262

[40] 万卓越,李杰,付笑冰,等.应用 HIV-1 耐药性基因型检测广东部分地区 HIV 耐药株.中国艾滋病性病,2006;12(3):204-206

[41] 袁源,曹新良,刘宏伟,等.河南省人类免疫缺陷病毒—1 型耐药毒株的变异情况研究.中华预防医学杂志,2009;43(11):956-959

[42] Tu YQ，Wang MJ，Yao J，et al. Human immunodeficiency virus-1 genotypic drug resistance among volunteer blood donors in Yunnan，China. Transfusion,2009;49(9):1865-1873

[43] 吴少慧,卢春明,姜凤霞,等.辽宁省 2004-2008 年人类免疫缺陷病毒感染者原发耐药基因特征.中华预防医学杂志,2009;43(11):951-955

[44] 周慧,王福祥,周海舟,等.黑龙江省未经治疗的艾滋病患者蛋白酶和反转录酶基因型耐药性检测与分析.中华传染病杂志,2010;28(8):484-487

[45] Zhang J，Kang D，Fu J，et al. Surveillance of transmitted HIV type 1 drug resistance in newly diagnosed hiv type 1-infected patients in Shandong Province，China. AIDS Res Hum Retroviruses,2010;26(1):99-103

[46] 张杰敏山西省 HIV/AIDS 抗病毒治疗耐药性监测结果分析.山西中医学院学报,2007;8(1):49-50

[47] 袁宏丽,郑煜煌,周华英,等.湖南省未经抗病毒治疗的 HIV-1 感染者耐药基因变异研究.中国

感染控制杂志,2008;7(1):5-8

[48] 汤恒,占先发,彭国平,等.湖北省未经抗病毒治疗的 HIV-1 感染者的耐药基因变异分析[J].中国热带医学,2007;7(9):1505-1507

[49] 刘建芳,严延生,颜苹苹,等.福建省未经抗病毒治疗的 HIV-1 毒株耐药基因变异研究.中国艾滋病性病,2007;13(1):14-16

[50] Richman DD,Morton SC,Wrin T,et al. The prevalence of antiretroviral drug resistance in the United States. AIDS,2004,18(10):1393-1401

[51] KozM mJ,Amico KR,Chiarella J,et al. A population-based and longitudinal study of sexual behavior and muhidrug-resistant HIV among patients in clinical care. Med Gen Med,2006;8(2):72

[52] Bennett DE, Bertagnolio S, Sutherland D,et al. The World Health Organization's global strategy for prevention and assessment of HIV drug resistance. Antivir Ther,2008;13(Suppl 2):1-13

[53] Steigbigel RT, Cooper DA, Kumar PN, et al. BENCHMRK Study Teams. Raltegravir with optimized background therapy for resistant HIV-1 infection. N Engl J Med,2008;359(4):339-354

[54] Wittkop L, Breilh D, Da Silva D,et al. ANRS CO3 Aquitaine Cohort. Virological and immunological response in HIV-1-infected patients with multiple treatment failures receiving raltegravir and optimized background therapy, ANRS CO3 Aquitaine Cohort. J Antimicrob Chemother, 2009;63(6):1251-1255

[55] Yazdanpanah Y, Fagard C, Descamps D, et al. ANRS 139 TRIO Trial Group. High rate of virologic suppression with raltegravir plus etravirine and darunavir/ritonavir among treatment-experienced patients infected with multidrug-resistant HIV. Clin Infect Dis,2009;49(9):1441-1449

[56] Hammer SM, Eron JJ Jr, Reiss P, et al. International AIDS Society-USA. Antiretroviral treatment of adult HIV infection: 2008 recommendations of the International AIDS Society-USA panel. JAMA,2008;300(5):555-570

[57] Panel on Antiretroviral Guidelines for Adults and Adolescents. Guidelines for the use of antiretroviral agents in HIV-1-infected adults and adolescents. Department of Health and Human Services. December 1, 2009; 1-161. Available at http://www. aidsinfo. nih. gov/ContentFiles/AdultandAdolescentGL. pdf. Accessed (Nov 26th 2010)

[58] Thompson MA, Aberg JA, Cahn P, et al. Antiretroviral treatment of adult HIV infection: 2010 recommendations of the International AIDS Society-USA panel. JAMA,2010;304(3):321-333

[59] Landman R, Capitant C, Descamps D, et al. ANRS 127 Study Group. Efficacy and safety of ritonavir-boosted dual protease inhibitor therapy in antiretroviral-naive HIV-1-infected patients: the 2IP ANRS 127 study. J Antimicrob Chemother,2009;64(1):118-125

第 16 章　多重耐药流行性感冒的流行及防治

在过去的 100 年里,人类流行性感冒(流感)病毒曾造成全球 4 次大流行(表 16-1),它们分别是 1918 年西班牙流感(A,H1N1),1957 年亚洲流感(A,H2N2),1968 年中国香港流感(A,H3N2)和 2009 年新型流感病毒(A,H1N1),亦称猪流感病毒(Swine influenza virus)感染。除去猪流感流行造成全球近万人死亡外,前 3 次大流行分别造成百万到上千万人死亡。即使不在流感大流行的年代,全世界每年也有 25 万人死于流感并发症,因此防治流感及其并发症的研究成为保障人类健康的重要课题。虽然流感病毒疫苗能有效地减轻感染的流行,但是流感病毒的抗原漂移和基因重组在一定程度上阻碍了疫苗的使用和效果,因此抗流感病毒的化疗药物在防治流感上愈发扮演着重要的角色。本章拟抗流感病毒药物和相关的耐药性作综合介绍。

表 16-1　人流感病毒感染的流行

年代	型	亚型	流行程度	流行地区
1918	A	H1N1	大流行	西班牙流感
1957	A/Singapore/57	H2N2	大流行	亚洲流感
1962	A/Japan/62	H2N2	流行	
1964	A/Taiwan/64	H2N2	流行	
1968	A/Aichi/68	H3N2	大流行	中国香港流感
1977	A/USSR/77	H1N1	流行	俄国流感
2009	A/California/09	H1N1	大流行	美国、墨西哥、中国等

一、抗流行性感冒病毒药物的作用靶点

流感病毒(influenza viruses)是一种负链核糖核酸病毒,包括 A、B、C 3 个型,分

别于 1933,1940 和 1946 年分离出,A,B 型基因含有 8 个 RNA 片段,而 C 型仅有 7 个片段。这些基因编码出病毒的结构蛋白及非结构蛋白。病毒直径为 120nm,中心是核蛋白(NP),病毒多聚酶(viral polymerase)及核转运蛋白(NEP)覆盖的 RNA 片段,外面环绕一周脂膜,其内层为基质蛋白(M1M2),血细胞凝集素(HA),神经氨酸酶(NA)镶嵌在病毒脂膜表面（图 16-1）。在流感病毒 3 个型中,只有 A 型有亚型,包括 16 个 HA 亚型及 9 个 NA 亚型,与人相关的有 H1,H2,H3,H5,H7,H9 和 N1,N2 亚型,其中,主要引起人类疾病的亚型包括 H1N1,H2N2 和 H3N2。此

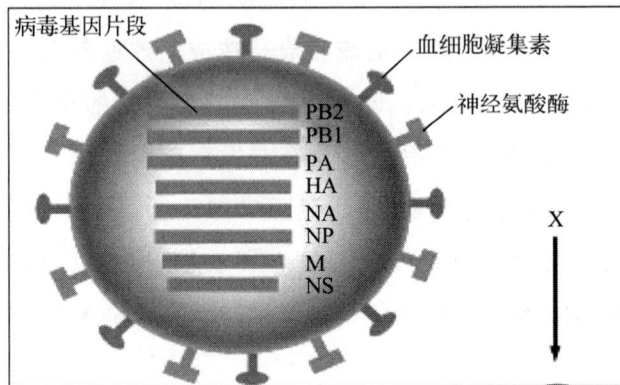

Mandel,PPID,2005

图 16-1　流感病毒组成模式

外,H5N1,H9N2 和 H7N2,它们可以偶尔从感染的禽类传播到人。侵入人体的流感病毒首先与敏感细胞表面携带唾液酸糖脂或糖蛋白受体结合,随后病毒附着处的细胞膜内陷并逐渐包裹毒粒,以吞饮(endocytosis)方式将毒粒移入细胞内,并与内体(endosome)结合。内体是酸性细胞器,其中的 H^+ 可通过病毒膜蛋白 M2 四聚体形成的管道流入毒粒内部,使病毒膜蛋白 M1 与核蛋白松解,完成病毒脱衣,促成病毒 RNA 进入胞核,也促使 HA2 结构改变。在细胞核内,以流感病毒 RNA 为模板,在病毒依赖 RNA 的 RNA 聚合酶催化下,转录出两种正链病毒 RNA。其一是 mRNA,由胞核转入胞质内,在核糖体上翻译出病毒的结构和非结构蛋白,进而进行修饰和加工,如 HA 单体的折叠和形成三聚体结构,NA 蛋白和 M2 蛋白分别形成四聚体以及膜蛋白的糖基化和水解等。另一个正链 RNA 将作为模板,合成子

代全长负链 RNA。最后，子代病毒 RNA 与病毒蛋白结合，形成新的病毒，并以出芽方式释放出细胞膜。尽管病毒芽生释放方式的机制尚未完全搞清楚，但 NA 蛋白在毒理释放中起关键作用。实验证明，NA 蛋白缺损病毒在繁殖后期不能释放出子代病毒，新生病毒在细胞膜生成膜芽，待加入外源 NA 后，子代病毒方能释放出来，而且具有感染性。抗流感病毒药物正是基于病毒复制周期的关键靶位影响和阻断病毒的复制，主要的靶点包括阻止病毒吸附，病毒出芽释放；抑制 RNA 多聚酶功能；抑制病毒 M2 蛋白通道等（图 16-2）。目前临床上使用的两类抗流感病毒的药物一是病毒 NA 抑制剂，另一个是干扰 M2 蛋白功能的化合物。

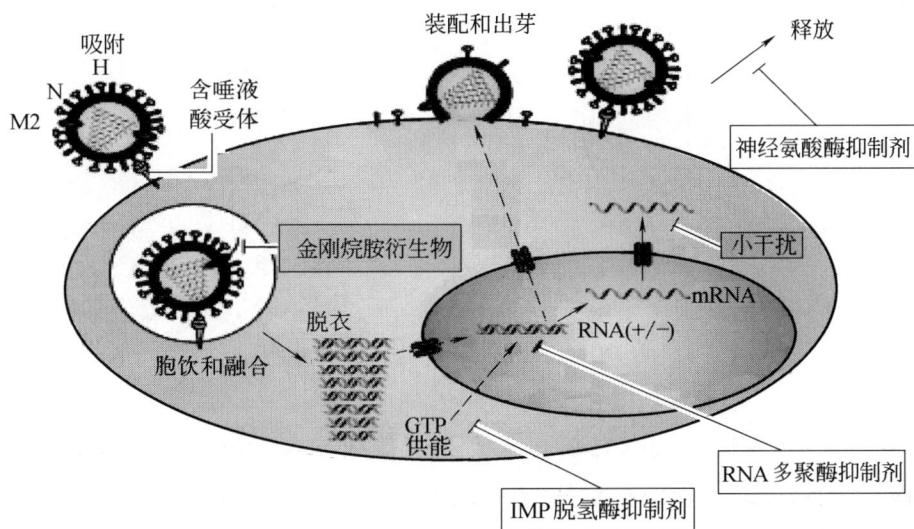

图 16-2　流感病毒生命周期以及抗病毒药物作用靶点

（采自 Declerk，Nature Reviews-Drug，2006）

二、临床使用的抗流行性感冒病毒的药物

1. 金刚烷胺（amantadine）和金刚乙胺（rimantadine）　金刚烷胺是 1966 年被美国批准的第一个抗病毒化学药物，它是对称的三环癸烷（图 16-3），随后临床使用的金刚乙胺是前者的乙基类似物，于 1987 年上市，这两个化合物为结晶粉末，水溶性好的稳定，分子式分别为 $C_{10}H_{17}N$ 和 $C_{12}H_{21}N$，分子量各为 151.26 和 179.31。体

外，两个化合物对 A 型流感病毒的复制有明显地抑制作用，IC_{50} 分别为 0.1～0.4 和 0.01～0.1μg/ml。对比之下，它们对流感病毒 B 仅显示弱的活性，IC_{50} 大约为抑制流感病毒 A 的百倍及 10 倍，不具有体内治疗的实际意义。此外，金刚乙胺对细胞毒性较小，选择指数比金刚烷胺大 2～4 倍。金刚烷胺和金刚乙胺结构相似，作用靶点是病毒 M2 蛋白四聚体形成的离子通道。这两个化合物阻碍 H^+ 由酸化的内体经 M2 通道流向毒粒内部，使毒粒内部 pH 居高不下，从而不能诱导酸依赖的 HA 构型改变，阻碍病毒外膜与内体膜融合，造成病毒脱衣受阻。此外，这两个化合物也诱导 HA 构型改变，阻碍 HA 成熟，进而减少感染性毒粒的释放。

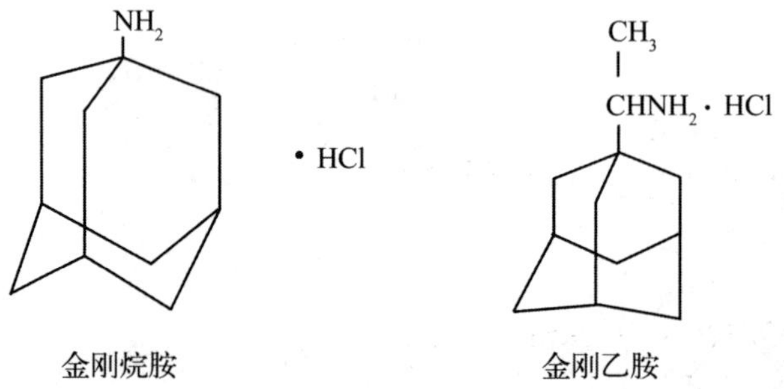

图 16-3　金刚烷胺和金刚乙胺结构式

　　临床使用的药物是金刚烷胺和金刚乙胺盐酸盐，口服吸收好，肺肝肾中浓度高，但两者的药代动力学仍有差异（表 16-2）。相比之下，金刚烷胺渗透入肺组织较好，在呼吸道分泌物中浓度约为血浓度的 2/3。而金刚乙胺血浓度虽然较低，但能在呼吸道分泌物中浓集使其浓度接近和超过血浓度。金刚烷胺和金刚乙胺成年人常用的剂量为每次口服 100mg，每天 2 次，65 岁以上的长者及儿童应遵医嘱减量，推荐使用剂量为 100mg/d。这两个药物可用于流感流行期间高危人群的预防用药，保护率达到 70%～90%，与疫苗预防效果相当。若对轻型流感早期 24h 内用药，可收到降低体温，减轻副作用，缩短病程 1～2d 的治疗效果。金刚烷胺与金刚乙胺都会产生神经毒性，尽管后者的副作用轻一些。一般副作用包括头晕、不安、失眠和轻度识别困难，较严重的表现为震颤、癫痫发作，昏迷，但只见于老年肾衰竭的患者。这两个药物有胆碱能作用，与抗胆碱能药物合用需慎重。此外，它们在动物实验中可致畸胎，故孕妇不用。

表 16-2　金刚烷胺和金刚乙胺的药代动力学比较

	金刚烷胺	金刚乙胺
血浓度高峰	0.5mg/L	0.3mg/L
吸收半衰期	0.6h	1.3h
排出半衰期	16h	36.5h
经肾自尿排出	95%原型	1%原型,代谢产物正,副间位羟基化金刚乙胺

　　金刚烷胺和金刚乙胺临床已经使用 40 几年,但是作为抗流感病毒的化疗药物已经逐渐淡出医生们的处方,除了本身的不良反应及发展了针对 NA 靶点的新药外,最主要的问题是使用这两个药物会迅速产生耐药毒株。为了应对生存环境的压力,病毒正像其他微生物一样具有本身的突变频率。单链 RNA 病毒因缺乏自我校正(proofreading)机制,其突变频率大约为 3×10^{-5},而流感病毒在组织培养内天然发生的耐药频率为 $10^{-4} \sim 10^{-3}$,但是在使用药物的压力下,突变频率大大地增高。在实验室细胞培养中,低浓度的金刚烷胺或金刚乙胺很容易地诱生出对两药完全交叉耐药的 H1N1 和 H3N2 株。在动物模型和人的临床使用中,仅仅连续给药 $3 \sim 5d$,就在 30%的个体中检测到耐药的流感病毒株。这些耐药毒株具有如下的性质:①用药后迅速出现;②遗传性稳定;③能够传播;④具有致病性;⑤对两药显示交叉耐药。用 ELISA 或蚀斑减少实验证实,金刚烷胺和金刚乙胺对这些耐药毒株的 50%抑制浓度(IC_{50})至少升高 50 倍以上(表 16-3)。若病人被这些耐药流感病毒株感染,使用原来剂量的药物已不能有效抑制病毒复制,只能增加药物耐受的程度。若增高药物使用剂量,病人不能耐受药物不良反应而必须停药。

表 16-3　金刚烷胺对敏感和耐药病毒株抑制活性的比较

病毒亚型	对金刚烷胺敏感性	毒　　种	IC50μg/ml
H1N1	敏感	A/sw/Potsdam/1/81	0.01
	敏感	A/sw/Potsdam/15/81	0.05
	耐药	A/sw/Schwerin/103/89	>25
	耐药	A/Bakum/5/95	5.00
	耐药	A/sw/Belzig/2/01	>25
	耐药	A/sw/Wedel/IDT/2965/04	>10
	耐药	A/sw/Krogel/IDT4192/05	>10
	耐药	A/sw/laer/IDT3893/05	>10

病毒亚型	对金刚烷胺敏感性	毒　种	IC50μg/ml
	耐药	A/sw/Voglam/IDT/4096/05	＞10
	耐药	sw/Wohlerst/IDT4093/05	＞10
H3N2	敏感	A/sw/Potdam/35/82	0.05
	敏感	A/sw/Karrenzien/2/87	0.06
	耐药	A/sw/Leipzig/145/92	＞25
	耐药	A/Jena/5/96	＞25
	耐药	A/sw/Lohne/1/97	16.4
	耐药	A/sw/Belzig/54/01	＞10
	耐药	A/sw/Bakum/IDT1769/03	＞10
	耐药	A/sw/Bankum/8602/09	＞10
	耐药	A/sw/Harkenblek/IDT4097/05	＞10
	耐药	A/sw/Nordkirchen/IDT1993/3	＞10
	耐药	A/sw/Damme/IDT2890/04	＞10

　　根据流行病学的研究,1991－1995 年期间,金刚烷胺和金刚乙胺耐药毒株处于低频率流行,大约只有 1％。随后,流行频率大幅度增加,在 2005－2006 年间,全球对金刚乙胺耐药的 H3N2 达到 91％,对金刚乙胺耐药的 H1N1 则是 16％,实际的流行频率要高得多,如中国 2004－2005 季节 H1N1 耐药毒株流行从 28％增至 2005－2006 季节的 72％,欧洲是 45％,加拿大是 33％,中国台湾地区是 24％,2009 年的 3～4 月份,一种新型的流感病毒感染出现在墨西哥,随后向周边和全球传播。很快,基因序列分析确定这种新的病毒是由人、鸟、猪(包括北美和欧洲)4 种 H1N1 流感病毒基因重组形成,因此该病毒被命名为 2009 influenza A/H1N1。在研制针对该病毒的疫苗同时,药物预防和治疗也立即启动。美国 CDC 于 2009 年 5 月初报告,13 个被确诊为 2009 A/H1N1 病毒感染的病人全部对金刚烷胺和金刚乙胺耐药,所以这两个药物不能用于对这种病毒的感染的预防和治疗,幸运的是它对另两个临床使用的 NA 抑制剂敏感。

　　流感病毒对金刚烷胺和金刚乙胺耐药源于 M2 蛋白转膜区突变,这个转膜区的氨基酸序列在流感病毒的各个宿主包括人、猪、马和鸟中都是十分保守的。病毒 M 基因的点突变导致基因编码的氨基酸发生变化,涉及的 5 个主要氨基酸残基是 26,27,30,31 和 34。其中,以 31 位突变最为常见。被取代的氨基酸为 L26F,V27A,A30T,S31N 和 G34E。每个位置也可由不同的氨基酸取代,如 A30T 和 A30V。此外,也有病毒 M2 基因同时发生两个突变,如 V27A/S31N。其中,H1N1 亚型病毒多发生 V27A 突变,而 H3N2 亚型耐药多与 S31N 突变有关(图 16-4)。另外,从对金刚乙胺耐药的儿童 H1N1 流感病毒中,也发现较罕见的 A29V 和 I43V 突变,但引发耐药的角色尚未确定。突变区域是金刚烷胺类药物的作用靶点,新的耐药毒株与野型病毒株相比,对药物敏感度降低 100 至数千倍。令人感兴趣的是当 M2 基因同时发生两种基因突变如 V27A/S31N 时,耐药性并未显示协同增高,反而比相对的单一突变低 10 倍和 2 倍。机制并未完全搞清楚,但有实验证明,在 I27T/S31N 两个基因突变的毒株中,可见到 I27T 抑制 S31N 对 M2 活性的减弱作用。总的说来,与野型株相比,突变病毒株的毒力没有变化,复制能力也是稳定的,如一个鸟流感病毒突变株经几代实验室传代培养,并未恢复成野型株。2009 年新型 H1N1 流感病毒具有 S31N 点突变,它对金刚烷类产生耐药是顺理成章的。

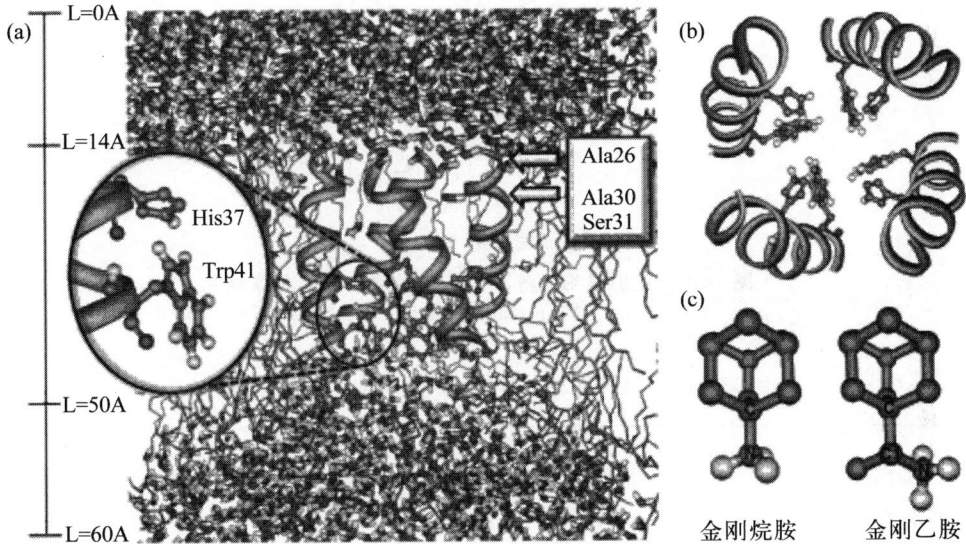

采自:Intharathep et al.*J Molecular Graphies and Modelling*,2008

图 16-4 流感病毒 M2 蛋白通道和它的抑制剂

注:a. 带有 Leu26,Ala30,Ser31,His37,Tr41 残基的 M2 蛋白侧面观;b. M2 蛋白通道顶端;c:抑制剂金刚烷胺和金刚乙胺

2. 病毒神经氨酸酶抑制药 目前,被批准临床使用的流感病毒神经氨酸酶(NA)抑制剂只有两个,即扎那米韦(zanamivir)和磷酸奥司他韦(oseltamivir),两者于 1999 年在美国被批准用于治疗流感病毒 A、B 型感染,前者也在 2000 年批准用于预防流感。此外,在 2009 年新型 A/H1N1 流感病毒流行期间,另一个尚在试验

治疗阶段的准新药 NA 抑制剂派瑞米韦(paramivir)被允许给入院的流感病人静脉使用,前提是这些人得不到其他药物治疗或治疗无效的情况下,这些病人表现出对磷酸奥司他韦耐药又不能经喷雾吸入扎那米韦。这 3 个化合物对流感 A 和 B 显示极强的抑制能力(图 16-5)(表 16-4)。

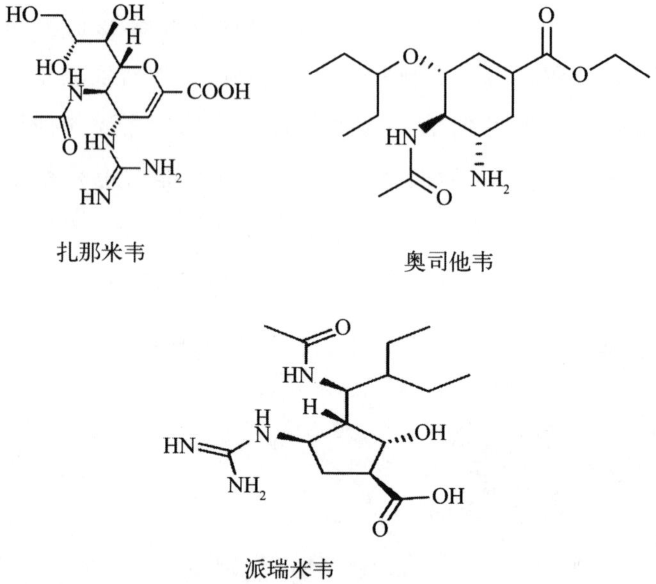

扎那米韦　　　　　　　　　奥司他韦

派瑞米韦

图 16-5　扎那米韦、奥司他韦和派瑞米韦的化学结构
引自(Aoki FY et al, Antiviral Therapy,2007)

表 16-4　NA 抑制剂对流感病毒 A,B 的抑制活性

抑制剂	IC_{50} nmol/L	IC_{50} nmol/L	IC_{50} nmol/L
	A/H1N1	A/H3N2	B
扎那米韦	0.5~2.5	0.9~5.6	1.0~7.9
奥司他韦	0.3~1.0	0.2~0.8	1.7~18.3
派瑞米韦	0.2~1.4	0.5~0.9	0.6~11.0

流感病毒 NA 是病毒复制的关键酶,该酶协助子代毒粒从感染细胞表面释放,防止毒粒聚集,促使毒粒通过呼吸道黏液,有利于其在呼吸道黏膜扩散。1983 年,流感病毒 NA 的晶体结构问世,1985 年,报道了 NA 与它的天然底物唾液酸的复合晶体结构,随后有针对性地设计出一些化合物抑制 NA 活性。酶底物可逆性竞争性抑制剂扎那米韦 4 位胍基的两个氮末端分别与 NA 活性中心的谷氨酸 GLU119 和 GLU227 结合,使其对 NA 具有更强的亲和力和选择性。奥司他韦结构中去掉两个亲水基团甘油基和胍基,可提高其生物利用度,而它的疏水基团保留了与酶的

紧密结合。派瑞米韦是一个带有胍基和亲脂链的环戊烷。这 3 个化合物与流 感病毒 NA 活性点的保守残基段不同部位特异性结合,造成酶失活,使依附在糖蛋白和糖脂上的末端唾液酸劈开受阻,最终导致流感病毒毒粒不能从宿主细胞表面脱离以及中断病毒从呼吸道黏膜的播散。由于 C 型流感病毒缺少真正的 NA,所以这两个药物只对 A 及 B 型病毒感染有效。派瑞米韦尚处于 Ⅲ 期临床试验阶段,表 16-5 列出扎那米韦和奥司他韦的药代动力学特性。

表 16-5　扎那米韦和奥司他韦的药代动力学特性

特　　性	扎那米韦	奥司他韦
口服吸收(%)	极低(<5)	高,80
剂型	干粉,吸入	口服胶囊,液体
分布(%)	咽(80),支气管,肺(15)	上下呼吸道
生物利用度(全部)(%)	12~17	80
T_{max}(h)	0.75~1.5	2.5~5
峰血浆浓度(C_{max})ng/ml	30~50	350
分布容积(L)	16	23~26
血浆 $T_{1/2}$ 清除 h	2.5~5	7.9
代谢	无	去脂化
清除	肾	肾
对肾肝功能不全者调节剂量	否/否	是/为研究

扎那米韦以干粉口服吸入的方式给药,它的生物利用度只有 2%,血浆药物半衰期为 2h,最后大部分药物以原型从肾排出。在流感症状开始的 36~48h 内每次使用奥司他韦 75mg,2/d,连续 5d,可使症状持续时间及严重性减少 30%~40%,继发的需抗生素治疗的并发症减少 50%。此外,该药预防流感的作用十分明显,大范围多中心的研究结果表明,预防有效率达 74%~89%。扎那米韦可使 79% 的人免于流感病毒感染,若在流感症状发作 48h 内每天 2 次给 10mg 的药物,连续 5d 可显著缩短病程及症状严重程度,并使 40% 病人豁免抗生素治疗。这 2 个药物的共同优点在于不影响流感疫苗的抗体反应,可以和疫苗联合应用。需要注意的是,扎那米韦只适用于 7 岁以上的儿童及成年人使用,主要原因是不适当地吸入会造成问题。奥司他韦的副作用包括恶心、呕吐、腹泻、腹部疼痛、头痛及头晕,进餐时服药会减轻胃肠副作用。由于奥司他韦不是肝细胞色素 P450 家族的底物,也不抑制其酶活性,因此很少发生有临床意义的药物相互作用。扎那米韦的常见副作用有头痛、气管炎、恶心呕吐和腹泻。较罕见的是此药可能影响呼吸道容积及峰值呼吸流量率,所以哮喘病人及有呼吸道障碍的患者应慎用。当感染 2009 新型 A/H1N1 流

感病毒的患者在症状出现 48h 内使用奥司他韦和扎那米韦是最有用的，可改善整个病程。对那些处于高危险人群的 A/H1N1 流感感染者，包括孕妇，产后妇女，2 岁以下儿童和呼吸系统有问题的人因尽早开始药物治疗，对于那些高危险 A/H1N1 感染组以外的病人，若他们症状迅速恶化，包括呼吸困难，高热持续 3d 以上和已发展成肺炎，则应立即开始抗病毒药物和抗生素同时治疗。当病人得不到奥司他韦或不能使用扎那米韦喷雾时应使用派瑞米韦静脉注射，每日 1 次 600mg，连续 5d。美国 FDA 报告总共有 1 891 例病人接受派瑞米韦治疗，收到与奥司他韦同样的治疗效果。

正像其他的病毒一样，流感病毒在 NA 抑制剂压力下迟早会产生耐药基因突变，耐药的机制如下。为了奥司他韦与病毒 NA 活性点结合，病毒 NA 活性点区域的氨基酸需要改变构相来接纳奥司他韦的疏水键，为了达到这个目的，氨基酸 E276 必须旋转与氨基酸 R224 连接。任何阻止这种连接的突变将减少奥司他韦与 NA 活性点的亲和力，造成对奥司他韦的耐药。目前已经发现几个氨基酸突变确实阻止这个旋转，包括 A292L，A294S 和 H274T。扎那米韦的结构更像 NA 的天然底物，它与活性中心结合不需要氨基酸旋转，因此对扎那米韦的耐药机制不同于奥司他韦。例如，A292L 变异只对扎那米韦产生轻度耐药，但对奥司他韦却显示极高的耐药程度。又如 Glu119Gly 突变产生对扎那米韦耐药，但是对奥司他韦和派瑞米韦仍保持敏感。与金刚烷胺类药物不同，对 NA 抑制剂耐药毒株虽然也能在细胞培养中有效地复制，但是在动物模型中，它们的毒力与传播力大大地降低了（表 16-6）。

表 16-6　流感病毒对 NA 抑制剂的突变引起敏感性和感染性的变化

突变	对 NA 敏感性减少（倍）	对动物感染性减少（倍）	药物	突变来源	病毒型和亚型
Glue119Gly	>100	<4	扎那米韦	体外	A/H1N9
Glue119Ala	>100				A/H4N2
Glue119Asp	>1 000				B
Glue119Val	20	>100 to >1 000	奥司他韦	病人	A/H3N2
Arg292Lys	10 000	>100 to >1 000	奥司他韦	体外病人	A/H3N2
Arg292Lys	10~30	400	扎那米韦	体外	A/H4N2
Arg152Lys	>1 000	60	扎那米韦	病人	B

　　由于缺少对耐药检测的合适细胞培养方法,耐药筛选是基于 NA 抑制剂表型和对 NA,HA 序列分析。在扎那米韦临床使用中,没有观察到病毒对该药敏感性明显的变化。然而,免疫抑制为耐药提供了危险的环境。一个骨髓移植病人因并发流感而用扎那米韦治疗 2 周则导致耐药产生。从 NA 的结构看来,病毒对奥司他韦的耐药可能性大于对扎那米韦,但总的耐药率还是低的,成年人约 0.32%,儿童4.1%。最重要的是耐药毒株感染力和传播能力显著下降,因此未形成临床上的明显影响。2010 年 5 月,在美国 CDC 报告 4 769 份病毒样本中,67 个是对奥司他韦耐药病毒株。2010 年 8 月,WHO 报告全球 15 000 个 2009 新型 A/H1N1 临床标本中,对奥司他韦耐药的有 312,未发现对扎那米韦,派瑞米韦的耐药株在流行传播。

　　3. 利巴韦林和干扰素　利巴韦林(ribavirin,RBV)是一个 1972 年合成的鸟甘类似物,相对分子量为 244.2,无色无味,水解稳定,美国批准它用于治疗呼吸道合胞病毒(RSV)感染以及与干扰素合用治疗 C 型肝炎(HCV)。实际上,利巴韦林具有广谱的抗 DNA 和 RNA 病毒活性,它的抑制流感病毒机制是干扰病毒 mRNA 帽子形成(capping,与延伸,同时直接抑制病毒 RNA 多聚酶。利巴韦林在体内外均能抑制 A、B 型流感病毒复制,抑制流感病毒 A 和 B 的最小浓度为 $0.05\sim2.5\mu g/ml$,利巴韦林可喷雾,口服及静脉给药,它的生物利用度为 45%,当静脉注射1 000mg,最高血药浓度可达 $20\mu g/ml$,血浆半衰期为 9h。利巴韦林可在肝中代谢,或由肾以原形排出。在流感症状刚一开始,若采用喷雾给药,可减少病人的发热,其他症状及病毒滴度。它的不良反应包括喷雾引起的支气管痉挛,眼部刺激症状,口服及静脉给药可能引起恶心、皮疹、贫血、抑郁等,概言之,利巴韦林不是抗流感病毒感染的一种药物,仅适用于较严重的并发症,如流感病毒肺炎、心肌炎等。干扰素是人细胞因子(cytokine)中的一种,主要分两大类,即干扰素 α/β 及干扰素 γ。与干扰素 γ 相比,干扰素 α/β 具有较强的广谱的抗 DNA 和 RNA 病毒的活性。干扰素诱生的抗病毒活性机制是多途径的,包括影响几条生物信号传递直接抑制病毒复制,也能诱导细胞毒 T 细胞(CTL)和天然杀伤细胞(NK)活性而间接控制病毒繁殖。干扰素必须非口服给药,静脉、肌内和皮下注射干扰素的半衰期仅为 $2\sim3h$。为了延长干扰素在体内的停留时间,一个长效的制品聚乙二醇干扰素已用于临床,仅需 1 周皮下注射 1 次,单独给干扰素不能保证天然流感病毒的流行,但干扰素与金刚烷胺,金刚乙胺,利巴韦林或神经氨酸酶抑制剂合用则显示增强抗病毒效果,因此,它可能在严重流感并发症治疗中发挥作用。干扰素的副作用多半是全身性,重点在造血系统,包括头痛,白细胞及血小板减少,还有神经毒性症状。利巴韦林治疗HCV 和 RSV 感染,耐药的病毒株已被检测出,突变点也已确定。

4. 发展中的抗流感病毒药物 由于目前临床使用的抗流感病毒药物数量少,作用靶点也只有 2 个,再加上耐药限制了药物效果,因此,发展新药特别是作用于不同靶点的药物成为研究重点。由于金刚烷胺类药物迅速产生耐药和交叉耐药,再进一步研发新的衍生化合物并不受鼓励。鉴于 NA 抑制剂是目前临床使用的主力药物,而且耐药及交叉耐药并未明显影响药物的临床使用,因此寻找抑制 NA 活性的新化合物仍是热点之一。与派瑞米韦化学结构类似的另一个环戊烷类似物 A-315677 的分子式为 $C_{19}H_{34}N_2O_4$,分子量 354.48。体外研究表明,该化合物具有与奥司他韦相等的甚至更高的抑制流感病毒复制的能力。利用体外细胞培养病毒的模型对 A-315677 耐药进行了观察,结果发现,在药物病毒共同培养的第 8 代,病毒对药物的敏感度降低 60 倍,随后病毒核酸序列分析证实,病毒 NA 基因发生点突变 E119D。传到第 10 代,除了 E119D 突变以外,HA 基因也发生 R233K 和 S339P 突变,对药物敏感毒减低至 310 倍。第 15 代病毒 对 A-315677 的敏感度降低 355 倍,对扎那米韦的敏感度降低 175 倍,但仍保持对奥司他韦的敏感。此外,体外实验也表明流感病毒对 A-315677 和奥司他韦的交叉耐药很轻微。目前,A-315677 仍处于临床前使用阶段。与扎那米韦相比,它的多聚体形式已显示出增加体外抗流感病毒复制的能力,IC_{50} 减少至 10 倍左右。此外,也改善口服利用度,体内半衰期显著延长,减少因流感病毒感染的小鼠死亡 。

流感病毒毒粒表面糖蛋白 HA 介导病毒与敏感细胞受体的吸附结合,随后导致病毒进入细胞内,因此,病毒受体结合蛋白成为传统的抗病毒化合物的靶点。这样的化合物包括多价底物类似物,阻断吸附和融合的肽类以及蛋白酶抑制剂。其中,靶向宿主呼吸道细胞受体的融合蛋白 DAS-181 备受瞩目。体外细胞培养中,DAS-181 明显抑制流感病毒 A 和 B 的实验室和临床株的复制,IC_{50} 范围在 0.04～0.9nm。在小鼠和雪貂的动物实验中,DAS-181 能有效地保护动物受流感病毒致命的攻击,病毒肺滴度减少到 10^5 倍。令人感兴趣的是,流感病毒 2004,2007 和 2009对奥司他韦耐药的带有 H274Y 突变的病毒株仍保持对 DAS-181 的敏感性。尽管在 NA 抑制剂临床使用中也发现 HA 的一些突变,突变点主要包括 N163 和 D225,但是这些突变并不导致对 NA 抑制剂的耐受。已经有许多报告,生长在细胞中的流感病毒在 NA 抑制剂的压力下,能诱生出 HA 和 NA 的联合突变,如 A28T

（HA）和 R292K（NA），致使病毒对奥司他韦和扎那米韦的敏感度下降 3 230 倍和 60 倍，但是这样的病毒对 DAS-181 仍然敏感。最可能的原因是 DAS-181 与 NA 抑制剂不同，它的作用靶点是细胞，而非病毒，它是通过去除流感病毒的唾液酸受体而让宿主细胞免受感染。因此，DAS-181 可作为对 NA 抑制剂耐药病毒株的选择药物。使用针对流感病毒 HA 的特异性抗体阻止病毒吸附和进入是合理和诱人的。几个实验组将多克隆，单克隆或针对 Fab 片段的抗体给 H5N1 感染的小鼠使用，收到预期结果。此外，用 1918 流感恢复性血清处理流感病人，收到减少死亡危险的效果。问题是流感病毒基因重组和突变如 E190D 发生率高造成逃逸毒株，给抗体的使用效果打了折扣。

流感病毒依赖 RNA 的 RNA 聚合酶是病毒复制的关键酶，发展中的抗流感病毒药物当然包括这个多聚酶抑制剂，其中进展较快的是 T-705。T-705 是一个被替代的吡嗪类（pyrazine）化合物，在体内能被转换成一个核苷类似物，体内外均显示极强的抗流感病毒复制的能力。与另一个多聚酶抑制剂利巴韦林（IC_{50}：$31.6\mu m$）相比，它的 IC_{50}（$1.0\mu m$）要低得多，而对细胞的毒性也小许多（利巴韦林，CC_{50} 为 $94\mu m$；T-705，$CC_{50}>6370\mu m$），并且死亡率均明显降低，治疗效果优于奥司他韦。此外人类，T-705 对奥司他韦耐药病毒株仍然保持抑制作用，并且可以和奥司他韦联合用药加强对各种流感病毒的抑制活性。目前，这个有价值的抗流感病毒的化合物正在 Ⅱ 期临床试验中（图 16-6）。

静脉输入针对流感病毒保守区段的 siRNAs 可以减少病毒在小鼠肺组织中的复制，但是如何运送 siRNAs 到靶位仍面临挑战。此外，几个有希望的抗流感病毒剂也在研究中，包括信号传导抑制剂，干扰素诱生剂以及朝向流感 NS1A 蛋白和 CPSF30 因子的 30-kDa 亚单位间相互作用的分子们。这里，需要提起注意的是对抗流感病毒中医药的研究应该更加规范化和科学化，尽快找到和开发具有中国特色的特异性抑制流感病毒的药物。

尽管 WHO 已在 2010 年 8 月宣布 2009 新型 A/H1N1 流感流行已经过去，但是每年季节性流感流行以及某时某种新型流感的出现仍然严重威胁人类的健康。鉴于流感疫苗要穷于应对病毒的抗原漂移和基因重组织；鉴于目前抗流感病毒药物数量少，而且耐药病毒株又不同程度上限制了这几个药物的使用，因此发展新的，作用于不同靶点的，对耐药株敏感的，毒性小的，价格便宜的药物迫在眉睫。只有药物数量增多了，药效协同和延缓耐药的联合用药方案才能施行。应该提醒的

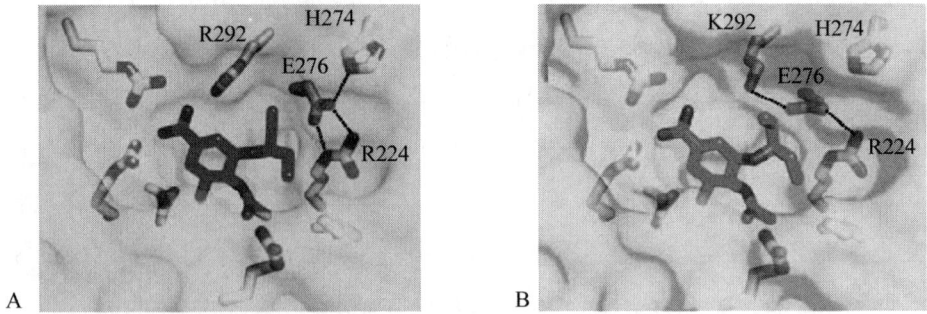

图 16-6 奥司他韦与流感病毒 A 神经氨酸酶 NA 活性点结合以及 R292K 突变阻止结合

注:A. E276 和 R224 连接促使奥司他韦与活性点结合;B. K292 突变阻止奥司他韦与活性点结合

引自(Aoki FY et al,Antiviral Therapy,2007)

是,在药物体内外活性研究以及临床试用过程中,总应把药物诱生的基因突变和病毒对药物敏感度变化作为研究和观察的重点。为此,需要进行基因型测定(genotypic assay)和表型测定(phenotypic assay)。所谓基因型测定,就是检测在药物压力下的基因突变点,当然并不是每个突变点都能引发耐药。所谓表型测定,就是测定病人体内病毒对药物的敏感度,一般讲来,至少 IC_{50} 2.5～4 倍或以上的差距方能确认为耐药性。总而言之,在有效的疫苗和特异性药物的合力措施之下,流感是能得到预防和控制的。

(张兴权 范 江)

参 考 文 献

[1] Hayden FG,Palese P. Influenza Virus//Richman DD,Whiteley RJ,Hayden FG. Clinical Virology. 3 rd ed. Washington DC:ASM Press,2009:943-976

[2] 陶佩珍. 流感病毒和呼吸道病毒感染及其药物.//陈鸿珊,张兴权.抗病毒药物及其研究方法.北京:化学工业出版社,2006:327-352

[3] Moscona A. Medical management of influenza infection. Annu Rev Med,2008;59:397-413

[4] De Clercq E. Antiviral agents active against influenza A viruses. Nat Rev Drug Discov,2006;5(12):1015-1025

[5] 王琳.抗病毒化学合成药物.//陈鸿珊,张兴权.抗病毒药物及其研究方法.北京:化学工业出版

社，2006：231-252

[6]　陈鸿珊，张兴权. 抗病毒药物.//李家泰. 临床药理学，第三版.2007：1163-1219

[7]　Krumbholz A，Schmidtke M，Bergmann S，et al. High prevalence of amantadine resistance among circulating European porcine influenza A viruses. J Gen Virol. 2009；90(Pt 4)：900-908

[8]　Suzuki H，Saito R，Masuda H，et al. Emergence of amantadine-resistant influenza A viruses：epidemiological study. J Infect Chemother，2003；9(3)：195-200

[9]　Belshe RB，Burk B，Newman F，et al. Resistance of influenza A virus to amantadine and rimantadine：results of one decade of surveillance. J Infect Dis，1989；159(3)：430-435

[10]　张兴权. 病毒基因变异和耐药性的产生及其检测.//陈鸿珊，张兴权. 抗病毒药物及其研究方法. 北京：化学工业出版社，2006：113-122

[11]　Abed Y，Goyette N，Boivin G. Generation and characterization of recombinant influenza A (H1N1) viruses harboring amantadine resistance mutations. Antimicrob Agents Chemother，2005；49(2)：556-559

[12]　Holsinger LJ，Nichani D，Pinto LH，et al. Influenza A virus M2 ion channel protein：a structure-function analysis. J Virol，1994；68(3)：1551-1563

[13]　McNicholl IR，McNicholl JJ. Neuraminidase inhibitors：zanamivir and oseltamivir. Ann Pharmacother，2001；35(1)：57-70

[14]　Mancuso CE，Gabay MP，Steinke LM，et al. Peramivir：an intravenous neuraminidase inhibitor for the treatment of 2009 H1N1 influenza. Ann Pharmacother，2010；44(7-8)：1240-1249

[15]　Aoki FY，Boivin G，Roberts N. Influenza virus susceptibility and resistance to oseltamivir. Antivir Ther，2007；12(4 Pt B)：603-616

[16]　Gubareva LV，Kaiser L，Hayden FG. Influenza virus neuraminidase inhibitors. Lancet，2000；355 (9206)：827-835.

[17]　Bloom JD，Gong LI，Baltimore D. Permissive secondary mutations enable the evolution of influenza oseltamivir resistance. Science，20104；328(5983)：1272-1275

[18]　Gubareva LV. Molecular mechanisms of influenza virus resistance to neuraminidase inhibitors. Virus Res，2004；103(1-2)：199-203

[19]　Moscona A. Global transmission of oseltamivir-resistant influenza. N Engl J Med，2009；360(10)：953-956

[20]　Lowen AC，Palese P. Influenza virus transmission：basic science and implications for the use of antiviral drugs during a pandemic. Infect Disord Drug Targets，2007；7(4)：318-328

[21]　Chan-Tack KM，Murray JS，Birnkrant DB. Use of ribavirin to treat influenza. N Engl J Med，2009；361(17)：1713-1714

[22] Phillpotts RJ, Higgins PG, Willman JS, et al. Intranasal lymphoblastoid interferon ("Wellferon") prophylaxis against rhinovirus and influenza virus in volunteers. J Interferon Res, 1984; 4(4): 535-541

[23] Molla A, Kati W, Carrick R, et al. In vitro selection and characterization of influenza A (A/N9) virus variants resistant to a novel neuraminidase inhibitor, A-315675. J Virol, 2002; 76(11): 5380-5386

[24] Abed Y, Nehm B, Baz M, et al. Activity of the neuraminidase inhibitor A-315675 against oseltamivir-resistant influenza neuraminidases of N1 and N2 subtypes. Antiviral Res, 2008; 77(2): 163-166

[25] Macdonald SJ, Cameron R, Demaine DA, Dimeric zanamivir conjugates with various linking groups are potent, long-lasting inhibitors of influenza neuraminidase including H5N1 avian influenza. J Med Chem, 2005; 48(8): 2964-2971

[26] Triana-Baltzer GB, Gubareva LV, Klimov AI, et al. bition of neuraminidase inhibitor-resistant influenza virus by DAS181, a novel sialidase fusion protein. PLoS One, 2009; 4(11): e7838

[27] Belser JA, Lu X, Szretter KJ, et al. DAS181, a novel sialidase fusion protein, protects mice from lethal avian influenza H5N1 virus infection. J Infect Dis, 2007; 196(10): 1493-1499

[28] Simmons CP, Bernasconi NL, Suguitan AL, et al. Prophylactic and therapeutic efficacy of human monoclonal antibodies against H5N1 influenza. PLoS Med, 2007; 4(5): e178

[29] Furuta Y, Takahashi K, Kuno-Maekawa M, et al. Mechanism of action of T-705 against influenza virus. Antimicrob Agents Chemother, 2005; 49(3): 981-986

[30] Furuta Y, Takahashi K, Fukuda Y, et al. In vitro and in vivo activities of anti-influenza virus compound T-705. Antimicrob Agents Chemother, 2002; 46(4): 977-981

[31] Takahashi K, Furuta Y, Fukuda Y, et al. In vitro and in vivo activities of T-705 and oseltamivir against influenza virus. Antivir Chem Chemother, 2003; 14(5): 235-241

[32] Furuta Y, Takahashi K, Fukuda Y, et al. In vitro and in vivo activities of anti-influenza virus compound T-705. Antimicrob Agents Chemother, 2002; 46(4): 977-981

第四篇　寄　生　虫

第 17 章 多重耐药疟疾的流行与防治

疟疾(malaria)是一种经按蚊传播,由疟原虫寄生人体引起的重要虫媒传染病,严重危害人类身体健康和生命安全、影响社会经济顺利发展。疟疾是地球上发生最频繁的寄生虫病,有潜在致命危险。目前全球有 100 多个国家、20 多亿人口生活在疟疾流行区,每年有 3 亿至 5 亿人感染该病,200 万人死于疟疾,每 30 秒就有 1 名儿童死于疟疾。疟疾也是导致非洲经济一直陷于困境的主要原因之一。

疟疾呈全球分布,但以热带和亚热带地区的国家,尤其是经济落后、卫生条件较差的国家流行较严重,发病率和病死率均较高。我国从东北的辽宁省到南方的海南省均发现疟疾病例,但长江以南发病率高。恶性疟疾主要见于海南、云南、广西等省和自治区。疟疾对社会经济影响巨大,平均给流行国家造成年经济增长损失达 1.3%,连续几年加重时,可导致有疟疾国家与无疟疾国家之间在国内生产总值差别巨大,使家庭和社区陷入贫困的恶化趋势,严重影响边缘化和贫困民众。疟疾的直接代价包括用于预防和治疗疾病的个人和公共支出,在一些疟疾负担沉重的国家,多达 40% 的公共卫生支出、30%～50% 的住院病人和高达 60% 的门诊人次由疟疾所致。疟疾,同艾滋病和肺结核一起,是摆在世界发展中国家面前的三大主要公共健康问题,也是阻碍这些国家发展的重要原因。近年来,耐药疟疾的出现和流行,使包括我国在内的世界不少国家面临疟疾疫情的新挑战。

一、疟疾的临床特征

疟疾是由按蚊传播的,当受感染的按蚊叮咬人时,疟原虫的子孢子即进入人体,并在肝细胞内进行裂体增殖,产生许多裂殖子,并进入血液循环,侵入红细胞内进行红内期增殖,产生许多裂殖子后红细胞破裂,释出裂殖子及代谢产物,引起发冷发热,裂殖子又侵入其他红细胞继续增殖,破坏大量红细胞,引起贫血及网状内皮系统的增生、肝脾大。恶性疟原虫常可引起脑型疟及其他凶险型疟疾,且自 20 世纪 60 年代初出现耐氯喹恶性疟疾以来,其诊断及治疗更引起人们重视。

蚊子叮咬后 9～14d 出现疟疾临床症状,主要表现为寒战、发热、出汗、疲乏、头痛、呕吐、肌肉酸痛、腹部不适等。如果没有进行药物治疗或者疟原虫对药物有耐药性,这种感染就可能出现贫血、低血糖、急性肾功能不全、肺水肿或成人型呼吸窘迫综合征、循环衰竭、肝损害、黑尿热、神志障碍或昏迷、酸血症/酸中毒、自发性出血或弥散性血管内凝血(DIC)等多种严重并发症,威胁生命。目前感染人类导致疟疾的疟原虫主要有 4 个类型,分别是间日疟原虫、三日疟原虫、恶性疟原虫和卵形疟原虫,最常见的是间日疟和恶性疟,尤其恶性疟原虫是目前为止最致命的一种疟疾感染,发热不规则,可引起脑型疟等凶险发作。

孕妇患疟疾有极高的风险。无免疫力的孕妇感染疟疾后可导致多达 60% 的流产和 10% 以上孕产妇死亡;具有部分免疫力的孕妇感染疟疾后,即使无急性临床疾病表现,仍有严重贫血和胎儿发育受损的危险。据估计,因妊娠期感染疟疾,每年约有 1 万名妇女和 20 万名婴儿死亡。感染艾滋病病毒的孕妇面临更高的危险。

二、疟疾的实验室诊断现状

早期诊断和及时有效的药物治疗可缩短疟疾感染时间,防止并发症的产生,降低病死率,其中早期诊断是关键。现有的实验室诊断技术包括以下几种。

1. 外周血象检查　血常规检查中,红细胞和血红蛋白在多次发作后可下降。因恶性疟原虫可侵犯各个时期的红细胞,贫血现象尤为明显。白细胞总数初发时可轻度升高,后正常或稍低,白细胞分类单核细胞常增加,并见吞噬有疟色素颗粒。

2. 显微镜镜检　仍为目前诊断疟疾最广泛应用的诊断方法。有经验的镜检技术人员原虫镜检敏感性为 50 个/μl 原虫,相当于红细胞的疟原虫感染率大约为 0.001%,但多数实验室常规镜检的敏感性平均只有 500 个/μl 原虫,相当于 0.01% 的原虫感染率。临床通过血涂片(薄片与厚片)染色显微镜下查找疟原虫,并可鉴别疟原虫种类。骨髓涂片染色查疟原虫,可提高阳性率。镜检法作为疟疾诊断金标准沿用至今未被代替,一方面在于其特异性好,可直接观察原虫诊断疾病;而且可区分病人血液中原虫发育的不同期,为临床治疗提供帮助,特别是脑型疟疾等重症病例,了解体内原虫发育的不同时期,有利于制定恰当的用药方案和途径;另外,显微镜检方法可鉴别疟原虫的种类、计算疟原虫的数量,价廉、快速。显微镜检法缺点在于:需要有经验的技术人员才能完成;制片和染色需耗费大量人力;容易漏检,尤其是恶性疟疾患者,有相当数量原虫在肝、脾和骨髓中,外周血可能检测不到;治疗后的患者特异性会受到影响。

为提高原虫检出率,研究者尝试了不同的镜检和染色方法,比如荧光染色就是其中一种。研究发现,一些荧光素对核酸有良好的亲和力,经一定波长紫外线激活,原虫核酸可通过荧光显微镜观察到。目前常用的荧光染色剂有吖啶橙(AO)和苯并巯羟基嘌呤(BCP),BCP 染色恶性疟与间日疟血片,敏感性分别为 97.4％和 91.2％,特异性分别为 66.7％和 50％,阳性预测值 97.6％和 88.6％,阴性预测值为 50％和 40％。研究认为,苯并巯羟基嘌呤染色法是一种有使用价值的疟疾诊断新方法。荧光染色的缺点是需要较高的技术,辨认非特异性着色因子需要丰富的经验。一般而言,原虫感染率在 0.2/万时,吖啶橙染色法检测间日疟原虫的敏感性为 41％～93％,检测恶性疟原虫的特异性为 93％。检测间日疟和其他非恶性疟原虫的后期原虫的特异性则只有 52％。因此,荧光显微镜法尚不能作为快速诊断方法,只能是诊断的辅助手段。

3. 血清学检查

(1)疟原虫抗体检查:抗疟抗体一般在感染后 2～3 周出现,4～8 周达高峰,以后逐渐下降。现已应用的有间接免疫荧光、间接血凝与酶联免疫吸附试验等,阳性率可达 90％。一般用于流行病学检查,对临床早期确诊意义不大。

(2)疟原虫抗原检查:应用免疫夹心法可检测到疟原虫抗原,但阳性率较低,不适合临床诊断。

4. PCR 方法　是利用扩增疟原虫的特异性基因片段诊断疟疾,目前用于疟原虫检测的分子标志有环子孢子(CS)、18SrRNA、裂殖子表面蛋白-1(Msp-1)、裂殖子表面蛋白-2(Msp-2)、红细胞表面抗原(RESA)及富组氨酸蛋白(M)等基因片段。已发现通过测定 CS 基因序列的重复结构可进行疟原虫分类,了解其遗传特征和地理来源。早期 PCR 技术比较单一,尽管具备快速、简便及高度敏感等特点,但也存在产物污染易致假阳性、不能在一次检测中鉴别虫种、也不能诊断混合感染等缺点;随后,在单一 PCR 技术基础上,发展了复合 PCR 方法,在一个反应体系中同时设计不同的特异性引物,一对引物针对恶性疟原虫,一对引物针对间日疟原虫,一次反应中可同时扩增出两种原虫的片段。使用套式 PCR 和反转录 PCR 技术能区别 4 种疟原虫。

PCR 方法也可用于研究原虫的种群差异、突变及对药物的耐药性。近年进入临床的荧光定量 PCR 也已经用于检测疟疾。根据两种疟原虫 SSUrRNA 基因的保守序列,分别设计针对恶性疟原虫和间日疟原虫特异的引物,并对探针进行荧光标记。研究结果显示,用显微镜检、常规 PCR 和荧光定量 PCR 检测恶性疟原虫,阳性率分别为 33.1%,39.4%和 40.2%;检测间日疟原虫阳性率分别为 36.2%,42.5%和 45.7%;统计学分析表明,3 种方法两两之间有相关性,而荧光定量 PCR 与镜检法之间存在显著差别,与常规 PCR 法则无差别。PCR 检测疟原虫显示出较高的敏感性和特异性,能够检测到感染率为 0.000 01%的恶性疟原虫血样,及感染率为 0.000 012 6%的间日疟血样。PCR 方法主要特点是敏感性高,能检出每微升低于 5 个原虫的血液样本。复式、多层和荧光定量 PCR 方法可用于疟疾的定性和定量诊断,对于形态学较难鉴别的样本价值较大,可通过测定 CS 基因序列的重复结构进行疟原虫分类,并了解其遗传特征。缺点是技术相对复杂,设备和环境要求高。

5. **疟原虫分子抗原检测** 为在无显微镜或缺乏有经验技术人员地方的疟疾替代诊断方法,一些国家开发出适合疟疾流行区现场检验的快速、简易和便利的检测技术,即免疫色谱技术,又称快速诊断试验(rapid diagnostic tests,RDT),并研制出了多种试剂盒,利用硝酸纤维素膜(NC)制备免疫层析测试条。目前报道的被检抗原主要是富组氨酸蛋白-2(Hstidine-rich protein-2,HRP-2)和疟原虫乳酸脱氢酶(Plasmodium lactate dehydrogenase,pLDH)。诊断试剂的原理是在 NC 上包被被检抗原的一株单抗作为捕获带,同时,将另一株单抗耦联在胶体金或乳胶上作为检测试剂。当样本溶液和检测试剂通过捕获带时,两者形成的复合物即被包被在膜上的抗体捕捉,如果样品中含有被检抗原,则捕获带可发生颜色变化,颜色反应的强弱与样本中的抗原浓度成正比。该检测方法从取血、反应至结果判断,只需 5～10min,而且多个样本可同时进行检测,不需特殊仪器,非常适合于边远山区基层医院、卫生所防保医生和村医应用。目前,国外已有 ParaSight-F(dipstick)、ICT1 和 OptiMAL 等诊断试剂盒,其中 OptiMAL 不仅能检测恶性疟原虫,也用于检测间日疟原虫。OptiMAL 诊断试剂基于检测原虫代谢产物乳酸脱氢酶,该酶是糖酵解途径的终止酶,在 4 种疟原虫的有性期和无性期均有表达。目前的 OptiMAL 乳酸脱氢酶检测试剂盒是在层析条上包被两株 LDHpf 单抗,1 株为恶性疟种特异性单抗,另 1 株为能与 4 种人疟原虫都反应的属特异性单抗。此诊断方法在实验室和现场条件下都已进行了评估,与镜检法相比,恶性疟原虫的敏感性和特异性分别为 88%和 99%,间日疟分别为 94%和 100%。评估中发现,感染率低于 0.002%的血样,OptiMAL 检测有 3%的阴性。

Para Sight-F 法为世界卫生组织推荐使用产品,检测原虫的靶抗原为 HRP-2,与厚血膜镜检比较,在原虫密度大于 100 个/μl,原虫感染率为 0.002% 时,检测恶性疟的敏感性平均为 77%～98%,特异性 83%～98%。当患者 HRP-2 分泌少,血液中 HRP-2 水平低时,Para Sight-F 法可能出现阴性结果。同 PCR 法比较,Para Sight-F 检测低感染率患者时,敏感性小于 PCR 方法。

ICT pf(ICT1)诊断卡用于检测恶性疟疾,也是基于检测 HRP-2 抗原。由于操作简单、需要仪器少、结果易于判断等优点,该诊断试剂赢得了越来越多的使用者。缺点是只能检测恶性疟,如果用于检测其他疟疾可能造成漏检或误诊;其次不能用于诊断混合感染;有报道与类风湿因子起交叉反应,导致假阳性。

PATH Falciparum Malaria IC 诊断卡也是检测恶性疟患者血液中 HRP-2 抗原。与显微镜检和 PCR 方法相比,当恶性疟患者原虫感染率为 0.002%/μl 时,该方法检测恶性疟疾的敏感性和特异性分别为 96% 和 98%。

三、疟疾的治疗现状

疟疾的临床治疗主要有对症治疗和抗疟原虫治疗两个方面。前者包括急性期的卧床休息、补液、保持水和电解质平衡、物理和(或)化学降温,及出现各种并发症时的各种对应治疗措施。

目前,临床抗疟原虫药物治疗的原则是:根据患者受疟原虫感染的地域差异,初步分为氯喹敏感型或耐氯喹型疟原虫感染,区别用药;无法确定时,则可按耐氯喹株处理。尤其对恶性疟和间日疟,分型用药更加重要。

1. 氯喹敏感疟疾的治疗　仍以磷酸氯喹为首选药物,恶性疟疾常用治疗方案为 10 片疗法,即第 1 及 2 天每日服 4 片,第 3 天服 2 片,每片 0.25g(含基质 0.15g),总剂量为 1.5g;间日疟则可采用 8d 疗法,即第 1 天服 4 片,第 2 及 3 天服 2 片,每片 0.25g(含基质 0.15g),总剂量为 1.2g。三日疟和卵形疟的抗疟原虫治疗同间日疟。常规剂量的氯喹安全性较好,不良反应有恶心、呕吐、纳差、头晕、头痛、腹痛等,长期服用可引起视网膜病变及视力障碍。间日疟和卵形疟需同时服用伯氨喹,每天 22.5mg(基质)顿服,连服 8d,以求根治。

2. 耐氯喹疟疾的治疗　首选青蒿素及其衍生物,奎宁或甲氟喹次之。目前常用的青蒿素制剂有双氢青蒿素、青蒿琥酯及蒿甲醚。

(1)双氢青蒿素片口服,1/d,每次 60mg,首剂加倍,连服 7d,总剂量 480mg。青蒿琥酯片剂,2/d,每次50mg,首日加倍,连服7d,总剂量800mg。蒿甲醚胶丸,1/d,每次100mg,首剂加倍,共7d,总剂量800mg。青蒿素制剂不良反应甚少且轻微。

(2)磷酸咯萘啶片(pyrornaridine phosphate):20世纪70年代我国研制的抗疟新药,能有效杀灭红内期疟原虫。每次0.3g,首日服2次,第2及3天各服1次,总剂量1.2g。也可以首日服0.4g顿服,6h后再服0.4g,第2及3天各服0.4g,总剂量1.6g。

(3)硫酸奎宁片,为替代治疗选择,3/d,每次0.6g,2d后改为每次0.3g,7d为1个疗程。不良反应有眩晕、耳鸣、耳聋、畏光、复视、头痛、胃部不适,恶心等。

(4)甲氟喹(mefloquine):为长效制剂,半衰期约14d。口服750mg,1次顿服。具较强的杀灭红细胞内疟原虫的作用,对耐氯喹恶性疟有较好疗效。但近年已有耐药株广泛存在的报道,故常与青蒿素制剂合用。

3. **重型疟疾抗疟疾治疗** 疑及重型(凶险型)疟疾时,应立即进行抗疟药物治疗,首选胃肠道外给予青蒿素制剂,具体包括以下内容。

(1)青蒿琥酯粉针剂:每支含60mg,因其溶液不稳定,必须新鲜配制,注射前将粉针剂溶于5％碳酸氢钠溶液0.6ml中,再加入5％葡萄糖生理盐水5.4ml后缓慢静脉注射,静脉注射1/d,首日加倍,首次注射后6h再注射1次,病情好转后改为口服。也可用作肌内注射。

(2)蒿甲醚针剂:1/d,肌内注射,每次80mg,首剂加倍,共7d,总剂量640mg。

(3)二盐酸奎宁注射液:10mg/kg加于10％葡萄糖注射液中4h内滴入,8~12h后可重复1次,每日剂量不可超过30mg/kg。也可做深部肌内注射。

(4)磷酸咯萘啶针剂:首剂160mg肌内注射,6h及24h后各给予80mg,24h总量为320mg,儿童每次用量为1.6mg/kg,首剂加倍。也可用生理盐水或5％葡萄糖溶液250~500ml稀释后静脉滴注。亦可与青蒿素衍生物同时应用。

(5)氯喹注射剂:仅用于敏感株疟原虫感染的治疗。每千克体重10mg基质,4h内静脉滴注,继以5mg/kg于2h内滴完。每日总量不超过25mg/kg。

在无注射剂或输液设备的地方,可应用青蒿素栓剂来应急救治。

四、耐药疟疾的流行现状

20世纪50年代,在泰国与柬埔寨边境地区首次发现了对曾是王牌独具的抗疟药物氯喹耐药的疟原虫,在过去几十年期间,抗疟疾药物的耐药性迅速扩散,广泛传播,并由原来的单一耐药,演变为多重耐药。人类正在经受着对疟原虫束手无策的惨痛教训。磺胺多辛-乙胺嘧啶自 1977 年进入泰国后曾被广泛应用,但 5 年内其疗效大幅下降了 90%。抗疟新药阿托伐醌自 1997 年上市后,仅仅只过了 1 年就产生耐药性。目前市场上或在研发后期阶段尚无青蒿素的有效替代药物用于治疗恶性疟疾。WHO 疟疾治疗部主任 Kochi 说:"我们不能再重复以往的错误了。对付疟疾的惟一办法就是要尽量抑制疟原虫产生耐药性,我们要抢在疟原虫发生变异之前消灭它。"

历经 15 年不懈努力,美国国家过敏与传染病研究所的托马斯·韦尔姆斯等人发现,疟原虫第 7 对染色体上一个基因的微小变异促使了疟原虫对氯喹产生耐药。该基因有可能是涉及疟原虫对氯喹产生耐药性的惟一而必备基因。长期以来,科学家们一直认为疟原虫的很多基因与对氯喹的耐药性相关,而韦尔姆斯博士研究组则认为,一种名为"pfcrt"基因上的 4~8 个微小基因突变与氯喹耐药性有关。由此,研究人员就可以通过调整氯喹的配方来增强其对突变寄生虫的杀伤力。该发现还有助于人们确定产生耐药性菌株的源头,开发出治疗疟疾的新药物。

另有研究表明,长效抗疟疾药物的合并使用与疟原虫耐药性的明显升高相关。肯尼亚内罗毕 Wellcome 信托研究实验室的 Alexis M. Nzila 博士领导的一组国际研究人员发现,与短效抗疟药物相比,常用的廉价长效抗疟疾药物的合并使用与疟原虫耐药性的明显升高相关。Nzila 博士等在肯尼亚海滨的 Kilifi 从随机用长效抗疟药乙胺嘧啶(pyrimethamine)和磺胺多辛(sulfadoxine)联合预防或短效抗疟药氯丙胍(chlorproguanil)和氨苯砜(dapsone)联合治疗的儿童中采集血样。这两种组合中,前者药物组合都能抑制二氢叶酸还原酶,后者药物组合则抑制二氢蝶呤酯合酶。通过分析血样中分离出的疟原虫在治疗前后上述两种酶基因的点突变,发现治疗后 42d 内,长效药物组合"与完全药物敏感的疟原虫的消失和子代中耐药株的明显增多强烈相关"。而短效药物组合则与耐药的发展无相关关系。研究者指出,乙胺嘧啶和磺胺多辛的组合是"仅存的非洲普通型疟疾患者经济上能承受的药物,但鉴于对疟疾耐药可能的防控,氯丙胍和氨苯砜是一种更好的替代方案"。不过,耐药性仍可能通过对少数几种突变的选择而产生,氯丙胍和氨苯砜在治疗方面有用的时间可能不会太长。

2009 年 2 月 25 日世界卫生组织宣布,根据全球疟疾疗效监测系统和研究结果提供的证据,显示泰国和柬埔寨边界地区出现了耐青蒿素疟原虫,这可能会严重影响全球疟疾防治成果。研究显示,使用单一药物尤其是青蒿素及其衍生物的单一药物治疗很可能是疟疾耐药性增加的主要原因。单一治疗药物会使寄生虫较易适应并最终克服药物障碍。因此,必须将单一治疗药物撤出市场,而采用青蒿素联合治疗药物来治疗一切无并发症的恶性疟疾病例。另据调查小组数据显示,多重耐药的疟疾正从东南亚向西蔓延,从泰国途经缅甸和孟加拉国而到印度。在孟加拉国与缅甸边界的疟疾感染人群中,抽样检测感染过的血标本,结果显示:疟疾的主要病原体——恶性疟原虫,不但对预期的氯喹耐药高达84%,对甲氟喹也高度耐药达到了61%。AFRIMS主要研究者Harald Noedl的报告指出,甲氟喹治疗疟疾在孟加拉并没有广泛应用,但仍表现出对高度耐药,结果令人吃惊。在泰国,由于甲氟喹被广泛用来治疗疟疾,实验室中测量疟原虫对甲氟喹的耐药率高达82%,而且这种耐药性正通过边界向孟加拉蔓延,进而影响到印度。

五、耐药疟疾的防治对策

(一)加强疟疾耐药监测,国家行政部门主动作为

更加强化对耐药疟疾的连续监测,以确保恰当管理临床病例和尽早发现变化的耐药性模式,收集更多的证据来对国家疟疾治疗政策做出必要的修订。一段时间内对疗效的监测是疟疾控制的一个极其重要组成部分。比如,世界卫生组织为了保护青蒿素作为救命药物组合的主力药物,已呼吁全球继续监测最近实施的以青蒿素为基础的联合治疗药物的临床效力,并且正在帮助各国加强其耐药性监测系统。世界卫生组织还呼吁在各个层次,包括生产厂家、国际药品供应商、国家卫生当局以及参与资助基本抗疟疾药物的国际援助和供资机构,禁止使用口服青蒿素单一药物。最近,世界大多数国家的卫生行政部门都正积极努力加强疟疾控制,包括增加卫生系统的积极支持,制定疟疾药物治疗规范,建议对以青蒿素为基础的联合治疗药物给予价格补贴等。

(二)强化疟疾用药的分级管理

抗疟药的使用应遵循安全、有效、合理和规范的原则。根据流行地区的疟原虫虫种及其对抗疟药物的敏感性和患者的临床表现,合理选择药物,严格掌握剂量、疗程和给药途径,以保证治疗效果和延缓抗药性的产生。结合我国疟疾防治工作的实际需要,将在我国注册的主要抗疟药分为一线药物和二线药物,实行分级管理,将有利于对我国常用抗疟药的保护,预防和减缓耐药疟疾的出现。

1. 间日疟治疗药物　一线药物:磷酸氯喹(简称氯喹)、哌喹、磷酸伯氨喹(简称伯氨喹);二线药物:蒿甲醚、青蒿琥酯、双氢青蒿素、磷酸咯萘啶(简称咯萘啶),用于一线药物治疗失败的病例。

2. 恶性疟及重症疟疾治疗药物　一线药物:蒿甲醚、青蒿琥酯、双氢青蒿素、咯萘啶;二线药物:以青蒿素类药物为基础的复方或联合用药,包括双氢青蒿素哌喹片、青蒿琥酯片加阿莫地喹片、复方磷酸萘酚喹片、复方青蒿素片。

(三)提倡生产和使用复方制剂,探索联合抗疟疾治疗策略

为避免疟原虫对目前最有效抗疟疾药物青蒿素产生耐药,世界卫生组织建议疟疾的最佳治疗应该是青蒿素类药物为基础的联合用药(artemisinin-based combination therapy,ACT),制药公司最好以复方药,而非单方药形式来生产青蒿素。WHO 疟疾治疗部主任 Arata Kochi 曾说:"如果失去青蒿素,我们对疟疾就没有有效的治疗手段了;相反,假如都采用复方青蒿素来治疗疟疾,那么疟原虫产生耐药性的机会就大大减少!"从 2001 年起,世界卫生组织开始在那些对传统药物如氯喹、复方磺胺和阿莫地喹出现耐药性的地区,推荐采用 ACT 药物。经过几年的试验,ACT 药物已经证明能够起到良好的治疗效果。2004 年,世界卫生组织正式向面临疟疾威胁的国家推荐 4 个 ACT 组方。4 个组方中,3 个用到了青蒿琥酯,而另一个用到了蒿甲醚。然而,虽然目前在大多数国家中,复方青蒿素已经成为一线治疗药物,但许多国家仍未将其列入本国的治疗指南来指导医生临床用药。在一项研究报告中,34 个承诺使用复方青蒿素的非洲国家中,至少还有 10 个国家依旧允许医生单用青蒿素来治疗疟疾。这种做法将促使疟原虫对青蒿素产生耐药性,给全球疟疾治疗带来灾难性后果。因此,除鼓励和要求医生使用复方青蒿素制剂作为疟疾的一线治疗外,WHO 同时要求制药公司停止生产单方青蒿素制剂,扩大生产复方青蒿素制剂,其治疗疟疾的有效率可达到 95%,是目前最有效的抗疟疾药物,而且起效时间比青蒿素单方制剂要短。

1. 复方蒿甲醚片(coartem)　惟一一种通过预先认证的、固定组方(蒿甲醚-本芴醇)的青蒿素类复方疗法(ACT)药物。每片含蒿甲醚 20mg 及本芴醇 120mg,每次 4 片,第 1 天服 2 次,第 2 及 3 天各服 1 次,蒿甲醚总剂量为 320mg,本芴醇总剂量为 1 920mg,疗效可达到 92.5%～96.0%;在多耐药流行区,其疗效为 81.0%,延长疗程至 5d,疗效可提高至 97.0%。复方蒿甲醚是一类新型复方药物,速效、高效、治愈率高、使用安全、方便,能延缓化学合成药物抗药性出现,又能克服青蒿素杀灭

疟原虫不彻底的缺陷。一项在乌干达儿童中进行的纵向、随机试验表明,蒿甲醚-本芴醇和双氢青蒿素-哌喹治疗均有效,且其对疟疾复发危险的长期疗效相似。研究者在对乌干达儿童中比较了上述两种主要疗法的短期与长期疗效,共纳入 352 例 6 周至 12 个月的儿童,进行了长达 1 年的随访。将年龄≥4 个月、体重≥5 kg、诊断为无并发症疟疾首次发作的儿童随机分入复方蒿甲醚片治疗组或双氢青蒿素-哌喹治疗组。无并发症疟疾再次发作均给予相同治疗。根据聚合酶链反应基因分型辨别复发感染与新感染。疾病转归指标为个体治疗后疟疾复发危险及随机分组后儿童疟疾治愈率。研究中共 113 例儿童随机分入复方蒿甲醚治疗组,119 例分入双氢青蒿素-哌喹治疗组,两组患者分别接受 320 人次与 351 人次非重症恶性疟疾治疗。结果表明,复方蒿甲醚治疗与 28d 后疟疾复发危险较高有关(35% 对 11%,$P<0.001$)。延长随访期,与双氢青蒿素-哌喹治疗组相比,蒿甲醚-苯芴醇治疗组中疟疾复发危险差异减少,两组患者寄生虫复发引起的疟疾复发风险危险同样较低。

2. 复方青蒿素片 口服总剂量 4 片(每片含青蒿素 62.5mg,哌喹 375mg),首剂 2 片,24h 后 2 片。该药疗效同样具备复方蒿甲醚的优点,疗程仅为 1d,服用方便,正在疟疾流行国家办理注册和推广。

3. 复方双氢青蒿素片 口服总剂量 8 片(每片含双氢青蒿素 40mg,哌喹 320mg),首剂 2 片,首剂后 6~8h,24h,32h 各 2 片。

4. 青蒿琥酯片加阿莫地喹片 口服总剂量青蒿琥酯和阿莫地喹各 12 片(青蒿琥酯每片 50mg,阿莫地喹每片 150mg),每天服青蒿琥酯片和阿莫地喹片各 4 片,连服 3d。

5. 复方磷酸萘酚喹片 口服总剂量 8 片(每片含萘酚喹 50mg,青蒿素 125mg),1 次服用。

6. 氯喹联合希舒美 最近在一项对疟疾耐药性的二期临床全球试验中,研究者采用希舒美(注射用阿奇霉素)和氯喹复方制剂后发现,在服用氯喹 28d 后,只有 31% 的患者消除症状,使用希舒美,这一比例达到 38%,而两药联合使用后,其有效率达到了 96%,是单独使用氯喹的 3 倍。

(四)疟疾耐药监测技术与方法

1. 加强临床耐药监测 世界卫生组织于 2010 年 11 月 18 日在日内瓦总部发布了《抗疟药物疗效和耐药性全球报告》。呼吁各国提高警惕,并做出更大政治承诺支持和维持国家对青蒿素类抗疟药物疗效的监测,以便尽早应对疟原虫对此类药物产生抗药性的问题。世界卫生组织全球疟疾规划司司长 Robert Newman 博士在报告发布会上表示,在柬埔寨和泰国边境地区,一些患者体内的疟原虫已经开始对青蒿素类药物产生抗药性,这为世界防治疟疾行动敲响了警钟。然而研究发现,目前仅有 34% 的疟疾流行国家遵照世卫组织的建议例行对一线和二线抗疟疾药物的疗效实施有效监测。

2. 检测疟原虫虫体的乳酸脱氢酶(pLDH)　该酶为各种疟原虫在无性期糖原分解代谢时产生的酶,仅由活虫产生,因此在开始治疗 2~4d 后,此酶很快从血流中消失转阴,故可检测虫体对抗疟药有无耐药;此法的阳性率为 60.4%~100%,其敏感性在虫血症大于 $100/\mu l$ 时可达到 90% 以上,其特异性为 91.5%~94.3%。此种检测方法已有试剂盒出售,并可区别恶性疟原虫与间日疟、三日疟及卵形疟。

在交通交往密切发达的工业化国家,输入性耐药疟疾病例成为越来越严重的问题。当前标准的实验室诊断方法耗时长、可靠性差、并几乎不可获得关于疟原虫是否具有耐药性的信息。有研究者建立了一种快速 PCR 分析方法,用于检测恶性疟原虫以及导致对氯喹耐药的决定因素。研究者用这种方法筛查了 200 名从疫区旅行回来的发热病人,该快速 PCR 方法在进行检测 1h 后就可以获得结果,在筛查的 200 名发热患者中,发现有 77 名患者感染了对氯喹耐药的恶性疟原虫,48 名患者感染了对氯喹敏感的恶性疟原虫,22 名感染者感染了间日疟原虫,10 名患者感染了卵形疟原虫,3 名患者感染了三日疟原虫,其他的 40 名患者为其他发热性疾病。与金标准巢氏 PCR 限制性片段长度多态性(nested-PCR RFLP)方法相比,在检测氯喹耐药性 K76T 突变时,这种快速 PCR 分析方法显示了 100% 的灵敏度及 96.7% 的特异度,具有出色的诊断效能及快速检测的特性。目前,这种快速 PCR 检测方法已适合在常规检测实验室使用。

(五)研制新型抗疟疾药物

1. 逆转性氯喹　随着疟原虫耐药性不断增加,氯喹在部分地区的抗疟疾地位日渐下滑,甚至被忽略。然而通过把氯喹与其他化合物结合在一起形成的混合分子结构对氯喹耐药疟原虫仍具疗效。美国波特兰州立大学的 David Peyton 等研究发现:把一种"逆转剂"(reversal agents)附着在氯喹分子上产生的一种单一混合物分子,简称逆转性氯喹,在实验室对耐氯喹恶性疟原虫(Plasmodium falciparum)有较好疗效,与对照组氯喹敏感型采用氯喹治疗的效果无统计学差异。治疗在啮齿动物身上引发疟疾的夏氏疟原虫(Plasmodium chabaudi),这种药物也表现出同样的效果,且没有明显副作用。

2. 二氢青蒿素-哌喹(DHP) 澳大利亚 Menzies 卫生研究学院的 Ric N. Price 博士所在的研究小组,把二氢青蒿素与哌喹联合组方成二氢青蒿素-哌喹复合制剂(DHP),与青蒿琥酯-阿莫地喹(AAQ)进行临床对照试验,随机入组 334 例疟疾患者,其中 185 例恶性疟,80 例间日疟,69 例同时感染了恶性疟和间日疟两种疟原虫。42d 后复检,总寄生虫学清除率 DHP 组为 87%,AAQ 组为 55%。DHP 组的复发率比 AAQ 组显著降低(危害比 1:3.4)。显示 DHP 亦具有较好的治疗后预防作用。

3. NITD609:一种新的抗疟疾化合物 最近,一国际研究小组报告显示,一种暂时命名为 NITD609 的抗疟疾新药在实验鼠身上显示出卓越的抗疟疾治疗效果。论文在线发表于 2010 年 9 月 3 日的《Science》杂志上。瑞士诺华热带病研究所和美国国家卫生研究院等机构研究人员利用高通量筛选技术对 1.2 万种化合物进行筛选,从中选出 200 余种抗疟疾化合物。依据对人体无害和有效灭杀抗药菌株等原则,研究人员筛选出 NITD 609 号药物,不仅能够杀灭恶性疟、间日疟两种最常见的疟原虫,而且对耐药株亦有很好疗效,还能够攻击一种现有抗疟药(包括青蒿素类药物)都未触及的疟原虫蛋白,同时方便加工成药丸并可大量生产。对携带恶性疟原虫的老鼠的实验证明,一次性大剂量注射 NITD 609 能迅速治愈疟疾,小剂量注射后的治愈率同样在 90% 以上。该药如能够在人体发挥同样作用,将比现有治疗疟疾的药物效率更高。临床试验于 2010 年底正式展开。

(姜天俊)

参 考 文 献

[1] WHO. Severe falciparum malaria. Trans Roy Soc Trop Med Hyg, 2000;94(suppl 1):S1/1-90

[2] Farcas GA, Soeller R, Zhong K, et al. Real-time polymerase chain reaction assay for the rapid detection and characterization of chloroquine-resistant Plasmodium falciparum malaria in returned travelers. Clin Infect Dis,2006;42(5):622-627

[3] Hasugian AR, Purba HL, Kenangalem E, et al. Dihydroartemisinin-piperaquine versus artesunate-amodiaquine: superior efficacy and posttreatment prophylaxis against multidrug-resistant Plasmodium falciparum and Plasmodium vivax malaria. Clin Infect Dis,2007;44(8):1067-1074

[4] Vo TKD, Bigot P, Gazin P, et al. Evaluation of a real-time PCR assay for malaria diagnosis in

patients from Vietnam and in returned travelers. Trans Roy Soc Trop Med Hyg，2007,101:422-428

[5] Mayor A，Serra-Casas E，Sanz S，et al. Molecular markers of resistance to sulfadoxine-pyrimethamine during intermittent preventive treatment for malaria in Mozambican infants. J Infect Dis,2008;197(12):1737-1742

[6] Mockenhaupt FP，Bedu-Addo G，Eggelte TA，et al. Rapid increase in the prevalence of sulfadoxine-pyrimethamine resistance among Plasmodium falciparum isolated from pregnant women in Ghana. J Infect Dis,2008;198(10):1545-1549

[7] Suwanarusk R，Chavchich M，Russell B，et al. Amplification of pvmdr1 associated with multidrug-resistant Plasmodium vivax. J Infect Dis,2008;198(10):1558-1564

[8] Ramharter M，Kurth F，Schreier AC，et al. Fixed-dose pyronaridine-artesunate combination for treatment of uncomplicated falciparum malaria in pediatric patients in Gabon. J Infect Dis,2008;198(6):911-919

[9] Certain LK，Brice o M，Kiara SM，et al. Characteristics of Plasmodium falciparum dhfr haplotypes that confer pyrimethamine resistance，Kilifi，Kenya，1987--2006. J Infect Dis,2008;197(12):1743-1751

[10] Barnes KI，Little F，Mabuza A，et al. Increased gametocytemia after treatment: an early parasitological indicator of emerging sulfadoxine-pyrimethamine resistance in falciparum malaria. J Infect Dis,2008;197(11):1605-1613

[11] Lynch C，Pearce R，Pota H，et al. Emergence of a dhfr mutation conferring high-level drug resistance in Plasmodium falciparum populations from southwest Uganda. J Infect Dis,2008;197(11):1598-160

[12] Fogg C，Twesigye R，Batwala V，et al. Assessment of three new parasite lactate dehydrogenase (panpLDH) tests for diagnosis of uncomplicatied malaria. Trans Roy Soc Trop Med Hyg，2008,102:25-31

[13] 中国卫生部(文件). 中国消除疟疾行动计划(2010-2020 年)

[14] Arinaitwe E，Sandison TG，Wanzira H，et al. Artemether-lumefantrine versus dihydroartemisinin-piperaquine for falciparum malaria: a longitudinal，randomized trial in young Ugandan children. Clin Infect Dis,2009; 49(11):1629-1637

[15] Price RN，Douglas NM. Artemisinin combination therapy for malaria: beyond good efficacy. Clin Infect Dis,2009;49(11):1638-1640

[16] Sykes A，Hendriksen I，Mtove G，et al. Azithromycin plus artesunate versus artemether-lumefantrine for treatment of uncomplicated malaria in Tanzanian children: a randomized，controlled

trial. Clin Infect Dis,2009；49(8):1195-1201

[17] Komba AN, Makani J, Sadarangani M, et al. Malaria as a cause of morbidity and mortality in children with homozygous sickle cell disease on the coast of Kenya. Clin Infect Dis,2009；49(2):216-222

[18] Poespoprodjo JR, Fobia W, Kenangalem E, et al. Vivax malaria: a major cause of morbidity in early infancy. Clin Infect Dis,2009;48(12):1704-1712

[19] Phillips A, Bassett P, Zeki S, et al. Risk factors for severe disease in adults with falciparum malaria. Clin Infect Dis,2009；48(7):871-878

[20] Rottmann M, McNamara C, Yeung BK, et al. Spiroindolones, a potent compound class for the treatment of malaria. Science,2010；329(5996):1175-1780

[21] Quashie NB. Detection of artemisinin-resistant Plasmodium falciparum in malarial infection: a brief review of methods. J Trop Pediatr,2010;56(2):119-211

附录 A 缩略词一览表

缩略词	英文全称	中文全称
AAC	Aminoglycoside Acetyltransferase	氨基糖苷乙酰转移酶
ABC	ATP Binding Cassette	ATP 结合盒
AFB	Anti-Fast Bacilli	抗酸杆菌
ACT	Artemisinin-based Combination Therapy	青蒿素类药物为基础的联合用药
AMR	Antimicrobial Resistance	抗微生物药物耐药
AmpC 酶	Amp Cephalosporinase	头孢菌素酶
ANT	Aminoglycoside Nucleotidyltransferase	氨基糖苷核苷酸转移酶
ANSORP	Asian Network for Surveillance of Resistant Pathogens	亚洲耐药病原学监测网
APH	Aminoglycoside Phosphotransferase	氨基糖苷磷酸转移酶
APUA	Alliance for the Prudent Use of Antibiotics	抗生素谨慎使用联盟
ART	Antiretroviral Therapy	抗反转录病毒治疗
BCT	Biocell-Tracer	生物细胞追踪仪
BF	Bacterial Biofilm	细菌生物被膜
cART	Combined Antiretroviral Therapy	联合抗反转录病毒治疗
CAT	Chloramphenicol Acetyltransferase	氯霉素钝化酶是酰基转移酶
CAMHB	Cation Adjusted Mueller Hinton Broth	含钙离子的 MH 肉汤
CAP	Community-Acquired Pneumoniae	社区获得性肺炎
CA-MRSA	Community-Acquired MRSA	社区获得性甲氧西林耐药金黄色葡萄球菌
cccDNA	Covalent Close Circular DNA	共价闭合环 DNA
CD	Clostridiun. Difficile	艰难梭菌
CDAD	Clostridiun. Difficile Associated Diarrhea	艰难梭菌相关腹泻
CDI	Clostridiun. Difficile Infection	艰难梭菌感染
CDR	Candida Drug Resistance	耐药白念珠菌
CLSI	Clinical and Laboratory Standards Institute	临床和实验室标准化协会

（续　表）

缩略词	英文全称	中文全称
C_{max}	Peak Concentration	血药峰浓度
CMT	Complex Mutants of TEM	TEM 复合突变体
CNS	Coagulase-Negative Staphylococci	凝固酶阴性葡萄球菌
CRE	Carbapenem-Resistant Enterobacteriaceae	碳青霉烯耐药肠杆菌
CRKP	Carbapenem-Resistant Klebsiella Pneumoniae	碳青霉烯耐药肺炎克雷伯菌
DAEC	Diffusely Adherent Escherichia Coli	弥散黏附性大肠埃希菌
DOT	Directly Observed Therapy	直接督导策略
DOTS	Directly Observed Short-course Therapy	短程督导化疗方案
DRSP	Drug Resistant S. Pneumoniae	耐青霉素的肺炎链球菌
DTC	Drug and Therapeutics Committee	药物与治疗学委员会
EAEC	Enteroadherent Escherichia Coli	凝集性大肠埃希菌
EARSS	European Antimicrobial Resistance Surveillance Network	欧洲抗生素耐药性监测网
EHEC	Enterohemorrhagic Escherichia Coli	肠出血性大肠埃希菌
EIEC	Enterotoxigenic Escherichia Coli，	侵袭性大肠埃希菌
EPEC	Enteropathogenic Escherichia coli	肠致病性大肠埃希菌
EPIC	European Prevalence of Infection	欧洲细菌性感染流行研究
ESBLs	Extended-Spectrum β-lactamase	超广谱 β-内酰胺酶
ESI-MS	Electrospray Ionization Mass Spectrometry	电喷雾电离质谱
ETEC	Enterotoxigenic Escherichia Coli	肠毒素性大肠埃希菌
FDA	Food and Drug Administration	美国食品药品管理局
GASP	WHO′s Global Gonococcal Antimicrobial Susceptibility Programme	WHO 全球淋病奈瑟菌抗微生物耐药监测计划
GISA	Glycopeptide Intermediate Stahylococcus Aureus	糖肽类中度金黄色葡萄球菌
GRSA	Glycopeptide Resistant Stahylococcus Aureus	糖肽类耐药金黄色葡萄球菌
HAART	Highly Active Antiretroviral Therapy	高效抗反转录病毒治疗
HA-MRSA	Hospital-Acquired MRSA	医院获得性甲氧西林耐药金黄色葡萄球菌
HBV	Hepatitis B Virus	乙型肝炎病毒

（续　表）

缩略词	英文全称	中文全称
HLAR	High Level Aminoglycoside Resistance	高水平氨基糖苷类耐药的肠球菌
HRM	High Resolution Melting	高分辨溶解曲线
HRP-2	Hstidine-rich Protein-2	富组氨酸蛋白-2
hVRSA	Heterogeneous Vancomycin-resistant S. Aureus	异质性耐药万古霉素金黄色葡萄球菌
HIV	Human Immunodeficiency Virus	人类免疫缺陷病毒
HICPAC	Healthcare Infection Control Practices Advisory Committee	健康感染控制专业咨询委员会
ICU	Intensive Care Unit	重症监护病房
IMPR-Pa	Imipenem-Resistant Pseudomonas Aeruginosa	耐亚胺培南铜绿假单胞菌
INRUD	International Network for Rational Use of Drugs	国际药物合理应用网
IRT	Inhibitor-Resistant TEM	耐抑制剂 TEM 酶
KPC	Klebsiella Pneumoniae Carbapenemase	产碳青霉烯酶的肺炎克雷伯菌
LPA	Line Probe Assay	反向线性杂交技术
LPS	Lipopolysaccharide	脂多糖
MAPCR	Multiplex Asymmetric PCR	多重不对称 PCR
MATE	Multidrug And Toxic Efflux	多药和毒物排除
MBC	Minimum Bactericidal Concentrations	最低杀菌浓度
MBLS	Metallo-Beta-Lactamases	金属 β-内酰胺酶又称金属酶
MIC	Minimum Inhibition Concentration	最低抑菌浓度
MDR	Multiple Resistant-Drug Bacteria	多重耐药菌
MDR-AB	Multidrug-Resistant Acinetobacter Baumannii	多重耐药鲍曼不动杆菌
MDR-PA	Multidrug-Resistant Pseudomonas Aeruginosa	多重耐药铜绿假单胞菌
MDR-SMA	Multi-Drug Resistant strains of Stenotrophomonas Maltophilia	多重耐药嗜麦芽寡养单胞菌
MDR-SP	Multi-Drug Resistant Streptococcus Pneumoniae	多重耐药肺炎链球菌
MDR-TB	Multi-Drug Resistant Mycobacterium Tuberculosis	多重耐药结核分枝杆菌

（续　表）

缩略词	英文全称	中文全称
MET	Macrodilution Etest	宏量 E 试验
MFP	Membrane Fusion Protains	膜融合蛋白
MFS	Major Facilitator Superfamily	主要易化子超家族
Mohnarin	Ministry of Health National Antimicrobial Resistance Investigation Net	卫生部全国细菌耐药监测网
MH	Mueller-Hinton	水解酪蛋白
MPC	Mutant Prevention Concentration	防突变浓度
MRCNS	Methicillin Resistant coagulase negative staphylooocci	甲氧西林耐药凝固酶阴性葡萄球菌株
MRS	Methicillin Resistant Staphylooocci	耐甲氧西林葡萄球菌
MRSA	Methicillin-Resistant S. Aureus	甲氧西林耐药金黄色葡萄球菌
MRP	Multidrug Resistance Protein	多药耐药蛋白
MSW	Mutant Selection Window	突变选择窗口
MSSA	Methicillin-Susceptible S. Aureus	甲氧西林敏感的金黄色葡萄球菌
NARMS	National Antimicrobial Resistant Monitor System	美国国家抗微生物药耐药监测系统
NDM-1	New Delhi metallo-β-lactamase 1	新德里一号金属 β-内酰胺酶
NK	Nature Killed cell	天然杀伤细胞
NNIS	National Nosocomial Infection Surveillance	国家医院感染监测系统
NTB	Non-Tuberculosis	非结核分枝杆菌
NTM	Non-Tuberculous Mycobacteria	非结核分枝杆菌病
OMF	Outer Membrane Factor	外膜因子
ORSA	Oxacillin-Resistant Staphylococcus Aureus	苯唑西林耐药的金黄色葡萄球菌
PAE	Post Antibiotic Effect	抗菌后效应
PAP-AUC	Population Analysis Profiling-Area Under the Curve method	菌群分析策略-曲线下面积法
PBP2a	Penicillin Banding Protein 2a	青霉素结合蛋白 2a
PCR-SSCP	PCR Single Strand Conformation Polymorphism	PCR 单链构象多态性
PCR-RFLP	PCR Restriction Fragment Length Polymophism	PCR 限制性片段长度多态性

（续 表）

缩略词	英文全称	中文全称
PCV7	7 Valent Pneumococcal Conjugate Vaccine	7 价肺炎链球菌结合疫苗
PD	Pharmacodynamics	药效动力学
PDR	Pan-Drug Resistance	泛耐药菌
PDR-AB	Pan-drug Resistant Acinetobacter Baumannii	泛耐药鲍曼不动杆菌
PDR-PA	Pan-drug Resistant Pseudomonas Aeruginosa	泛耐药铜绿假单胞菌
PFGE	Pulsed Field Gel Electrophoresis	脉冲场电泳
PISP	Penicillin Intermediated Streptococcus Pneurnoniae	青霉素中介肺炎链球菌
PRSP	Penicillin-Resistant Streptococcus Pneumoniae	青霉素耐药肺炎链球菌
PSSP	Penicillin Susceptible Streptococcus Pneurnoniae	青霉素敏感肺炎链球菌
PNSP	Penicillin Nonsusceptible Streptococcus Pneumoniae	青霉素不敏感肺炎链球菌
pLDH	Plasmodium Lactate Dehydrogenase	疟原虫乳酸脱氢酶
POCT	Point of Care Testing	现场即时检测
PPNG	Penicillinase-Producing Neisseria Gonorrhoeae	产青霉素酶淋病奈瑟菌
PVL	Panton-Valentine Leukocidin toxin	杀白细胞素毒力基因
QRDR	Quinolone Resistance Determine Region	喹诺酮耐药决定区域
QS	Quorom Sensing	细菌密度感应系统
RDT	Rapid Diagnostic Tests	快速诊断试验
RND	Resistance Nodulation cell Division	耐药结节细胞分化
RSV	Respiratory Syncytial Virus	呼吸道合胞病毒
RT-PCR	Reverse Transcription PCR	反转录 PCR
RVAs	Recombinant Virus Assays	重组病毒检测
RSI-PCR	Restriction Site Insertion-PCR	限制位点插入 PCR
SBA	Serum Bactericidal Activity	血清杀菌活性
SSBL	Super-Spectrum β-Lactamase	超超广谱 β-内酰胺酶
SCC	Short Course Chemotherapy	短程化疗

（续　表）

缩略词	英文全称	中文全称
SI	Sensitive Index	敏感性指数
SMA	Stenotrophomonas Maltophilia	嗜麦芽窄食单胞菌
SMR	Small Multi-drug Resistance	小多重耐药
SPM-1	Saño Paulo Metallo-β-lactamase	产圣保罗金属-β-内酰胺酶
STEC	Shigatoxin Toxin-producing Escherichia coli	产志贺毒素大肠埃希菌
TOF MS	Electrospray ionization	电喷雾飞行时间质谱
TRNG	hight-level plasmid mediated Tetracycline-Resistant N. Gonorrhoea	高水平质粒介导耐四环素的淋病奈瑟菌
UDPS	Ultradeep Pyrosequencing	焦磷酸测序法
VAP	ventilator associated pneumonia	呼吸机相关性肺炎
VRE	Vancomycin Resistant Enterococci	万古霉素耐药肠球菌
VRSA	Vancomycin Resistant S. Aureus	万古霉素耐药金黄色葡萄球菌
VISA	Vancomycin-Intermediate Resistant S. aureus	万古霉素中介的金黄色葡萄球菌
VSSA	Vancomycin-Susceptible Staphylococcus Aureus	万古霉素敏感的金黄色葡萄球菌
WHO	World Health Organization	世界卫生组织
XDR	Extensive-Drug Resistance	泛耐药菌
XDR-TB	Extensive-Drug Resistance Tuberculosis	泛耐药结核杆菌

（洪　炜　曲　芬）

附录 B　常用抗生素一览表

抗生素类别	抗生素 中文名	抗生素 英文名	抗生素 商品名
β-内酰胺类抗生素			
一、青霉素类			
（一）天然青霉素	青霉素 G	penicillin G	
（二）半合成青霉素			
1. 耐酸青霉素	青霉素 V	Phenoxymethylpenicillin	
2. 耐酶青霉素	甲氧西林	Methicillin	
	萘夫西林	Nafcillin	
3. 耐酸、耐酶青霉素类 （异噁唑青霉素）	苯唑西林	Oxacillin	
	氯唑西林	Cloxacillin	
	氟氯西林	Flucloxacillin	
4. 广谱青霉素	氨苄西林	Ampicillin	
	阿莫西林	Amoxicillin	
	阿扑西林	Aspoxicillin	
5. 抗铜绿假单胞菌的 广谱青霉素	羧苄西林	Carbenicillin	
	替卡西林	Ticarcillin	
	磺苄西林	Sulbenicillin	
	呋布西林	Furbucillin	
	哌拉西林	Piperacillin	
	阿帕西林	Apalcillin	
	阿洛西林	Azlocillin	
	美洛西林	Mezlocillin	
6. 主要作用于革兰阴 性菌的青霉素（脒基 类广谱青霉素）	美西林	Mecillinam	

（续　表）

抗生素类别	抗生素 中文名	抗生素 英文名	抗生素 商品名
	匹美西林	Pivmecillinam	
二、头孢菌素类			
（一）第一代头孢菌素	头孢氨苄	Cefalexin	
	头孢拉定	Cefradine	泛捷复、京新、赛福定
	头孢羟氨苄	Cefadroxil	
	头孢克洛	Cefaclor	希刻劳、再克、新达罗、欣 可诺、史达功、可福乐
	头孢唑啉	Cefazolin	
	头孢噻吩	Cefalotin	
（二）第二代头孢菌素	头孢呋辛	Cefuroxime	西力欣、达力新、新福欣、 亚星、联邦赛福欣、嘉 诺欣
	头孢丙烯	Cefprozil	施复捷
	头孢替安	Cefotiam	佩罗欣
	头孢孟多酯	Cefamandole Nafate	力援、锋青扬、锋多欣、艾 可达
	头孢尼西	Cefonicid	
（三）第三代头孢菌素	头孢克肟（口服）	Cefixime	世福素
	头孢布烯	Ceftibuten	先力腾
	头孢泊肟酯（口服）	Cefpodoxime Proxetil	施博、亮博
	头孢特仑匹酯	Cefteram Pivoxil	头孢特仑新戊酯片、托米 仑、富山龙
	头孢他美酯（口服）	Cefetamet Pivoxil	特普欣、安素美、威锐、珍 良、特普欣
	头孢地尼（口服）	Cefdinir	全泽复、世扶尼
	头孢妥仑匹酯（口服）	Cefditoren Pivoxil	美爱克
	头孢噻肟	Cefotaxime	
	头孢曲松钠	Ceftriaxone Sodium	罗氏芬
	头孢哌酮	Cefoperazone	赛福必、依美欣、全达

（续　表）

抗生素类别	抗生素 中文名	抗生素 英文名	抗生素 商品名
	头孢拉定	Ceftazidime	复达欣、新天欣、锋克、泰得欣、瑞他定、丽珠锐欣、康力定、舒泰、帅力
	头孢唑肟	Ceftizoxime	益保世灵、那兰欣、施福泽、法洛西、卓伍
	头孢甲肟	Cefmenoxime	倍司特克、立肖均
	头孢地秦	Cefodizime	高德、莫敌威
	头孢匹胺	Cefpiramide	先福吡兰、泰吡信、力仙尼、抗力欣
	头孢咪唑	Cefpimizole	
（四）第四代头孢菌素	头孢吡肟	Cefepime	马斯平、来比信、诺能、康立沃普
	头孢匹罗	Cefpirome	鲁原、派新、诺心怡
	头孢克定	Cefclidin	头孢立定
三、其他 β-内酰胺类抗生素			
（一）头孢霉素类	头孢西丁	Cefoxitin	美福仙、法克
	头孢美唑	Cefmetazole	毕立枢、美之全、悉畅
	头孢米诺	Cefminox	美士灵、思必尔、信达舒、帅克立平
	头孢替坦	Cefotetan	
	头孢拉宗	Cefbuperazone	
（二）氧头孢烯类	拉氧头孢	Latamoxef	噻吗灵
	氟氧头孢	Flomoxef	氟吗宁
（三）碳青霉烯类	亚胺培南西拉司丁钠	Imipenem and Cilastatin Sodium	泰能、泰宁
	美罗培南	Meropenem	美平、倍能
	帕尼培南-倍他米隆	Panipenem And Betamipron	克倍宁、康彼宁
（四）单环 β-内酰胺类抗生素	氨曲南	Aztreonam	君刻单、及克

（续　表）

抗生素类别	抗生素 中文名	抗生素 英文名	抗生素 商品名
	卡芦莫南	Carumonam	
（五）β-内酰胺酶抑制剂 　　及复方制剂	舒巴坦钠	Sulbactam Sodium	
	阿莫西林-克拉维酸钾	Amoxicillin Sodium And Clavulanate Potassium	奥格门汀、安美汀、力百汀、安奇、强力阿莫仙
	替卡西林-克拉维酸钾	Ticarcillin and Potassium Clavulanate	特美汀，替门汀
	氨苄西林钠-舒巴坦钠	Ampicillin Sodium And Sulbactam Sodium	舒他西林、舒氨新、舒他必妥、齐萨
	托西酸舒他西林	Sultamicillin Tosilate	
	哌拉西林钠-他唑巴坦钠	Piperacillin Sodium and Tazobactam Sodium	特治星、邦达、联邦他唑仙
	头孢哌酮钠-舒巴坦钠	Cefoperazone Sodium And Sulbactam Sodium	舒普深、瑞普欣、铃兰欣、优普同、力欣、凯舒特、先捷
氨基糖苷类			
一、按照其来源可分为 　　三类			
（一）由链霉菌产生的抗 　　生素	链霉素	streptomycin	
	新霉素	neomycin	
	卡那霉素	kanamycin	
	核糖霉素	Ribostamycin	
	妥布霉素	tobramycin	
	大观霉素	spectinomycin	
（二）由小单胞菌产生的 　　抗生素	庆大霉素	gentamicin	
	小诺米星	micronomicin	
	阿司米星	astromicin	
	西索米星	sisomycin	

（续　表）

抗生素类别	抗生素 中文名	抗生素 英文名	抗生素 商品名
（三）半合成氨基糖苷类 抗生素	阿米卡星	amikacin	
	奈替米星	netimicin	
	依替米星	etimicin	
	异帕米星	isepamicin	
二、按抗菌作用及出现先 后顺序可分为四代			
第一代	链霉素	streptomycin	
	新霉素	neomycin	
	卡那霉素	kanamycin	
	大观霉素	spectinomycin	
	妥布霉素	tobramycin	
第二代	庆大霉素	gentamicin	
	西索米星	sisomycin	
	奈替米星	netimicin	
第三代	阿米卡星	amikacin	
第四代	依替米星	etimicin	
	异帕米星	isepamicin	
四环素类抗生素			
一、按照来源分类			
（一）天然四环素	四环素	Tetracyclinie	
	土霉素	Oxytetracycline	
	金霉素	Chlortetracycline	
（二）半合成四环素	多西环素	Doxycycline	
	米诺环素	Minocycline	
	替加环素	Tigecycline	
	胍甲环素	Guamecyclin	
	美他环素	Metacycline	
二、分代			

（续　表）

抗生素类别	抗生素 中文名	抗生素 英文名	抗生素 商品名
（一）第一代四环素	四环素	Tetracyclinie	
	土霉素	Oxytetracycline	
	金霉素	Chlortetracycline	
（二）第二代四环素	多西环素	Doxycycline	
	米诺环素	Minocycline	
（三）第三代四环素（甘氨四环素或甘氨酰胺四环素）	替加环素	Tigecycline	
	胍甲环素	Guamecyclin	
	美他环素	Metacycline	
大环内酯类抗生素			
一、14 元环大环内酯类	红霉素	Erythromycin	
	琥乙红霉素	ErythromycinEthylsuc-cinate	
	依托红霉素	Erythromycin Estolate	
	克拉霉素	Clarithromycin	克拉仙、阿瑞、卡迈
	罗红霉素	Roxythromycin	罗力得
	地红霉素	Dirithromycin	
二、15 元环大环内酯类	阿奇霉素	Azithromycin	希舒美、齐宏、维路得、其仙、博抗、圣诺灵
三、16 元环大环内酯类	麦迪霉素	Midecamycin	
	醋酸麦迪霉素	Acetylmidecamycin	
	螺旋霉素	Spiramycin	
	乙酰螺旋霉素	Acetylspiramycin	
	交沙霉素	Josamycin	
	吉他霉素	Kitasamtcin	
氯霉素类抗生素			

（续 表）

抗生素类别	抗生素 中文名	抗生素 英文名	抗生素 商品名
	氯霉素	Chloramphenicol	
	甲砜霉素	Thiamphenicol	
	棕榈氯霉素	Chloramphenicol Palmitate	
	琥珀氯霉素	Chloramphenicol Succinate	
林可霉素类			
	林可霉素	Lincomycin	
	克林霉素	Clindamycin	
多肽类和其他抗生素			
一、糖肽类	万古霉素	Vancomycin	稳可信、来可信
	去甲万古霉素	Norvancomycin	
	替考拉宁	Teicolanin	他格适、加立信
二、多黏菌素类	多黏菌素 B	Polymyxin B	
	黏菌素	Colistin	
三、其他抗生素	磷霉素	Fosfomycin	
	达托霉素	Daptomycin	
	利福昔明	Rifaximin	
	利奈唑胺	Linezolid	斯沃
合成抗菌药			
一、磺胺类与甲氧苄啶			
（一）按药物在体内有效 　　浓度持续时间分为			
1. 短效磺胺	磺胺异噁唑（SIZ）、磺胺 二甲嘧啶等		
2. 中效磺胺	磺胺甲噁唑、磺胺嘧啶等		
3. 长效磺胺	磺胺多辛、磺胺间甲氧嘧 啶等		
（二）按药物吸收分为			

（续　表）

抗生素类别	抗生素 中文名	抗生素 英文名	抗生素 商品名
1. 口服易吸收	常用磺胺甲噁唑（SMZ） 和磺胺嘧啶（SD）两 种。其他均已少用		
2. 口服不易吸收	代表药物为柳氮磺吡啶		
3. 局部用药	磺胺嘧啶银		
	磺胺甲噁唑	Sulfamethoxazole	
	磺胺嘧啶	Sulfadiazine	
	磺胺米隆	Mafenide	
	磺胺嘧啶银	Sulfadiazine Silver	
	磺胺异噁唑	sulfafurazole	
	柳氮磺吡啶	Sulfasalazine	
	甲氧苄啶	Trimethoxyprim(TMP)	
	复方磺胺嘧啶（双嘧啶， SD-TMP）		
	复方磺胺甲噁唑		
二、喹诺酮类 该类药物根据其发明先 后、抗菌谱和抗菌活 性的特点,可分为下 列四代			
（一）第一代喹诺酮类	萘啶酸	Nalidixic Acid	
（二）第二代喹诺酮类	吡哌酸	Pipemidic Acid(PPA)	
（三）第三代喹诺酮类	诺氟沙星	Norfloxacin	
	氧氟沙星	ofloxacin	
	左氧氟沙星	Levofloxacin	
	依诺沙星	Enoxacin	
	环丙沙星	Ciprofloxacin	
	培氟沙星	Pefloxacin	
	芦氟沙星	Rufloxacin	
	洛美沙星	Lomefloxacin	

（续　表）

抗生素类别	抗生素中文名	抗生素英文名	抗生素商品名
	妥舒沙星	Tosufloxacin	
	司氟沙星	Sparfloxacin	
	氟罗沙星	Fleroxacin	
	帕珠沙星	Pazufloxacin	
（四）第四代喹诺酮	加替沙星	Gatifloxacin	
	莫西沙星	Moxifloxacin	
三、其他			
（一）硝基呋喃类	呋喃妥因	Nitrofurantoin	
	呋喃唑酮	Furazolidone	
	呋喃西林	Nitrofural	
（二）硝基咪唑类	甲硝唑	Metronidazole	
	替硝唑	Tinidazole	
	奥硝唑	Ornidazole	
抗结核病药和抗麻风病药			
一、抗结核病药	异烟肼	Isoniazid Tablets	雷米封
	利福平	Rifampicin	
	利福喷汀	Rifapentine	
	利福布汀	Rifabutin	
	利福霉素钠	Rifamycin Sodium	
	乙胺丁醇	Ethambutol	
	吡嗪酰胺	Pyrazinamide	
	对氨基水杨酸钠	Sodium Aminosalicylate	
	丙硫异烟胺	Protionamide	
	环丝氨酸	Cycloserin	
	异烟肼＋利福平＋吡嗪酰胺		
二、抗麻风药	氨苯砜	Dapsone	
	醋氨苯砜	Acedaspone	

（续　表）

抗生素类别	抗生素中文名	抗生素英文名	抗生素商品名
	氯法齐明	Clofazimine	
	沙利度胺	Thalidomide	
	苯丙砜	Solasulfone	
抗真菌药			
一、抗真菌抗生素			
（一）多烯类	两性霉素 B	Amphotericin B	
	制霉菌素	Nystatin	
	美帕曲星	Mepartricin	
（二）非多烯类	灰黄霉素	Griseofulvin	
二、唑类			
（一）咪唑类	克霉唑	Clotrimazole	
	咪康唑	Miconazole	
	益康唑	Econazole	
	酮康唑	Ketoeonazole	
	联苯苄唑	Biformzole	
	噻康唑	Tioconazole	
（二）三唑类			
1. 第 1 代三唑类抗真菌药	氟康唑	Fluconzole	大扶康
	伊曲康唑	Itraconazole	斯皮仁诺、易启康
2. 第 2 代三唑类抗真菌药	伏立康唑		威凡
	泊沙康唑		
三、嘧啶类	氟胞嘧啶	Flucytosin	
四、烯丙胺类	萘替芬	Naftifine	必亮、东禧
	特比萘芬	Terbinafine	兰美抒
	布替萘芬	Butenafine	
五、棘白霉素类	卡泊芬净	Caspofungin	科赛斯
	米卡芬净	micafungin	米开民

（续　表）

抗生素类别	抗生素 中文名	抗生素 英文名	抗生素 商品名
	阿尼芬净		
六、其他	阿莫罗芬	Amorolfine	
	环吡酮胺	Ciclopiroxolamine	
	大蒜素	Allitride	

（刘丽萍）

附录 C 消毒剂及常用消毒方法一览表

类别	种类	常用消毒剂或方法	作用机制	适用范围	优缺点
化学消毒方法	含氯类消毒剂 这类消毒剂包括无机氯化合物（如次氯酸钠、漂白粉、次氯酸钙、氯化磷酸三钠等），有机氯化合物（如二氯异氰尿酸钠、三氯异氰尿酸、氯胺T等）	次氯酸钠（sodium hypochlorite）、漂白粉（chloride of lime）、次氯酸钙（calcium hypoch-lorite）、氯化磷酸三钠（chlorinated sodium phosphate）、二氯异氰尿酸（sodium dichloroisocyanurate）、三氯异氰尿酸（trichloroisocyanuric acid）、氯胺T（tosylchloramide sodium）	①次氯酸的氧化作用：次氯酸为很小的中性分子，它能通过扩散到带负电荷的菌体表面，并通过细胞壁穿透到菌体内部起氧化作用，破坏细菌的磷酸脱氢酶，使糖代谢失衡而致细菌死亡；②新生态氧的作用，由次氯酸分解形成新生态氧，将菌体蛋白质氧化；③氯化作用，氯通过与细胞膜蛋白质结合，形成氮氯化合物，从而干扰细胞的代谢，最后引起细菌的死亡	可杀灭各种微生物，包括细菌繁殖体、病毒、真菌、结核杆菌和抗力最强的细菌芽胞。该类消毒剂为中效消毒剂，适用于餐（茶）具、物体表面、环境、水、疫源地等消毒	优点：①杀菌谱广、作用迅速、杀菌效果可靠；②毒性低；③使用方便、价格低廉 缺点：无机氯性质不稳定，易受光、热和潮湿的影响，丧失其有效成分，有机氯则相对稳定，但是溶于水之后均不稳定
	过氧化物类消毒剂 这类消毒剂包括过氧化氢、过氧乙酸、二氧化氯和臭氧等	过氧化氢（hydrogen peroxide）、过氧乙酸（peroxyacetic acid）、二氧化氯（chlorine dioxide）和臭氧（ozone）	释放出新生态原子氧，具有强氧化能力，氧化细菌体中的活性基团，从而杀灭细菌	杀菌作用快而强，可将所有微生物杀灭。该类消毒剂是高效消毒剂，广泛应用于医学消毒和工业灭菌	优点：消毒后在物品上不留残余毒性 缺点：化学性质不稳定，需现用现配。高浓度时可刺激、损害皮肤黏膜，腐蚀物品

522

（续　表）

类别	种类	常用消毒剂或方法	作用机制	适用范围	优缺点
化学消毒方法	醛类消毒剂	甲醛（formalde-hyde）、戊二醛（Glutaraldehy-de）	此类消毒原理为一种活泼的烷化剂作用于微生物蛋白质中的氨基、羧基、羟基和巯基，从而破坏蛋白质分子，使微生物死亡	该类消毒剂是高效消毒剂，杀菌特点是对细菌、芽胞、真菌、病毒均有效应。主要应用医疗卫生的器械表面和空间消毒，不能用于食品领域的消毒	优点:具有杀菌谱广、高效、刺激性小、腐蚀性弱、低毒安全、易溶于水和稳定性好 缺点:对人体皮肤、黏膜有刺激和固化作用，并可使人致敏
	醇类消毒剂	乙醇（alcohol），异丙醇（isopropyl alcohol）	杀菌机制是使蛋白质变性，干扰代谢导致微生物死亡。杀菌特点是对细菌有效，对芽胞、真菌、病毒无效	该类消毒剂为中效消毒剂。主要应用于食品加工、医疗卫生的工器具、器械、手的表面消毒	优点:对人无毒 缺点:杀菌效果易受有机物影响；易挥发和燃烧，应采用浸泡消毒或反复擦拭以保证其作用时间
	含碘消毒剂包括碘酊和碘伏	碘酊（tincture of iodine），碘伏（Iodophor）	碘对蛋白质具有沉淀作用和卤化作用。元素碘活泼、渗透性强，作用于菌体可直接使菌体蛋白发生改变，碘元素可使氨基酸链上某些基团发生卤化，从而使其失去生物活性	该类消毒剂属于中效消毒剂。可杀灭细菌繁殖体、真菌和部分病毒，可用于皮肤、黏膜消毒，医院常用于外科洗手消毒	优点:种类多，毒性低，刺激性小，性能稳定 缺点:具有一定的腐蚀性和刺激性
	酚类消毒剂包括苯酚、甲酚、卤代苯酚及酚的衍生物	苯酚（phenol）、甲酚（cresol）	杀菌机制是蛋白质变性、沉淀或使酶系统失活；酚类能抑制和杀死部分细菌的繁殖体和亲脂病毒	该类消毒剂为中效消毒剂。主要应用于医学消毒、防腐	优点:杀菌性能稳定，可长期保存 缺点:具有一定的毒性和不良气味

（续　表）

类别	种类	常用消毒剂或方法	作用机制	适用范围	优缺点
化学消毒方法	环氧乙烷消毒剂	环氧乙烷（ethylene oxide）	①烷基化作用：作用的位点是蛋白质和核酸分子中的巯基、氨基、羧基和羟基等，环氧乙烷可使这些基团发生烷基化反应，使微生物这些生物大分子失去活性，从而致死微生物 ②抑制生物酶活性 环氧乙烷能抑制微生物多种酶的活性，阻碍微生物正常代谢过程的完成，导致其死亡	该类消毒剂属于高效消毒剂，可杀灭所有微生物。由于它的穿透力强，常将其用于皮革、塑料、医疗器械、医疗用品包装后进行消毒或灭菌，而且对大多数物品无损害，可用于精密仪器、贵重物品的消毒，尤其对纸张色彩无影响，常将其用于书籍、文字档案材料的消毒	优点：杀毒灭菌效果好，对物品无损害 缺点：存在毒性、易燃易爆等不安全性因素
	双胍类消毒剂	苯扎溴铵（benzalkonium bromide）、消毒净（myristylpicolinum bromide）	双胍分子的胍基聚合构成正电性、易被带负电的细菌或病毒吸附、紧紧缠绕于微生物体、从而抑制细菌或病毒的分裂功能、使其丧失繁殖能力、加之聚合物形成的薄膜可堵塞细菌或病毒的呼吸通道使其迅速窒息死亡	属于阳离子表面活性剂，具有杀菌和去污作用，医院里一般用于非关键物品的清洁消毒，也可用于手消毒，将其溶于乙醇可增强其杀菌效果，作为皮肤消毒剂。由于这类化合物可改变细菌细胞膜的通透性，常将它们与其他消毒剂复配以提高其杀菌效果和杀菌速度	优点：抑制细菌生长的浓度低；杀菌广谱：可杀灭肠道致病菌、化脓性致病菌和人体皮肤表面多数细菌，对病毒也有较好的灭活作用；可抑制或杀灭粘泥菌和藻类 缺点：对细菌芽胞无杀灭作用，属于低效消毒剂

（续　表）

类别	种类	常用消毒剂或方法	作用机制	适用范围	优缺点
化学消毒方法	季铵盐类消毒剂	聚合季铵盐（po-ly-quaternium）	季铵盐类化合物为阳离子表面活性剂，可改变细菌胞浆膜的通透性，使菌体物质外渗，阻碍其代谢而使细菌死亡	特点是能杀死细菌繁殖体，但对芽胞、真菌、病毒、结核杆菌作用差。该类消毒剂属于中效消毒剂，一般适于皮肤、黏膜、手术器械，污染的工作服的消毒	优点：①杀菌浓度较低，一般使用千分之几即可；②毒性与刺激性低；③溶液无色，不会染污物品，亦无腐蚀、漂白作用；④气味较小；⑤水溶性好，表面活性强，使用方便；⑥性质稳定，耐光，耐热，耐贮存 缺点：①抗菌谱窄，对部分微生物效果不好，特别是对某些病毒；②配伍禁忌较多；③杀菌效果受有机物影响较大
物理消毒方法	机械除菌 包括冲洗、刷、擦、抹、扫、通风和过滤等	过滤除菌（filtra-tion），洗（wash），通风（ventilation）	机械的方法从物体表面除掉有害微生物	用于预防微生物传播与感染	优点：操作方便，可大大降低细菌等微生物数量，减少感染的机会 缺点：单独使用消毒效果不可靠，不彻底，需与其他消毒方法联合使用

（续　表）

类别	种类	常用消毒剂或方法	作用机制	适用范围	优缺点
物理消毒方法	热力消毒包括干热灭菌和湿热灭菌两大类	高压蒸汽灭菌（autoclaving）	通过高温使微生物蛋白质迅速凝固变性而死亡	金属器械、棉织品、食具、玻璃制品等可用于加热煮沸的物品的消毒	优点：是最简单有效的消毒方法，不需要特殊设备即可进行。杀灭繁殖型细菌与病毒效果好 缺点：对芽胞作用较小
	辐射灭菌包括紫外线、电离辐射、微波等辐射杀菌的方法	紫外线辐射（ultraviolet radiation），电离辐射（ionizing radiation），微波辐射（microwave radiation）	辐射过程中产生各种高能量射线与高速电子束等杀灭微生物	①渗透性强（或穿透性强），可消毒大捆或大包装的物品。②对物品破坏性小，灭杀微生物安全有效，适用范围为室内空气，物体表面，不耐热的塑料制品等，主要用于医药工业上的灭菌和医疗用品的消毒与灭菌	优点：可在常温下对不耐热物品灭菌，对微生物具有广谱杀灭作用，不残留有害化学物质。处理医疗产品，安全、有效 缺点：一般只能灭杀物体表面的微生物。辐射源直接照射到人体会引起损伤
	超声波	超声波（ultrasonic wave）	利用一些细菌对超声波的敏感性，使一些有害微生物失去活性	目前主要用于裂解细胞，提取细胞组分，研究其抗原、酶类、细胞壁的化学性质以及从组织内提取病毒等	优点：超声波能贯穿固体和液体，可以在固体、液体和气体中传播 缺点：价格昂贵，小型病毒对超声波不敏感，细菌的芽胞对超声波具有抵抗力

（续　表）

类别	种类	常用消毒剂或方法	作用机制	适用范围	优缺点
物理消毒方法	自然净化 如寒冷、冰冻、干燥等	冰冻（freezing）、干燥（drying）	依靠自然环境的净化作用，使空气、物体中的病原微生物减少，逐步达到无害	用于保存食品、饲料、谷类、皮张、药材等。可保存微生物数年至数十年，如保存菌种	优点：操作简单，抑制微生物等生长繁殖 缺点：杀灭微生物的能力有限

（刘道践　卢福昱）

附录 D   多重耐药菌监测的相关网址

多重耐药菌信息资源	网 址
卫生部全国细菌耐药监测网（MOH National Antimicrobial Resistant Investigation Net，Mohnarin）（北京大学临床药理研究所）	http://www. bddyyy. com. cn/ksyl/yjs/lcyl/20091202/2738. shtml
European Antimicrobial Resistance Surveillance Network（EARS-Net）欧洲疾病预防控制中心耐药监测系统（前 EARSS）	http://www. ecdc. europa. eu/en/activities/surveillance/EARS-Net/Pages/index. aspx
捷克	http://www. szu. cz/topics/diseasis-and-conditions/earss? lred＝1
丹麦	http://www. danmap. org/
芬兰	http://www. ktl. fi/portal/english/projects/fire
法国	http://www. invs. sante. fr/presentations
希腊	http://www. invs. sante. fr/presentations 或 http://www. onerba. org/rubrique. php3? id _rubrique＝15
意大利	http://www. simi. iss. it/antibiotico _ resistenza. htm
荷兰	http://www. swab. nl/swab/cms3. nsf/viewdoc/hom-01? opendocument
瑞典	http://en. strama. se/dyn/,84,,. html
英国	http://www. bsacsurv. org/或 http://www. dh. gov. uk/en/Home
Antibiotic Resistance Surveillance and Control in the Mediterranean Region（ARMed）（地中海地区抗生素耐药监测和控制系统）	http://www. slh. gov. mt/armed/defaultl. asp
International Federation of Infection Control（国际感染控制联盟，IFIC）	http://www. theific. org/
The Journal of antimicrobial chemotherapy（英国）	http://jac. oxfordjournals. org/
Antimicrobial agents and chemotherapy（美国）	http://aac. asm. org/或 http://www. pubmedcentral. nih. gov/tocrender. fcgi? journal＝82

（续　表）

多重耐药菌信息资源	网　址
Microbial drug resistance(美国)	http://www. liebertonline. com/mdr
Annals of clinical microbiology and antimicrobials (英国)	http://www. ann-clinmicrob. com/或 http:// www. pubmedcentral. nih. gov/tocrender. fc-gi? journal=121
Journal of clinical microbiology(美国)	http://jcm. asm. org/或 http://www. pubmed-central. nih. gov/tocrender. fcgi? journal=81
Clinical infectious diseases：an official publication of the Infectious Diseases Society of America (美国芝加哥大学出版社)	http://www. journals. uchicago. edu/toc/cid/ current
Clinical microbiology and infection：the official publication of the European Society of Clinical Microbiology and Infectious Diseases(法国,英文)	http://onlinelibrary. wiley. com/journal/10. 1111/(ISSN)1469-0691
Journal of chemotherapy(意大利,英文)	http://www. jchemother. it/cgi-bin/digisuite. exe
European journal of clinical microbiology & infectious diseases：official publication of the European Society of Clinical Microbiology(德国,英文)	http://link. springer-ny. com/link/service/ journals/10096/index. htm
Emerging infectious diseases(美国)	http://www. cdc. gov/ncidod/eid/index. html 或 http://purl. access. gpo. gov/GPO/LPS2039 或 http://www. pubmedcentral. nih. gov/tocrender. fcgi? journal=782&action=archive
The New England journal of medicine(美国)	http://content. nejm. org/
Lancet(英国)	http://www. thelancet. com/或 http://www. sciencedirect. com/science/journal/01406736
The American journal of medicine(美国)	http://www. sciencedirect. com/science/jour-nal/00029343
Annals of internal medicine(美国)	http://www. annals. org/
Expert opinion on pharmacotherapy(英国)	http://informahealthcare. com/loi/eop
JAMA：the journal of the American Medical Association(美国)	http://jama. ama-assn. org/
Scandinavian journal of infectious diseases(英国)	http://informahealthcare. com/loi/inf
Antimicrobial Resistance(世界卫生组织抗微生物药物耐药)	http://www. who. int/topics/drug_resistance/ en/

（续　表）

多重耐药菌信息资源	网　址
WHO Collaborating Centre for Surveillance of Antimicrobial Resistance（世界卫生组织抗微生物药物耐药监测合作中心）	http://www. whonet. org/DNN/
Surveillance of Antimicrobial Resistance（世界卫生组织抗微生物药物耐药监测）	http://www. who. int/drugresistance/surveillance/en/index. html
Rational use of medicines（世界卫生组织药物合理应用）	http://www. who. int/medicines/areas/rational _use/en/index. html
HIV drug resistance（世界卫生组织抗 HIV 药物耐药监测）	http://www. who. int/hiv/topics/drugresistance/en/index. html
Drug- and multidrug-resistant tuberculosis (MDR-TB)（世界卫生组织药物和多重耐药结核）	http://www. who. int/tb/challenges/mdr/en/index. html
Antimicrobial Resistance- Surveillance 泛美卫生组织（PAHO）（世界卫生组织美洲地区）耐药监测网	http://www. paho. org/english/hcp/hct/eer/antimicrob. htm
Antimicrobial resistance surveillance（世界卫生组织西太平洋地区耐药监测网）	http://www. wpro. who. int/health_topics/antimicrobial_resistance
Center for Disease Control and Prevention (CDC), Antibiotic/Antimicrobial Resistance（美国疾病预防控制中心抗生素/抗微生物药物耐药）	http://www. cdc. gov/drugresistance/index. htm
National MRSA Education Initiative：Preventing MRSA Skin Infections（美国疾病预防控制中心国家 MRSA 教育计划：预防 MRSA 皮肤感染）	http://www. cdc. gov/mrsa/mrsa _ initiative/skin_infection/index. html
National Antimicrobial Resistance Monitoring System (NARMS)：Enteric Bacteria（美国国家抗微生物药物耐药监测系统：肠道细菌）	http://www. cdc. gov/NARMS/
Gonococcal Isolate Surveillance Project (GISP)（美国疾病预防控制中心淋球菌分离株监测计划）	http://www. cdc. gov/std/gisp/
U. S. Agency for International Development (USAID)-Antimicrobial Resistance (AMR)：Publications 美国国际开发署抗微生物药物耐药出版物	http://www. usaid. gov/our _ work/global _ health/id/amr/index. html
U. S. Department of Agriculture (USDA)-Bacterial Epidemiology and Antimicrobial Resistance（美国农业部细菌流行病学和抗微生物药物耐药）	http://www. ars. usda. gov/Main/docs. htm? docid＝2515

（续　表）

多重耐药菌信息资源	网　址
U. S. Department of Agriculture （USDA）-NARMS -National Antimicrobial Resistance Monitoring System Animal Isolates（美国农业部 NARMS 动物分离株）	http://www. ars. usda. gov/Main/docs. htm? docid＝6750
Infection control and hospital epidemiology: the official journal of the Society of Hospital Epidemiologists of America	http://www. journals. uchicago. edu/toc/iche/current
the Society for Healthcare Epidemiology of America（美国医疗保健流行病学学会）	http://www. shea-online. org/
Infectious Diseases Society of America（美国感染病协会）	http://www. idsociety. org/
Euro surveillance ＝ European communicable disease bulletin（欧洲疾病预防控制中心）	http://www. eurosurveillance. org
Understanding Antimicrobial （Drug） Resistance（美国国家过敏和传染病研究所抗微生物药物耐药）	http://www. niaid. nih. gov/topics/antimicrobialresistance/understanding/pages/default. aspx
NIAID clinical trials related to antimicrobial resistance（美国国家过敏和传染病研究所抗微生物药物耐药临床研究）	http://www. clinicaltrials. gov/ct2/? term＝niaid,＋antimicrobial＋resistance&submit＝search
A service of the U. S. National Library of Medicine National Institutes of Health-medlineplus-Antibiotics（美国国立卫生研究院国家医学图书馆- medlineplus-抗生素）	http://www. nlm. nih. gov/medlineplus/antibiotics. html
National Foundation for Infectious Diseases（美国国家传染病基金会）	http://www. nfid. org/
U. S. Food and Drug Administration （FDA）- Antimicrobial Resistance （Center for Veterinary Medicine）（美国食品与药品管理局兽医学中心抗微生物药物耐药）	http://www. fda. gov/AnimalVeterinary/SafetyHealth/AntimicrobialResistance/default. htm
Judicious Use of Antimicrobials（美国食品与药品管理局抗微生物药物耐药合理应用）	http://www. fda. gov/AnimalVeterinary/SafetyHealth/Antimicrobial Resistance/Judicious Use of Antimicrobials/default. htm

（续　表）

多重耐药菌信息资源	网　址
Guidance for Industry：Antimicrobial Resistance-Antimicrobial Resistance（美国食品与药品管理局抗微生物药物耐药工业指南）	http://www.fda.gov/AnimalVeterinary/Guidance Compliance Enforcement/Guidancefor Industry/ucm123614.htm
U.S. Food and Drug Administration (FDA)- Antimicrobial Resistance (Center for Drug Evaluation and Research \[CDER\])（美国食品与药品管理局药物评估与研究中心抗微生物药物耐药）	http://www.fda.gov/Drugs/DrugSafety/Information by Drug Class/ucm135344.htm
Clinical/Antimicrobial Guidances（美国食品与药品管理局药物评估与研究中心抗微生物药物耐药临床指南）	http://www.fda.gov/Drugs/Guidance Compliance Regulatory Information/Guidances/ucm064980.htm
Antimicrobial Resistance (Center for Drug Evaluation and Research \[CDER\])-Drug Shortages（美国食品与药品管理局药物评估与研究中心抗微生物药物短缺）	http://www.fda.gov/Drugs/Drug Safety/Drug Shortages/default.htm
National Cancer Institute-HIV Drug Resistance Program (HIV DRP)（国家肿瘤中心-HIV药物耐药项目）	http://home.ncifcrf.gov/hivdrp/
International Society for Infectious Diseases（国际传染病学会,1986年成立,委员来自全球155个国家或地区,本届委员包括中国成军教授）	http://www.isid.org/
国际传染病学会出版物（包括会刊和学会指南）	http://www.isid.org/publications/
International Journal of Infectious Diseases（国际传染病学会会刊）	http://www.isid.org/publications/ijid.shtml
Journal of Infectious Diseases（美国传染病学会出版）	http://www.journals.uchicago.edu/loi/jid/
Infectious Diseases Society of America（美国传染病学会）	http://www.idsociety.org/
American College of Gastroenterology（美国胃肠病学会）	http://www.acg.gi.org/
Society of Gastroenterology Nurses and Associates(SNGA)美国	http://www.sgna.org/default.aspx
North American Society for Pediatric Gastroenterology Hepatology and Nutrition（北美儿科胃肠病学和营养学会,NASPGHAN）	http://www.naspghan.org/

532

（续　表）

多重耐药菌信息资源	网　址
Indian Society of Gastroenterology（印度胃肠病学学会）	http://www. isg. org. in/
Indian Journal of Gastroenterology（印度胃肠病学杂志，全文免费）	http://www. indianjgastro. com/index. php
American Gastroenterological Association（美国胃肠病学会，AGA）	http://www. gastro. org/
The British Society of Gastroenterology（英国胃肠病学会，BSG）	http://www. bsg. org. uk/
The Canadian Association of Gastroenterology（加拿大胃肠病学会，CAG）	http://www. cag-acg. org/
High Wire press（斯坦福大学出版社免费期刊）	http://intl. highwire. org 或 http://highwire. stanford. edu/
OpenJ-Gate（全球 7904 种 open-access 期刊，其中同行评审期刊 4711 种）	http://121. 244. 165. 162/Search/Quick Search. aspx
Public Library of Science（H. Varmus 倡导创办，有大量 open-access 期刊）	http://www. plos. org/
Free Medical Journals（致力于免费获取医学期刊）	http://www. freemedicaljournals. com/
Science（免费科学杂志）	http://intl. sciencemag. org，注意不是：http://www. sciencemag. org

（董时军　刘水文）

附录 E　常用耐药基因的引物一览表

类　别	耐药基因	引　物	参考文献
一、B 族溶血性链球菌红霉素耐药基因	ermA	上游引物:5′-TCTAAAAAGCATGTAAAAGAA-3′ 下游引物:5′-CTTCGATAGTTTATTAATATTAGT-3′	Uh Y, Jang IH, Hwan GY,et al. Serotypes and Genotypes of E-rythromycin re-sistant group B Streptococci in Korea[J]. J Clin Microbiol, 2004, 42（7）：3306-3308.
	ermB	上游引物:5′-GAAAAGGTACTCAACCAAATA-3′ 下游引物:5′-AGTAACGGTACTTAAATTGTTTAC-3′	
	ermC	上游引物:5′-TCAAAACATAATATAGATAAA-3′ 下游引物:5′-GCTAATATTGTTTAAATCGTCAAT-3′	
	ermM	上游引物:5′-TCGGCTCAGGAAAAGGG-3′ 下游引物:5′-CAAGTTAAGGATGCAGT-3′	
	ermTR	上游引物:5′-TTGGGTCAGGAAAAGGA-3′ 下游引物:5′-GGGTGAAAATATGCTCG-3′	
	mefA	上游引物:5′-CGTAGCATTGGAACAGC-3′ 下游引物:5′-TGCCGTAGTACAGCCAT-3′	
	mefE	上游引物:5′-CGTAGCATTGGAACAGC-3′ 下游引物:5′-TCGAAGCCCCCTAATCTT-3′	
B 族链球菌对红霉素及四环素的耐药基因	tetM	上游引物:5′-TTATCAACGGTTTATCAGG-3′ 下游引物:5′-CGTATATATGCAAGACG-3′	陈惠玲,邓家德,叶惠芬.侵入性感染 B 族链球菌对红霉素及四环素的耐药基因检测[J].中华医院感染学杂志,2010, 20（10）：1354-1357.
	tetO	上游引物:5′-AACTTAGGCATTCTGGCTCAC-3′ 下游引物:5′-TCCCACTGTTCCATATCGTCA-3′	
	tetK	上游引物:5′-TCCTGGAACCATGAGTGT-3′ 下游引物:5′-AGATAATCCGCCCATAAC-3′	
	tetL	上游引物:5′-TGAACGTCTCATTACCTG-3′ 下游引物:5′-ACGAAAGCCCACCTAAAA-3′	
B 组链球菌红霉素耐药基因	ermB	上游引物:5′-ACCGATACCGTTTACGAAATTG-3′ 下游引物:5′-TTGCTGAATCGAGACTTGAGTG-3′	申阿东,张桂荣,王咏红,等.B组链球菌的耐药性及红霉素耐药基因检测研究[J].中华儿科杂志,2005,43(9):661-664.
	mefA	上游引物:5′-GTGTGCTACTGGATCGTC-ATGA-3′, 下游引物:5′-ACCCAGCTTAGGAATACG-TACAAT-3′	

534

（续 表）

类 别	耐药基因	引 物	参考文献
溶血性链球菌大环内酯类抗生素耐药基因	Erm	上游引物:5′BATTGGAACAGGTAAAGGGC3′ 下游引物:5′GAACATCTGTGGTATGGCG3′	马耀玲,杨永弘,梁云梅,等.A 群β溶血性链球菌药敏试验及大环内酯类抗生素耐药基因检测〔J〕.中国感染与化疗杂志,2008,8(5):338-342.
	Mef	上游引物:5′AAGTATCATTAATCACTAGTGC3′ 下游引物:5′TTCTTCTGGTACTAAAGTGG3′	
二、鲍曼不动杆菌相关的耐药基因	整合子	上游引物:5′-TCTCGGGTAACATCAAGG-3′ 下游引物:5′-AAGCAGACTTGACCTGA-3′	吴敏瑾,曹栋卿,杨青.对鲍曼不动杆菌整合子相关的耐药基因分析〔J〕.浙江检验医学,2006,4(3):26-28.
	TEM	上游引物:5′-AGGAAGAGTATGATTCAACA-3′ 下游引物:5′-CTCGTCGTTTGGTATGGC-3′	陈童恩,许小敏,刘鹏 等.ICU泛耐药鲍曼不动杆菌分离株相关耐药基因检测〔J〕.现代实用医学,2009,21(1):47-48.
	PER	上游引物:5′-AGTCAGCGGCTTAGATA -3′ 下游引物:5′-CGTATGAAAAGGACAATC-3′	
	VEB	上游引物:5′-GCGGTAATTTAACCAGA -3′ 下游引物:5′-GCCTATGAGCCAGTGTT-3′	
	GES	上游引物:5′-ATGCGCTTCATTCACGCAC-3′ 下游引物:5′-CTATTTGTCCGTGCTCAGG-3′	
	OXA-23群	上游引物:5′-GATGTGTCATAGTATTCGTCG-3′ 下游引物:5′-TCACAACAACTAAAAGCACTG-3′	
	IMP	上游引物:5′-CGGCC(G/T)CAG GAG(A/C)G(G/T)CTTT-3′ 下游引物:5′-AACCAGTTTTGC(C/T)TTAC(C/T)AT-3′	
	VIM	上游引物:5′-ATTCCGGTCGG(A/G)GAGGTCCG-3′ 下游引物:5′-GAGCAAGTCTAGACCGCCCG-3′	
	ADC	上游引物:5′-GGTATGGC(T/C)GTGGG(T/c/G)GT(T/C)ATTC-3′ 下游引物:5′-CTAAGA(C/G)TTGGTC(G/A)AA(A/G)GGT-3′	
	aac(3)-Ⅰ	上游引物:5′-ACCTACTCCCAACATCAGCC -3′ 下游引物:5′-ATATAGATCTCACTACGCGC-3′	
	aac(3)-Ⅱ	上游引物:5′-ACTGTGATGGGATACGCGTC-3′ 下游引物:5′-CTCCGTCAGCGTTTCAGCTA-3′	
	aac(6′)-Ⅰ	上游引物:5′-TATGAGTGGCTAAATCGA-3′ 下游引物:5′-CCCGCTTTCTCGTAGCA-3	

（续 表）

类　别	耐药基因	引　物	参考文献
	aac(6′)-Ⅱ	上游引物:5′-TTCATGTCCGCGAGCACCCC -3′ 下游引物:5′-GACTCTTCCGCCATCGCTCT-3′	
	ant(3″)-Ⅰ	上游引物:5′-TGATTTGCTGGTTACGGTGAC -3′ 下游引物:5′-CGCTATGTTCTCTTGCTTTTG-3′	
	ant(2″)-Ⅰ	上游引物:5′-GAGCGAAATCTGCCGCTCTGG -3′ 下游引物:5′-CTGTTACAACGGACTGGCCGC-3	
三、消毒剂 耐药基 因	qacE △1- sul1	上游引物:5′-TAGCGAGGGCTTTACTAAGC-3′ 下游引物:5′-ATTCAGAATGCCGAACACCG-3	
		上游引物:5′-TAGCGAGGGCTTTACTAAGC, 下游引物:5′-ATTCAGAATGCCGAACAAC	侯天文,陈兴,李 玮,等.多重耐 药鲍曼不动杆 菌消毒剂耐药 基因检测及同 源性分析〔J〕. 中国微生态学 杂志,2008,20 (5):475-477.
	intI1	上游引物:5′-CCGAGGATGCGAACCACTTC-3′ 下游引物:5′-CCGCCACTGCGCCGTTACCA-3′	
	TEM-1	上游引物:5′-GGTTTCTTAGACGTCAGGTG-3′ 下游引物:5′-GAAGTGGTCCTGCAACTTTA-3	楼正青,齐艳,徐 黎.全耐药鲍 氏不动杆菌耐 药基因的检测 及研究〔J〕.中 华医院感染学 杂志,2008,18 (5):619-621.
	SHV-1	上游引物 5′-CGTAGGCATGATAGAAATGG-3′ 下游引物:5′-GTATCCCGCAGATAAATCAC-3′	
	PER-1	上游引物:5′-TGACGATCTGGAACCTTTAC-3′ 下游引物:5′-CATCAGGCAACAGAATGATA-3	
	VEB	上游引物:5′-ATGCCAGAATAGGAGTAGCA-3′ 下游引物:5′-AGTTTCTTTGGACTCTGCAA-3′	
	OXA-23	上游引物:5′-TACTTGCTATGTGGTTGCTTC-3′ 下游引物:5′-CTACCTCTTGAATAGGCGTAAC-3	
	OXA-24	上游引物:5′-TTTCTCTCAGTGCATGTTCA-3′ 下游引物:5′-AGTCAACCAACCTACCTGTG-3′	
	OXA-25	上游引物:5′-TTGATGAAGCTCAAACACAG-3′ 下游引物:5′-TTCTAAGTTGAGCGAAAAGG-3′	
	OXA-26	上游引物:5′-TTGATGAAGCTCAAACACAG-3′ 下游引物:5′-AGTGCGCTGAACTCTAGAAC-3	
	OXA-27	上游引物:5′-GATGTGTCATAGTATTCGTCGT-3′ 下游引物:5′-CATTTCTGACCGCATTTC-3	
	IMP-1	上游引物:5′-GGTAATACGTAGGTGGCAAG-3′ 下游引物:5′-TTACTAGCGATTCCAGCTTC-3	

(续 表)

类 别	耐药基因	引 物	参考文献
	VIM-2	上游引物:5′-GAGTTACTTGACTGCGAACC-3′ 下游引物:5′-AACCACCATAGAGCACACTC-3′	
	ampC	上游引物:5′-CCTGGTAAGTATTGGAAAGAAC-3′ 下游引物:5′-GAGCCAGTTTTATGGTACATCT-3′	
	aacC1	上游引物:5′-AACAAAGTTAGGTGGCTCAA-3′ 下游引物:5′-GTCGATATCAAAGTGCATCA-3′	
	aacA4	上游引物:5′-GAGTCCGTCACTCCATACAT-3′ 下游引物:5′-GCACGTAGATCACATAAGCA-31	
	gyrA	上游引物:5′-GCATGGTGACTTAGCTGTTT-31 下游引物:5′-CCGTTGATTAACAAGTTTGG-3′	
	blaADC 酶	上游引物:GGTATGGC(T/C)GTGGG(T/c/G)GT(T/C) ATTC-3′ 下游引物:CTAAGA(C/G)TTGGTC(G/A)AA(A/G) GGT-3′	侯天文,尹晓琳,陈 兴,等.多重耐药 鲍曼不动杆菌 blaADC 酶耐药 基因检测及临床 特点分析〔J〕. 中国病原生物学 杂志,2008,3 (1):8-11.
四、肠球菌 属万古 霉素耐 药基因	vanA	上游引物:5′-GGGAAAACGACAATTGC-3′ 下游引物:5′-GTACAATGCGGCCGTTA-3	朱福海,熊自忠,孙 淑娟.临床分离 肠球菌属对万古 霉素耐药基因的 检测及分子流行 病学研究〔J〕. 中华医院感染学 杂志,2009,19 (5):481-483.
	vanB	上游引物:5′-ACGGAATGGGAAGCCGA-3′ 下游引物:5′-TGCACCCGATTTCGTTC-3	
	vanC1/C2	上游引物:5′-ATGGATTGGTAYTKGTAT-3′ 下游引物:5′-TAGCGGGAGTGMCYMGTAA-3	
	TEM	上游引物:5′-AGGAAGAGTATGATTCAACA-3′ 下游引物:5′-CTCGTCGTTTGGTATGGG-3′	廖华,张寿斌,汪 小娟,等.儿童 肠球菌耐药性 分析和部分耐 药基因检测 〔J〕.中国儿童 保健杂志, 2009,17(3): 306-308.
	aac(6′)/ aph(2″)	上游引物:5′-CCAAGAGCAATAAGGGCATA-3′ 下游引物:5′-CACTATCATAACCACTACCG-3′	
	aph(2″)	上游引物:5′-GGTGGTTTTTACAGGAATGCCATC-3′ 下游引物:5′-CCCTCTTCATACCAATCCATATAACC-3	
	aph(3″)- Ⅲ	上游引物:5′-GCCGATGTGGATTGCGAAAA-3′ 下游引物:5′-GCTTGATCCCCAGTAAGTCA-3′	
	ant(6)-Ⅰ	上游引物:5′-ACTGGCTTAATCAATTTGGG-3′ 下游引物:5′-GCCTTTCCGCCACCTCACCG-3′	
	VanA	上游引物:5′-CATGAATAGAATAAAAGTTGCAATA-3′ 下游引物:5′-CCCCTTTAACGCTAATACGATCAA-3′	

（续　表）

类　别	耐药基因	引　物	参考文献
	VanB	上游引物：5′-CATCGCCGTCCCCGA ATITCAAA-3′ 下游引物：5′-GATGCGGAAGATACCGTGGCT-3′	
	VanC	上游引物：5′-GGTATCAAGGAAACCTC-3′ 下游引物：5′-CTTCCGCCATCATAGCT-3	
	GyrA	上游引物：5′-CGGGATGAACGAATTGGGTGTGA-3′ 下游引物：5′-AATTTTACTCATACGTGCTTCGG-3	
	ParC	上游引物：5′-ATTGAATAAAGATGGCAATA-3′ 下游引物：5′-CGCCATCCATACTTCCGTTG-3′	
	EmeB	上游引物：5′-GAAAAGGTACTAAACCAAATA-3′ 下游引物：5′-AGTAACGGTACTTAAATTGTTTAC-3	
	ermB	上游引物：5′-GAAAAGGTACTAAACCAAATA-3′ 下游引物：5′-AGTAACGGTACT-TAAATTGTTTAC-3	余晓君,闵亮.肠球菌对 ermB 耐药基因检测〔J〕.江西医学检验,2006,24（1）:53-54.
肠球菌氨基糖苷类耐药基因	aac(6′)-Ie-aph(2″)-Ia	上游引物：5′-TGA TGA TTT TCC TTT GAT GT-3′ 下游引物：5′-CAA TCT TTA TAA GTC CTT TT-3	刘志远,许淑珍,马纪平.肠球菌氨基糖苷类高水平耐药基因的检测〔J〕.中国检验医学杂志,2005,28（1）:96-99.
	aph（2″)-Id	上游引物：5′-GGT GGT TTT TAC AGG AAT GCC ATC-3′ 下游引物：5′-CCC TCT TCA TAC CAA TCC ATA TAA CC-3	
	aph（2″)-Ib	上游引物：5′-TAT GGA TTC ATG GTT AAC TTG GAC GCT GAG-3′ 下游引物：5′-ATT AAG CTT CCT GCT AAA ATA TAA ACA TCT CTG CT-3′	
	ant(6′)-Ia	上游引物：5′-ACT GGC TTA ATC AAT TTG GG-3′ 下游引物：5′-GCC TTT CCG CCA CCT CAC CG-3′	
	ant（3″)(9)	上游引物：5′-TGA TTT GCT GGT TAC GGT GAC-3′ 下游引物：5′-CGC TAT GTT CTC TTG CTT TTG-3′	
	ant(2″)-I	上游引物：5′-GAGCGAAATCTGCCGCTCTGG-3′ 下游引物：5′-CTGTTACAACGGACTGGCCGC-3′	黄支密,石晓霞,糜祖煌.肠球菌抗生素耐药基因检测〔J〕.中华医院感染学杂志,2006,16(1):1-5.
	ant(4′,4″)	上游引物：5′-GCAAGGACCGACAACATTTC-3′ 下游引物：5′-TGGCACAGATGGTCATAACC-3′	
	mefA	上游引物：5′-ACTATCATTAATCACTAGTGC-3′ 下游引物：5′-TTCTTCTGGTACTAAAAGTGG-3′	

（续　表）

类　　别	耐药基因	引　　物	参考文献
	TEM	上游引物：5′-AGGAAGAGTATGATTCAACA-3′ 下游引物：5′-CTCGTCGTTTGGTATGGC-3′	
	aac（6′)/ aph2″	上游引物：5′-CCAAGAGCAATAAGGGCATA-3′ 下游引物：5′-CACTATCATAACCACTACCG-3′	
	aph（3′)- Ⅲ	上游引物：5′-GCCGATGTGGATTGCGAAAA-3′ 下游引物：5′-GCTTGATCCCCAGTAAGTCA-3′	
	ant(6)-Ⅰ	上游引物：5′-ACTGGCTTAATCAATTTGGG-3′ 下游引物：5′-GCCTTTCCGCCACCTCACCG-3′	
	ermB	上游引物：5′-GAAAAGGTACTAAACCAAATA-3′ 下游引物：5′-AGTAACGGTACTTAAATTGTTTAC-3′	糜祖煌.肠球菌的耐药性及耐药基因检测[J].现代实用医学2004，16（7）：385-386.
	Vat D/E	上游引物：5′-GACTATACCTGACGCAAATGC-3′ 下游引物：5′-CAAATCAGTCAGTTCAGGAGT-3′	
	Tet M	上游引物：5′-GTGTGACGAACTTTACCGAA-3′ 下游引物：5′-GCTTTGTATCTCCAAGAACAC-3′	
	VanA	上游引物：5′-GCTATTCAGCTGTACTC-3′ 下游引物：5′-CAGCGGCCATCATACGG-3′	
	VanB	上游引物：5′-CATCGCCGTCCCCGAATTTCAAA-3′ 下游引物：5′-GATGCGGAAGATACCGTGGCT-3′	
	VanC	上游引物：5′-GGTATCAAGGAAACCTC-3′ 下游引物：5′-CTTCCGCCATCATAGCT-3′	
五、大肠埃希菌氨基糖苷类抗生素耐药基因	aac(3)-Ⅰ	上游引物：5′-ACCTACTCCCAACATCAGCC-3′ 下游引物：5′-ATATAGATCTCACTACGCGC-3′	于丽萍，韩文清，姜筱冰．大肠埃希菌对氨基糖苷类抗生素的耐药性及耐药基因检测[J].中国误诊学杂志,2009,9（13）：3033-3035.
	aac(3)-Ⅱ	上游引物：5′-ACTGTGATGGGATACGCGTC-3′ 下游引物：5′-CTCCGTCAGCGTTTCAGCTA-3	
	aac(6′)-Ⅰ	上游引物：5′-TATGAGTGGCTAAATCGA-3′ 下游引物：5′-CCCGCTTTCTCGTAGCA-3′	
	aac(6′)-Ⅱ	上游引物：5′-TTCATGTCCGCGAGCACCCC-3′ 下游引物：5′-GACTCTTCCGCCATCGCTCT-3′	
	ant(2″)-Ⅰ	上游引物：5′-GAGCGAAATCTGCCGCTCTGG-3′ 下游引物：5′-CTGTTACAACGGACTGGCCGC-3′	
	ant(3″)-Ⅰ	上游引物：5′-TGATTTGCTGGTTACGGTGAC-3′ 下游引物：5′-CGCTATGTTCTCTTGCTTTTG-3	

（续 表）

类 别	耐药基因	引 物	参考文献
大肠埃希菌耐药基因	CTX-M-1	上游引物:5′-ATGGTTAAAAAATCACTGCGC-3′ 下游引物:5′-TCCCGACGGCTTTCCGCCTT-3′	寇新明,潘靖,吴金英.大肠埃希菌耐药性及耐药基因检测〔J〕.中华医院感染学杂志,2008,18(10):1357-1360.
	TEM	上游引物:5′-AGGAAGAGTATGATTCAACA-3′ 下游引物:5′-CTCGTCGTTTGGTATGGC-3′	
	SHV	上游引物:5′-TGCGCAAGCTGCTGACCAGC-3′ 下游引物:5′-TTAGCG(T/C)TGCCAGTGCTCGA-3′	
	GES	上游引物:5′-ATGCGCTTCATTCACGCAC-3′ 下游引物:5′-CTATTTGTCCGTGCTCAGG-3′	
	VEB	上游引物:5′-GCGGTAATTTAACCAGA-3′ 下游引物:5′-GCCTATGAGCCAGTGTT-3′	
	PER	上游引物:5′-AGTCAGCGGCTTAGATA-3′ 下游引物:5′-CGTATGAAAAGGACAATC-3′	
	qnr	上游引物:5′-CAAGAGGATTTCTCACGCCAG-3′ 下游引物:5′-GAACTCTATGCCAAAGCAGTTGG-3′	
	CARB	上游引物:5′-AAAGCAGATCTTGTGACCTATTC-3′ 下游引物:5′-TCAGCGCGACTGTGATGTATAAAC-3′	
	aac(3)-Ⅰ	上游引物:5′-ACCTACTCCCAACATCAGCC-3′ 下游引物:5′-ATATAGATCTCACTACGCGC-3′	
	aac(3)-Ⅱ	上游引物:5′-ACTGTGATGGGATACGCGTC-3′ 下游引物:5′-CTCCGTCAGCGTTTCAGCTA-3′	
	aac(6′)-Ⅰ	上游引物:5′-TATGAGTGGCTAAATCGA-3′ 下游引物:5′-CCCGCTTTCTCGTAGCA-3′	
	aac(6′)-Ⅱ	上游引物:5′-TTCATGTCCGCGAGCACCCC-3′ 下游引物:5′-GACTCTTCCGCCATCGCTCT-3′	
	ant(2″)-Ⅰ	上游引物:5′-GAGCGAAATCTGCCGCTCTGG-3′ 下游引物:5′-CTGTTACAACGGACTGGCCGC-3′	
	ant(3″)-Ⅰ	上游引物:5′-TGATTTGCTGGTTACGGTGAC-3′ 下游引物:5′-CGCTATGTTCTCTTGCTTTTG-3′	
	OXA-1 群	上游引物:5′-CTGTTGTTTGGGTTTCGCAAG-3′ 下游引物:5′-CTTGGCTTTTATGCTTGATG-3′	

（续　表）

类　别	耐药基因	引　物	参考文献
六、肺炎克雷伯菌耐药基因	TEM	上游引物:5′-ATAAAATTCTTGAAGACGAAA-3′ 下游引物:5′-GACAGTTACCAATGCTTAATCA-3′ 上游引物:5′-AGGAAGAGTATGATTCAACA-3′ 下游引物:5′-CTCGTCGTTTGGTATGGC-3′	王冬国,周铁丽.产 AmpC 酶和 ESBLs 肺炎克雷伯菌的耐药性分析与耐药基因检测〔J〕.中华医院感染学杂志,2009,19(1):13-16.
	CTX-M Ⅰ群	上游引物:5′-ATGGTTAAAAAATCACTGCGCC-3′ 下游引物:5′-TCCCGACGGCTTTCCGCCTT-3′	
	CTX-M Ⅱ群	上游引物:5′-ATGATGACTCAGAGCATTCG-3′ 下游引物:5′-TCCCGACGGCTTTCCGCCTT-3′	
	CTX-M Ⅲ群	上游引物:5′-CCGCTTGTATTTCGCTGTTG-3′ 下游引物:5′-TCCCGACGGCTTTCCGCCTT-3′	
	PER	上游引物:5′-AGTCAGCGGCTTAGATA-3′ 下游引物:5′-CGTATGAAAAGGACAATC-3′	
	SHV	上游引物:5′-GGTTATGCGTTATATTCGCC-3′ 下游引物:5′-TTAGCGTTGCCAGTGCTC-3′	
	DHA	上游引物:5′-AACTTTCACAGGTGTGCTGGGT-3′ 下游引物:5′-CCGTACGCATACTGGCTTTGC-3′	
	MIR	上游引物:5′-TCGGTAAAGCCGATGTTGGCGG-3′ 下游引物:5′-CTTCCACTGCGGCTGCCACTT-3′	
	aac(3)-Ⅱ	上游引物:5′-ACTGTGATGGGATACGAGGTC-3′ 下游引物:5′-CTCCGTCAGCGTTTCAGCTA-3′	
	aac(6′)-Ⅰ	上游引物:5′-TATGAGTGGCTAAATCGA-3′ 下游引物:5′-CCCGCTTTCTCGTAGCA-3′	
	ant(3″)-Ⅰ	上游引物:5′-TGATTTGCTGGTTACGGTGAC-3′ 下游引物:5′-CGCTATGTTCTCTTGCTTTTG-3′	
产酸克雷伯菌			吕火祥,糜祖煌,胡庆丰,等.泛耐药产酸克雷伯菌的耐药基因研究〔J〕.浙江检验医学,2007,5(4):21-24.
七、β-内酰胺酶编码基因	blaTEM	上游引物:5′-AGGAAGAGTATGATTCAACA-3′ 下游引物:5′-CTCGTCGTTTGGTATGGC-3′	

（续　表）

类　别	耐药基因	引　物	参考文献
	blaPER	上游引物:5′-AGTCAGCGGCTTAGATA-3′ 下游引物:5′-CGTATGAAAAGGACAATC-3′	
	blaSHV	上游引物:5′-TGCGCAAGCTGCTGACCAGC-3′ 下游引物:5′-TTAGCG(T/C)TGCCAGTGCTCGA-3′	
	blaGES	上游引物:5′-ATGCGCTTCATTCACGCAC-3′ 下游引物:5′-CTATTTGTCCGTGCTCAGG-3′	
	blaLEN	上游引物:5′-ATGCGTT(A/T)T(A/G)TTCGCCTGTG- 3′ 下游引物:5′-GGCGCTCAGATGCTGCGC-3′	
	blaOKP	上游引物:5′-A(A/G)GCGCTTCCCGGCGACGTG-3′ 下游引物:5′-TTAGCG(T/C)TGCCAGTGCTCGA-3′	
	blaCTX - M-1 群	上游引物:5′-ATGGTTAAAAAATCACTGCGC-3′ 下游引物:5′-TCCCGACGGCTTTCCGCCTT-3′	
	blaCTX - M-2 群	上游引物:5′-ATGATGACTCAGAGCATTCG-3′ 下游引物:5′-TCCCGACGGCTTTCCGCCTT-3′	
	blaCTX - M-9 群	上游引物:5′-CGGCCTGTATTTCGCTGTTG-3′ 下游引物:5′-TCCCGACGGCTTTCCGCCTT-3′	
	blaOXA-1 群	上游引物:5′-CTGTTGTTTGGGTTTCGCAAG-3′ 下游引物:5′-CTTGGCTTTTATGCTTGATG-3′	
	blaOXA-2 群	上游引物:5′-CAGGCGC(T/C)GTTCG(T/C)GAT- GAGTT-3′ 下游引物:5′-GCC(T/C)CTATCCAGTAATCGCC-3′	
	blaOXA- 10 群	上游引物:5′-GTCTTTC(A/G)AGTACGGCATTA-3′ 下游引物:5′-GATTTTCTTAGCGGCAACTTA-3′	
	blaCARB	上游引物:5′-AAAGCAGATCTTGTGACCTATTC-3′ 下游引物:5′-TCAGCGCGACTGTGATGTATAAAC-3′	
	blaVEB	上游引物:5′-GCGGTAATTTAACCAGA-3′ 下游引物:5′-GCCTATGAGCCAGTGTT-3′	
八、氨基糖 苷修饰 酶基因	ant(2″)-Ⅰ	上游引物:5′-GAGCGAAATCTGCCGCTCTGG-3′ 下游引物:5′-CTGTTACAACGGACTGGCCGC-3′	
	ant(3″)-Ⅰ	上游引物:5′-TGATTTGCTGGTTACGGTGAC-3′ 下游引物:5′-CGCTATGTTCTCTTGCTTTTG-3′	

类　别	耐药基因	引　物	参考文献
	aac(3)-Ⅰ	上游引物:5′-ACCTACTCCCAACATCAGCC-3′ 下游引物:5′-ATATAGATCTCACTACGCGC-3′	
	aac(3)-Ⅱ	上游引物:5′-ACTGTGATGGGATACGCGTC-3′ 下游引物:5′-CTCCGTCAGCGTTTCAGCTA-3	
	aac(6′)-Ⅰ b	上游引物:5′-ATGACTGAGCATGACCTTGC-3′ 下游引物:5′-TTAGGCATCACTGCGTGTTC-3′	
	aac(6′)-Ⅱ	上游引物:5′-TTCATGTCCGCGAGCACCCC-3′ 下游引物:5′-CGCTATGTTCTCTTGCTTTTG-3′	
九、消毒剂 磺胺耐 药基	qacEΔ 1- sul1	上游引物:5′-TAGCGAGGGCTTTACTAAGC-3′ 下游引物:5′-ATTCAGAATGCCGAACACCG-3′	
十、TMP耐 药基因	dfrA1	上游引物:5′-TTGTGAAACTATCACTAATGGTAG-3′ 下游引物:5′-CTTGTTAACCCTTTTGCCAGA-3′	
	dfrA17	上游引物:5′-TTGAAAATATCATTGATTTCTGCAGTG -3′ 下游引物:5′-GTTAGCCTTTTTTCCAAATCTGGTATG -3′	
十一、金属 β-内 酰 胺酶基	blaIM P	上游引物:5′-CGGCC(G/T)CAG GAG(A/C)G(G/T) 　　　　CTTT-3′ 下游引物:5′-AACCAGTTTTGC(C/T)TTAC(C/T) 　　　　AT-3′	
	blaVIM	上游引物:5′-ATTCCGGTCGG(A/G)GAGGTCCG-3′ 下游引物:5′-GAGCAAGTCTAGACCGCCCG-3′	
	blaKPC	上游引物:5′-ATGTCACTGTATCGCCGTCTA-3′ 下游引物:5′-TTACTGCCCGTTGACGCCCAA-3′	
十二、AmpC 酶基因	blaDHA	上游引物:5′-AACTTTCACAGGTGTGCTGGGT-3′ 下游引物:5′-CCGTACGCATACTGGCTTTGC-3′	
	blaACT/ MIR	上游引物:5′-TCGGTAAAGCCGATGTTGCGG-3′ 下游引物:5′-CTTCCACTGCGGCTGCCAGTT-3′	
	blaCMY/ MOX	上游引物:5′-GCTGCTCAAGGAGCACAGGAT-3′ 下游引物:5′-CACATTGACATAGGTGTGGTGC-3′	
	blaCMY/ LAT	上游引物:5′-TGGCCAGAACTGACAGGCAAA-3′ 下游引物:5′-TTTCTCCTGAACGTGGCTGGC-3′	

类　别	耐药基因	引　物	参考文献
十三、整合子遗传标记基因	int□1	上游引物:5'-CCGAGGATGCGAACCACTTC-3' 下游引物:5'-CCGCCACTGCGCCGTTACCA-3'	
	int□2	上游引物:5'-CACGGATATGCGACAAAAAGGT-3' 下游引物:5'-GTAGCAAACGAGTGACGAAATG-3'	
	int□3	上游引物:5'-GCCTCCGGCAGCGACTTTCAG-3' 下游引物:5'-ACGGATCTGCCAAACCTGACT-3'	
十四、转座子遗传标记基因	merA	上游引物:5'-GACCAGCCGCAGTTCGTCTA-3' 下游引物:5'-GCAGCA(G/C)GAAAGCTGCTTCA-3'	
十五、喹诺酮类耐药基因	qnrA	上游引物:5'-CAAGAGGATTTCTCACGCCAG-3' 下游引物:5'-GAACTCTATGCCAAAGCAGTTGG-3'	
铜绿假单胞菌 β-内酰胺酶编码基因	TEM	上游引物:5'-AGAAGAGTATGATTCAACA-3' 下游引物:5'-CTCGTCGTTTGGTA TGGC -3'	何建方,沈翠芬,王伟洪,等.多重耐药铜绿假单胞菌耐药基因的检测与分析[J].中国卫生检验杂志,2010,20(2):392-394.
	SHV	上游引物:5'-GGCTATGCGTTATATTCGCC-3' 下游引物:5'-GGTTAGCGTTGCCAGTGC-3'	
	CTX-M-1群	上游引物:5'-ATGGTTAAAAAATCACTGCGC-3' 下游引物:5'-TCCCGACGGCTTTCCGCCTT-3'	
	OXA-10群	上游引物:5'-GTCTTTC (A/G)AGTACGGCATTA-3' 下游引物:5'-GATTTTCTTAGCGGCAACTTA-3'	
	PER	上游引物:5'-AGTCAGCGGCTTAGATA-3' 下游引物:5'-CGTATGAAAAGGACAATC-3'	
	GES	上游引物:5'-ATGCGCTTCA TTCACGCAC-3' 下游引物:5'-CTATTTGTCCGTGCTCAGG-3'	

(续 表)

类 别	耐药基因	引 物	参考文献
β-内酰胺酶编码基因	VEB	上游引物:5′-GCGGTAATTTAACCAGA-3′ 下游引物:5′-GCCTATGAGCCAGTGTT-3′	
	CARB	上游引物:5′-AAAGCAGATCTTGTGACCTATTC-3′ 下游引物:5′-TCAGCGCGACTGTGATGTATAAAC-3′	
	DHA	上游引物:5′-AACTTTCACAGGTGTGCTGGGT-3′ 下游引物:5′-CCGTACGCATACTGGCTTTGC-3′	
	IMP	上游引物:5′-CGGCC(G/T)CAGGAG(A/C)G(G/T)CTTT-3′ 下游引物:5′-AACCAGTTTTGC(C/T)TTAC(C/T)AT-3′	
	VIM	上游引物:5′-ATTCCGGTCGG(A/G)GAGGTCCG-3′ 下游引物:5′-GAGCAAGTCTAGACCGCCCG-3′	
铜绿假单胞菌外膜通道蛋白基因	oprD2	上游引物:5′-GCGCATCTCCAAGACCATG-3′ 下游引物:5′-GCCACGCGATTTGACGGAG-3′	
铜绿假单胞菌氨基糖苷类修饰酶基因	aac(6′)-Ⅰ	上游引物:5′-TATGAGTGGCTAAATCGA-3′ 下游引物:5′-CCCGCTTTCTCGTAGCA-3′	
	aac(6′)-Ⅱ	上游引物:5′-TTCATGTCCGCGAGCACCCC-3′ 下游引物:5′-GACTCTTCCGCCATCGCTCT-3′	
	ant(3″)-Ⅰ	上游引物:5′-TGA TTTGCTGGTTACGGTGAC-3′ 下游引物:5′-CGCTA TGTTCTCTTGCTTTTG-3′	
	ant(2″)-Ⅰ	上游引物:5′-GAGCGAAATCTGCCGCTCTGG-3′ 下游引物:5′-CTGTTACAACGGACTGGCCGC-3′	
铜绿假单胞菌耐消毒剂基因	qacEΔ 1-sul1	上游引物:5′-TAGCGAGGGCTTTACTAAGC-3′ 下游引物:5′-ATTCAGAATGCCGAACACCG-3′	

（续　表）

类　别	耐药基因	引　物	参考文献
铜绿假单胞菌β-内酰胺类抗生素耐药基因	TEM	上游引物：5′-ATGAGTATTCAACATTTTCGTG -3′ 下游引物：5′-TTACCAATGCTTAATCAGTGAG-3′	王晋芳，杨光，周永安，等. 铜绿假单胞菌对β-内酰胺类抗生素的耐药性及耐药基因检测〔J〕. 山西医药杂志，2008，37（7）：651-652.
	SHV	上游引物：5′-ATGCGTTATATTCGCCTGTG -3′ 下游引物：5′-TTAGCGTTGCCAGTGCTCGA-3′	
	oprD2	上游引物：5′-GCGCATCTCCAAGACCATG -3′ 下游引物：5′-GCCACGCGATTTGACGGAG-3′	
	GES	上游引物：5′-ATGCGCTTCATTCACGCAC -3′ 下游引物：5′-CTATTTGTCCGTGCTCAGG-3′	
	DHA	上游引物：5′-AACTTTCACAGGTGTGCTGGGT -3′ 下游引物：5′-CCGTACGCATACTGGCTTAGC-3′	
	CTX-M-1	上游引物：5′-CCCATGGTTAAAAAATCACT -3′ 下游引物：5′-GTTTCCGCTATTACAAACCG-3′	
	VIM	上游引物：5′-ATTCCGGTCGGAGAGGTCCG-3′ 下游引物 5′-GAGCAAGTCTAGACCGCCCG-3′	
多重耐药铜绿假单胞菌的耐药基因	TEM	上游引物：5′-CTGCGGATCCCATGAGTATTCAACATTTC -3′ 下游引物：5′-TGACTAATTCGTAACCTAACTTAAGCGTC -3′	赵廷坤，周岐新. 多重耐药铜绿假单胞菌的耐药性及耐药基因检测〔J〕. 中国药房，2008，19（10）：745-746.
	SHV	上游引物：5′-TGGTTATGCGTTATATTCGCC-3′ 下游引物：5′-GGTTAGCGTTGCCAGTGCT -3′	
	PER-1	上游引物：5′-ATGAATGTCATTATAAAAGC-3′， 下游引物：5′-AATTTGGGCTTAGGGCAGAA-3′	
	VEB	上游引物：5′-CGACTTCCATTTCCC-GATGC-3′， 下游引物：5′-GGACTCTGCAACAAAT-ACGC-3′	
铜绿假单胞菌耐药基因	TEM	P1：5′-AGGAAGAGTATGATTCAACA -3′ P2：5′-CTCGTCGTTTGGTATGGC-3′	吴琴，邹义春，罗卓跃，等. 铜绿假单胞菌耐药基因的检测与分析[J]. 实验与检验医学，2009，10（27）：5：478-480.
	SHV	P1：5′-TGCGCAAGCTGCTGACCAGC -3′ P2：5′-TTAGCGYTGCCAGTGCTCGA-3′	
	CTX-M-2群	P1：5′-ATGATGACTCAGAGCATTCG-3′； P2：5′-TCCCGACGGCTTTCCGCCTT-3′	
	CTX-M-9群	P1：5′-CGGCCTGTATTTCGCTGTTG-3′； P2：5′-TCCCGACGGCTTTCCGCCTT-3′	

（续　表）

类　别	耐药基因	引　物	参考文献
铜绿假单胞菌耐药基因	OXA-1 群	P1：5′-CTGTTGTTTGGGTTTCGCAAG-3′； P2：5′-CTTGGCTTTTATGCTTGATG-3′	
	OXA-2 群	P1：5′-CAGGCGCYGTTCGYGATGAGTT-3′； P2：5′-GCCYTCTATCCAGTAATCGCC-3′	
	PER	P1：5′-AGTCAGCGGCTTAGATA-3′； P2：5′-CGTATGAAAAGGACAATC-3′	
	LCR	P1：5′-TAGGAAACGCACCTATCGCC-3′； P2：5′-CAGGAGCCGACGTTACTTCG-3′	
	BEL	P1：5′-CGACAATGCCGCAGCTAACC-3′； P2：5′-CAGAAGCAATTAATAACGCCC-3′	
	SPM	P1：5′-CTGCTTGGATTCATGGGCGCG-3′； P2：5′-CCTTTTCCGCGACCTTCATCT-3′	
	GIM	P1：5′-CCTGTAGCGTTGCCAGCTTTA-3′； P2：5′-CAGCCCAAGAGCTAATTGAGG-3′	
	SIM	P1：5′-ACAAGGGATTCGGCATCGTT-3′； P2：5′-TTATCTTGAGTGTGTCCTGG-3	
	ACT	P1：5′-TCGGTAAAGCCGATGTTGCG-3′； P2：5′-CTTCCACTGCGGCTGCCAGT-3′	
	merA	P1：5′-GACCAGCCGCAGTTCGTCTA-3′； P2：5′-GCAGCASGAAAGCTGCTTCA-3′	
	qacE △1-sul1	P1：5′-TAGCGAGGGCTTTACTAAGC-3′； P2：5′-ATTCAGAATGCCGAACACCG-3′	
	armA	P1：5′-ATGGATAAGAATGATGTTGTTAAG-3′； P2：5′-TTATTTCTGAAATCCACTAGTAATTA-3′	
	rmtB	P1：ATGAACATCAACGATGCCCTC-3′； P2：5′-TTATCCATTCTTTTTTATCAAGTATAT-3′	
	aac(3)-Ⅰ	P1：5′-ACCTAGTCCCAACATCAGCC-3′； P25′-ATATAGATCTCACTACGCGC-3′	
	aac(3)-Ⅱ	P1：5′-ACTGTGATGGGATACGCGTC-3′； P2：5′-CTCCGTCAGCGTTTCAGCTA-3′	
	aac(6′)-Ⅰ	P1：5′-ATGACTGAGCATGACCTTGC-3′； P2：5′-TTAGGCATCACTGCGTGTTC-3′	

（续　表）

类　别	耐药基因	引　物	参考文献
铜绿假单 胞菌耐 药基因	aac(6')-Ⅱ	P1：5'-TTCATGTCCGCGAGCACCCC-3'； P2：5'-GACTCTTCCGCCATCGCTCT-3'	
	ant(3")-Ⅰ	P1：5'-TGATTTGCTGGTTACGGTGAC-3'	
	ant(2")-Ⅰ	P1：5'-GAGCGAAATCTGCCGCTCTGG-3'； P2：5'-CTGTTACAACGGACTGGCCGC-3'	
	catB	P1：5'-CCSAAYATCAARGTWGGGGG-3'； P2：5'-GGCATGAYCATRGCCTCMGA-3'	
	cm1A	P1：5'-GTTGGCGGTACTCCCTTGCC-3'	
	tetA	P1：5'-CTGATCGTAATTCTGAGCACTG-3'； P2：5'-CGCGACCATCCCGAACCCGAA-3'	
	tetB	P1：5'-CTTATCATGCCAGTCTTGCC-3'； P2：5'-CAATAAGTAATCCAGCGATGC-3'	
	SMR-2	P1：5'-ATGGCCTGGATATACCTGATCCTCGC-3'； P2：5'-TCAGTGCGCGAGCTTGAGC-3'	
铜绿假单 胞菌对 氨基糖 苷类抗 生素耐 药基因	aac(6')-Ⅰ	P1：5'-TATGAGTGGCTAAATCGA-3' P2：5'-CCCGCTTTCTCGTAGCA-3'	唐跃华，梁玉全， 董少琛，等．铜 绿假单胞菌对 氨基糖苷类抗 生素耐药状况 及相关耐药基 因检测〔J〕．国 际检验医学杂 志，2006，27 （8）：677-678， 690.
	ant(3")-Ⅰ	P1：5'-TGATTTGCTGGTTACGGTGAC-3' P2：5'-CGCTATGTTCTCTTGCTTTTG-3'	
铜绿假单 胞菌耐 药基因	qacE 基因	上游引物：5'-TAGCGAGGGCTTTACTAAGC-3' 下游引物：5'-ATTCAGAATGCCGAACACCG-3'	李智山，邓三季，杨 燕，等．铜绿假单 胞菌消毒剂耐药 基因检测〔J〕．现 代实用医学， 2004,16(9):530- 531.

（续　表）

类　别	耐药基因	引　物	参考文献
铜绿假单胞菌亚胺培南耐药基因	MP	上游引物：5′-CGGCC（G/T）CAGGAG（A/C）G（G/T）CTTT-3′ 下游引物：5′-AACCAGTTTTGC(C/T)TTAC(C/T)AT-3′	赵书平，姜梅杰，郝巧光．耐亚胺培南铜绿假单胞菌相关耐药基因的研究〔J〕．浙江检验医学，2008，6(2)：42-44.
	VM	上游引物：5′-ATTCCGGTCGG（A/G）GAGGTCCG-3′ 下游引物：5′-GAGCAAGTCTAGACCGCCCG-3′	
	SPM	上游引物：5′-CTGCTTGGATTCATGGGCGGCG-3′ 下游引物：5′-CCTTTTCCGCGACCTTGATCG-3′	
	GM	上游引物：5′-CCTGTAGCGTTGCCAGCTTTA-3′ 下游引物：5′-CAGCCCAAGAGCTAATTGAGG-3′	
	OprD2	上游引物：5′-GCGCATCTCCAAGACCATG-3′ 下游引物：5′-GCCACGCGATTTGACGGAG-3′	
铜绿假单胞菌 I 类整合子携带的耐药基因	intI1	上游引物：5′-GCATCCTCGGTTTTCTGG-3′ 下游引物：5′-GGTGTGGCGGGCTTCGTG-3′	余广超，徐霖，袁广卿，等．铜绿假单胞菌中 I 类整合子及携带的耐药基因研究〔J〕．中国抗生素杂志，2010，35（9）：711-714.
	intI2	上游引物：5′-CACGGATATGCGACAAAAAGGT-3′ 下游引物：5′-GTAGCAAACGAGTGACGAAATG-3′	
	intI3	上游引物：5′-ATCTGCCAAACCTGACTG-3′ 下游引物：5′-CGAATGCCCCAACAACTC-3′	
	整合子可变区	上游引物：5′-GGCATCCAAGCAGCAAG-3′ 下游引物：5′-AAGCAGACTTGACCTGA-3′	
耐甲氧西林金黄色葡萄球菌耐药基因	TEM	上游引物：5′-AGGAGGAGTATGATTCAACA-3′ 下游引物：5′-CTCGTCGTTTGGTATGGC-3′	茆海丰，邵世和，杨晋．耐甲氧西林金黄色葡萄球菌 SCC-mec 基因分型研究与耐药基因检测〔J〕．中华医院感染学杂志，2010，20(1)：12-15.
	aac（6′）/aph(2″)	上游引物：5′-CCAAGAGCAATAAGGGCATA-3′ 下游引物：5′-CACTATCATAACCACTACCG-3′	
	aph(3′)	上游引物：5′-GCCGATGTGGATTGCGAAAA-3′ 下游引物：5′-GCTTGATCCCCAGTAAGTCA-3′	
	tetM	上游引物：5′-GTGTGACGAACTTTACCGAA-3′ 下游引物：5′-GCTTTGTATCTCCAAGAACAC-3′	
	erm	上游引物：5′-GA(A/G)ATIGGIIIIGGIAA(A/G)GGICA-3′ 下游引物：5′-AA(C/T)T G(A/G)T T(C/T)T T(C/T)T TIGT(A/G)AA-3′	
	ant(4′,4′)	上游引物：5′-GCAAGGACCGACAACATTTC-3′ 下游引物：5′-TGGCACAGATGGTCATAACC-3′	

（续　表）

类　别	耐药基因	引　物	参考文献
耐甲氧西林金黄色葡萄球菌耐药基因	mecA	上游引物:5′-AAATACGATGGTAAAGGTTGGC-3′ 下游引物:5′-AGTTCTGCAGTACCGGATTTTGC-3′	温淑娟,谷祯梅,籍会彩,等.耐甲氧西林金黄色葡萄球菌耐药性分析及相关耐药基因的检测〔J〕.医学临床研究,2008,25(2):209-210.
	ermB	上游引物:5′-GAAAAGGTACTAAACCAAATA-3′ 下游引物:5′-AGTAACGGTACTTAAATTGTTTAC-3	
耐甲氧西林金黄色葡萄球菌耐药基因	mecA	上游引物:5′-TGGCTCAGGTACTGCTATCC-3′ 下游引物:5′-CACCTTGTCCGTAACCTGAA-3′	孔海深,徐根云,李雪芬,等.耐甲氧西林金黄色葡萄球菌多重耐药基因检测〔J〕.中华检验医学杂志2005,28(10):1027-1029.
耐甲氧西林金黄色葡萄球菌耐药基因	mecA nuc	上游引物:5′GCAAUCGCTAAAGAACTAAG3′; 下游引物:5′GGGACCAACATAACCTAATA 3′ 上游引物:5′GCGATTGATGGTGATACGGTT3′; 下游引物:5′AGCCAAGCCTTGACGAACTAAAGC 3′	樊剑锋,杨永弘,马琳,等.耐甲氧西林金黄色葡萄球菌抗生素耐药和耐药基因的检测〔J〕.首都医科大学学报,2005,26(5):540-544.
耐甲氧西林金黄色葡萄球菌红霉素耐药基因	PVL	上游引物:5′-ATCATTAGGTAAAATGTCTGGAC-3′ 下游引物:5′-GCATCAASTGTATTGGATAGCAAAAGC-3′	张征,孙静娜,王政民,等.杀白细胞毒素基因阳性耐甲氧西林金黄色葡萄球菌的红霉素耐药基因的检测〔J〕.现代中西医结合杂志,2010,19(1):24-26.

550

（续　表）

类　别	耐药基因	引　物	参考文献
甲型副伤寒沙门菌喹诺酮类耐药基因	gyrA	上游引物:5′-TGTCCGAGATGGCCTGAAGC-3′ 下游引物:5′-TACCGTCATAGTTATCCACG-3′	陈希莲,朱德全,季海生.甲型副伤寒沙门菌超广谱 β-内酰胺酶和喹诺酮类耐药基因检测〔J〕.中华医院感染学杂志,2010,20（18）:2749-2751.
	gyrB	上游引物:5′-AAGCGCGACGGCAAAGAAG-3′ 下游引物:5′-CCTTTACGACGGGTCATTTC-3′	
	parC	上游引物:5′-ATGAGCGATATGGCAGAGCG-3′ 下游引物: 5′-TGACCGAGTTCGCTTAACAG-3′	
	parE	上游引物:5′-GACCGAGCTGTTCCTTGTGG-3′ 下游引物:5′-GCGTAACTGCATCGGGTTCA-3′	
葡萄球菌属耐药基因	pvl	上游引物:5′-GTGCCAGACAATGAATTACCC-3′ 下游引物:5′-TTCATGAGTTTTCCAGTTCACTT-3′	赵志军,贾伟,杨晓燕,等.葡萄球菌属连续分离株毒力、耐药基因检测与分析〔J〕.第四军医大学学报,2009,30（15）.
	qacA/B	上游引物:5′-CTATG-GCAATAGGAGATATGGTGT-3′ 下游引物:5′-CCACTACAGATTCT-TCAGCTACATG-3′	
	mecA	上游引物:5′-GTAGAAATGACTGAACGTCCGATA-3′ 下游引物:5′-CCAATTCCACATTGTTTCGGTCTA-3′	
溶血葡萄球菌耐药基因	mecA	上游引物:5′-AAAATCGATGGTAAAGGTTGGC-3′ 下游引物:5′-AGTTCTGCAGTACCGGATTTGC-3′	莫非,张正,陆春雨.溶血葡萄球菌耐药性及耐药基因的检测〔J〕.中华医院感染学杂志,2005,15,（10）:1094-1096.
	ermA/B/C	上游引物:5′-GAAAAGGTACTAAACCAAATA-3′ 下游引物:5′-AGTAACGGTACTTAAATTGTTTAC-3′	
	TetM	上游引物:5′-GTGTGACGAACTTTACCGAA-3′ 下游引物:5′-GCTTTGTATCTCCAAGAACAC-3′	
金黄色葡萄球菌红霉素耐药基因	ermA/B/C	上游引物:5′-GA(A/G)ATIGGIIIIGGIAA(A/G)CGICA-3′ 下游引物:5′-AA(C/T)TG(A/G)TT(C/T)TIIGT(A/G)AA-3′	刘庆中,王赛芳,李超,等.一株金黄色葡萄球菌红霉素耐药基因的检测〔J〕.中华检验医学,2006,29（9）:844-845.
	MsrA	上游引物:5′-TCCAATCATTGCACAAAATC-3′ 下游引物:5′-AATTCCCTCTATTTGGTGGT-3′	
	MsrB	上游引物:5′-TATGATATCCATAATAATTATCCAATC-3′ 下游引物:5′-AAGTTATATCATGAATAGATT-3′	
	mefA	上游引物:5′-ACTATCATTAATCACTAGTGC-3′ 下游引物:5′-TTCTTCTGCTACTAAAGTGG-3′	

类　别	耐药基因	引　物	参考文献
葡萄球菌耐药基因	TEM 基因	上游引物:5′-AGGAAGAGTATGATTCAACA-3′ 下游引物:5′-CTCGTCGTTTGGTATGGCTATGGC-3′	糜祖煌,陆亚华.葡萄球菌耐药基因检测〔J〕.现代实用医学,2004,16(2):67-68.
	aac (6′) apb(2″)	上游引物:5′-CCAAGAGCAATAAGGGCATA-3′ 下游引物:5′-CACTATCATAACCACTACCG-3′	
	aph (3′)-Ⅲ	上游引物:5′-GCCGATGTGGATTGCGAAAA-3′ 下游引物:5′-GCTTGATCCCCAGTAAGTCA-3′	
	ant (4′,4″)	上游引物:5′-GCAAGGACCGACAACATTTC-3′ 下游引物:5′-TGGCACAGATGGTCATAACC-3′	
产β-内酰胺酶革兰阴性杆菌的耐药基因	CTX-M	上游引物 5′-TGTTATTTCGTCTCTTTCAG-3′ 下游引物 5′CATTCCCTTTCCGCTATTAC-3′	陈济超,李璐,邓锐,等.12株产β-内酰胺酶革兰阴性杆菌的耐药基因检测〔J〕.中国现代医学杂志,18(17):2464-2467.
	CTX-M	上游引物:5′-TGAAGGCCGAGGGATAATAC-3′ 下游引物:5′-GTTGCAAGACAAGACTGAAG-3′	
	CTX-M	上游引物:5′-CGTATTGGGAGTTTGAGATG-3′ 下游引物:5′-TTCAACAAAACCAGTTACAG-3′	
	TEM	上游引物:5′-ACAATAACCCTGGTAAATGC-3′ 下游引物:5′-GAGTAAACTTGGTCTGACAG-3′	
	SHV	上游引物:5′-GCCCTCACTCAAGGATGTAT-3′ 下游引物:5′-TTAGCGTTGCCAGTGCTCGA-3′	
	DHA	上游引物:5′-GATACTTGCCGCCGTTACTC-3′ 下游引物:5′-AAAATTATTCCAGTGCACTC-3′	
	OXA	上游引物:5′-CGGGTTTTCTATTCATCTGG-3′ 下游引物:5′-CAGGTTTCATTATTAGTCAG-3′	
	IMP	上游引物:5′-GTTTGATGTTATGGAGCAGC-3′ 下游引物:5′-CAGTGAAGCGAAGCGGAATG-3′	
	PER	上游引物:5′-ATGAATGTCATTATAAAAGC-3′ 下游引物:5′-TTAATTTGGGCTTAGGGCAG-3′	
变形杆菌质粒介导的喹诺酮耐药基因	qnrA-	上游引物:5′-GCAAGAGGATTTCTCACGCCAG-GAT-3′ 下游引物:5′-TCGGCAAAGGTCAGGTCACAGC-3′	陈晓莉,李涛,徐元宏,等.变形杆菌质粒介导的喹诺酮耐药基因的检测〔J〕.临床检验杂志,2008,26(2):93-95.
	qnrB1-3	上游引物:5′-GGCTCTGGCACTCGTT-3′ 下游引物:5′-CCCTTTCTGGCTTTCAC-3′	
	qnrB4	上游引物:5′-ATCACCACCCGCACCT-3′ 下游引物:5′-TCTAAATCGCCCAGTTCC-3′	

(续 表)

类 别	耐药基因	引 物	参考文献
变形杆菌质粒介导的喹诺酮耐药基因	qnrB5	上游引物：5′-GCCTTGGGCATTGAA-3′ 下游引物：5′-CCTAACTCCGAATTGGTC-3′	
	qnrS	上游引物：5′-CGCTGGATAGGAACGAAC-3′ 下游引物：5′-GAAGACGCCTGAGGGTAA-3′	
	qnrA-CDS-	上游引物：5′-TTGAATTCTTGAGCGGTAAACGAGT-GAG-3′ 下游引物：5′-TTGGATCCGAATCTGCCTTGTTG-TAGCG-3′	
	qnrB2-CDS	上游引物：5′-GAATTCGGATTTgACgCATAACCTC-3′ 下游引物：5′-GGATCCTAATAAggCGATAgACACCg-3′	
	qnrS1-CDS	上游引物：5′-GAATTCTGGTAGTCTAGCCCTCC-3′ 下游引物：5′-GGATCCGGTTGTCCCTATGTCTATT-3′	
阴沟肠杆菌喹诺酮耐药基因	TEM	上游引物：5′-ATAAAATTCTTGAAGACGAAA-3′ 下游引物：5′-GACAGTTAGCAATGCTTAATCA-3′	李岩,许淑珍,苏建荣,等.阴沟肠杆菌喹诺酮耐药基因的检测〔J〕.中华医院感染学杂志，2008，18（4）：474-476.
	SHV	上游引物：5′-GCCTTTATCGGCCCTCACTCAAG-3′ 下游引物：5′-TTAGCGTTGCCAGTGCTCGTACA-3′	
		上游引物：5′-TTTGCGATGTGCAGTACCAGTAA-3′ 下游引物：5′-CGATATCGTTGGTGGTGCCATA-3′	
	CTXM-3	上游引物：5′-TTAATTTCGTCTCTTCCAGA-3′ 下游引物：5′-CAGCGCTTTTGCCGTCTAAG-3′	
	CTXM-9	上游引物：5′-GTGACAAAGAGAGTGCAACGG-3′ 下游引物：5′-ATGATTCTCGCCGCTGAAGCC-3′	
	CTXM-2	上游引物：5′-GCATTCGCCGCTCAATGTTA-3′ 下游引物：5′-GGTTCGTTGCAAGACAAGAC-3′	
	CTXM-8	上游引物：5′-ACTTCAGCCACACGGATTCA-3′ 下游引物：5′-CGAGTACGTCACGACGACTT-3′	
	OXA-2	上游引物：5′-GGAGCAGCAACGATGTTACG-3′ 下游引物：5′-GGCGGTAACGCTTCAATAGA-3′	
	OXA-10	上游引物：5′-CCACCAAGAAGGTGCCATGA-3′ 下游引物：5′-GCGACCTTGAGCGACTTGTT-3′	
	qnr	上游引物：5′-GATAAAGTTTTTCAGCAAGAGG-3′ 下游引物：5′-ATCCAGATCGGCAAAGGTTA-3′	

（续　表）

类　　别	耐药基因	引　　物	参考文献
阴沟肠杆菌喹诺酮类药物耐药基因	qnrA	上游引物:5′-TCAGCAAGAGGATTTCTCA-3′ 下游引物:5′-GGCAGCACTATTACTCCCA-3′	赵旭,徐晓刚,朱德妹,等.阴沟肠杆菌临床分离株中 3 类质粒介导喹诺酮类药物耐药基因的检测〔J〕.中国感染与化疗杂志,2009,9(3):210-215.
	qnrB	上游引物:5′-GATCGTGAAAGCCAGAAAGG-3′ 下游引物:5′-ACGATGCCTGGTAGTTGTCC-3′	
	qnrS	上游引物:5′-GCAAGTTCATTGAACAGGGT-3′ 下游引物:5′-TCTAAACCGTCGAGTTCGGCG-3′	
	qepA	上游引物:5′-CGGCGGCGTGTTGCTGGAGTTCTT-3′ 下游引物:5′-CCGACAGGCCCACGACGAGGATGC-3′	
	ac(6′)-Ⅰb	P1:′-ATATGCGGATCCAATGAGCAACGCAAAAA-CAAAGTTAG-3′ P2:′-ATAGCGAATTCTTAGGCATCACTGCGTGT-TCGCTC-3′	
结核分枝杆菌耐药基因	rpoB	上游引物:5′-CGGATGACCACCCAGGAC-3′, 下游引物:5′-GGTTTCGATCGGGCACAT-3′,	包洪,于庭,刘爱忠,等. PCR-SSCP 方法用于痰标本中结核分枝杆菌耐药基因的检测〔J〕.中国实验诊断学,2007,11(1):82-84.
	KatG	上游引物:5′-GCGATCACTACCGTGATCACA-3′, 下游引物:5′-GTCAGGGCGTCAAGTCGACTG-3′	
结核分枝杆菌耐药基因	katG 基因	上游引物:5′-CGGCGATGAGCGTTACAG-3′ 下游引物:5′-CGTCCTTGGCGGTGTATTG-3′	杨柳,苏明权,程晓东,等.结核分枝杆菌三种耐药基因的检测方法〔J〕.生物技术通讯 2003,14(6):563-565.
	rpoB 基因	上游引物:5′-GATCAAGAGTCAGACGGTGTTC-3′ 下游引物:5′-ACGGTGTTGGTGCTTCTCCAG-3′	
	rpsL 基因	上游引物:5′-ACACCACCACTCCGAAGAAG-3′ 下游引物:5′-TGCGTATCCAGCGAACCG-3′	
结核分枝杆菌耐药基因	rpoB	上游引物:5′-CGGATGACCACCCAGGC-3′ 下游引物:5′-GGTTTCGATCGGGCAAA-3′	黄四邑,邱望龙,潘智灵.耐多药肺结核患者结核分枝杆菌耐药基因检测及治疗观察〔J〕.广东医学,2003,24(4):383-384.
	rpsL	上游引物:5′-CCCACCATTCAGCGCAGCTGGT-3′ 下游引物:5′-GTCGAGCGAACCGCGA-3′	

（续　表）

类　别	耐药基因	引　物	参考文献
结核分枝杆菌利福平耐药基因		上游引物：5′-CCTGGAGGCGATCACACCGCAGACGT-3′ 下游引物：5′-AGTGCGACGGGTGCACGTCGCGGACCT-3′	牛占丛，张广宇，王孟山，等．结核分枝杆菌利福平耐药基因的检测〔J〕.临床检验杂志，1999，17（2）：1120-1121.
结核分枝杆菌耐药基因	rpoB	上游引物：5′ CGT CGA GGT GCC GGT GGA AAC 3′ 下游引物：5′ CAC CGA CAG CGA GCC GAT CAG 3′ 上游引物：5′-GGTCGG CAT GTC GCG GAT G -3′ 下游引物：5′ -GCA CGT CGC GGA CCTCCA G-3′	张太松，陈华云，王伟毅，等.检测结核分枝杆菌及耐药基因突变的方法和试剂盒〔P〕.中国专利：200610037592.X,2006 年 9 月 11 日.
	KatG	上游引物：5′ CTG GCT CGG CGA TGA GCG TT 3′ 下游引物：5′ AGG GCT CTT CGT CAG CTC CCA 3′ 上游引物：5′-GAAACAGCGGCGCTGGATCG-3′ 下游引物：5′ -GTTGTCCCATTTCGTCGGG-3′	
	inhA	上游引物：5′ AGG GCG TCA ATA CAC CCG CA 3′ 下游引物：5′ CGG ACC CTG GTG CTC TTC TA 3′ 上游引物：5′ CCTCGCTGCCCAGAAAGGG 3′ 下游引物：5′ ATCCCCCGGTTTCCTCCGG 3′	
	IS1081	上游引物：5′-CACTGCTCGGTGCTGTGGATT-3′ 下游引物：5′-CACGGGTGTCGAAATCACGGT-3′ 上游引物：5′ TCG CGT GAT CCT TCG AAA CG 3′ 下游引物：5′ GCC GTT GCG CTG ATT GGA CC 3′	
肺炎链球菌耐药基因	ermA/B/	上游引物：5′-GA（A/G）ATIGGIIIIGGIAA（A/G）GGI-CA-3′， 下游引物：5′-AA（C/T）TG（A/G）TT（C/T）TTIGT（A/G）AA-3	余晓君，段荣，王晔.对肺炎链球菌 erm、mef 和 TetM 耐药基因的检测〔J〕.实用临床医学，2006，7（12）：23-26.
	mefA	上游引物：5′-ACTATCATTAATCACTAGT-GC-3′ 下游引物：5′-TTCTTCTGGTACTAAAAGTGG-3′	
	TetM	上游引物：5′-GTGTGACGAACTTTACCGAA-3′ 下游引物：5′-GCTTTGTATCTCCAAGAACAC-3′	

（续　表）

类　别	耐药基因	引　物	参考文献
肺炎链球菌的耐药基因 青霉素耐药基因	pbp2b	上游引物:5′-GCCTTTTCTAGGCCAATGCCGATTAC-3′ 上游引物:5′-GCCTACGATTCATTCCCGATT-3′ 上游引物:5′-AAATTGGCATATGGATCTTTTCCT-3′ 上游引物:5′-GTTTTAACTAACAATTTAGAATCC-3′ 上游引物:5′-CTGACCATTGATTTGGCTTTCCAA-3′ 下游引物:5′-TTTGCAATAGTTGCTACATACTG-3′	糜祖煌,丁云芳.肺炎链球菌耐药基因检测〔J〕.现代实用医学,2003,15(7):408-409.
红霉素耐药基因	ermB	上游引物:5′-GAAAAGGTACTAAACCAAATA-3′ 上游引物:5′-AGTAACGGTACTTA-3′ 下游引物:5′-AATTGTTTAC-3′	
	mefA	上游引物:5′-ACTATCATTAATCACTAGTGC-3′ 下游引物:5′-TTCTTCTGGTACTAAAAGTGG-3′	
四环素耐药基因	tetM	上游引物:5′-GTGTGACGAACTTTACCGAA-3′ 下游引物:5′-GCTTTGTATCTCCAAGAACAC-3′	
喹诺酮耐药基因	gyrA	上游引物:5′-GCTGCCGCTCAACGTTATAC-3′ 下游引物:5′-GGATTATCCATGCCAACTTC-3′	
	gyrB	上游引物:5′-CTCTTCAGTGAAGCCTTCTCC-3′ 下游引物:5′-CTCCATCGACATCGGCATC-3′	
	parC	上游引物:5′-TGACAAGAGCTACCGTAAGTCG-3′ 下游引物:5′-TCGAACCATTGACCAAGAGG-3′	
	parE	上游引物:5′-ACGTAAGGCGCGTGATGAG3′ 下游引物:5′-CTAGCGGACGCATGTAACG-3′	
万古霉素耐药基因	vanA	上游引物:5′-GCTATTCAGCTGTACTC-3′ 下游引物:5′-CAGCGGCCATCATACGG-3′	
	vanB	上游引物:5′-CATCGCCGTCCCCGAATTTCAAA-3′ 下游引物:5′-GATGCGGAAGATACCGTGGCT-3′	
	vanC1	上游引物:5′-GGTATCAAGGAAACCTC-3′ 下游引物:5′-CTTCCGCCATCATAGCT-3′	
	vanC2/3	上游引物:5′-CTCCTACGATTCTCTTG-3′ 下游引物:5′-CGAGCAAGACCTTTAAG-3′	

（续 表）

类 别	耐药基因	引 物	参考文献
不动杆菌感染耐药基因	TEM	上游引物:5′-ATAAAATTCTTGAAGACGAAA-3′ 下游引物:5′-GACAGTTACCAATGCTTAATCA-3′	于秀娟,姚苹,孔庆莲,等.呼吸系统不动杆菌感染的多重耐药性与耐药基因的检测〔J〕.中华医院感染学杂志,2004,14（4）:369-372.
	TEM	上游引物:5′-AGGAAGAGTATGATTCAACA-3′ 下游引物:5′-TCGTCGTTTGGTATGGC-3′	
	SHC	上游引物:5′-TCGGCCTTCACTCAAGGATG-3′ 下游引物:5′-TCCCGCAGATAAATCACCA-3′	
	OXA	上游引物:5′-GTCTTTCA/GAGTACGGCATTA-3′ 下游引物:5′-GATTTTCTTAGCGGCAACTTA-3′	
	IMP	上游引物:5′-CTACCGCAGCAGCTTTG-3′ 下游引物:5′-CTTACCAT-3′	
	CTX-M	上游引物:5′-ATGGTTAAAAAATCACTGCGCC-3′ 下游引物:5′-TCCCGACGGCTTTCCGCCTT-3′ 上游引物:5′-ATGATGACTCAGAGCATTCG-3′ 下游引物:5′-CGGCCTGTATTTCGCTGTTG-3′	
淋病奈瑟菌耐药基因	TetM	上游引物:5′-AATGGGGGATTACCACAATCT-3′ 下游引物:5′-GGGCATCAAGCATCAAGCAACATTTCTC-3′	郭露,李文胜,贾文祥,等.淋病奈瑟菌 TetM 耐药基因的检测及质粒介导耐药性的分析〔J〕.中华微生物学和免疫学杂志,2001,21（3）:342-344.
淋病奈瑟菌耐药基因	TEM-1	上游引物:5′-AGTTATCTACACGACGG-3′ 下游引物:5′-GGCGTACTATTCACTCT-3′ 上游引物:5′-AGTTATCTACACGACGG-3′ 下游引物:5′-TTGAAGAAGTTGCAAACGGCCAGT-3′	曹佩霞,黄瑞萍,郑亚芬,等.淋病奈瑟菌分离株 3 种药物耐药基因检测〔J〕.临床皮肤科杂志,2003,32（12）:703-704.
	tetM	上游引物:5′-GTGTGACGAACTTTACCGAA-3′ 下游引物:5′-GTGTTCTTGGAGATGATACAAAGC-3′	
	gyrA	上游引物:GTACTGTACGCTATGCACGA-3′ 下游引物:5′-ACTGCTCGTCAACGGCTCG-3′	

（续　表）

类　别	耐药基因	引　物	参考文献
淋病奈瑟菌耐药基因检测 青霉素耐药基因	TEM	上游引物：5′-ATAAAATTCTTGAAGACGAAA-3′ 下游引物：5′-GACAGTTACCCATGCTTAATCA-3′ 上游引物：5′-AGGAAGAGTATGAGTATTCAACA-3′ 下游引物：5′-CTCGTCGTTTGGTATGGC-3′	糜祖煌,黄瑞萍.淋病奈瑟菌耐药基因检测〔J〕.现代实用医学,2003,15(10):611-612.
	PPNG TEM-1	上游引物：5′-AGTTATCTACACGACGG-3′ 下游引物：5′-GGCGTACTATTCACTCT-3′ 上游引物：5′-AGTTATCTACACGACGG-3′ 下游引物：5′-TTGAAGTTGCAAACGGCCAGT-3′	
四环素耐药基因		上游引物：5′-GTGTGACGAACTTTACCGAA-3′ 下游引物：5′-GCTTTGTATCTCCAAGAACAC-3′	
红霉素耐药基因	gyrA	上游引物：5′-GTACTGTACGCGATGCACGA-3′ 下游引物：5′-ACTGCTCGTCAACGGCTCG-3′	
	ParC	上游引物：5′-GCACGCTTCCCATACCGA-3′ 下游引物：5′-TCCACCGTCCCCTGATTG-3′	
大观霉素耐药基因		上游引物：5′-CTTACCTGGT(C/T)TTGACATGTG-3′ 下游引物：5′-CGATTACTAGCGATTCCGAC-3′	
enm 和 me-fA 基因	EnmA/B/C	上游引物：5′-GAC（A/G）ATI＊GGIIIIGGIAA（A/G）GGICA-3′ 下游引物：5′-AA（A/T）TG（A/G）TT（C/T）TT（C/T）TTIGT（A/G）AA-3′	
	ermF	上游引物：5′-GGATACGGTTTTAGATATTGGG-3′ 下游引物：5′-TTGAAGGACAATGGAACCTCC-3′	
	mefA	上游引物：5′-ACTATCATTAATCACTAGTGC-3′ 下游引物：5′-TTCTTCTGGTACTAAAAGTGG-3′	
新生隐球菌	新生隐球菌耐药基因	上游引物：5′-ATG ACT GAT CAA GAA ATY GCT AA-3′ 下游引物：5′-TAA CCT GGA GAA ACY AAA AC-3′	陈梅根,陈红岩,费政芳,等.新生隐球菌耐药基因的检测〔J〕.中华微生物学和免疫学杂志,2003,23(12):950.

(续　表)

类　别	耐药基因	引　物	参考文献
脆弱拟杆菌	脆弱拟杆菌对克林霉素的耐药基因	上游引物：5′-TCGAATTCTCGTTTTACGGGTCAG-CACT-3′ 下游引物：5′-TCAAGCTTCAGGGACAACTTCCAG-CATT-3′	王海意,吴鸿范,单志英. 脆弱拟杆菌耐药性及对克林霉素耐药基因的检测〔J〕. 中华内科杂志,1998.37(7):444-446.
氨基糖苷修饰酶	aac(6′)-Ⅰa	上游引物：5′-ATGAATTATCAAATTGTG-3′ 下游引物：5′-TTACTCTTTGATTAAACT-3′	Fc Tenover，JK Rasheed. Detection of Antimicrobial Resistance Genes and Mutations Associated with Antimicrobial Resistance in Bacteria. In Persing DH. Molecular Microbiology: Diagnostic Principles and Practice,2ndEd. pp507-523. American Society for Microbiology Press. Washington DC,2011.
	aac(6′)-Ⅰc	上游引物：5′-CTACGATTACGTCAACGGCTGC-3′ 下游引物：5′-TTGCTTCGCCCACTCCTGCACC-3′	
	aac(3)-Ⅳ	上游引物：5′-GTTACACCGGACCTTGGA-3′ 下游引物：5′-AACGGCATTGAGCGTCAG-3′	
	aph(3′)-Ⅵa	上游引物：5′-ATACAGAGACCACATACAGT-3′ 下游引物：5′-GGACAATCAATAATAGCAAT-3′	
	aad(2″)-Ⅰa	上游引物：5′-ATGTTACGCAGCAGGGCAGTCG-3′ 下游引物：5′-CGTCAGATCAATATCATCGTGC-3′	
	aac（6′)-Ie-aph（2″)-Ⅰa	上游引物：5′-GAGCAATAAGGGCATACCAAAAATC-3′ 下游引物：5′-CCGTGCATTTGTCTTAAAAAACTGG-3′	
	aph（2″)-Ⅰb	P1:5′-TATGGATCCATGGTTAACTTGGACGCTGA-G-3′ P2：5′-ATTAAGCTTCCTGCTAAAATATAAACATC-TCTGCT-3′	
	Aph（2″)-Ⅰc	上游引物：5′-TGACTCAGTTCCCAGAT-3′ 下游引物：5′-AGCACTGTTCGCACCAAA-3′	
	aph（2″)-Ⅰd	上游引物：5′-GACCAGGTAGAAAAGGCAATAGAG-CAG-3′ 下游引物：5′-ATACCAATCCATATAACCATATTC-CTT-3′	
	aadA	上游引物：5′-TGATTTGCTGGTGAC-3′ 下游引物：5′-CGCTATGTTCTCTTGCTTTTG-3′	
	aadE	上游引物：5′-ACTGGCTTAATCAATTTGGG-3′ 下游引物：5′-GCCTTTCCGCCACCTCACCG-3′	
	aac(6′)-Ⅰb-cr	上游引物：5′-TTGCGATGCTCTATGAGTGGCTA-3′ 下游引物：5′-CTCGAATGCCTGGCGTGTTT-3′	

（续　表）

类　　别	耐药基因	引　　物	参考文献
16S rRNA 甲基化 酶	armA	上游引物:5′-TAAGGGGGTCTTACTATTCGTCCTA-T-3′ 下游引物:5′-TCTTCCATTCCCTTCTCCTTT-3′	
	rmtA	上游引物:5′-CTAGCGTCCATCCTTTCCTC-3′ 下游引物:5′-TTTGCTTCCATGCCCTTGCC-3′	
	rmtB	上游引物:5′-TCAACGATGCCCTCACCT-3′ 下游引物:5′-GCAGGGCAAAGGTAAAATCC-3′	
	rmtC	上游引物:5′-GCCAAAGTACTCACAAGTGG-3′ 下游引物:5′-CTCAGATCTGACCCAACAAG-3′	
	rmtD	上游引物:5′-CTGTTTGAAGCCAGCGGAACGC-3′ 下游引物:5′-GCGCCTCCATCCATTCGGAATAG-3′	
	npmA	上游引物:5′-CTCAAAGGAACAAAGACGG-3′ 下游引物:5′-GAAACATGGCCAGAAACTC-3′	
大观霉素	Rrs（Neis-seria me-ningitid-es，Neis-seria go-norrho-eae）	上游引物:5′-CTTACCTGGTCTTGACA-3′ 下游引物:5′-CGATTACTAGCGATTCC-3′	
葡萄球菌 的 β-内 酰胺酶	mecA	上游引物:5′-TGGCTATCGTGTCACAATCG-3′ 下游引物:5′-CTGGAACTTGTTGAGCAGAG-3′	
革兰阴性 菌的 β- 内酰胺 酶	bla_{SHV}	上游引物:5′-GCCGGGTTATTCTTATTTGTCGC-3′ 下游引物:5′-TCTTTCCGATGCCGCCGCCAGTCA-3′	
	bla_{SHV}	上游引物:5′-GGTTATGCGTTATATTCGCC-3′ 下游引物:5′-ATCTTTCGCTCCAGCTGTTC-3′	
	bla_{TEM}	上游引物:5′-ATGAGTATTCAACATTTCCG-3′ 下游引物:5′-TTACTGTCATGCCATCC-3′	
	bla_{TEM}	上游引物:5′-ATAAAATTCTTGAAGACGAAA-3′ 下游引物:5′-GACAGTTACCAATGCTTAATCA-3′	
	bla_{CTX-M-2}	上游引物:5′-ATGATGACTCAGAGCATTCG-3′ 下游引物:5′-TTATTGCATCAGAAACCGTG-3′	

（续　表）

类　　别	耐药基因	引　　物	参考文献
革兰阴性菌的β-内酰胺酶	bla_CTX-M-9	上游引物：5'-GTGACAAAGAGAGTGCAACGG-3' 下游引物：5'-ATGATTCTCGCCGCTGAAGCC-3'	
	bla_CTX-M-10	上游引物：5'-GCTGATGAGCGCTTTGCG-3' 下游引物：5'-TTACAAACCGTTGGTGACG-3'	
	bla_OXY-1	上游引物：5'-GCGTAGCGCTGATTAACACG-3' 下游引物：5'-CCTGCTGAGGCTGGGTAAAA-3'	
	bla_PER-1	上游引物：5'-ATGAATGTCATTATAAAAGC-3' 下游引物：5'-AATTTGGGCTTAGGGCAAGAAA-3'	
	bla_PER-2	上游引物：5'-CGCTTCTGCTCTGCTGAT-3' 下游引物：5'-GGCAGCTTCTTTAACGCC-3'	
	bla_ROB-1	上游引物：5'-TGTTTGCAATCGCTGCC-3' 下游引物：5'-TTATCGTACACTTTCCA-3'	
	AmpC promoter, E. col	上游引物：5'-GATCGTTCTGCCGCTGTG-3' 下游引物：5'-GGGCAGCAAATGTGGAGCAA-3'	
革兰阴性菌的碳青霉烯酶基因	bla_KPC-1	上游引物：5'-TGTCACTGTATCGCCGTC-3' 下游引物：5'-GTCAGTGCTCTACAGAAAACC-3'	
	bla_NMC	上游引物：5'-GCATTGATATACCTTTAGCAGAGA-3' 下游引物：5'-CGGTGATAAAATCACACTGAGCAT-A-3'	
	bla_SME-1	上游引物：5'-AACGGCTTCATTTTTGTTTAG-3' 下游引物：5'-GCTTCCGCAATAGTTTTATCA-3'	
	bla_SME	上游引物：5'-AGATAGTAAATTTTATAG-3' 下游引物：5'-CTCTAACGCTAATAG-3'	
	bla_IMP	上游引物：5'-CTACCGCAGCAGAGTCTTTG-3' 下游引物：5'-AACCAGTTTTGCCTTACCAT-3'	
	bla_IMP-1	上游引物：5'-TGAGCAAGTTATCTGTATTC-3' 下游引物：5'-TTAGTTGCTTGGTTTTGATG-3'	
	bla_IMP-2	上游引物：5'-GGCAGTCGCCCTAAAACAAA-3' 下游引物：5'-TAGTTACTTGGCTGTGATGG-3'	
	bla_VIM	上游引物：5'-TCTACATGACCGCGTCTGTC-3' 下游引物：5'-TGTGCTTTGACAACGTTCGC-3'	

（续　表）

类　别	耐药基因	引　物	参考文献
革兰阴性菌的碳青霉烯酶基因	bla$_{VIM}$-1	上游引物:5'-TTATGGAGCAGCAACCGATGT-3' 下游引物:5'-CAAAAGTCCCGCTCCAACGA-3'	
	bla$_{VIM}$-2	上游引物:5'-AAAGTTATGCCGCACTCACC-3' 下游引物:5'-TGCAACTTCATGTTATGCCG-3'	
	bla$_{SPM}$-1	上游引物:5'-CCTACAATCTAACGGCGACC-3' 下游引物:5'-TCGCCGTGTCCAGGTATAAC-3'	
	bla$_{GIM}$-1	上游引物:5'-AGAACCTTGACCGAACGCAG-3' 下游引物:5'-ACTCATGACTCCTCACGAGG-3'	
	bla$_{SIM}$-1	上游引物:5'-TACAAGGGATTCGGCATCG-3' 下游引物:5'-TAATGGCCTGTTCCCATGTG-3'	
革兰阴性菌的碳青霉烯酶基因	Subgroup 1(OXA-23)	上游引物:5'-AAGCATGATGAGCGCAAAG-3' 下游引物:5'-AAAAGGCCCATTTATCTCAAA-3'	
	Subgroup 2(OXA-24)	上游引物:5'-GTACTAATCAAAGTTGTGAA-3' 下游引物:5'-TTCCCCTAACATGAATTTGT-3'	
	Subgroup 3(OXA-69)	上游引物:5'-CTAATAATTGATCTACTCAAG-3' 下游引物:5'-CCAGTGGATGGATGGATAGATT-3'	
	Subgroup 4(OXA-58)	上游引物:5'-TTATCAAAATCCAATCGGC-3' 下游引物:5'-TAACCTCAAACTTCTAATTC-3'	
	Subgroup 5 (Shewanella OXA-55)	上游引物:5'-CATCTACCTTTAAAATTCCC-3' 下游引物:5'-AGCTGTTCCTGCTTGAGCAC-3'	
	Subgroup 6(OXA-48)	上游引物:5'-TTGGTGGCATCGATTATCGG-3' 下游引物:5'-GAGCACTTCTTTTGTGATGGC-3'	
	Subgroup 7(OXA-50)	上游引物:5'-AATCCGGCGCTCATCCATC-3' 下游引物:5'-GGTCGGCGACTGAGGCGG-3'	
	Subgroup 8(OXA-60)	上游引物:5'-AAAGGAGTTGTCTCATGCTGTC-3' 下游引物:5'-AACTTACAGGCGCGCGTCTCACGGT-G-3'	

（续　表）

类　　别	耐药基因	引　　物	参考文献
革兰阴性菌的其他 β-内酰胺酶	bla$_{OXA-1}$	上游引物:5′-CCAAAGACGTGGATG-3′ 下游引物:5′-GTTAAATTCGACCCCAAGTT-3′	
	bla$_{OXA-2}$	上游引物:5′-TTCAAGCCAAAGGCACGATAG-3′ 下游引物:5′-TCCGAGTTGACTGCCGGGTTG-3′	
	bla$_{OXA-10}$	上游引物:5′-CGTGCTTTGTAAAAGTAGCAG-3′ 下游引物:5′-CATGATTTTGGTGGGAATGG-3′	
	bla$_{OXA-10/11}$	上游引物:5′-TATCGCGTGTCTTTCGAGTA-3′ 下游引物:5′-TTAGCCACCAATGATGCCC-3′	
Ⅰ类整合子	IntI	上游引物:5′-ATGGCCGAGCAGATCCTGCACG-3′ 下游引物:5′-GCCACTGCGCCGTTACCACCGC-3′	
	5′CS(intI)	上游引物:5′-AAACGGATGAAGGCACGAAC-3′	
	3′CS(qacE△l)	下游引物:5′-ATTGCGATAACAAGAAAAAGCC-3′	
氯霉素,氟苯尼考	cmla	上游引物:5′-TGTCATTTACGGCATACTCG-3′ 下游引物:5′-ATCAGGCATCCCATTCCCAT-3′	
	flo	上游引物:5′-CACGTTGAGCCTCTATATGG-3′ 下游引物:5′-ATGCAGAAGTAGAACGCGAC-3′	
	cfr^R	上游引物:5′-TGAAGTATAAAGCAGGTTGGGAGT-CA-3′ 下游引物:5′-ACCATATAATTGACCACAAGCAGC-3′	
糖肽	vanA	上游引物:5′-GCTATTCAGCTGTACTC-3′ 下游引物:5′-CAGCGGCCATCATACGG-3′	
	vanB	上游引物:5′-CCCGAATTTCAAATGATTGAAAA-3′ 下游引物:5′-CGCCATCCTCCTGCAAAA-3′	
	vanB	上游引物:5′-CGCCATATTCTCCCCGGATAG-3′ 下游引物:5′-AAGCCCTCTGCATCCAAGCAC-3′	
	vanB2	上游引物:5′-GAGGATGGGTCCATCCAGGGA-3′ 下游引物:5′-CGTGAAGCCGGGCAGGGTGTT-3′	
	vanC1	上游引物:5′-GAAAGACAACAGGAAGACCGC-3′ 下游引物:5′-ATCGCATCATCACAAGCACCAATC-3′	
	vanC2/3	上游引物:5′-CGGGGAAGATGGCAGTAT-3′ 下游引物:5′-CGCAGGGACGGTGATTTT-3′	

（续 表）

类　别	耐药基因	引　物	参考文献
糖肽	vanC3	上游引物:5′-GCCTTTACTTATTGTTCC-3′ 下游引物:5′-GCTTGTTCTTTGACCTTA-3′	
	vanD	上游引物:5′-TAAGGCGCTTGCATATACCG-3′ 下游引物:5′-TGCAGCCAAGTATCCGGTAA-3′	
	vanE	上游引物:5′-TGTGGTATCGGAGCTGCAG-3′ 下游引物:5′-GTCGATTCTCGCTAATCC-3′	
	vanG	上游引物:5′-CGGTTGTGCCGTACTTGGC-3′ 下游引物:5′-GGGTAAAGCCATAGTCTGGGGC-3′	
大环内酯 类，林 可霉素 类，链 阳性菌 素类	ermA	上游引物:5′-CTTCGATAGTTTATTAATATTAGT　-3′ 下游引物:5′-TCTAAAAAGCATGTAAAAGAA-3′	
	ermA（er- mTR）	上游引物:5′-AGAAGGTTATAATGAAACAGAA-3′ 下游引物:5′-GGCATGACATAAACCTTCAT-3′	
	ermB	上游引物:5′-GAAAAGGTACTCAACCAAATA-3′ 下游引物:5′-AGTAACGGTACTTAAATTGTTTAC　-3′	
	ermAM	上游引物:5′-TCAACCAAATAATAAAACAA-3′ 下游引物:5′-AATCCTTCTTCAACAATCAG-3′	
	ermC	上游引物:5′-ATTTTATTGTATTCTTTGTT-3′ 下游引物:5′-TTCCTAAAAACCAATCCTAT-3′	
	ermF	上游引物:5′-GCAGACAGGCGCAAGCAGCAA-3′ 下游引物:5′-ACCACGTTCCCATGAGTGGTATGG　-3′	
	ermG	上游引物:5′-AGGGAAAGGTCATTTTACTGC-3′ 下游引物:5′-CCCTACCTATAACTAAACATT-3′	
	ermA	上游引物:5′-CTATGACATCCTCAATGCG-3′ 下游引物:5′-ACCGATTCTATCAGCAAAG-3′	
	mefA/ mefE	上游引物:5′-AGTATCATTAATCACTAGTGC-3′ 下游引物:5′-TTCTTCTGGTACTAAAAGTGG-3′	
	ereA	上游引物:5′-AGTCGGCGGTTATTTCAT-3′ 下游引物:5′-TGCTCCCTCATTTTCATTTA-3′	
	ereB	上游引物:5′-CGGATAAAGAAGCACTACAC-3′ 下游引物:5′-AACGACCTCAGATACAGATG-3′	
	mphA	上游引物:5′-AACTGTACGCACTTGC-3′ 下游引物:5′-GGTACTCTTCGTTACC-3′	

（续　表）

类　　别	耐药基因	引　　物	参考文献
大环内酯 类，林 可霉素 类，链 阳性菌 素类	msrA/ msrB	上游引物:5′-GTCAAAAACTGCTAACACAAG-3′ 下游引物:5′-AATAATACTGCTAACGATAAT-3′	
	smp	上游引物:5′-AAATTGTTTAAAAAGAAATC-3′ 下游引物:5′-TTTGAACCATAATATTCATC-3′	
	vat	上游引物:5′-CAATGACCATGGACCTGATC-3′ 下游引物:5′-AGCATTTCGATATCTCC-3′	
	vatB	上游引物:5′-CCTGATCCAAATAGCATATATCC-3′ 下游引物:5′-CTAAATCAGAGCTACAAAGTG-3′	
	vatG （vatE）	上游引物:5′-CTATACCTGACGCAAATGC-3′ 下游引物:5′-GGTTCAAATCTTGGTCCG-3′	
	vga	上游引物:5′-TCTAATGGTACAGGAAAGACAACG -3′ 下游引物:5′-ATCGTGAGATACAAAGATTAT-3′	
	linB	上游引物:5′-CCTACCTATTGTTTGTGGAA-3′ 下游引物:5′-ATAACGTTACTCCTATTC-3′	
莫比罗星	IRS	上游引物:5′-CCATGCCTTACCAGTTGAATT-3′ 下游引物:5′-GGATCCCCGAGCACTATCCGA-3′	
	mupA	上游引物:5′-CCCATGGCTTACCAGTTGA-3′ 下游引物:5′-CCATGGAGCACTATCCGAA-3′	
	mupA	上游引物:5′-TGACAATAGAAAAGGACAGG-3′ 下游引物:5′-CTCTAATTCAACTGGTAAGCC-3′	
	ileS2	上游引物:5′-GTTTATCTTCTGATGCTGAG-3′ 下游引物:5′-CCCCAGTTACACCGATATAA-3′	
喹诺酮类	gyrA（M. tu-ber- culosis）	上游引物:5′-CAGCTACATCGACTATGCGA-3′ 下游引物:5′-GGGCTTCGGTGTACCTCAT-3′	
	gyrA（Aci- netobac- ter bau- mannii）	上游引物:5′-AAATCTGCCCGTGTCGTTGGT-3′ 下游引物:5′-GCCATACCTACGGCGATACC-3′	
	gyrA（E. coli）	上游引物:5′-ACGTACTAGGCAATGACTGG-3′ 下游引物:5′-AGAAGTCGCCGTCGATAGAAC-3′	
	gyrA（Str- eptococc- us pneu- moniae）	上游引物:5′-TTCTCTACGGAATGAATG-3′ 下游引物:5′-GATATCACGAAGCATTTCCAG-3′	

（续 表）

类 别	耐药基因	引 物	参考文献
喹诺酮类	gyrB(S. pneumoniae)	上游引物:5′-TTCTCCGATTTCCTCATG-3′ 下游引物:5′-AGAAGGGTACGAATGTGG-3′	
	parC(S. pneumonise)	上游引物:5′-TGGGTTGAAGCCGGTTCA-3′ 下游引物:5′-CAAGACCGTTGGTTCTTTC-3′	
	parE(S. pneumoniae)	上游引物:5′-CCAATCTAAGAATCCTG-3′ 下游引物:5′-GCAATATAGACATGACC-3′	
	qepA	上游引物:5′-GCAGGTCCAGCAGCGGGTAG-3′ 下游引物:5′-CTTCCTGCCCGAGTATCGTG-3′	
磺胺类	sulA	上游引物:5′-AGCCAATCATGCAAAGACAG-3′ 下游引物:5′-ATTTTCCGCTTCATCAGCCAG-3′	
	sulI	上游引物:5′-CTTCGATGAGAGCCGGCGGC-3′ 下游引物:5′-GCAAGGCGGAAACCCGCGCC-3′	
	Dihydropteroate synthase gene（Pneumocystis carinii）	上游引物:5′-TTACTCCTGATTCTTTTTTCGATGGG-3′ 下游引物:5′-GCCTTAATTGCTTGTTCTGCAACC-3′	
四环素	tet(A)	上游引物:5′-GTAATTCTGAGCACTGT-3′ 下游引物:5′-CCTGGACAACATTGCTT-3′	
	tet(B)	上游引物:5′-CAGTGCTGTTGTTGTCATTAA-3′ 下游引物:5′-GCTTGGAATACTGAGTGTAA-3′	
	tet(E)	上游引物:5′-GTGATGATGGCACTGGT-3′ 下游引物:5′-TGCTGTACATCGCTCTT-3′	
	tet(M)	上游引物:5′-GAACTCGAACAAGAGGAAAGC-3′ 下游引物:5′-ATGGAAGCCCAGAAAGGAT-3′	
	tetA(O)	上游引物:5′-AACTTAGGCATTCTGGCTCAC-3′ 下游引物:5′-TCCCACTGTTCCATATCGTCA-3′	
	tetA(P)	上游引物:5′-CACAGATTGTATGGGGATTAGG-3′ 下游引物:5′-CATTTATAGAAAGCACAGTAGC-3′	

(续　表)

类　别	耐药基因	引　物	参考文献
四环素	tet(Q)	上游引物:5′-ATTGCGGAAGTGGAGCGGAC-3′ 下游引物:5′-GCCGGACGGAGGATTTGAGA-3′	
	tet(V)	上游引物:5′-GACAACGGCATGAAC-3′ 下游引物:5′-GTTCGCGAGCATGTTC-3′	
	tet(W)	上游引物:5′-GAGAGCCTGCTATATGCCAGC-3′ 下游引物:5′-GGGCGTATCCACAATGTTAAC-3′	
甲氧苄啶	dhfrⅧ	上游引物：5′-CTAACGGCGCTATCTTCGTGAACAA-CG-3′ 下游引物：5′-TATGAATTCTTCCATGCCATTCTGCT-CGTAG-3′	
	dfrl	上游引物:5′-ACGGATCCTGGCTGTTGGTTGGAC-GC-3′ 下游引物:5′-CGGAATTCACCTTCCGGCTCGATG-TC-3′	
	dfr9	上游引物：5′-ATGAATTCCCGTGGCATCAACCAGA-AGAT-3′ 下游引物：5′-ATGGATCCTTCAGTAATGGTCGGGA-CCTC-3′	
	dfrA	上游引物:5′-CCCTGCTATTAAAGCACC-3′ 下游引物:5′-CATGACCAGATAACTC-3′	
乙胺丁醇	embB(M. tuberculosis)	上游引物:5′-ACGCTGAAACTGCTGGCGAT-3′ 下游引物:5′-ACAGACTGGCGTCGCTGACA-3′	
Pyrazi-namide	pncA(M. tuberculosis)	上游引物:5′-GCTGGTCATGTTCGCGATCG-3′ 下游引物:5′-CAGGAGCTGCAAACCAACTCG-3′	
利福平	rpoB(M. tuberculosis)	上游引物:5′-GGGAGCGGATGACCACCCA-3′ 下游引物:5′-GCGGTACGGCGTTTCGATGAAC-3′	
	rpoB(my-cobacte-ria)	上游引物:5′-CCACCCAGGACGTGGAGGCGATCACAC-3′ 下游引物:5′-AGTGCGACGGGTGCACGTCGCGGACCT-3′	

类　别	耐药基因	引　物	参考文献
链霉素	rpsL（M, tuberculosis）	上游引物:5'-GGCCGACAAACAGAACGT-3' 下游引物:5'-GTTCACCAACTGGGTGAC-3'	
	rrs（M. tuberculosis）	上游引物:5'-TTGGCCATGCTCTTGATGCCC-3' 下游引物:5'-TGCACACAGGCCACAAGGGA-3'	
	rrs（mycobacteria）	上游引物:5'-GATGACGGCCTTCGGGTTGT-3' 下游引物:5'-TCTAGTCTGCCCGTATCGCC-3'	
	rrs（mycobacteria）	上游引物:5'-GTAGTCCACGCCGTAAACGG-3' 下游引物:5'-AGGCCACAAGGGAACGCCTA-3'	
异烟肼	katG	上游引物:5'-GAAACAGCGGCGCTGGATCGT-3' 下游引物:5'-GTTGTCCCATTTCGTCGGGG-3'	
	katG	上游引物:5'-TTTCGGCGCATGGCCATGA-3' 下游引物:5'-ACAGCCACCGAGCACGAC-3'	
	inhA	上游引物:5'-TCGACGGCCGGCATGG-3' 下游引物:5'-CCGGTCCGCCGAACG-3'	
	ahpC	上游引物:5'-ATGCATTGTCCGCTTTGATG-3' 下游引物:5'-TTCTATACTCATTGATT-3'	

（朱　坤　高旭年）